Eugen Kuner
Volker Schlosser

Traumatologie

Geleitwort von Max Schwaiger

4., überarbeitete und erweiterte Auflage
249 Abbildungen in 592 Einzeldarstellungen

1988
Georg Thieme Verlag Stuttgart · New York

Prof. Dr. med. EUGEN H. KUNER
Ärztlicher Direktor der Abteilung
für Unfallchirurgie,
Chirurgische Universitätsklinik
Freiburg i. Br.,
Hugstetter Straße 55, 7800 Freiburg

Prof. Dr. med. VOLKER SCHLOSSER
Ärztlicher Direktor der Abteilung
für Herz- und Gefäßchirurgie,
Chirurgische Universitätsklinik
Freiburg i. Br.,
Hugstetter Straße 55, 7800 Freiburg

Wichtiger Hinweis: Medizin als Wissenschaft ist ständig im Fluß. Forschung und klinische Erfahrung erweitern unsere Kenntnisse, insbesondere was Behandlung und medikamentöse Therapie anbelangt. Soweit in diesem Werk eine Dosierung oder eine Applikation erwähnt wird, darf der Leser zwar darauf vertrauen, daß Autoren, Herausgeber und Verlag größte Mühe darauf verwandt haben, daß diese Angaben genau dem **Wissensstand bei Fertigstellung des Werkes** entspricht. Dennoch ist jeder Benutzer aufgefordert, die Beipackzettel der verwendeten Präparate zu prüfen, um in eigener Verantwortung festzustellen, ob die dort gegebene Empfehlung für Dosierungen oder die Beachtung von Kontraindikationen gegenüber der Angabe in diesem Buch abweicht. Das gilt besonders bei selten verwendeten oder neu auf den Markt gebrachten Präparaten und bei denjenigen, die vom Bundesgesundheitsamt (BGA) in ihrer Anwendbarkeit eingeschränkt worden sind. Benutzer außerhalb der Bundesrepublik Deutschland müssen sich nach den Vorschriften der für sie zuständigen Behörden richten.

1. Auflage 1968
2. Auflage 1971
3. Auflage 1980,
unter der Autorenschaft
KUNER/SCHLOSSER
1. Nachdruck 1984
2. Nachdruck 1986

CIP-Kurztitelaufnahme der Deutschen Bibliothek

Kuner, Eugen H.:
Traumatologie / Eugen Kuner ; Volker Schlosser.
Geleitw. von Max Schwaiger. — 4., überarb. u. erw.
Aufl. — Stuttgart ; New York : Thieme, 1988
   3. Aufl. u.d.T.: Schlosser, Volker: Traumatologie
NE: Schlosser, Volker:

© 1968, 1988 Georg Thieme Verlag,
Rüdigerstraße 14,
D-7000 Stuttgart 30
Printed in Germany

Satz: R. Hurler GmbH,
D-7311 Notzingen,
gesetzt auf Linotron 202

Druck: K. Grammlich,
D-7401 Pliezhausen

ISBN 3-13-436904-4   1 2 3 4 5 6

Geleitwort

Es ist der Tribut der fortschreitenden Technisierung unserer modernen Welt, daß damit auch gleichzeitig die Gefahren der Traumatisierung für den einzelnen Menschen zugenommen haben. Dies manifestiert sich in der großen und immer noch steigenden Zahl der Unfälle, ganz besonders des Verkehrs, ebenso aber auch in der zunehmenden Schwere der Unfallfolgen. Der Anteil der sog. Kombinationsverletzungen hat erheblich zugenommen. Die traumatologischen Aufgaben aller klinischen Disziplinen haben dadurch eine erhebliche Erweiterung erfahren, ganz besonders aber die der Chirurgie, in deren Zuständigkeitsbereich immer noch der größte Anteil der Aufgaben fällt. Auch im vorliegenden Ratgeber kommt sinnfällig zum Ausdruck, daß die Unfallheilkunde nicht mehr allein die Lehre von der Wunde und den Frakturen und Luxationen betrifft, sondern weiter auch die Verletzungen der großen Körperhöhlen und ihrer Organe, der großen Gefäße, die traumatischen Störungen der vegetativen Regulationen, des Kreislaufes u. a. einschließt.

Die große und immer noch zunehmende Bedeutung der Unfallheilkunde zwingt kategorisch sowohl die Studierenden als auch jeden Arzt, mag dessen eigentliches Arbeits- und Fachgebiet vielleicht auch fernab der Unfallheilkunde liegen, sich mit den Grundlagen der Traumatologie intensiv zu beschäftigen und vertraut zu machen, um im Notfall mit Rat und Tat helfend eingreifen zu können. Zur Erreichung dieses Zieles soll dieser Ratgeber meines bewährten langjährigen Mitarbeiters, Oberarzt Priv.-Doz. Dr. SCHLOSSER mithelfen.

Prof. Dr. med. MAX SCHWAIGER
Direktor der Chirurgischen
Univ.-Klinik, Marburg/L.

Vorwort zur 4., erweiterten Auflage

Sieben Jahre nach der letzten Überarbeitung wird die 4. Auflage des Taschenbuchs der Traumatologie in völlig überarbeiteter Form vorgelegt. Die extrem rasche Fortentwicklung medizin-diagnostischer Techniken und die Erweiterung und Verbesserung operativer Verfahren in den vergangenen anderthalb Jahrzehnten machen eine völlige Überarbeitung von Text und Bildwerk notwendig. Unvermeidbar ist dabei eine gewisse Ausweitung des Stoffes und der Abbildungszahlen.

Die gemeinsame Bearbeitung der gesamten Traumatologie bedingt zwangsläufig eine einheitliche Betrachtungsweise und eine subjektiv orientierte Darlegung. Wir sind uns durchaus bewußt, daß auch diese 4. Auflage Lükken aufweisen wird, insbesondere aus den Nachbardisziplinen, die sich − wie wir − mit traumatologischen Problemen befassen müssen. Hier muß um der Geschlossenheit der Darstellung willen auf die fachspezifischen Arbeiten verwiesen werden.

Auch wenn eine gewisse Schwerpunktverlagerung durch Spezialisierung und Neuorientierung offensichtlich ist, bleibt die Traumatologie eine der tragenden Pfeiler der operativen Medizin und eine ihrer vornehmsten Aufgaben. Möge dieses Taschenbuch in seiner 4. Auflage wie bisher jungen Ärzten und den Studierenden der Medizin ein Leitfaden für Erkennung und Behandlung unfallchirurgischer Probleme sein. Der großen Aufgabe, verletzten Menschen sachgerechte Hilfe zuteil werden zu lassen, kann dieses kleine Taschenbuch nur bedingt Rechnung tragen. Vielleicht vermag es jedoch, junge Kollegen anzuregen, sich intensiver mit dem Fach der Traumatologie zu befassen.

Freiburg, August 1987

E. KUNER
V. SCHLOSSER

Vorwort zur 1. Auflage

Die Traumatologie, entstanden aus den Erfahrungen der klinischen Tätigkeit und des akademischen Unterrichtes, soll dem in der Unfallheilkunde Unerfahrenen einen Grundstock an Sachkenntnis vermitteln.

Dem Charakter eines kurzgefaßten Leitfadens entsprechend, wurden pathophysiologische Probleme und spezielle, dem Fachkundigen und der Klinik vorbehaltene Therapieformen weniger ausführlich dargelegt. Die Betonung liegt bewußt auf den bewährten allgemein-traumatologischen Behandlungsgrundlagen und Erfahrungen. Das Bildmaterial ist nach didaktischen Gesichtspunkten ausgewählt; die Röntgenaufnahmen sind in der Röntgenabteilung der Chirurgischen Universitätsklinik Marburg in den Jahren 1959–1967 entstanden. Die Angiographien wurden von dem Leiter der Röntgenabteilung der Chirurgischen Universitätsklinik, Herrn Priv.-Doz. Dr. M. HETTLER, angefertigt und uns dankenswerterweise überlassen.

Meinem hochverehrten Lehrer, Herrn Prof. SCHWAIGER, der stets allen Problemen der Traumatologie aufgeschlossen ist, möchte ich für die Förderung meiner Arbeit und zahllose wertvolle Anregungen besonders danken.

Allen Kollegen der Chirurgischen Universitätsklinik Marburg danke ich für die mir gewährte Unterstützung.

Marburg, im März 1968   VOLKER SCHLOSSER

Inhaltsverzeichnis

Geschichte der Traumatologie

Primum nil nocere

Die Erkennung und die Behandlung von Unfall- und Verletzungsfolgen gehört zu den ältesten Zweigen ärztlicher Tätigkeit. Verletzungen des Menschen durch Unfälle als Folge menschlicher Auseinandersetzungen sind so alt wie die Menschheit selbst, und in der Notwendigkeit, dem verletzten Mitmenschen zu helfen, liegt die Wurzel jeder Traumatologie.

Die Skelettfunde aus der Antike zeigen die Entwicklungshöhe vorgeschichtlicher Unfallheilkunde. Die Anfänge der Behandlung von Unfall- und Verletzungsfolgen in allen Kulturkreisen liegen in der Versorgung von Wunden, in der Behandlung von Knochenbrüchen und in der Entfernung der in den Organismus eingedrungenen Fremdkörper und Projektile.

Mikrolithe des Cromagnonmenschen, etwa 30 000 Jahre v. Chr., weisen durch ihre skalpellähnliche Form auf eine sehr hochentwickelte operative Wundbehandlung hin. Abgeheilte Trepanationsöffnungen an Schädelfunden aus der mittleren und jüngeren Steinzeit lassen die Entwicklungsstufe der steinzeitlichen Traumatologie erkennen.

Die Versorgung von Verletzungen der menschlichen Haut, der Wunde, ist seit den Anfängen der Menschheit Aufgabe der Chirurgie und besonders der Traumatologie. Die Wundärzte des alten Ägyptens wußten durch genaue Verlaufsbeobachtungen um die Vorteile der Anwendung trockener Verbände für reine und feuchter Verbände für primär unreine, infizierte Wunden.

In einem der ersten Lehrbücher der Traumatologie des klassischen Altertums stellt HIPPOKRATES strenge Regeln der Wundbehandlung auf und empfiehlt seinen Schülern die primäre Naht reiner Wunden; er fordert andererseits, verschmutzte Quetschverletzungen ohne Wundnaht feucht zu behandeln und das verletzte Glied während der Heilung ruhigzustellen, ein Therapievorschlag, der noch heute Gültigkeit besitzt. So sehr die Entwicklung der Medizin und auch der Chirurgie unter dem forschenden und beobachtenden Einfluß von HIPPOKRATES vorangetrieben wird, macht die Traumatologie doch die größten Fortschritte während der Kriege.

Im ersten Jahrhundert n. Chr. faßt CELSUS in seinem Werk „De medicina libri octo" im 5. Buch alle bis dahin vorhandenen Kenntnisse der Wundbehandlung und Wundversorgung zusammen und fügt eigene Erfahrungen hinzu.

Im zweiten Jahrhundert n. Chr. bereichert ANTYLLOS, einer der namhaftesten Chirurgen des Altertums, die Behandlung Unfall- und Kriegsverletzter durch die gezielte Gefäßligatur und durch erste Bemühungen um eine Schmerzlinderung mit Hilfe der Alraunwurzel (Mandragora).

In den folgenden Jahrhunderten werden medizinische Kenntnisse und damit auch das vorhandene traumatologische Wissen mit dem Niedergang des Römischen Reiches an den arabischen Kulturkreis weitergegeben. Trotz reicher Kriegserfahrungen und breiter Anwendung aller traumatologischer Kenntnisse wird die Unfallchirurgie kaum weiterentwickelt. Einige Erkenntnisse des Altertums geraten in Vergessenheit.

Das chirurgisch-traumatologische Erfahrungsgut des Abendlandes übernehmen im 11.–13. Jahrhundert n. Chr. die scholastischen Medizinschulen. Salerno, Montpellier und Bologna sind nun die Mittelpunkte medizinischer und chirurgischer Lehre. BORGOGNI (um 1250) erkennt erneut die Bedeutung der primären Heilung einer Wunde und bekämpft durch Lehre und eigene Praxis des Alkoholverbandes den Irrglauben an die Wundeiterung als unabdingbaren Verlauf (Pus bonum et laudabile) einer Verletzung. LANFRANCHI entdeckt die in Vergessenheit geratenen gezielten Gefäßligaturen neu und fügt die Möglichkeit, verletzte Nerven durch Naht wieder zu vereinigen, hinzu. Im Zeitalter des Humanismus und der Renaissance sind die medizinischen Fortschritte geprägt durch fundierte anatomische Kenntnisse – das Verdienst von ANDREAS VESAL (1543) – und durch besseres physikalisches und physiologisches Wissen, fußend auf den Erkenntnissen von NEWTON und GALILEI.

Im ersten deutschsprachigen Lehrbuch der Traumatologie, dem „Feldbuch der Wundarzney" des HANS VON GERSDORFF (1517) (Abb. 1), sind die damaligen Erkenntnisse in Diagnose und Therapie der Verletzungen niedergelegt. Die Wandlung der Kriegsform und der Waffentechnik mit Einführung des Pulvers verändert auch die Traumatologie. In Deutschland bemühen sich H. BRUNSCHWIG und in Frankreich AMBROISE PARÉ um die sachgerechte Behandlung der Schußverletzungen. Der herrschenden Lehrmeinung, Schußverletzungen seien primär vergiftete Wunden und bedürften einer reinigenden und blutstillenden Behandlung mit Brenneisen und heißem Öl, trat AMBROISE PARÉ aufgrund eigener Erfahrungen im italienischen Kriege entgegen. An die Stelle des Brenneisens setzte er die systematische Gefäßligatur. Das heiße Öl wurde durch die sachgerechte schonende Behandlung der Schußverletzung ersetzt.

In den folgenden Jahrhunderten hat sich die Traumatologie vor allem mit dem Fieber der Wundinfektion und des Hospitalbrandes auseinanderzusetzen. Erst die Antisepsis und die Lehre der Asepsis im 19. Jahrhundert – eng verbunden mit dem Namen JOHN HUNTER im 18. Jahrhundert, IGNAZ SEMMELWEIS (1840), LOUIS PASTEUR (1863), Lord LISTER (1867) und ROBERT KOCH (1878) – zeigen Erfolge in der Bekämpfung dieser Infektionen.

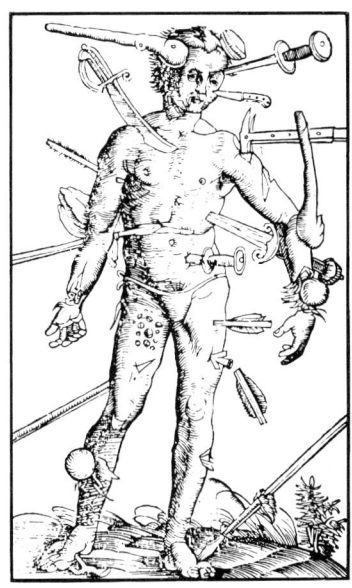

Abb. **1** Wundenmann, aus *H. v. Gersdorff:* Feldbuch der Wundarzney, Straßburg 1517.

Die moderne Wundbehandlung ist gekennzeichnet durch die aseptische Behandlung jeder Wunde, die von FRIEDRICH (1905) eingeführte Technik der Wundausschneidung, die sachgerechte Wundnaht und die Ruhigstellung der Extremität für die Dauer der Heilung.

Neben der Wundbehandlung ist es Aufgabe der Traumatologie, **Knochenbrüche** und **Verrenkungen** zu behandeln und zu heilen. Die mittlere und jüngere Steinzeit zwischen 8000 und 4000 v. Chr. muß − wie aus Knochenfunden bekannt − die Reposition und die Schienung gebrochener Extremitäten gekannt haben. Fixierende Verbände aus Ton waren in älterer Zeit die Vorläufer des heutigen Gipsverbandes. Die babylonische Medizin um 5000−500 v. Chr. übte eine sehr exakte Behandlung von Knochenbrüchen und Verrenkungen. Auch aus dem ägyptischen Kulturkreis berichten uns in achsengerechter Stellung verheilte Knochen der Mumien über den hochentwickelten Stand der Traumatologie. Im germanisch-keltischen Kulturkreis waren die Refraktur des in schlechter Stellung verheilten Bruches und die achsengerechte Einrichtung eines Knochenbruches bereits bekannt.

HIPPOKRATES' Lehrbuch „Über die Knochenbrüche und Verrenkungen" stellt die Behandlung der Knochenbrüche und Gelenkverletzungen auf den Boden exakter und anatomischer Beobachtungen. Die Kenntnis des Baues und der Funktion der Extremitäten ermöglicht durch Handgriffe, die teilweise noch heute Anwendung finden, die sachgerechte Reposition. Dauerzugvorrichtungen und mechanische Hilfsmittel zur Einrichtung schwer reponibler Knochenbrüche sind als Vorläufer moderner Extensionsbehandlung bereits im Zeitalter des HIPPOKRATES bekannt.

Die Abhandlung von CELSUS über die Erkennung und Behandlung der Knochenbrüche und Verrenkungen fußt auf exakter Beobachtung und wissenschaftlicher Untersuchung. Basierend auf der Lehre von GALEN faßt ROGER FUGARDI um 1170 n. Chr. die erprobten Kenntnisse über Behandlung von Knochenbrüchen und Verrenkungen in Wort und Bild zusammen. Im 16. Jahrhundert erfährt die Knochenbruchbehandlung durch die großen kriegschirurgischen Erfahrungen von AMBROISE PARÉ neue Impulse. Von ihm stammen die erste Diagnose eines Schenkelhalsbruches und zahlreiche Anregungen zur Behandlung von Schädelbrüchen und offenen Knochenbrüchen. Die Bruchbehandlung durch Zug und Gegenzug, bereits bei HIPPOKRATES beschrieben und geübt, wird im Mittelalter und bei AMBROISE PARÉ mit Hilfe eines Flaschenzuges erneut durchgeführt.

MATTHYSEN führt 1852 den Gipsverband in die Traumatologie ein. VOLKMANN und BARDELEBEN bauen die Dauerzugbehandlung aus und KLAPP entwickelt 1912 die Drahtextension. Die Einführung des Drahtextensionsbügels nach KIRSCHNER 1927 schließlich verschafft dem Verfahren allgemeine Anwendung. Das Bild der modernen Knochenbruchbehandlung wandelt sich unter dem Einfluß von Antisepsis und Asepsis, und mit der Verminderung des Infektionsrisikos rückt das erstrebte Ziel einer operativen Knochenbruchbehandlung und der direkten Fixation des gebrochenen Knochens ebenfalls in greifbare Nähe. Erste Versuche von DIEFFENBACH 1846, einen gebrochenen Röhrenknochen durch Elfenbeinstifte in der Markhöhle zu fixieren, waren durch die eintretende Infektion zum Scheitern verurteilt; aber die Idee der intramedullären Frakturfixation war geboren. Mehr Erfolg war der subkutanen Osteotomie – BERNHARD VON LANGENBECK (1852) – beschieden. Die lokale Blutsperre von ESMARCH (1873) versetzt die Chirurgen in die Lage, an Extremitäten ohne großen Blutverlust zu operieren. Die Entdeckung der Röntgenstrahlen 1895 ermöglicht die Diagnose von Knochenbrüchen und Verrenkungen und die in Verbindung mit Knochenbrüchen auftretenden Fehlstellungen und ermutigt Chirurgen wie KÖNIG, LAMBOTTE, VÖLKER zur operativen Fraktursynthese.

Die erste Hälfte unseres Jahrhunderts ist gekennzeichnet durch das Für und Wider der operativen oder konservativen Knochenbruchbehandlung. Meilensteine der modernen operativen Bruchbehandlung sind die Ergebnisse der Wiederherstellungschirurgie von LEXER, die intramedulläre Frakturfixation mit dem elastisch verklemmten Marknagel durch KÜNTSCHER (1940), die Schenkelhalsnagelung mit dem Dreilamellennagel von SMITH-PETERSEN 1925 und SVEN JOHANSEN. Der Durchbruch der operativen Knochenbruchbehandlung schließlich gelang 1958 einer Gruppe von Schweizer Chirurgen (ALLGÖWER, MÜLLER, SCHNEIDER, WILLENEGGER u. a.). Sie entwickelten ein einheitliches Instrumentarium, biologisch sinnvolle und metallurgisch einwandfreie Implantate in einem biomechanisch überlegten Konzept. Mit der Gründung der **Schweizerischen Arbeitsgemeinschaft für Osteosynthesefragen (AO)** wurde der Grundstein für eine gezielte Grundlagenforschung und die Schulung der Chirurgen in speziellen Kursen mit praktischen Übungen gelegt. Die erste AO-Klinik in der Bundesrepublik Deutschland war die Chirurgische Universitätsklinik Freiburg unter HERMANN KRAUSS. Neben der Entwicklung der Wund- und Knochenbruchbehandlung wird die Traumatologie durch allgemeinmedizinische und allgemeinchirurgische Erkenntnisse bereichert. Die Bemühungen um schmerzfreie Verletztenbehandlung und um die **Narkose** haben ihre Wurzeln in der Medizin des Altertums. Die Alraunwurzel und der Schlafschwamm sind Vorläufer unserer modernen Anästhesie. Es vergingen viele Jahrhunderte, ehe die Qual der Verletzten unter der schonenden Narkose vermindert werden konnte. Bereits DAVY (1778−1829) erkannte die narkotische Wirkung des Stickoxydul. LONG entfernte 1842 erstmals eine Rückengeschwulst schmerzlos in Äthernarkose. HORACE WELLS führte als erster 1844 die schmerzlose Zahnextraktion unter Lachgasinhalation durch. 1846 erreichte MORTON das gleiche durch Äther. An die Seite der Allgemeinnarkose stellte KOLLER 1884 die örtliche Betäubung mit Kokain. HALSTEDT und SCHLEICH führen 1885 und 1886 diese Verfahren in die Chirurgie ein.

Aus diesen Wurzeln entsteht die heute spezialisierte Anästhesiologie. Während die Wurzeln der modernen Anästhesie als Bemühung um die Schmerzbekämpfung bis ins Altertum verfolgbar sind, sind die Erkennung des **Unfallschocks** und die Bemühung um seine Beseitigung wesentlich jüngeren Ursprungs. LE DRAN (1773) und LATTA (1795) führten den Begriff Schock als typischen Folgezustand schwerer Verletzungen in den medizinischen Sprachgebrauch ein.

Im Hochmittelalter überwiegen noch Aderlaß und Schröpfung als Behandlung auch Frischverletzter. Die Entdeckung des gesamten Blutkreislaufes durch WILLIAM HARVEY (1578−1657) ist ein erster Meilenstein auf dem Weg zur Bekämpfung der traumatisch bedingten Kreislaufreaktionen. Die bereits 1650 durch POTTER geübte intravenöse Blutinjektion kommt den heutigen Forderungen einer gezielten Schockbehandlung schon sehr nahe. Doch schwere Mißerfolge, bedingt durch Blutgruppenunverträglichkeiten und fehlende Asepsis, führten zu lang anhaltenden Rückschlägen, und ebenso wie der experimentelle Blutersatz durch LOEWER (1666) geriet bald auch die Bluttransfusion wieder in Vergessenheit. 1881 führte LANDERER die intravenöse Kochsalzinfusion zur Behandlung akuter Kreislaufstörungen in die Therapie ein. Der Blutersatz, anfänglich von Tier zu Mensch versucht, durch BLUNDELL im Jahre 1818 erneut von Mensch zu Mensch durchgeführt, vermochte sich erfolgreich erst nach Entdeckung der Blutgruppen und ihrer Bedeutung durch LANDSTEINER (1901) durchzusetzen. Das sprunghafte Ansteigen der Bluttransfusionen und der Infusionen von Blutersatzmitteln fand seinen Höhepunkt im Zweiten Weltkrieg. Nach Angaben von GÖGLER wurden von den alliierten Truppen in Westeuropa 136 000 Infusionen (39 000 Bluttransfusionen, 25 000 Plasmainfusionen und 72 000 Elektrolytlösungsinfusionen) verabreicht. Heute sind die Bluttransfusion und die Infusion von Blutersatzmitteln zur Bekämpfung eines schweren Unfallschocks und zum Ersatz des Blutverlustes aus der Behandlung Unfallverletzter nicht mehr wegzudenken, und die segensreiche Arbeit der Blutbanken und Blutspendezentralen haben zahllosen Verletzten das Leben erhalten.

Naturgemäß haben auch allgemeinchirurgische und allgemeinmedizinische Fortschritte die Traumatologie richtunggebend beeinflußt. So konnte die jahrhundertelang überall herrschende Plage des Hospitalbrandes und der schweren Wundinfektion erst durch die Sterilisation chirurgischer Instrumente nach dem Vorschlag von TERRILLON (1883) sowie durch die Einführung der Dampfsterilisation durch VON BERGMANN und SCHIMMELBUSCH (1886) sowie die Alkoholsublimatbehandlung zur Händedesinfektion durch FÜRBRINGER (1888) und die Einführung steriler Operationshandschuhe durch HALSTED (1890) dauerhaft bekämpft werden.

So sehr uns heute moderne Anästhesie, hochwertige Schockbehandlung und neuzeitliche Sterilisations- und Desinfektionsverfahren zur erfolgreichen Behandlung schwer traumatisierter Patienten unabdingbar erscheinen, so sehr zwingt uns die schon im Altertum bekannte und geübte erfolgreiche Behandlung schwerer Schädelverletzungen, schwerer Brust- und Bauchverletzungen Achtung ab. Die Thorakotomie mit Dauerdrainage und Spülung des Empyems nach intrathorakaler Schuß- und Stichverletzung mit nachfolgender Infektion ist seit HIPPOKRATES bekannt. LARREY versuchte, Schröpfköpfe zur Dauerabsaugung offener Thoraxverletzungen zu verwenden. Auf breiter Basis war jedoch die Versorgung frischer offener Thoraxverletzungen erst durch die Erkenntnis der Druckdifferenztheorie von SAUERBRUCH (1904) und die Bedeutung der intratrachealen Überdrucknarkose durch BRAUER (1905) gegeben.

Auch offene Bauchverletzungen, besonders als Kriegsverletzung vorkommend, haben seit alters her die Traumatologen und Chirurgen beschäftigt. Bis zur Einführung aseptischer Methoden, bis zur breitesten Verwendung moderner Methoden zur Schockbehandlung wurde die primäre Naht der Darmverletzung oder die Vorlagerung des verletzten Darmabschnittes empfohlen. Nur wenige Verletzte überlebten jedoch derart schwere Verletzungen.

Neben den allgemeinmedizinischen, chirurgischen und speziell traumatologischen Entwicklungen waren organisatorische Voraussetzungen notwendig, um frisch Schwerverletzte in sachgerechte Behandlung zu bringen. Die Technik der Erstversorgung auf dem Schlachtfeld in unmittelbarer Nähe des Kampfgebietes ist bereits durch HOMER beschrieben. AMBROISE PARÉ versorgte seine Verletzten unmittelbar am Rand des Schlachtfeldes und vermied dadurch lange Transporte.

LARREY entwickelte um 1800 erstmals bewegliche Feldlazarette, um seine chirurgische Hilfe so möglichst vielen Schwerverletzten an verschiedenen Brennpunkten zugute kommen zu lassen. Weit noch war der Weg von diesen Erstbehandlungsstätten bis zum neuzeitlichen Verletztentransport mit speziellen Fahrzeugen und Hubschraubern.

In steter Entwicklung hat sich unter dem Einfluß allgemeinmedizinischer, chirurgischer, pathophysiologischer und anästhesiologischer Fortentwicklung die Form moderner Unfallbehandlung herausgebildet, so wie wir sie heute zum Nutzen der Kranken üben und lehren. Die Ehrfurcht vor den Leistungen unserer Vorgänger und Lehrer ist dabei stets geeignet, unsere Bemühungen um weitere Entwicklung und Vervollkommnung der Traumatologie zu verstärken.

Allgemeine Traumatologie

Der Unfall

Unfallarten

Die Traumatologie befaßt sich mit der Behandlung und der Rehabilitation verletzter Menschen. Die Verletzungen haben verschiedene Ursachen, die wiederum für die Erkennung des Verletzungsschadens in seinem ganzen Umfang und gelegentlich auch für die zu wählende Behandlungsart ausschlaggebend sind. Im wesentlichen setzt sich das Krankengut der Unfallverletzten einer großen Klinik zusammen aus den Opfern des Straßenverkehrs (ca. 45%) und denen der Arbeitsunfälle. Daneben haben Sportunfälle und häusliche Unfälle zahlenmäßig eine geringere Bedeutung. In Friedenszeiten sind Schußverletzungen seltener.

Straßenverkehrsunfälle führen durch das Zusammenwirken großer Energien auf geringem Raum oft zu Mehrfachverletzungen. Je nach der Ursache des Verkehrsunfalles sind bestimmte Verletzungskombinationen mit großer Regelmäßigkeit zu beobachten. Beim Zweiradfahrer überwiegen durch fehlenden Schutz und entsprechende Expositionen die Schädelverletzung, die Schulter- und Knieverletzung, worauf K. H. BAUER u. GÖGLER 1952/53 besonders hingewiesen haben. Bei Autoaufprallunfällen wird in Bruchteilen von Sekunden die Geschwindigkeit des Fahrzeugs und der Insassen auf Null reduziert. Die Massenträgheit führt bei den Wageninsassen zu Schleuderverletzung und zum Anprall an exponierte Karosserieteile. Die Brustanprallverletzung mit gedecktem Thoraxtrauma, die Schleuderverletzung der Halswirbelsäule durch Peitschenschlagphänomen, die Knieanprallverletzung am Armaturenbrett, eine Kombination von Unterschenkel- oder Knie- und gleichzeitige Oberschenkel- oder Hüftverletzung – Dashboard-Verletzung – und der Stirnanprall an Windschutzscheibe oder Armaturenbrett mit allen Folgen der Schädelverletzung, sind häufige Unfallursachen. Wege zur Verhütung solcher Verletzungen werden von Industrie und Behörden gesucht. Die Polsterung der Wageninnenteile und die Stabilisierung des Fahrgastraumes, die Verwendung von Zwei- und Drei-Punkt-Sicherheitsgurten und Kopfstützen in Kraftwagen sind Anfänge, die Fahrgastsicherung über die Eleganz der Automobile zu stellen. Der Gesetzgeber wird sich in Zukunft mehr mit diesen Fragen auseinandersetzen, dabei wird auch die Frage einer gesetzlichen Geschwindigkeitsregelung diskutiert werden müssen. Hier werden neben medizinisch-traumatologischen Gesichtspunkten auch ökologische Überlegungen Berücksichtigung finden müssen.

Der **Arbeitsunfall** ist ganz wesentlich geprägt durch die berufliche Tätigkeit, bei der die Verletzung eintritt. So überwiegen bei Maschinenarbeitern, bei Arbeitern der holzverarbeitenden Industrie, der Druckereien und Arbeitern an Verpackungseinrichtungen Handverletzungen jeder Art und jeden Schweregrades. In der Eisengießerei treten allgemein vorkommende Verletzungen und schwere, meist III.-gradige Brandverletzungen auf. In Steinbruchbetrieben sowie im Kohlebergbau sind die schwere Körperquetschung und die Verschüttung sowie die Verletzung durch Sprengkörper mehr oder minder typisch und gehäuft. Bei Sturz aus großer Höhe, wie ihn Dachdecker und Elektromonteure gelegentlich erleiden, treten nach Aufprall in typischer Weise Wirbelfrakturen, Fersenbeinstauchungsbrüche und Aortenverletzungen im Brustkorb auf. Daneben sind die Starkstromverletzungen und Verbrennungen der Elektroarbeiter zu erwähnen. Diese Beispiele lassen sich unschwer erweitern.

Die **sportliche Betätigung** führt oft zu bestimmten, für eine Sportart typischen Verletzungen. Erwähnt seien beispielsweise die Knöchelfraktur und die distale Tibiadrehfraktur des Skifahrers und die Meniskusverletzung des Fußballers. Muskelrisse und Sehnenrisse sind Folge plötzlicher sportlicher Kraftanwendung.

Häusliche Unfälle treten meist durch unzureichende Absicherung technischer Einrichtungen − Elektrounfälle bei Verwendung unzureichend gesicherter Haushalts- und Küchengeräte, Leiterstürze, Messer- und Maschinenverletzungen − und in Form thermischer Verletzungen − Verbrühungen und Verbrennungen − auf.

Unfallursachen

Unter den Unfallursachen stehen technische Einrichtungen und Hilfsmittel des täglichen Lebens, die eine hohe Energiekonzentration auf engem Raum bedingen, an erster Stelle. Apparative Fehler solcher technischen Gerätschaften führen im Straßenverkehr ebenso wie bei der Arbeit häufig zu Unfällen und zu Verletzungen. Daneben hat die menschliche Unzulänglichkeit bei der Handhabung der oft hoch spezialisierten technischen Einrichtungen einen nicht geringen Anteil an der Unfallentstehung. Übermüdung und körperliche und geistige Überlastung führen zu Unfallhäufungen. Am Wochenbeginn zeigt sich fehlende Wochenenderholung in mangelnder Konzentration im Straßenverkehr und am Arbeitsgerät. Alkoholeinfluß läßt vorwiegend am Wochenende die Unfallhäufigkeit sprunghaft ansteigen. Im Sport führt die fortschreitende Leistungssteigerung zum Anstieg der Unfallzahlen und nicht selten auch zu schweren Verletzungen. Höhere Geschwindigkeiten bedingen beim Sturz (Skifahrer, Autofahrer, Bobfahrer) größere Beschleunigungsdifferenzen und höheren Energiewechsel. Häusliche Unfälle finden in großer Zahl ihre Ursachen in mangelnder Aufmerksamkeit und in der Unterlassung gebotener Vorsichtsmaßnahmen und Schutzeinrichtungen.

Unfallhäufigkeit

Wenige Zahlen sollen die Bedeutung der verschiedenen Unfallursachen darlegen. Etwa 45% aller Kranken, die mit frischen Unfällen in größere chirurgische Krankenhäuser aufgenommen werden, sind Opfer von Straßenverkehrsunfällen. Im Jahr 1966 waren in der Bundesrepublik 6 894 000 Kraftfahrzeuge zugelassen. Im gleichen Jahr wurden 1 165 000 Straßenverkehrsunfälle registriert. Bei diesen Unfällen wurden 450 000 Menschen verletzt, 16 813 dieser Verletzten verstarben an den Folgen des Verkehrsunfalls. Für 1984 wurden 1 779 929 Straßenverkehrsunfälle erfaßt. Die Zahlen sind gegenüber 1983 noch im Ansteigen. In 475 943 Fällen war ein Personenschaden mit Verletzung eingetreten. 10 186 Verunfallte sind 1984 an den Folgen des Straßenverkehrsunfalls verstorben. Aus diesen Zahlen geht ein deutlicher Rückgang der Unfalltoten hervor; eine Zunahme der Unfallverletzten ist jedoch unübersehbar. Dennoch ist jeder Unfalltote zu viel. Ein weiterer Anstieg der Verkehrsdichte ohne entsprechende Erweiterung und Verbesserung des Verkehrsnetzes muß die Unfallfrequenz und die Unfallschwere und damit auch die Zahl der Unfallverletzten und der Unfalltoten wieder in die Höhe treiben. Bei Straßenunfällen sind die „ungeschützten" Fußgänger seltener beteiligt als motorisierte Verkehrsteilnehmer. Der Fußgänger ist jedoch bei Beteiligung am Straßenverkehrsunfall in weitaus stärkerem Maße unfallgefährdet. Unfallhäufigkeit und -schwere im Hinblick auf Personenschäden erfordern eine Kontrolle der Fahrgeschwindigkeiten in geschlossenen Ortschaften und auf freier Strecke, zumal die Bundesrepublik Deutschland das einzige Land in Mitteleuropa und eines der wenigen in der Welt ist, wo unlimitierte Fahrgeschwindigkeiten zugelassen sind. Bei diesen Betrachtungen sind auch ökologische Gesichtspunkte mit Schadstoffminderung zu berücksichtigen. Auch kann der Ausbau von Fernstraßen und der dadurch notwendige Verlust von Naturlandschaft nicht ungehindert fortgeführt werden.

Bei den Arbeits- und Betriebsunfällen ist gleichermaßen wie bei den Straßenverkehrsunfällen eine Zunahme zu beobachten. Das Anwachsen der Unfallziffern der Betriebsunfälle ist wesentlich geringer als das der Straßenverkehrsunfälle, zweifellos ein Verdienst intensiver Bemühungen von Unfallverhütungsvorschriften und deren Befolgung, vorwiegend durch die gesetzlichen Versicherungsträger, die Berufsgenossenschaften. Auch zur Vermeidung häuslicher Unfälle werden Unfallverhütungsvorschriften, besonders die Herstellung hauswirtschaftlicher Geräte und deren Installation betreffend, erlassen.

Die sportärztliche Überwachung des Vereinssports und besonders des Leistungssports hat zum Ziel, die Unfallhäufigkeit zu vermindern und die Sportler vor Unfallgefahren zu schützen. Auf der anderen Seite führen immer noch höhere Anforderungen an Leistung und Erfolg zu einer vermehrten Unfallgefährdung, hierbei sei nur beispielhaft auf Skirennen, Boxen, Motorrennsport hingewiesen.

Probleme der Erstversorgung

Das Behandlungsergebnis wird in den meisten Fällen durch den Zeitverlust zwischen Unfallereignis und Erstversorgung und durch die Qualität der chirurgischen Erstversorgung beeinflußt. Das gilt besonders für Unfälle mit schweren Verletzungen. Daraus ergibt sich die Notwendigkeit einer sachgerechten Erstversorgung und eines schnellen und richtigen Verletztentransports.

Zu den dringlichsten Hilfeleistungen gehören die Sorge um Befreiung und Freihaltung der Atemwege des Bewußtlosen, die Restitution des Kreislaufs, die Absicherung der Unfallstelle, die richtige Lagerung an geborgenem Platz (Abb. **2**), so daß der Verletzte und die sich um ihn bemühenden Helfer vor neuen Unfällen − Auffahrunfällen etc. − geschützt sind. Zur **Schockvorbeugung und Schockbekämpfung** ist die sofortige Zufuhr von Blutersatzmitteln (S. 16 u. 18) anzustreben. Liegt ein Atemstillstand vor, ist unverzüglich nach Wiederfreimachen der Luftwege eine **Notbeatmung** − Mund-zu-Mund- oder Mund-zu-Nase-Beatmung − und nach erfolgter intratrachealer Intubation über den Tubus als kontrollierte Beatmung einzuleiten und aufrechtzuerhalten.

> **Merke:** **A** (Wiederherstellung der Atmung)
> **B** (Bewußtsein)
> **C** (Circulation, Kreislauf wiederherstellen)

Liegt ein Kreislaufstillstand vor, ist nach Hochlagerung der Beine − cave: Verletzung der Wirbelsäule! − ohne Zeitverlust die externe Herzmassage durchzuführen.

Eine notdürftige Blutstillung bei bedrohlichen Blutungen durch Druckverband und eine Schienung erkennbar verletzter Extremitäten tragen dazu bei, Verletzungsschmerz zu lindern und Traumaschock zu verringern.

Die Gabe von Schmerzmitteln der Alkaloidgruppe (Morphin, Dolantin) an

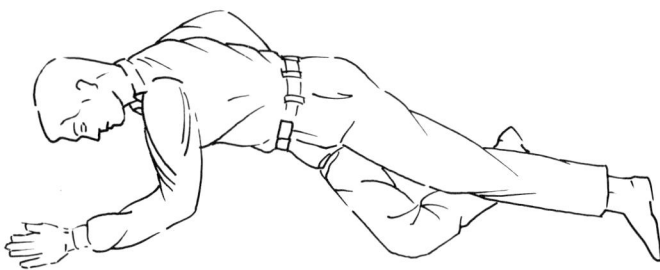

Abb. **2** Transportlagerung eines Verletzten zur Freihaltung der Atemwege: „stabile NATO-Seitenlagerung".

der Unfallstelle, besonders zum Transport, ist, wenn die Möglichkeit einer gedeckten Bauchverletzung nicht mit absoluter Sicherheit auszuschließen ist, besser zu unterlassen. Gute Schienung verletzter Extremitäten, Infusionen von Blutersatzmitteln zur Schockbekämpfung und rascher schonender Transport sind vordringliche Maßnahmen, obgleich bekanntlich der Wundschmerz, besonders bei Knochenbrüchen, nicht unwesentlich zur Entstehung des Unfallschockes beizutragen vermag. Ein schneller Transport der Verletzten ist vor allem Ziel der Bemühungen, da die sachgerechte Behandlung erst im vollen Umfang im Krankenhaus erfolgen kann. Dabei sollte der Transport unabhängig von der Verletzungsart stets zum nächsten Krankenhaus erfolgen, wo bei Bedarf die weitere Transportfähigkeit in Spezialabteilungen überprüft werden muß. Während des Transports sollte (Abb. 2) der Verletzte zur Freihaltung der Atemwege seitlich gelagert werden. Jedoch muß auf Zusatzverletzungen wie Wirbelluxationsbrüche und offene Thoraxverletzungen geachtet werden.

Zum schnellen Einsatz der **Krankentransportfahrzeuge** sind zentrale Leitstellen erforderlich, die über Fernruf und Funk die Transportfahrzeuge einsetzen. Je enger das Netz dieser Leitstellen angeordnet und je größer ihr Fahrzeugpark ist, desto kürzer werden Anfahrt- und Transportzeiten und desto schneller ist der Unfallverletzte in der Hand des erstbehandelnden Unfallarztes im Krankenhaus. Die Fahrzeuge selbst sollten groß genug sein, um bei Bedarf zwei Verletzte sicher befördern zu können. Der Transportraum sollte vom Führerraum innen zugänglich sein, damit während des Transportes eintretende Komplikationen beim Verletzten durch den Beifahrer behandelt werden können. Jeder Wagen sollte stets mit zwei Helfern besetzt sein.

Zur Ausrüstung der Fahrzeuge gehören heute eine tracheale Absaugeinrichtung zur Befreiung der Atemwege bei Aspiration, Sauerstoffgeräte und Blutersatzmittel zur Schockbekämpfung. Daneben sollten Tragen, verschiedene Transportschienen und ausreichende Mengen von Verbandsstoff vorhanden sein.

Das gleiche gilt sinngemäß auch für die Lufttransportmittel − Hubschrauber −, die über weite Strecken dem Straßentransport bei überlasteten Verkehrswegen deutlich überlegen sind.

Die wesentlichen Punkte der Erstbehandlung am Unfallort

- **Beurteilen** der Unfallsituation, der Verletztenzahl und der Schwere der Verletzung.
- **Absicherung** und Markierung der Unfallstelle.
- **Meldung** des Unfalls und der Verletztenzahl an die Rettungszentrale, Ruf des Krankentransportmittels.
- **Freimachung der Atemwege** und **richtige Lagerung** des Verletzten an geschützter Stelle und **Absicherung der Unfallstelle**.
- Falls notwendig, **Atemspende** oder **Beatmung**.

- Externe **Herzmassage.**
- Notwendige provisorische **Blutstillung,** gegebenenfalls örtliche Blutsperre mit Blutdruckmanschette, **Schockbekämpfung** mit Infusion von Blutersatzmitteln.
- **Transportfixation** von verletzten Extremitäten.
- Gabe alkaloidfreier Schmerzmittel.
- Bemühung um **schnellsten Transport** zum nächstgelegenen Krankenhaus.

In den letzten Jahren hat sich die Flugrettung zu einem hervorragenden Verfahren entwickelt. Die große Zeitersparnis, die durch die Flugrettung mittels Hubschrauber erreichbar ist, und die Möglichkeit, mit diesem Rettungsmittel auch an Unfallverletzte in unwegsamem Gelände − Hochgebirge etc. − heranzukommen, räumt diesem Rettungsmittel einen hohen Stellenwert ein. Dabei hat die Internationale Flugrettungsvereinigung (NACA − National Advicery Committee for Aeronautics) eine Einteilung des Verletzungsgrades − NACA-Index − entwickelt, der eine Beurteilbarkeit darüber erreicht, ob und wann eine Flugrettung eingesetzt werden soll. Dabei ist für die Schweregrade IV−VII (Tab. **1**) die Flugrettung in den meisten Fällen zu bevorzugen.

Tabelle **1** Modifizierter NACA-Index (aus: *K. Großmann*, Dtsch. Ärztebl. 82 [1985] 3782)

Schweregrad	Definition
0	Unverletzt.
I	Verletzungen und Erkrankungen geringfügiger Art, die keiner akuten ärztlichen Therapie bedürfen.
II	Verletzungen und Erkrankungen, die zwar einer weiteren Abklärung bzw. Therapie bedürfen, aber in der Regel keines stationären Krankenhausaufenthaltes.
III	Verletzungen und Erkrankungen, die in der Regel einer stationären Abklärung bzw. Therapie bedürfen, bei denen jedoch akut keine Vitalgefährdung zu erwarten ist.
IV	Verletzungen und Erkrankungen ohne akute Lebensgefahr, die aber eine kurzfristige Entwicklung einer Vitalgefährdung nicht ausschließen.
V	Verletzungen und Erkrankungen mit akuter Vitalgefährdung, die ohne baldige Therapie wahrscheinlich letal enden, Transport in Reanimationsbereitschaft.
VI	Verletzungen und Erkrankungen, wo nach Wiederherstellung der Vitalfunktionen oder erfolgreicher Reanimation die Patienten im Krankenhaus eingeliefert werden.
VII	Tödliche Verletzungen und Erkrankungen mit oder ohne Reanimationsversuch, auch wenn die Reanimation auf dem Transport erfolglos weitergeführt wurde.

Schock

Unter dem Begriff „Schock" verstehen wir die Kreislaufsituation, die charakterisiert ist durch eine kapillare Mangeldurchblutung infolge einer gestörten Relation zwischen Aufnahmefähigkeit des Blutgefäßsystems und zirkulierender Flüssigkeitsmenge. Schock bedeutet Verminderung der Perfusion in der Kreislaufperipherie mit dadurch hervorgerufener Gewebshypoxie. Die Schocksituation ist gekennzeichnet durch eine kalte, blasse Haut des Verletzten als Zeichen der kapillaren Minderdurchblutung und einer peripheren Vasokonstriktion als Folge einer Kreislaufzentralisation. Die Mikrozirkulation ist durch eine Pseudoagglutination der Erythrozyten − Sludge-Phänomen − gekennzeichnet.

Die Pulsfrequenz ist hoch, meist über 100 Schläge/Min. Das Herz versucht, die durch Volumenverlust oder Volumenverlagerung entstandene Reduktion des Minutenvolumens durch Erhöhung der Schlagfrequenz auszugleichen. Der Blutdruck ist niedriger, als es der Norm entspricht, bindende Grenzwerte lassen sich kaum angeben. Ein guter Hinweis ist die kleine Blutdruckamplitude als Zeichen einer hochgradigen Zentralisation mit peripherer Vasokonstriktion (Abb. **3**). Diese Kreislaufsituation kann im irreversiblen Kreislaufversagen enden.

Mehrere **Entstehungstheorien des Schocks** haben einander abgelöst. Tierexperimentelle Untersuchungen (Goltz-Klopfversuch) begründeten die **neurogene Schocktheorie**. Spätere Erkenntnisse über die Kreislaufwirkun-

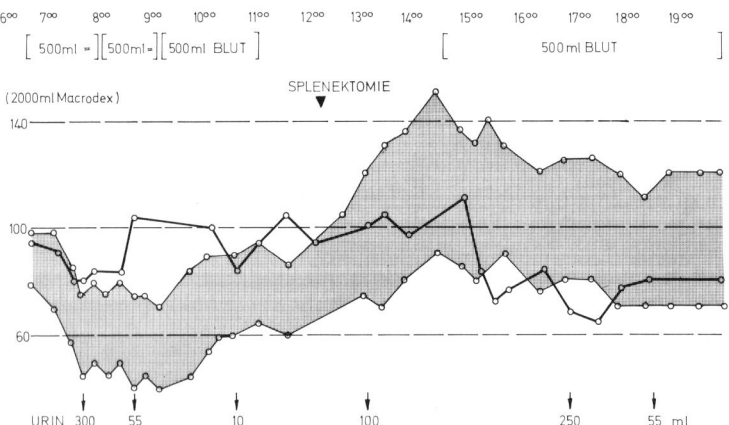

Abb. **3** Kreislaufüberwachungsbogen eines Patienten mit gedeckter Bauchverletzung − Milzruptur − und klinischen Zeichen eines Volumenmangelschocks. Beseitigung der Schocksituation und Stabilisierung der Kreislaufverhältnisse durch Volumenzufuhr und operative Blutstillung − Milzexstirpation.

gen des Histamins begründeten die **Toxintheorie** des Schocks. Jüngere Beobachtungen, besonders während und nach dem Ersten Weltkrieg, stellten die Bedeutung des Blutverlustes für die Schockentstehung in den Vordergrund und begründeten die **Blutvolumentheorie** der Schockentstehung.

Heute dürfte der Volumenverlusttheorie die größere Bedeutung zukommen, es steht jedoch außer Zweifel, daß neurogene Faktoren und Toxineinwirkungen stets kausal mitwirken.

Die **Volumenverlusttheorie** des Schocks ist durch zahllose Beobachtungen und Experimente untermauert. Bereits der Verlust von 2% des Gesamtkörpergewichtes, das entspricht etwa 25% des Blutvolumens, führen zu einem nahezu völligen Darniederliegen der peripheren Durchblutung. Ein Verlust von etwa 20% des zirkulierenden Blutvolumens hat eine Verminderung des Herz-Zeit-Volumens von 20 bis 30% zur Folge. Die Zentralisation des Blutkreislaufes auf die lebenswichtigen Organe, Herz, Gehirn, Leber und Niere erscheint, soweit in der Medizin derartige teleologische Betrachtungen gestattet sind, zweckmäßig; auch das von der Nebenniere im Rahmen solcher Alarmsituationen in physiologischer Dosierung in den Kreislauf gelangende Adrenalin wirkt als kreislauf- und blutdruckregulierendes Hormon im Sinne einer lebenserhaltenden Blutverteilungsregulation. Der Schockindex nach ALLGÖWER ist eine verläßliche Größe zur aktuellen Beurteilung der Kreislaufsituation. Der Schockindex ist definiert als Quotient aus Pulsfrequenz und systolischem Blutdruck (Tab. 2):

Tabelle **2**   Quotient aus Pulsfrequenz und systolischem Blutdruck

Norm	drohender Schock	manifester Schock
$\frac{60}{120} = 0,5$	$\frac{100}{100} = 1$	$\frac{120}{80} = 1,5$

Neben Pulsfrequenz und arteriellem Blutdruck stellt der zentralvenöse Druck − ZVD − über einen durch die V. subclavia oder die V. jugularis eingelegten Katheter (Abb. **4**) einen der wesentlichsten und einfach zu bestimmenden Kreislaufparameter dar, der recht verbindlich Auskunft gibt über das akute Volumenangebot zum rechten Herzen. Der Normwert liegt zwischen 0,4 und 1,0 kPa ($\triangleq$ 4 und 10 cm WS).

Die **Behandlung** der Schocksituation besteht entsprechend der heute vorwiegend angenommenen Entstehungstheorie in der Korrektur des Mißverhältnisses zwischen aktuellem Flüssigkeitsvolumen und der Strombahnkapazität. Diese Korrektur erfolgt durch rasche intensive Zufuhr notwendiger Flüssigkeitsmengen, in der Regel intravenös, gelegentlich in extremen Notfällen (schwerste arterielle Blutungen) intraarteriell und in keinem Falle in einer medikamentösen Beeinflussung der Strombahnkapazität. Die **Kreis-**

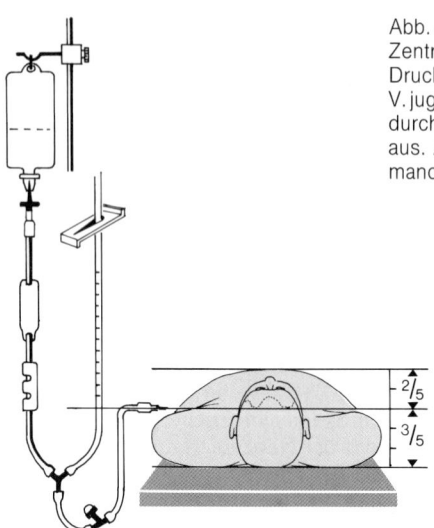

Abb. **4**   Schema der Messung des Zentralvenendrucks. Einbringen eines Druckmeßkatheters durch Punktion der V. jugularis interna oder V. subclavia oder durch Vorschieben von einer Armvene aus. Anschluß an ein einfaches Wassermanometer in Zentimeter geeicht.

laufauffüllung erfolgt zuerst notfallmäßig mit Blutersatzmitteln. Dazu stehen kolloidale, sog. Plasmaexpander und Plasmakonserven sofort zur Verfügung. Sie bleiben ca. 6 Stunden im Kreislauf volumenwirksam und können in großer Menge vorrätig gehalten und sofort einsatzfähig gemacht werden. Die optimale Schockprophylaxe und Schockbekämpfung erfolgt in der Regel durch gruppengleiche Vollblutkonserven, deren notfallmäßige Bereitstellung stets auch unter bester labortechnischer und personeller Voraussetzung Zeit beansprucht, so daß im Notfall zuerst Blutersatzmittel infundiert werden müssen, bis genügend gruppengleiche Blutkonserven nach Testung bereitgestellt werden können. Die Volumensubstitution eines Schwerverletzten sollte großzügig gehandhabt werden; in der überwiegenden Zahl der Fälle wird kaum zuviel — vgl. Werte der ZVD-Messung —, sondern fast immer zu wenig Volumen ersetzt. Der mittlere Blutverlust (Tab. **3**) einiger häufiger Frakturen gibt hier einen orientierenden Anhalt. Ein Lungenödem durch rasche Infusion großer Mengen Blutersatzmittel oder Blutkonserven ist bei Berücksichtigung des zentralvenösen Drucks und bei überschlagsmäßiger Bilanzierung und nach erfolgter Schnelldigitalisierung außerordentlich selten zu beobachten.

Zur Beseitigung der zusätzlich meist vorhandenen Zentralisation des Kreislaufes, die sich auch durch einfache Infusionsbehandlung gelegentlich nicht beseitigen läßt, ist in ausgewählten Fällen durch Gefäßerweiterung mit

NTG* oder ähnlich vasodilatierend wirkenden Pharmaka unter exakter Blutdruckkontrolle und gleichzeitiger intensiver Zufuhr von Plasmaexpandern die Möglichkeit zur Durchbrechung der Kreislaufzentralisation gegeben.

Tabelle **3**   Mittlerer Blutverlust bei häufigen Knochenbrüchen

Humerus	200−1000 ml
Unterarm	bis 400 ml
Becken	500−5000 ml
Femur	1000−3000 ml
Unterschenkel	500−800 ml

Wird eine bestehende Schocksituation mit erniedrigtem arteriellen Blutdruck − wobei der Mitteldruck ausschlaggebend ist − nicht zeitgerecht beseitigt, so entstehen bleibende, oft lebensbedrohliche Schäden, besonders an Lunge, Nieren und Leber. Der Schock führt in der Gefäßperipherie aller wichtigen Organe zu Thrombozytenaggregation und der Ausbildung von Mikrothromben sowie zur Verlegung peripherer Abschnitte der Endstrombahn (LASCH, SANDRITTER). Besonders in der Lunge führt diese schockbedingte Beeinträchtigung der kapillaren Strombahn zur lebensbedrohlichen Zirkulationsstörung, die von einer Störung der Ventilation gefolgt ist. In den Nieren lassen sich ähnliche Veränderungen feingeweblich drei bis vier Stunden nach Eintritt der Schocksituation beobachten, die sich dem aufmerksamen Untersucher in einem Rückgang der stündlichen Urinmenge ankündigen. Der traumatisch bedingte Anfall des aus den Gewebszellen ausgetretenen Pigmentstoffs Myoglobin bei ausgedehnter Quetschverletzung gefährdet die minderdurchblutete Niere durch diese Pigmente, die in den Harnkanälchen ausfallen und diese verstopfen. Diese Verlegung der Tubuli durch Myoglobin führt zur Oligurie bzw. Anurie; es droht das Nierenversagen in Form des Crush-Syndroms.

Eine frühzeitige diuretische Behandlung mit Mannit-Infusion ist oft in der Lage, die Nierenausscheidungsstörung auf dem Boden einer temporären Mangeldurchblutung zu verhindern. Ist es zur Schockniere gekommen, kann es gelingen, mit ein- oder mehrmaliger extrakorporaler Dialyse die harnpflichtigen Substanzen bis zum Wiedereinsetzen der eigenen Nierenausscheidung zu eliminieren. Auch die Leber beantwortet eine schockbedingte Perfusionsstörung sehr empfindlich durch Funktionseinschränkungen, die sich im akuten Zustand einer Erkennung leicht entziehen. Fermentuntersuchungen sind geeignet, diese Funktionsstörung der Leberzellen erkennen zu lassen.

---

* NTG = Nitroglycerin

Blutersatz

Der Blutersatz ist heute zum integrierenden Bestandteil der Schockbehandlung und der Behandlung schwer Unfallverletzter überhaupt geworden. Voraussetzung ist ein gut funktionierender Spendedienst bzw. eine Blutbank, die stets um genügende Vorräte der notwendigen Blutkonserven aller Gruppen und Untergruppen bemüht ist. Die von LANDSTEINER entdeckten Blutgruppeneigenschaften des AB0-Systems sind heute durch den Rh-Faktor und zahlreiche andere Blutgruppensysteme ergänzt. Die klinische Routine des Blutspendedienstes beschränkt sich vor der Freigabe einer Blutkonserve in der Regel auf die Bestimmung der AB0-Eigenschaften mit Untergruppen A_1, A_2 und des Rh-Faktors bei Spender und Empfänger. Diese Untersuchung des Blutes des Probanden erfolgt mit einem Testserum auf Probetafeln. Eine zweite Voruntersuchung besteht aus der unmittelbaren Kreuzprobe zwischen Empfängerblut und Spenderblut zum Ausschluß der über das AB0-System mit Untergruppen und das Rh-System hinausgehenden Gruppenunverträglichkeiten. Zusätzlich wird durch Anschluß der Transfusionskonserve am Krankenbett des Empfängers auf einer Dokumentationskarte (Abb. 5) vom transfundierenden Arzt, der die Verantwortung trägt, erneut eine Blutgruppenbestimmung von Spender und Empfänger durchgeführt und dokumentarisch festgehalten. Darüber hinaus muß weitgehend die Übertragung von Krankheiten (Hepatitis, Lues, AIDS usw.) durch entsprechende Voruntersuchungen vermieden werden. Die Transfusion des gruppengleichen Blutes erfolgt heute meist in Form des

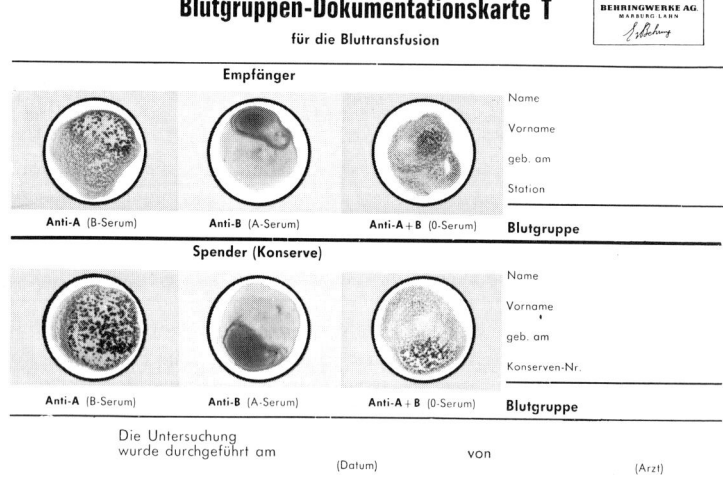

Abb. 5 Blutgruppenkontrollbestimmung auf Dokumentationskarte.

sog. Konservenblutes, wobei das ein oder mehrere Tage vorher dem Spender entnommene Blut in einer Zitratkonserve gelagert wird. Die früher geübte direkte Bluttransfusion vom Spender über ein Dreiwegehahnsystem in den Patienten findet heute aus Sicherheitsgründen keine Anwendung mehr. Die Infusion einer frischen Blutkonserve hat gegenüber dieser direkten Transfusion kaum Nachteile.

Die Bluttransfusion ist ein ärztlicher Eingriff mit einem meßbaren Risiko – Blutgruppenunverträglichkeit, Krankheitsübertragung, Rh-Sensibilisierung – und sollte nur mit strenger Indikation und nach genauer Vorprüfung durchgeführt werden. Planlose und freizügige Verwendung von Blutkonserven sollte vermieden werden, weil einerseits Spenderblut nicht unbeschränkt zur Verfügung steht und andererseits eine Bluttransfusion für den Empfänger nicht gefahrlos ist.

Die Fremdbluttransfusion wird heute bei geplanten chirurgischen Maßnahmen mehr und mehr vermieden. Andere Verfahren des Blutersatzes, insbesondere die Verwendung von Eigenblut, gewaschenen, aufbereiteten Erythrozyten (Hemocellsafer) und die isovolämische Hämodilution schränken die Bedeutung der Fremdbluttransfusion ein. Leider ist diese Reduktion bei Notfällen und Unfallverletzten nicht im gleichen Maße möglich. Bei Unfallverletzten wird daher, wenn immer nötig, auch heute noch die Fremdbluttransfusion ohne Verzug eingesetzt werden. Die Möglichkeit der Krankheitsübertragung mit einer solchen Fremdbluttransfusion muß jedoch immer Berücksichtigung finden.

Der polytraumatisierte Patient

Von besonderer Bedeutung ist das Zusammentreffen zahlreicher Verletzungen bei einem Unfallopfer – Polytrauma. Hierbei ist die Gefährdung des Patienten wesentlich höher, als es einer einfachen Summation der einzelnen Verletzungen entsprechen würde. Das Vorliegen von Mehrfachfrakturen und Verletzungen parenchymer Organe nebeneinander erschwert die Erkennung einzelner, oft wesentlicher Verletzungskomponenten. Die Erkennung, die Beurteilung und die Behandlung von polytraumatisierten Patienten ist daher von extremer Bedeutung.

Zu unterscheiden ist beim Polytrauma
- Kombination von mehreren Knochenverletzungen verschiedener Regionen,
- Kombination von Knochenverletzungen mit parenchymatösen Organen,
- Kombinationsverletzungen verschiedener Körperhöhlen,
- zusätzlich vorliegende traumatische Durchblutungsstörungen.

Die hohe Gefährdung von Unfallopfern mit Polytraumatisierung macht eine rasche und sichere Beurteilung möglichst des gesamten Verletzungsausmaßes notwendig, um die notwendige Einteilung der Versorgungsdringlichkeit zu gewährleisten. Dabei müssen natürlich Mehrhöhlenverletzungen mit besonderer Dringlichkeit diagnostiziert und behandelt werden, um lebensbedrohliche Blutungen parenchymatöser Organe zu stillen. Demgegenüber muß die Versorgung von Extremitätenverletzungen, besonders Knochenbrüchen, primär zurückstehen.

Grundsätzlich gilt für den Polytraumatisierten der Grundsatz: „Live before Limb."

Es muß stets zuerst die Lebensgefahr abgewendet und dann der Erhalt eines Körperteils mit voller Funktion angestrebt werden.

Da gerade der Polytraumatisierte in hohem Maße von frühen Folgeschäden seines Unfalltraumas bedroht ist, sollte eine Behandlung stets unter **intensivmedizinischen Bedingungen** erfolgen. Hierbei ist, wenn immer notwendig, die Intubation und Beatmung zur Sicherstellung ausreichender Sauerstoffversorgung durchzuführen. Ein ausreichender Volumenersatz vermag schwere Folgeschäden, wie Schocklungen und Schocknieren, zu vermeiden, auch wenn primär ein Volumenmangel schwer erkennbar ist. Die Versorgung der verschiedenen Verletzungen muß in kollegialer Absprache aller beteiligter Spezialisten unter den Gesichtspunkten des Lebenserhalts, der Vermeidung von frühen Komplikationen und des Extremitätenerhalts mit Funktion erfolgen.

Bei der Behandlung des polytraumatisierten Patienten muß die gemeinschaftliche Beurteilung der Situation und die sach- und zeitgerechte Planung der Behandlung in der kooperativen Konsultation aller chirurgisch-anästhesiologischen Teilgebiete kulminieren.

Wunde

Einteilung der Wundarten

Die traumatische Kontinuitätsunterbrechung der Haut, der übrigen, das Skelett umhüllenden Weichteilgewebe und des Knochens bezeichnen wir als Wunde. Sie entsteht in ihren verschiedenen Spielarten als Folge lokaler Gewalteinwirkung (Abb. **6**). Scharfe Gegenstände führen bei senkrechter Einwirkung zur glattrandigen **Schnittwunde**, beim tangentialen Auftreffen zur Lappenwunde oder zum Gewebsdefekt. Spitze Gegenstände führen zu glattrandigen, meist kleinen, tiefreichenden **Stichwunden.** Die tangentiale Einwirkung spitzer Gegenstände führt zur Überdehnung der Haut und zur **Rißwunde.** Während die Schnittwunde glatte Wundränder zeigt, ist die Rißwunde durch unregelmäßige Wundränder und zusätzliche Traumatisierung der unmittelbaren Wundumgebung ausgezeichnet. Das gewaltsame Auftreffen stumpfer Gegenstände oder von Gegenständen mit unebener Oberfläche erzeugt **Quetschwunden**, wobei gelegentlich die hohe Gewalteinwirkung senkrecht zu den Spaltlinien der Haut zum Aufplatzen − **Platz-**

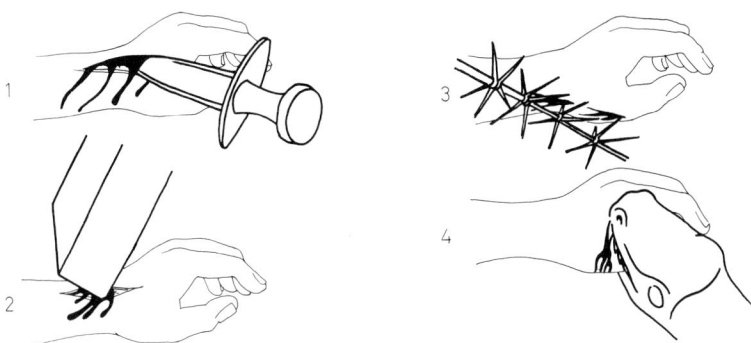

Abb. **6** Wundarten, Entstehungsursache und Wundrandbeschaffenheit: 1. Stich-
und Schnittverletzung, Wundrand glatt; 2. Quetschverletzung, Wundränder zerfetzt,
Blut imbibiert, unregelmäßig; 3. Rißverletzung, Wundränder zerfetzt und Blut imbibiert; 4. Bißverletzung, Wunde für die jeweilige Ursache typisch (Hundebiß, Schlangenbiß).

wunde – der Haut führt. Bei tangentialer Gewalteinwirkung stumpfer
Gegenstände mit unregelmäßiger Oberfläche kommt es zur oberflächlichen
Schürfwunde. Quetschwunden weisen unregelmäßige Ränder mit Blutaustritten in die Haut der unmittelbaren Wundumgebung und zusätzliche Blut-
austritte im Subkutangewebe der weiteren Wundumgebung auf. Auch die
Platzwunde kann ja nach Entstehungsmechanismus unregelmäßige Wundränder aufweisen. Schürfwunden zeichnen sich durch oberflächliche, unregelmäßig begrenzte Hautverletzungen mit Fremdkörpereinlagerungen aus.

Die Kombination der traumatischen Einwirkungen scharfer und stumpfer
Gegenstände führt gelegentlich zu Riß-Schnitt-Quetsch-Wunden.

Besondere Verletzungsursachen führen zu speziellen Wunden. Die **Biß-
wunde** entspricht je nach Zahnform einer Stichwunde (Schlangenbiß) oder
einer Quetschwunde (Raubtiere u. a.).

Schußwunden zeigen stumpfe, oft unregelmäßige Ränder, wobei je nach
der von dem Projektil zurückgelegten Entfernung mehr oder weniger Pulverschmaucheinsprengungen in der Haut des Wundrandes nachweisbar sind
(Abb. **60**). Bei Durchschüssen entspricht der Einschuß einer kleineren
Lochwunde, der Ausschuß ist hingegen wesentlich größer und zeigt zusätzliche Quetschungen und Hämatome des unmittelbaren Wundrandes. Tan-
gentialschüsse erzeugen Schußrinnen mit unregelmäßigen Wundrändern,
Blutaustritten und nicht selten Pulverschmaucheinsprengungen der Wundumgebung. Besonders gewebsschädigend und daher infektionsträchtig sind
Schrotnahschüsse und Explosivgeschosse.

Stumpfe Gewalteinwirkung auf die Körperoberfläche ohne Kontinuitätsunterbrechung der Haut führt zu subkutanen Verletzungen und Hämatomen mit Ablösung der Epidermis, zum Bild des sog. Décollement.

Rückwirkung der Wunde auf den Gesamtorganismus

Die Wunde als lokale Weichteilschädigung hat stets allgemeine Rückwirkungen auf den Gesamtorganismus, deren schwerwiegendste und gefährlichste das Schockgeschehen ist. Je nach Entstehungsmechanismus der Wunde kann eine Beeinträchtigung der Temperaturregulation mit Anstieg der Körpertemperatur, eine Veränderung der Blutzellzahl mit Leukozytenanstieg und Thrombozytenabfall und eine Veränderung des Serum-Eiweiß-Gleichgewichtes und des Säure-Basen-Haushaltes als Folge der Weichteilschädigung auftreten.

Der Gesamtorganismus reagiert auf eine Verletzung mit der von Selye beschriebenen **Adaptationsreaktion**, bestehend aus Alarmreaktion, Widerstand und Erschöpfung mit Verlust der Adaptation. Weitere wesentliche allgemeine Rückwirkungen der Wunde auf den Gesamtorganismus sind Schmerz, Blutung und Infektion.

Die Schmerzhaftigkeit, bedingt durch lokale Nervenschädigung, hängt in ihrer Intensität ab von der Lokalisation und der Ausdehnung der Verletzung. Bei starkem Wundschmerz erfolgen Rückwirkungen auf die Kreislaufregulation bis zum Wundschock. Die Beseitigung oder Linderung des Wundschmerzes gehört zu den vordringlichsten Aufgaben des Traumatologen.

Die Blutung kann über den Blutverlust allein oder in Zusammenwirken mit dem Wundschmerz die Kreislaufstörung bedingen, die wir als Schock kennen. Stärkere, besonders arterielle oder auch große venöse Blutungen erfordern eine sofortige Blutstillung. Diese läßt sich bei venösen Gefäßen in den meisten Fällen als Notversorgung zum Transport durch Kompressionsverbände erreichen. Arterielle Blutungen größerer Gefäße erfordern eine gezielte Blutstillung durch Ligatur oder Gefäßnaht, ja nach Größe des eröffneten Blutgefäßes. Zum Transport von der Unfallstelle zur chirurgischen Erstversorgung ist die Blutstillung möglichst durch Kompressionsverbände auszuführen. Nur wenn dieser Kompressionsverband nicht zum Ziel der Blutstillung führt, sollte eine lokale Blutsperre mit Hilfe einer Blutdruckmanschette angelegt werden. Dabei sollte an der oberen Extremität ein Druck von 33,3 kPa ($\triangleq$ 250 mm Hg) und an der unteren Extremität ein solcher von 53,3 kPa ($\triangleq$ 400 mm Hg) nicht überschritten werden. Der früher empfohlene Esmarch-Schlauch sollte, will man Nervenschädigungen durch Druck und Strangulation sicher vermeiden, aus dem Instrumentarium für die Erste Hilfe entfernt werden. Hingegen muß die Zeit vom Anlegen der pneumatischen Blutsperre, also dem Ischämiebeginn, am Patienten so notiert werden, daß der nachbehandelnde Notfallarzt im Krankenhaus dies berücksichtigen kann.

Die Infektion ist bei der primären Beurteilung einer frischen Wunde meist nicht abzuschätzen. Grundsätzlich muß jede Verletzungswunde als potentiell infiziert gelten. Die Vorschriften zur ordnungsgemäßen chirurgischen Wundzurichtung und Versorgung der Wunde zielen auf eine Verminderung des Infektionsrisikos ab. Die eingetretene Infektion gefährdet naturgemäß den Organismus durch Propagation. Bei eingetretener Infektion ist eine antibiotische Abschirmung mit hohen Dosen eines möglichst im Schnelltestverfahren als wirksam erwiesenen Antibiotikums die Therapie der Wahl. Die prophylaktische Antibiotikumgabe führt nicht zur Verminderung des Infektionsrisikos und ermöglicht die Wundinfektion durch resistente Erreger. Ist eine bereits versorgte Wunde infiziert, sollte sofort die Wundnaht entfernt und die Wunde breit eröffnet werden, um Sauerstoffzutritt und spontane Wundreinigung zu ermöglichen und die Verhaltung von infiziertem Wundsekret und Eiter zu vermeiden. Die absolute Ruhigstellung einer Extremität, die eine infizierte Wunde trägt, bedarf keiner besonderen Erwähnung. Es entspricht ältesten chirurgischen Erfahrungen, ein erkranktes Organ oder eine erkrankte Extremität zum Heilungsvorgang von seiner Funktion zu entbinden und ruhigzustellen. Die Notwendigkeit, infizierte Wunden sofort zu eröffnen, und die Kenntnis, daß Bißverletzungen durch Tiere grundsätzlich als infiziert zu gelten haben, lassen die Regel aufstellen, daß Bißwunden zwar ausgeschnitten, aber nie durch Naht verschlossen werden dürfen.

Wundheilung

Die Wundheilung tritt in der Regel spontan ein und führt zum dauerhaften Verschluß der Kontinuitätsunterbrechung der Weichteile. Bleibt die Wunde sich selbst überlassen, so kommt es zur Heilung unter dem Schorf oder zur Sekundärheilung. Liegen die Wundränder sehr eng beisammen und besteht keine stärkere Wundinfektion, so kann auch ohne menschliches Zutun eine primäre Wundheilung wie bei einer Operationswundsetzung mit entsprechendem Wundverschluß eintreten. Unter primärer Wundheilung (Sanatio per primam intentionem) versteht man eine Abheilung der Wunde ohne wesentliche Infektion und ohne Auftreten von Granulationsgewebe zwischen den klaffenden Wundrändern. Sie entsteht durch Kontraktur der Wundränder oder durch chirurgischen Wundverschluß. In beiden Fällen wird die Wunde von Fibrin ausgefüllt, das später durch Bindegewebszellen, Leukozyten, Lymphozyten und Histiozyten verflüssigt wird. Vom Wundrand her einsprossende Kapillaren bilden die Grundlage eines jungen Bindegewebes, das durch Fibrozyten und Histiozyten und durch Faserbildung ergänzt wird. Durch Schrumpfung dieses Bindegewebes im Wundspalt kommt eine weitere Verkleinerung der Wunde zustande, wodurch die Epithelisierung durch Sprossung vom Wundrand her erleichtert wird. Den

Abschluß bilden die vollständige Epithelisierung und die weitgehende Kontraktur des Bindegewebes der Narbe.

So kann die Wundheilung in drei Phasen – Abräumphase, Proliferationsphase, Phase der Zell- und Faserreifung – eingeteilt werden.

Die erste Phase der **Abräumung** ist gekennzeichnet durch das morphologische Bild der Entzündung. Dabei kommt es zum Faserzerfall, zur Leukozytenansammlung und Fibrinausscheidung.

Die zweite Phase der **Proliferation** beginnt 4–5 Tage nach der Verletzung. Morphologisch überwiegen im Wundgebiet die Fibroblasten, die die Voraussetzungen für die Entstehung neuer kollagener Gewebsfasern bilden.

Die dritte Phase der **Zell- und Faserreifung** beginnt zwischen dem 6. und 8. Tag. Das in der Wunde vorhandene Granulationsgewebe verarmt an Gewebswasser, die kollagenen Fasern reifen aus, die Epithelisierung schreitet durch Mitose und Umlagerung der Zellen fort.

Nach Abschluß der Wundheilung ist an die Stelle des ortsständigen Gewebes die **Narbe** getreten. Dabei fehlen der Hautnarbe alle Anhangsgebilde – Haare, Talgdrüsen, Schweißdrüsen –, und das subkutane Bindegewebe zeigt im Bereich der Narbe einen stärkeren Faserreichtum.

Zeigt die Wunde klaffende Ränder, bleibt eine chirurgische Wundversorgung aus oder handelt es sich um Verbrennungswunden oder unbehandelte Quetsch- oder Platzwunden oder ist die Wunde von hochvirulenten Infektionserregern befallen, läuft im wesentlichen der gleiche Heilungsvorgang verzögert ab. Verzögert wird er durch das Klaffen der Wundränder und durch die stärker wirksam werdende lokale Infektion. Die breite Wundfläche wird von einem kapillarreichen Bindegewebe bedeckt, dessen körniges Aussehen zur Bezeichnung „**Granulationsgewebe**" geführt hat (**sekundäre Wundheilung**). Nach Überwindung der Infektionserreger und Rückgang der lokalen Infektion wird das Granulationsgewebe langsam vom Rande her durch Sprossung von Epithel bedeckt und läßt so die meist breitflächige, später zur Kontraktur neigende Narbe entstehen.

Die Heilung unter dem Schorf erfolgt bei flächenhaften Schürfwunden sowie bei Verbrennungen und Verätzungen. Unmittelbar nach der Verletzung ist die Wundfläche durch ortsständiges, durch die Verletzung nekrotisch gewordenes Gewebe – Verbrennung und Verätzung – oder durch eine Schorfkruste aus Blut und Plasma – Schnittwunden, Schürfwunden – gänzlich bedeckt. Unter dieser Schutzschicht schiebt sich vom Rand her neu gesproßtes Epithel über die Wunde und hebt langsam den Schorf ab.

Wundbehandlung

Die Wundbehandlung verfolgt das Ziel, die jeder Gelegenheitswunde anhaftende Infektion zu verringern und eine rasche Primärheilung zu erzielen. Die seit FRIEDRICH (1905) systematisch durchgeführte **Wundrandexzi-**

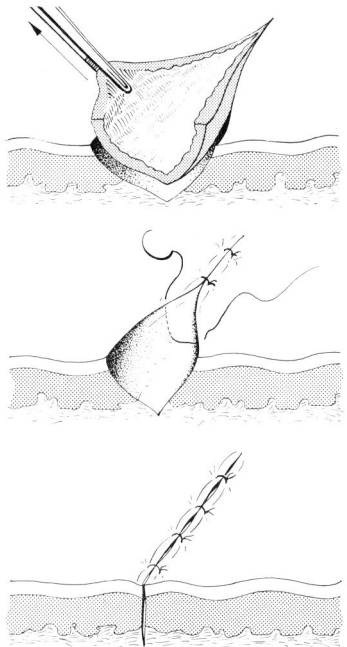

Abb. **7** Wundrandexzision und chirurgischer Wundverschluß.

sion (Abb. **7**) innerhalb der ersten 6 Stunden nach der Verletzung zur Beseitigung des traumatisch zerstörten und infizierten Wundrandes mit nachfolgendem **exaktem Wundverschluß** durch Naht führt in der Regel zur primären Wundheilung. Dies hat zu unterbleiben, wenn aufgrund der Verletzungsart ein erhöhtes Risiko auch bei sachgerechter Wundversorgung gegeben ist. Das trifft zu für Bißwunden, Schußverletzungen und Wunden mit tiefen Taschen im Gewebe, besonders nach Entfernung stark verschmutzter Fremdkörper (Holz, Geschosse) mit ausgedehnter Gewebszertrümmerung.

Die 6-Stunden-Grenze, ehemals von FRIEDRICH als Bedingung für eine primäre Wundversorgung aufgestellt, sollte heute etwas an Bedeutung verloren haben, da unter entsprechendem allgemeinem antibiotischem Schutz und einer gezielten lokalen antibakteriellen Behandlung eine verzögerte primäre Versorgung innerhalb der ersten 12−24 Stunden bei noch fehlenden Zeichen einer stärkeren Infektion möglich und erfolgversprechend ist. Bei älteren Wunden oder bereits manifesten Infektionen tritt an die Stelle der primären Wundversorgung die offene feuchte Wundbehandlung, die zur Sekundärheilung führt, wenn nicht eine verzögerte Wundnaht 3−5

Tage nach der Verletzung, nach Abklingen des Wundödems und Rückgang stärkerer Infektionszeichen, möglich wird. Zum Wundverschluß wird vorteilhafterweise steriles Nahtmaterial aus Kunststoffasern (z. B. Prolene) verwendet. Bei Gesichtsverletzungen und bei glattrandigen Wunden ist ein sicherer Wundschluß mit guter Narbenbildung durch sterile Klebstreifen (Steristrip) zu erreichen. Auch die Wundklammerung führt zu gleichem Ergebnis. Voraussetzung für jeden Wundverschluß ist jedoch bei traumatischer Wundsetzung die sachgerechte Ausschneidung des Wundrandes, die nur an bestimmten Körperregionen, wie etwa im Bereich des Augenlides, zu unterbleiben hat. Offene Hirn-, Thorax- oder Bauchverletzungen werden grundsätzlich sofort revidiert und versorgt. Bei der Wundversorgung empfiehlt sich die Reinigung des Wundgebietes mit einem Hautdesinfektionsmittel, wie es zur chirurgischen Händedesinfektion benutzt wird. Dieses Verfahren ist besonders bei Handverletzungen und zur Entfernung des groben Schmutzes vor der Operationsdesinfektion mit organischen Jodlösungen oder mit Merfen zu empfehlen. Offene Frakturen verlangen ein notfallmäßiges Débridment unter strengster Beachtung der Asepsis! Die Wunde darf unter keinen Umständen durch Naht verschlossen werden, wenn nur die geringste Spannung besteht. In der Regel bleiben diese Wunden offen und werden zunächst mit Kunsthaut (z. B. Epigard) gedeckt. Die Versorgung anderer Wunden kann in örtlicher Betäubung, in Leitungsanästhesie oder in Allgemeinnarkose durchgeführt werden. Die Wahl der Narkoseform wird von allgemeinmedizinischen Gesichtspunkten der Art, Lokalisation und Ausdehnung der Verletzung und dem Zustand des Patienten bestimmt.

Hautdefektdeckung
(Abb. 8)

Häufig läßt sich in der traumatologischen Chirurgie eine entstandene oder gesetzte Wunde nicht primär durch Hautnaht verschließen, wie es grundsätzlich anzustreben ist. Dabei kann Ödembildung zu einer Vermehrung des Weichteilvolumens unter der Haut führen, oder Hautdefekte, die bei dem Unfall entstanden sind, können einem primären Wundverschluß entgegenstehen; oder aber die Zeitspanne zwischen Verletzungseintritt und definitiver Wundversorgung ist zu lange und würde bei primärem Wundverschluß eine erhöhte Infektionsgefahr mit sich bringen. Besonders bei Implantaten zur Knochenstabilisierung oder zur Wiederherstellung von verletzten Blutgefäßen kommt dem verzögerten Wundschluß zur Vermeidung eines erhöhten Gewebsdrucks große Bedeutung zu. Neben der Deckung frischer Hautdefekte wird in der Traumatologie auch im späteren Verlauf eine Hautdefektdeckung mit Hilfe plastisch-chirurgischer Maßnahmen erforderlich.

Beim frisch Unfallverletzten wird nach operativ notwendiger Versorgung, möglicherweise mit Implantation von körperfremdem Material, eine mög-

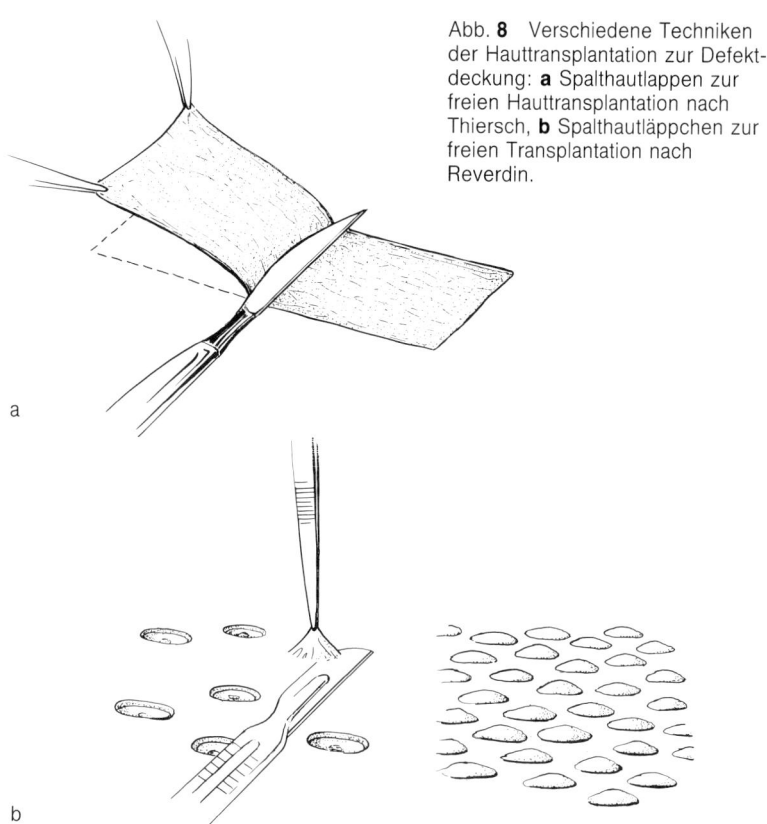

Abb. **8** Verschiedene Techniken
der Hauttransplantation zur Defekt-
deckung: **a** Spalthautlappen zur
freien Hauttransplantation nach
Thiersch, **b** Spalthautläppchen zur
freien Transplantation nach
Reverdin.

a

b

lichst breite Weichteildeckung der Implantate mittels gut durchbluteter
Weichteile – Muskulatur – angestrebt. Um bei vermehrter Schwellung des
Gewebes eine Verminderung der Kapillardurchblutung durch Gewebsinnendruckerhöhung zu vermeiden, wird eine primäre Hautnaht, die unter
Spannung steht, vermieden. In diesen Fällen läßt sich der Defekt mit gewebeschonenden, infektvermindernden Plastikfolien – Epigard etc. – erreichen. Nach abschwellenden Maßnahmen und Vermeidung einer lokalen
Wundinfektion wird ein verzögerter Wundschluß oder eine plastische Dek-
kung von Hautdefekten nachgeholt.

Für diese verzögerte Hautdefektdeckung, ebenso wie für die Deckung chronischer Defektschäden an der Haut, stehen zahlreiche plastische Verfahren
zur Verfügung (Abb. **8**).

Thiersch-Plastik: Die von Thiersch angegebene, freie Transplantation von subkutisfreier Epidermis hat sich über viele Jahrzehnte bewährt. Hierbei wird mit Messer oder Dermatom eine möglichst dünne Epithelschicht flächenhaft von Spenderbereichen des Verletzten abgetragen und auf die zu deckende Wundfläche übertragen und mit leichtem Verbandsdruck fixiert. Ein Angehen dieser freien Hauttransplantation wird durch kleine Stichinzisionen im Transplantat zur Vermeidung von Flüssigkeitsansammlungen, die ein Anwachsen verhindern, erhöht.

Reverdin-Plastik: Einen ähnlichen Weg geht die Hautinseltransplantation nach Reverdin. Hierbei werden mit der Nadel angehobene, subkutisfreie Epidermisanteile abgetragen und als Hautspenderinseln auf den gut granulierenden Defekt aufgelegt. Von diesen Inseln wird dann die Epithelisierung des Defektes innerhalb der nächsten Wochen vollendet.

Neben diesen freien Epitheltransplantationen kommen den Vollhauttransplantaten ebenfalls Bedeutung zu. Hierbei wird weniger eine freie, als vielmehr eine gestielte Verschiebeplastik erforderlich, um einen Vollhautlappen an einer noch normalen Durchblutung zu belassen und durch Verschieben oder Schwenken von benachbarten, nicht traumatisierten Regionen in den Hautdefekt zu plazieren und mit feinen Nähten zu fixieren. In letzter Zeit hat sich die Transplantation eines revaskularisierten Hautareals von den hautdefektfernen Körperstellen mit mikrochirurgischer Gefäßreanastomosierung des Hauttransplantates zunehmend eingeführt und bewährt.

Muskelwunde

Die Muskelwunde heilt spontan oder nach chirurgischer Versorgung feingeweblich meist wie die Wunde anderer Bindegewebe ab. Die Narbe besteht nicht mehr aus kontraktilen Elementen, sondern aus einem straffen, faserreichen Bindegewebe. Die Behandlung der Muskelwunde besteht in der Exzision zerquetschter Anteile und der von der Durchblutung abgeschnittenen Muskelpartien, da diese einen optimalen Nährboden für eingedrungene Infektionserreger darstellen. Glatte Muskeldurchtrennungen lassen sich durch direkte Naht funktionsgerecht vereinigen.

Sehnenverletzung

Sehnenverletzungen beinhalten eine erheblich größere Problematik. Die Sehne als bradytrophes Gewebe zeigt nach Verletzungen eine verlangsamte Heilungstendenz und eine Neigung, durch Adhäsion mit der Umgebung ihre Gleitfähigkeit zu verlieren. Aufgrund ihres geringen Stoffwechsels neigen Sehnenverletzungen sehr zur Infektion. Das Gesagte gilt ganz besonders für die Beugesehnen der Hand und hier wiederum für die Sehnenabschnitte im Bereich der Sehnenscheiden. Bei der Sehnendurchtrennung weicht der proximale Anteil durch den Muskelzug weit von der Verletzungsstelle nach zentral zurück, so daß das Auffinden des proximalen Seh-

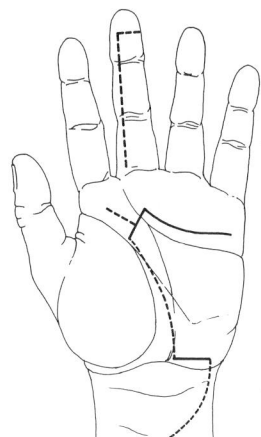

Abb. **9**   Erweiterungsschnitte zur Freilegung von Sehnenverletzungen und zur Sehnenrekonstruktion.

nenstumpfes bei der Primärversorgung oder der Rekonstruktion weite Inzisionen (Abb. **9**) notwendig macht. Darüber hinaus erfordert die erfolgversprechende Sehnennaht eine besonders gewebeschonende operative Technik, eine sachgerechte handchirurgische Erfahrung und fundierte anatomische Kenntnisse. Aufgrund dieser Tatsachen und der hohen Funktionsbedeutung der Sehnen besonders an der Hand sollte eine Naht der Beugesehnen im Bereich der Sehnenscheiden distal des Retinaculum flexorum (Lig. carpi transversum) in den allermeisten Fällen grundsätzlich bei der primären Wundversorgung unterbleiben und einer **späteren Rekonstruktion** unter aseptischen, räumlich und personell optimalen Voraussetzungen vorbehalten bleiben. So werden heute ausgedehnte Handverletzungen oft mit gutem Erfolg einer **aufgeschobenen Primärversorgung** zugeführt. Im Rahmen dieser Behandlungsmethode werden Patienten mit ausgedehnten Handverletzungen stationär aufgenommen. Es wird eine sorgfältige Reinigung des Wundgebietes, gegebenenfalls in Allgemeinnarkose oder Leitungsanästhesie unter Verwendung verdünnter Cetavlon-Lösung (1%ige quaternäre Ammoniumbase) vorgenommen. Nach Reinigung wird die Wunde mit einem feuchten Verband versehen und auf der Schiene ruhiggestellt. Unter täglich mehrfachem, aseptischem Verbandswechsel und parenteraler Antibiotikazufuhr wird das Intervall bis zur definitiven Versorgung, 2–8 Tage, überbrückt.

Die Vorteile dieses Vorgehens liegen darin, daß der Verletzte nicht als Notfall behandelt werden muß, daß er auf den notwendigen Eingriff gezielt vorbereitet werden kann, daß der Operationszeitpunkt vom Operateur gewählt werden kann und daß optimale räumliche und personelle Voraussetzungen für den Eingriff gegeben sind.

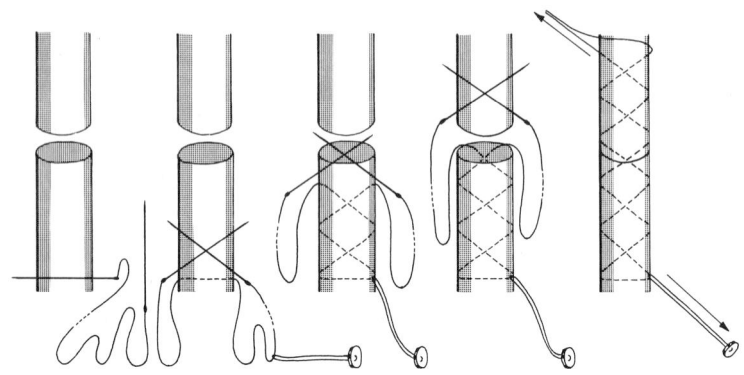

Abb. **10** Durchflochtene Sehnennaht nach *Bunnell*.

Dieses Verfahren ist jedoch nur bei ausgedehnten Handwunden und Mitverletzung von Knochen, Sehnen und Nerven angezeigt. Die weitaus überwiegende Mehrzahl der Verletzungen an Extremitäten und besonders an
den Händen sollte der primären Wundversorgung und der primären Wundnaht zugeführt werden.

Die Ergebnisse der allgemein anerkannten primär konservativen Behandlung sind bei deutlich geringerem Infektionsrisiko in bezug auf die Finger-
funktion erheblich besser als die Ergebnisse nach einer riskanten Frühver-
sorgung. Zur Vermeidung von Narbenknoten an der genähten Sehne wurden zahlreiche Nahttechniken angegeben; die bevorzugt angewandte Technik ist die durchflochtene Sehnennaht mit atraumatischem Draht (reizlose-
stes Material) nach Bunnell (Abb. **10**), wobei diese Naht versenkt oder als
Ausziehdrahtnaht verwendet werden kann. Letzteres Verfahren beseitigt
nach reizloser Heilung den Fremdkörper des Nahtmaterials aus der Sehnen-
narbe. Am Fuß oder an den Strecksehnen der Hand können die Sehnen-
nähte in dieser Technik angewandt werden. An der Hand werden je nach
der Lokalisation der Verletzung bei der verzögert primären oder sekundären Rekonstruktion verschiedene Verfahren Anwendung finden müssen
(Abb. **11**). In jedem Fall wird nur eine Sehne, bevorzugt die tiefe Beugesehne wiederhergestellt, um ein Verwachsen und Verbacken der beiden
Sehnenschichten miteinander zu vermeiden.

Jegliche Sehnenrekonstruktion ist jedoch nur sinnvoll, wenn der betreffende Finger in seinen Gelenken weitgehend frei beweglich ist und eine ausreichende Sensibilität besitzt. Klinische und neurologische Untersuchungen
sollten deshalb den Sehnenrekonstruktionseingriffen vorausgehen.

Abb. **11** Technik der Beugesehnen-
rekonstruktion in Abhängigkeit von
der Verletzungslokalisation:
Zone I − Reinsertion der tiefen Beugesehne am Fingerendglied und Exzision
der oberflächlichen Sehnenstümpfe.
Zone II − Niemandsland nach *Bunnell*
− (Mittelgelenkbeugefurche bis zur
queren Hohlhandfurche). Da Sehnen-
scheidenbereiche hier nie End-zu-End-
Anastomose, sekundär: freie Sehnen-
plastik. Zone III − Verletzungen der
oberflächlichen Beugesehne werden
nicht genäht. Bei Verletzungen der
tiefen Beugesehne ist die End-zu-End-
Anastomose mit Exzision der oberflächlichen Sehnenstümpfe angezeigt.
Zone IV − Sehnenverletzungen werden
primär endgültig versorgt.

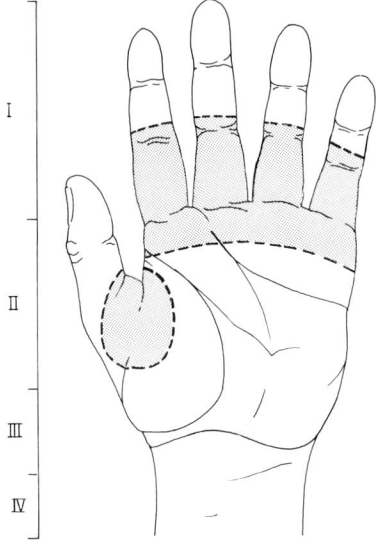

Nervenverletzungen

Nervenverletzungen im Bereich großer Nervenstämme manifestieren sich
durch entsprechenden Ausfall der jeweiligen motorischen oder sensiblen
oder kombinierten Funktion. Oft ist im Rahmen der Erstuntersuchung eine
Nervenschädigung so diskret und von den anderen Verletzungsfolgen −
etwa Knochenbrüchen − überdeckt, daß sie nur dem genau danach fahn-
denden Untersucher offenbar wird. Gerade die Früherkennung von Nervenläsionen ist allein durch exakte Erstuntersuchung eines Frischverletzten
mit der intensiven Suche nach Nebenverletzungen möglich. Die Nervenverletzung erfordert − soweit anatomisch-chirurgisch darstellbar − die Nahtvereinigung der Stümpfe zum frühestmöglichen Zeitpunkt, wobei unter
sorgfältigster Gewebeschonung eine sparsame Anfrischung nach Quetschung und dann eine End-zu-End-Anastomose durchzuführen ist. Die
Nervennaht wird vorteilhafterweise mit dünnstem atraumatischen Draht
mit mikrochirurgischer Technik erfolgen, der nur das Perineurium faßt. Für
die Wiederherstellung verletzter Nerven findet zunehmend die Versorgung
mit aufgeschobener Dringlichkeit Anwendung. Dabei wird unter Zuhilfenahme des Operationsmikroskops die Naht der einzelnen Nervenfaszikel
angestrebt. Exakte neurologische Verlaufskontrollen und gezielte Übungs-
und Elektrisierbehandlungen vervollständigen im Laufe von 12 Monaten
das operative Ergebnis. Da zur Wiedererlangung der Funktion eines durchtrennten Nervs die Nervenfasern von der Nervennaht in den peripheren

Teil des Nervs erneut vorwachsen müssen, ist mit einer Restitutio der Funktion erst nach längerem Zeitraum zu rechnen. In der Regel wächst der Nerv 1 mm pro Tag, so daß man daraus und aus der Entfernung der Verletzungsstelle vom Erfolgsorgan die Zeit abschätzen kann, die vergehen wird, bis die Funktion nach der Nervennaht wiederkehrt. Nervendruckläsionen, besonders nach Knochenbrüchen – Oberarmfraktur N. radialis, Tibiafraktur oder Oberschenkelfraktur N. peronaeus (fibularis), diakondyläre Humerusfraktur N. ulnaris –, sind oft reversible Schäden und sollten erst nach intensiver neurologischer und medikomechanischer Elektrisierbehandlung operativ angegangen werden. Die sparsamste Resektion des durch Druck degenerierten und abgeschnürten Nervenanteiles und die End-zu-End-Anastomose sind die Methoden der Wahl.

Gefäßverletzungen

Gefäßverletzungen manifestieren sich bei offenen Wunden gelegentlich durch das eindrucksvolle Symptom der **Blutung**. Häufig jedoch führt auch die frische, offene Gefäßverletzung zur lokalen Verlegung der Gefäßöffnung und damit zu einem frühen Sistieren des Blutaustrittes. Auch bei querer Durchtrennung einer Arterie wird durch Einrollen des verletzten Intima-media-Schlauches das Lumen verlegt. Es entsteht ein früher thrombotischer Verschluß an der Verletzungsstelle, und ein Sistieren der Blutung ist die Folge. Dieser Mechanismus kann bei allen Formen der Arterienverletzung, sei es der tangentialen, der queren Durchtrennung oder der Überdehnungsverletzung, eintreten.

Bei gedeckten Bauch-, Thorax- oder Schädelverletzungen ist die Symptomatik der zusätzlich vorhandenen Gefäßverletzungen diskreter und die Frühdiagnose erschwert. Das hervorstechendste Symptom der arteriellen Verletzung ist die periphere akute Minderdurchblutung, die beim schokkierten Patienten weniger leicht zu erkennen ist. Die typischen Symptome der „6 P" (Tab. **4**) richtet die Aufmerksamkeit des Untersuchers auf die zusätzlich vorhandene Arterienverletzung. Im Zweifel muß bei jeder Extremitätenverletzung die zusätzliche Arterienverletzung angiographisch ausgeschlossen werden, um die vitale Bedrohung der Extremität und die erhebliche funktionelle Beeinträchtigung zu vermeiden. Dabei müssen charakteristische Extremitätenverletzungen, wie die Kniegelenksluxation, die suprakondyläre Humerusfraktur, die Schulterluxation oder die Kondylenfraktur des Oberschenkels, die mit besonderer Häufigkeit mit der Verletzung der benachbarten Arterie vergesellschaftet sind, bedacht werden.

Die gedeckte Verletzung großer arterieller Gefäße, besonders an Extremitäten, aber auch am Körperstamm, wird also überwiegend durch die **Minderdurchblutung** oder die **völlig aufgehobene Durchblutung** der betreffenden Extremität zu erkennen sein. Ein an der Verletzungsstelle sich ausbildendes Hämatom, das rasch an Größe zunimmt, weist den Untersucher auf die Verletzung hin. Dies ist jedoch nicht die Regel. Die **Mangeldurchblu-**

Tabelle **4**   Symptome des akuten Ischämiesyndroms (nach *Pratt*)

— **P**ain	Schmerz
— **P**ulslessness	Pulsverlust
— **P**aleness	Blässe
— **P**aresthesia	Gefühlsstörung
— **P**aralysis	Lähmung
— **P**rostration	Schock

tung der betreffenden Extremität ist das **führende Symptom.** Besondere diagnostische Sorgfalt muß den Durchblutungsverhältnissen zukommen. Das Fehlen von Pulsen am Fuß oder am Unterarm muß erkannt werden. Liegt zusätzlich ein schwerer Unfallschock mit allgemeiner peripherer Mangeldurchblutung vor, so ist die Entscheidung, ob die Mangeldurchblutung der Extremität durch diese allgemeine periphere schockbedingte Minderperfusion oder durch eine zusätzlich vorhandene Gefäßverletzung bedingt ist, mehr als schwierig. Auch vermag die von einem Frakturhämatom ausgehende Erhöhung des Gewebsdrucks, besonders am Unterschenkel oder am Unterarm, zu einer druckbedingten Verlegung kleinerer arterieller Endgefäße führen und so zusätzlich eine kapillare Minderdurchblutung hervorrufen. Dabei sind besonders faszienreiche Extremitätenabschnitte – Unterarm und Unterschenkel – betroffen, da hier in den verschiedenen, straff begrenzten Faszienlogen die hämatombedingte Druckerhöhung rascher wirksam wird und eine Minderdurchblutung mit Dauerschäden hervorrufen kann. Eine sichere Klärung ist in der Regel nur mit Notangiographie möglich. Dabei wird sich bei der traumatischen Gefäßschädigung der arteriellen Strombahn ein lokaler Abbruch der größeren Gefäßstämme im Verletzungsbereich nachweisen lassen. Ist die Druckerhöhung in der Faszienloge – Kompartmentsyndrom – für die periphere Mangeldurchblutung verantwortlich, wird ein langsames Verdämmern des Kontrastmittels in den Arterien ein Hinweis sein (Abb. **12**).

Diese Differentialdiagnose einer peripheren Minderdurchblutung, d. h. die Unterscheidung zwischen Vorliegen einer Verletzung eines arteriellen Gefäßstammes oder einer peripheren Minderdurchblutung durch Gewebsinnendruckerhöhung – **Kompartmentsyndrom** –, muß ohne Zeitaufschub vorangetrieben werden. Dabei muß im Zweifel auch die invasive Angiographie eingesetzt werden. Sowohl bei Vorliegen einer traumatischen Unterbrechung eines arteriellen Gefäßstammes als auch bei Durchblutungsminderung auf dem Boden eines Kompartmentsyndroms ist die Muskulatur vital gefährdet, und irreparable Schäden sind unweigerlich die Folgen, wird die Durchblutung nicht innerhalb von wenigen Stunden wieder hergestellt. Dabei kann für die Arterienverletzung nur die Rekonstruktion der arteriellen Strombahn das Ziel sein, um damit die Extremität und ihre Funktion zu erhalten. Für die Druckerhöhung im Kompartment muß die ausgedehnte Fasziotomie aller Faszienlogen durch Verminderung des Drucks im Kom-

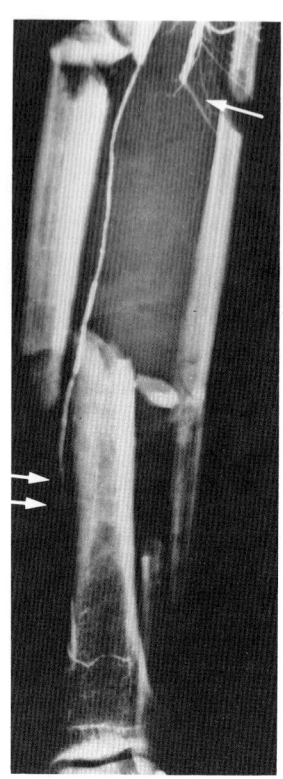

Abb. **12** Zweistöckige Unterschenkelfraktur mit Minderdurchblutung des Fußes. Angiographie: Gefäßabbruch der A. tibialis anterior im proximalen Frakturabschnitt (↑). Spastische Verengung der A. tibialis posterior ohne Unterbrechung des Gefäßes (↑↑). Traumatisch bedingter Gefäßspasmus eventuell in Zusammenwirken mit Kompression durch Kompartmentsyndrom.

partment die normale Durchblutung wieder herstellen und damit die Muskulatur vor dem bleibenden Ischämieschaden bewahren.

Neben der angiographischen Abklärung hat sich zur Beurteilung der Druckerhöhung in den Faszienlogen am Unterschenkel die lokale Druckmessung (SCHWEIBERER, SCHMÖLDER) bewährt. Obgleich hier sichere Grenzdruckwerte schwer zu ermitteln sind, wird bei einer Erhöhung des Kompartmentdrucks über 4,0 kPa (≙ 30 mm Hg) eine ausreichende kapilläre Durchblutung nicht mehr zu erwarten sein, so daß in diesen Fällen die Fasziotomie − Eröffnung aller Faszienlogen − erforderlich wird.

Die Fasziotomie am Unterschenkel kann entweder von zwei getrennten Inzisionen − medial und lateral − erfolgen und dabei alle vier Muskellogen erreichen. Besser jedoch ist die Eröffnung aller vier Logen von einer lateralen Inzision aus, die die ganze Länge des Unterschenkels einnimmt, ohne daß der Versuch eines Hautverschlusses gemacht wird (Abb. **13**).

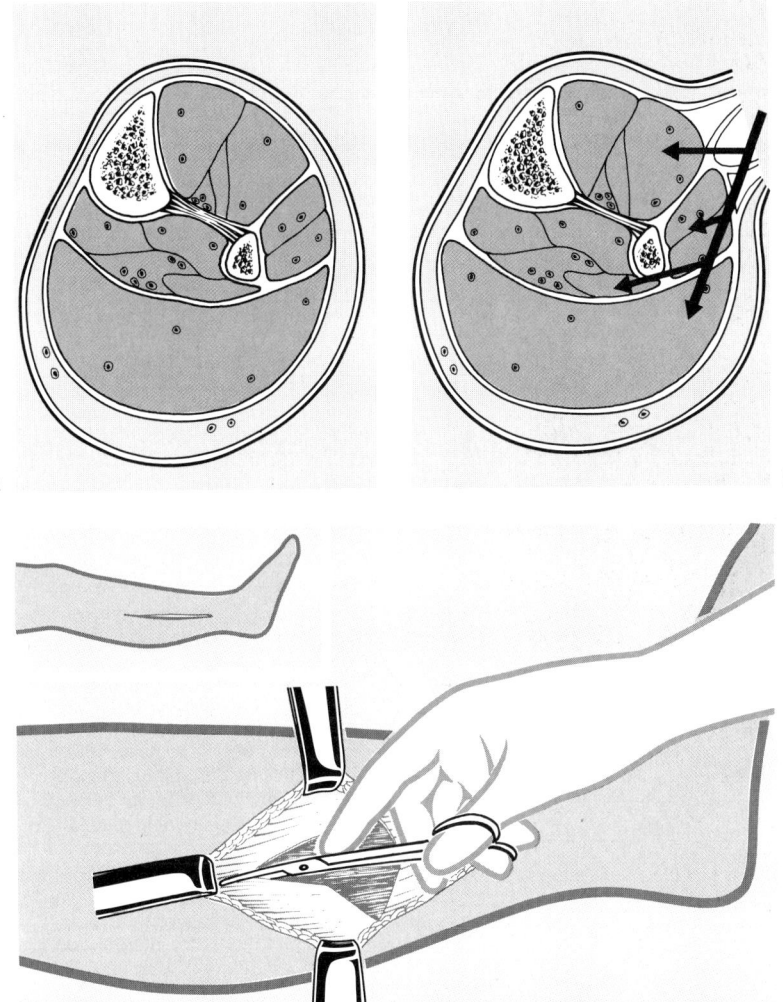

Abb. **13** Schema der Inzisionen zur Entlastung der Unterschenkelfaszienlogen bei Kompartmentsyndrom: **a** Querschnitt Oberschenkel mit Kompression, **b** Querschnitt nach Inzision (Pfeile), **c** Inzisionen am Unterschenkel.

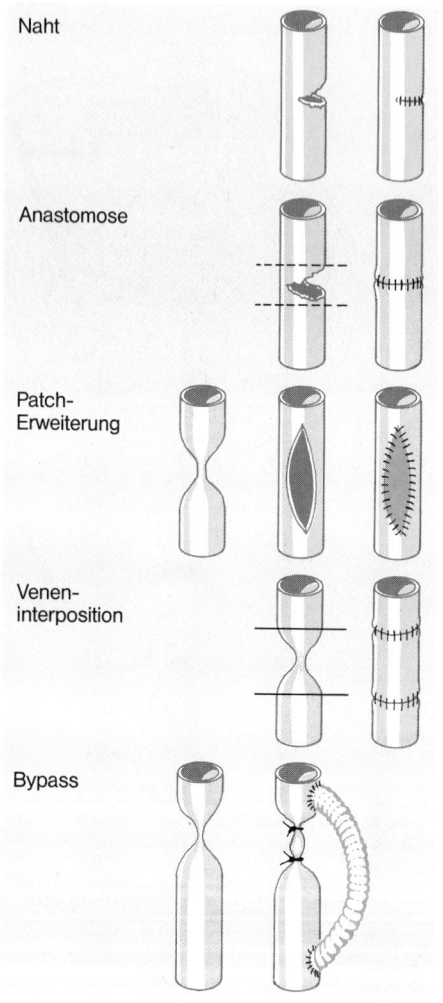

Naht

Anastomose

Patch-
Erweiterung

Venen-
interposition

Bypass

Abb. **14** Schematische Darstellung der verschiedenen
Operationsverfahren zur Wiederherstellung verletzter Gefäß-
abschnitte im arteriellen
System. In der Traumatologie
der Arterien werden die direkte
Naht und der Venenbypass
oder die Veneninterposition aus
Gründen der Infektionsver-
hütung bevorzugt.

Dem Kompartmentsyndrom kommt auch nach alleiniger Fraktur am Unterschenkel, seltener auch am Unterarm, auch ohne begleitende Gefäßverletzung größerer Arterienstämme schon erhebliche Bedeutung zu. Von besonderer Wichtigkeit ist das Kompartmentsyndrom bei kombinierter Knochen-
und Gefäßverletzung, wobei durch die gefäßbedingte periphere Ischämie
eine erhöhte Permeabilität der Gefäßwandschichten in der Phase nach der

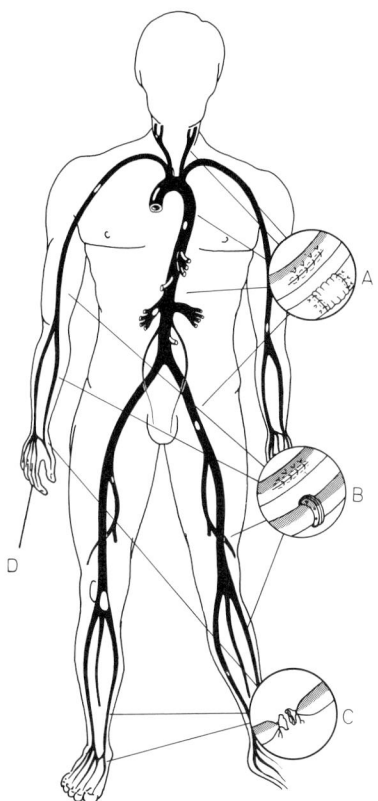

Abb. **15** Behandlungstechnik der Gefäßverletzungen in Abhängigkeit von der Lokalisation. A. Aorta und unmittelbare aortale Äste. Direkte Gefäßnaht, Gefäßanastomose, alloplastische Gefäßprothese. B. Große Stammarterien: Direkte Gefäßnaht, Kopplungsanastomose nach *Nakayama*. C. Periphere Arterien: Ligatur. D. Mikronaht (Replantation von Gliedern).

Revaskularisation eine Erhöhung des Gewebsdruckes hervorruft, so daß die Druckerhöhung in den Muskellogen durch das frakturbedingte Hämatom und die Ödembildung in der postischämischen Phase potenziert wird. So ist die Kombination von Knochen- und Arterienverletzungen am Unterschenkel und am Unterarm im Hinblick auf das Kompartmentsyndrom und die notwendige eilige Druckminderung ganz besonders sorgsam zu beachten.

Ähnlich wie das Kompartmentsyndrom durch Druckerhöhung in den wenig nachgiebigen Faszienlogen zur Druckschädigung von Gefäßen und Nerven führt, vermag auch ein lokalisiertes Hämatom zur Nervendruckschädigung zu führen. Hier ist besonders auf akute Einblutungen im Retroperitoneum in unmittelbarer Nachbarschaft des Leistenbandes zu verweisen. Bei Hämatombildungen nach lokalem Trauma in diesem Bereich verursachen dort rasch größer werdende Hämatome eine Druckschädigung des N. femoralis mit Parese und schmerzhafter Parästhesie. Nur die sofortige operative Hämatomentleerung vermag die Nervenschädigung zu beseitigen, ehe ein bleibender Druckschaden eintreten kann.

Die Versorgung arterieller Gefäßverletzungen richtet sich nach der Lokalisation (Abb. **14** und **15**). Nur bei ganz peripheren Gefäßverletzungen ist die Ligatur die einfachste, beste und zulässige Methode, besonders dann, wenn anatomisch funktionell keine Endarterien betroffen sind. Arterienverletzungen größerer Arterien, insbesondere am Unterarm, am Unterschenkel und im proximaleren Abschnitt erfordern stets die Wiederherstellung des arteriellen Strombetts durch verschiedene gefäßchirurgische Techniken.

Ist eine tangentiale Arterienverletzung vorhanden oder lassen sich die Gefäßstümpfe nach Resektion der verletzten Gefäßstrecke (Abb. **16**) soweit mobilisieren, daß eine spannungsfreie Direktnaht möglich ist, wird die End-End-Anastomose bevorzugt, da sie hämodynamisch optimale Bedingungen hervorruft. Ist eine spannungsfreie End-End-Anastomose wegen langstreckiger Defekte der Arterie nicht möglich, wird eine Interposition, seltener ein Bypass, eingesetzt. Als Transplantationsmaterial soll stets die körpereigene Vene, möglichst von der nicht verletzten unteren Extremität − V. saphena magna −, entnommen werden. Da zusätzlich Venenverletzungen häufig sind, soll die V. saphena des verletzten Beines nicht als Transplantationsmaterial entnommen werden. Bei kurzen Venenüberbrückungen kann auch eine periphere Hautvene distal der Verletzungsstelle vom gleichen Bein Verwendung finden. Kunststoffe als Arterientransplantat sollten in der traumatologischen Gefäßchirurgie nur im äußersten Notfall bei Fehlen autologen Materials zum Erhalt der Extremität Einsatz finden, da hier die Infektionsrate das Ergebnis beeinträchtigt. Die Gefäßnähte erfolgen mit feinen, atraumatischen, monofilen Fäden. Dabei wird die Nahtvereinigung der Gefäßränder evertierend durchgeführt, so daß Intima an Intima abdichtend zu liegen kommt.

Venöse Gefäßverletzungen in der Peripherie lassen sich durch **Ligatur** behandeln. Nur die Verletzung großer, zentraler Venenstämme am Oberschenkel, am Oberarm oder im Bauch- und Brustraum erfordert eine Verschlußnaht unter Erhalt des Blutstromes zur Vermeidung posttraumatischer venöser Stauungen und Ödeme. Bei Venennähten ist eine noch exaktere, die Intima evertierende Nahttechnik mit extrem dünnem Nahtmaterial zur Vermeidung einer Intimaschädigung notwendig. Nur so kann eine lokale Thrombose an der Nahtstelle bei langsamem Blutstrom im Niederdrucksystem vermieden werden.

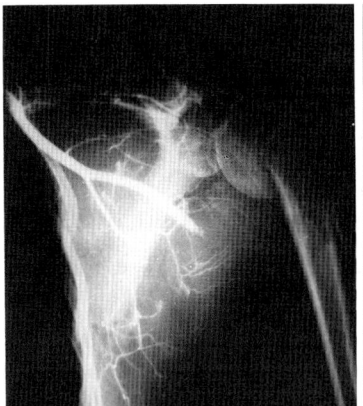
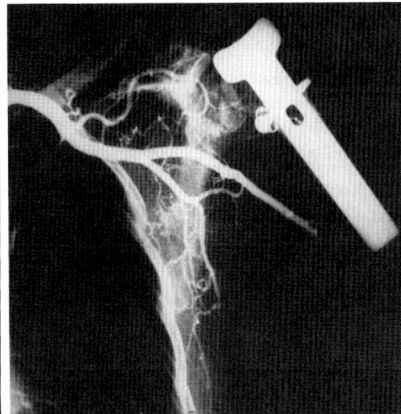

a

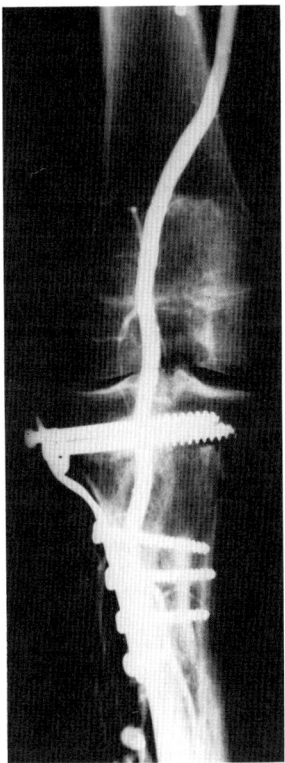

b

Abb. **16 a**   Gefäßverletzung durch Oberarm-
kopfbruch. Nach Reposition und Fixation des
Humeruskopfes durch T-Platte Rekonstruktion
der gedeckten Gefäßverletzung durch Venen-
streifenerweiterungsplastik. **b** durch Direktnaht
versorgte Arterienverletzung der A. poplitea bei
Tibiakopfbruch.

Frakturen und Luxationen

Skelettverletzungen

Traumatisch bedingte Frakturen

Jede Fraktur stellt die Kontinuitätstrennung eines Knochens dar. Man unterscheidet traumatisch bedingte von nicht traumatisch bedingten Frakturen. In der ersten Gruppe sind direkte und indirekte Gewalteinwirkung die Ursache für die Frakturentstehung. Je nach Art und Schwere der Gewalteinwirkung kommen unterschiedliche Frakturformen zustande. So findet man die Querfraktur und vor allem die Trümmerfraktur bei direkter Gewalteinwirkung und meist auch in Verbindung mit einer Verletzungswunde (offene Fraktur). Torsions- oder Spiralfrakturen, aber auch die Schenkelhalsfraktur, die Fraktur des Acetabulum, die Monteggia-Fraktur oder die Abrißfraktur z. B. des Tuberculum majus humeri, des Malleolus medialis usw. entstehen durch indirekte Gewalteinwirkung.

Kettenfrakturen kommen in der Regel zuerst durch direkte Gewalteinwirkung zustande. Da sich die einwirkende Gewalt dabei aber nicht erschöpft, können zwei oder mehrere Frakturen an der gleichen Extremität auf indirektem Wege zustande kommen.

Eine Sonderform der Kontinuitätstrennung ist die sog. **Grünholzfraktur** (Abb. **17**), bei der das Periost intakt bleibt und lediglich der knöcherne Anteil eine Kontinuitätstrennung erfährt. Man nennt diese Fraktur auch Wulstfraktur, weil im Röntgenbild als erstes Zeichen eine leichte Aufwulstung erkennbar ist.

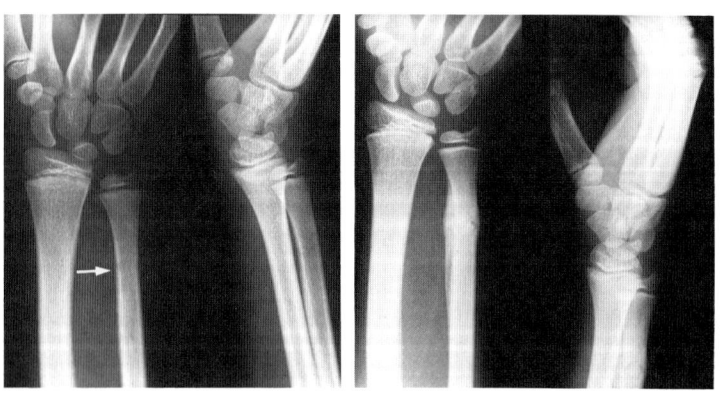

a   b

Abb. **17 a**   Grünholzfraktur an der distalen Ulna (Pfeil) bei 9jährigem Jungen; **b** Heilung unter deutlicher, periostaler Kallusbildung. Zustand 6 Wochen nach Trauma.

Spontan- oder pathologische Frakturen

Nicht traumatisch bedingte Frakturen nennt man Spontan- oder pathologische Frakturen. Voraussetzung hierfür sind krankhafte Prozesse am Skelett, die zu einer derartigen Schwächung führen können, daß aus nichtigem Anlaß schließlich die vollständige Kontinuitätstrennung erfolgt. Bei den krankhaften Prozessen, die zu einer pathologischen Fraktur führen können, kommen sowohl gutartige als auch bösartige in Frage. Unter den gutartigen sind vor allem die Osteoporose im höheren Lebensalter sowie gutartige und zystische Knochenveränderungen zu nennen. Auch die Osteomyelitis bzw. posttraumatische Osteitis kann zu einer Spontanfraktur führen.

Häufigste Ursache einer pathologischen Fraktur jedoch sind Knochenmetastasen (Mammakarzinom, Hypernephrom, Schilddrüsenkarzinom usw.). Seltener dagegen ist ein primärer Knochentumor die Ursache.

Kriterien einer pathologischen Fraktur
— uncharakteristisches Unfallereignis
— bekannte Grundkrankheit (z. B. Brustkrebs u. ä.)
— längere Zeit bestehende Beschwerden am Ort der jetzigen Fraktur
— meist geringe Hämatombildung
— röntgenologisch mehr oder weniger ausgeprägte Knochenzerstörung (Lyse) im Bereich der Fraktur bzw. einer starken Osteoporose (Alter, Geschlecht, vorausgegangene Immobilisation, Ernährung usw.)

Frakturformen

Je nach der im Röntgenbild dargestellten Form und des Frakturverlaufes unterscheidet man:
— Riß- oder Meißelfraktur (Radiusköpfchen, Patella)
— Querfraktur (Femur, Tibia, Ulna, Humerus)
— Biegungsfraktur (die Keilbasis findet sich immer auf der Konkavseite, d. h. auf der Seite der einwirkenden Gewalt)
— Torsions- oder Spiralfraktur (mit und ohne Drehkeil oder mit zwei Drehkeilen, sog. Butterfly-fracture)
— Berstungsbruch als Sonderform des Kompressionsbruches
— Schub- oder Abscherfraktur (am Talus bzw. am lateralen Femurkondylus oft mit einer osteochondralen Fraktur verbunden: Flake fracture)
— Kompressionsfraktur (z. B. Wirbelkörper, Kalkaneus, Tibiakopf, distales Femur, Pilon tibial)
  Diese Frakturen liegen immer im metaphysären Bereich langer Röhrenknochen oder an rein spongiösen Skelettabschnitten.
— Doppelstöckige Fraktur (fracture en deux étages)
  Diese Fraktur gehört zu den Stückfrakturen, wobei das Mittelstück intakt und nicht kürzer als 6 cm sein darf.
— Mehrfragment- und Stückfrakturen (Hauptlokalisation an langen Röhrenknochen)

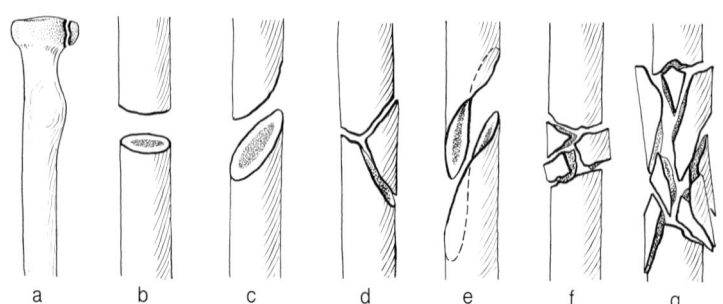

a   b   c   d   e   f   g

Abb. **18**   Frakturformen: **a** Meißelfraktur; **b** Querfraktur; **c** Schrägfraktur; **d** Biegungsfraktur mit Biegungskeil als 3. Fragment; **e** Torsions- oder Spiralfraktur; **f** Stückfraktur; **g** Trümmerfraktur (mehr als 6 Fragmente).

- Trümmerfrakturen (sie besitzen mehr als 6 Fragmente)
- Defektfrakturen als Folge eines Schußbruches oder einer anderen direkten Gewalteinwirkung mit Verlust von Knochensubstanz
- Grünholzfraktur beim Kind und Jugendlichen (Abb. **17**)
- Ermüdungsfraktur (z. B. Marschfraktur)

Dislokationen (Abb. **19**)

Direkt oder indirekt einwirkende Gewalt führt nach der Kontinuitätstrennung infolge des Stabilitätsverlustes und unter Einwirkung muskulärer Kontraktion zu einer mehr oder weniger stark ausgeprägten Dislokation. Man unterscheidet vier Dislokationsmöglichkeiten:
- Dislocatio ad latus (Seitverschiebung)
- Dislocatio ad longitudinem
    a) cum contractione (mit Verkürzung)
    b) cum distractione (mit Verlängerung)
    c) cum compressione (mit Einstauchung)
- Dislocatio ad axim (Achsenknick)
- Dislocatio ad peripheriam (mit Verdrehung)

Merke: Bei der Beschreibung der vorliegenden Dislokationen wird stets das periphere (körperferne) Bruchstück in seiner Stellung zum zentralen (körpernahen) beschrieben. Unter den genannten Dislokationen sind fast alle Kombinationen untereinander möglich.

Klinik

Eine traumatisch bedingte Kontinuitätstrennung eines Knochens oder aber auch die Deformierung (z. B. beim Wirbelbruch) führt immer zu einer Zer-

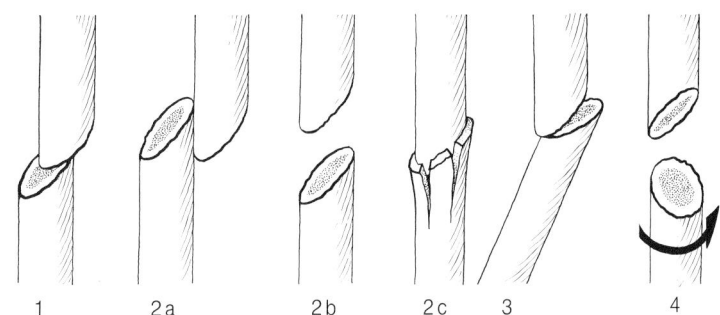

Abb. **19** Verschiebungsmöglichkeiten: 1. Dislocatio ad latus; 2. a) Dislocatio ad longitudinem cum contractione, b) Dislocatio ad longitudinem cum distractione, c) Dislocatio ad longitudinem cum impressione; 3. Dislocatio ad axim; 4. Dislocatio ad peripheriam.

reißung des Periostes, kleinerer und größerer Blutgefäße und Mitverletzung von Nervenfasern in diesem Bereich. Gleichzeitig entstehen Funktionsausfall, eine Blutung mit Hämatombildung und das posttraumatische Ödem mit Weichteilschwellung. Der Schmerz wird vorwiegend durch die Bewegung der Bruchstücke gegeneinander (Periostschmerz) hervorgerufen.

Man kennt sichere und unsichere Frakturzeichen. Zu den **sicheren Frakturzeichen** gehören:
– Deformierung
– abnorme Beweglichkeit
– Krepitation (Knochenreiben)

Die **unsicheren** oder **wahrscheinlichen Frakturzeichen** sind:
– Schmerz
– Funktionsausfall
– Hämatom (Schwellung)

Die klinische Untersuchung erstreckt sich auf die **Inspektion** der verletzten Gliedmaße mit der Erfassung der sicheren und unsicheren Frakturzeichen sowie auf eine **vorsichtige Palpation**, die nur bei unklarer Diagnose indiziert ist. Unter den sicheren Frakturzeichen soll das Knochenreiben unter keinen Umständen vom Untersucher provoziert werden, da jede Bewegung in der Frakturzone starke Schmerzen verursacht und zusätzliche Weichteilschäden entstehen können. Entscheidend bei der klinischen Untersuchung sind außerdem Feststellungen über die peripher der Fraktur gelegenen Zirkulationsverhältnisse (Arterienpuls, Hautfarbe, Hauttemperatur) sowie die Prüfung der Sensibilität und wenn möglich auch der Motorik.

Neben der klinischen Untersuchung kommt heute der **Röntgenuntersuchung** eine zentrale Stellung zu. Routinemäßig werden von der verletzten

Extremität Standardröntgenaufnahmen im anterior-posterioren (a.-p.) sowie dem seitlichen Strahlengang angefertigt. In jedem Falle erfolgt die Röntgenuntersuchung in zwei aufeinander senkrecht stehenden Ebenen. Nur in ganz unsicheren Fällen oder zur genauen Lokalisation, z. B. von gelenkbildenden Bruchstücken (Tibiakopffraktur), ist die **Tomographie** indiziert. Die **Szintigraphie** kann in Fällen, wo es auf eine Differenzierung zwischen degenerativen und posttraumatischen Veränderungen ankommt (wie z. B. bei Wirbelfrakturen bzw. -veränderungen), einen entscheidenden Beitrag leisten.

Jedes Röntgenbild stellt ein Dokument dar. Selbst im Verdachtsfalle einer Fraktur sollte nicht auf die Röntgenaufnahme verzichtet werden, weil sie später bei möglichen Regreßansprüchen auch für den Arzt sehr hilfreich sein kann.

Wenn sichere Frakturzeichen fehlen, die unsicheren nur geringfügig ausgeprägt sind und eine Röntgenuntersuchung zunächst keinen eindeutigen Hinweis auf eine Fraktur zuläßt, kann der **Stauchungsschmerz** ein guter Hinweis für eine unvollständige Kontinuitätstrennung sein. Der Stauchungsschmerz wird ausgelöst, indem die Gliedmaße kurz und ruckartig zentralwärts gestoßen oder gestaucht wird.

Das Untersuchungsschema für Verletzungen des Halte- und Bewegungsapparates umfaßt:

Anamnese
– Beschreibung des Unfallherganges (wo, wie, wann?)
– Liegt ein charakteristisches Unfallereignis vor?
– Bestanden frühere Frakturen im Bereich der jetzigen Verletzung?
– Bestehen arterielle Durchblutungsstörungen?
– Eine ausgeprägte Varikosis?
– Sensibilitätsstörungen?
– Erkrankungen der Haut (z. B. Ulcus cruris)?
– Besteht Antikoagulanzientherapie?
– Liegt ein Blutungsübel vor?
– Allgemeine Erkrankungen (z. B. Herzinsuffizienz, Hypertonie, Diabetes mellitus, Niereninsuffizienz usw.)?

Subjektive Beschwerden
– Hauptschmerz und Lokalisation?
– Schmerzausstrahlung?
– Ruhe- oder Bewegungsschmerz?
– Sensibilitätsstörungen?

Objektiver Befund
Allgemein:
– Herz−Kreislauf (Blutdruck, Puls, ZVD, Schockindex)
– Atmung (Frequenz, Dyspnoe, Hautfarbe)

– Bewußtseinslage (ansprechbar, somnolent, komatös)
– Pupillenreaktion und -form usw.
– Klinische Untersuchung von Thorax und Abdomen, evtl. Sonographie

Lokal:
– Welche Extremität bzw. welcher Extremitätenabschnitt ist betroffen?
– Ist die Fraktur offen oder geschlossen?
– Wie sind die örtlichen Weichteilverhältnisse (Hautkontusion, übermä-
  ßige Weichteilschwellung, Schürfwunden usw.)?
– Wie ist die periphere Zirkulation (Hautblässe, Kälte)?
– Sensibilität und Motorik?
– Begleitverletzungen: Schädel-Hirn-Trauma (SHT), Thorax- bzw. Ab-
  dominalverletzungen, urologische Komplikationen, hämorrhagischer
  Schock?

Röntgenuntersuchung

Standardröntgenaufnahmen in zwei aufeinander senkrecht stehenden Ebenen unter Abbildung der benachbarten Gelenke!

Oft sind zusätzliche Röntgenaufnahmen erforderlich, insbesondere wird bei
„Dash board injury" die Beckenübersichtsaufnahme, bei einer Absturzver-
letzung mit Wirbelfraktur(en) auch die Röntgenuntersuchung des Fersen-
beines verlangt.

Komplikationen bei Frakturen

Allgemeine Komplikationen

1. Hämorrhagischer Schock: Frakturen, insbesondere wenn große Röhrenknochen betroffen sind, führen zu einem starken Blutverlust in die Weichteile und bei offenen Frakturen über die Wunde unkontrolliert in die Klei-
dung, Verbände oder Unterlagen.

Bei Zerreißung mehrerer oder größerer Gefäße kommt es zur Hypovolämie
– zum hämorrhagischen Schock. Bei einer einfachen Unterschenkelfraktur
z. B. können Blutverluste von 100−500 ml vorkommen, bei einer Femurfraktur gar von 500−3000 ml. An einer Beckenfraktur(en) kann man durch
einen Blutverlust von 4000 ml und mehr verbluten (Abb. **20**) (s. S. 17).

2. Fettembolie: Ihre Entstehung ist auch heute noch nicht restlos geklärt.
Am häufigsten findet man das Bild der Fettembolie nach einem Trauma mit
Frakturen großer Röhrenknochen. Aber auch nach ausgedehnten Weichteilverletzungen mit Kontusionen oder bei Verbrennungen wird sie beobachtet. Man kennt aber auch Fettembolien ohne Traumen (z. B. nach Herzmassage, Eklampsie, Pilzvergiftungen, Infektionen und Tourniquet-
Schock).

Nach ALLGÖWER spielen für das Zustandekommen des Fettemboliesyndroms vier Faktoren die entscheidende Rolle:

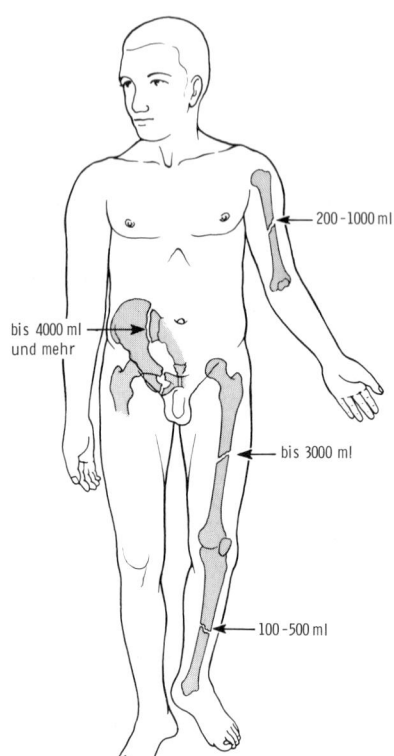

200 - 1000 ml

bis 4000 ml
und mehr

bis 3000 ml

100 - 500 ml

Abb. **20** Zu erwartender Blutverlust bei verschiedenen Frakturlokalisationen und -typen.

Störung der **Mikrozirkulation** durch Veränderungen der rheologischen Eigenschaften des Blutes (weiße Aggregate − Thrombozyten; rote Aggregate − Erythrozyten) mit Blutstromverlangsamung und venöser Stase.

Veränderungen der **Gerinnungsfaktoren** infolge Hämostase − Verbrauchskoagulopathie mit Abnahme der Thrombozytenzahl.

Veränderungen im **Fettstoffwechsel**, wobei das Trauma zu einer Vermehrung der freien Fettsäuren und erhöhter Fettmobilisierung aus den Fettdepots führt. Hinzu kommt auch die Einschwemmung von Fett aus dem Knochenmark, z. T. sogar mit Knochenmarkspartikeln, über aufgerissene Venen im Bereich der Fraktur.

Die **Hypoxie** ist Folge der durch die genannten Mechanismen einsetzenden Lungenveränderungen, wodurch schließlich ein Circulus vitiosus entsteht. Unter dem Bild der Schocklunge schließlich ist nichts anderes zu verstehen als die akute pulmonale Insuffizienz, welche multifaktoriell bedingt ist.

Das **klinische Bild** des Fettemboliesyndroms kann perakut oder akut verlaufen und führt in wenigen Stunden oder nach 2−3 Tagen zum Exitus. Die ersten Symptome treten meist nach etwa 24 Stunden auf und äußern sich in motorischer Unruhe, zunehmender Dyspnoe mit Zyanose und schließlich in Somnolenz bis hin zur vollständigen Bewußtlosigkeit. In vielen Fällen findet man an der Haut, besonders im Bereich der Hals- und Schulterpartien sowie der Schleimhäute (Conjunctiva tarsi et bulbi) petechiale Blutungsherde. Auch der Augenhintergrund zeigt petechiale Blutungen. Eine Tachykardie ist stets vorhanden, wobei auffallend ist, daß bis zum Auftreten der ersten Symptome praktisch nie eine normale Pulsfrequenz bestanden hatte. Klinisch werden zwei Formen unterschieden:
− die pulmonale Fettembolie
− die systemische Fettembolie

Bei der pulmonalen Fettembolie findet man als Leitsymptom die Tachykardie, Tachypnoe mit Dyspnoe und Zyanose. Im Röntgenbild besteht eine ungleichmäßige diffuse Verschattung, und das EKG zeigt in vielen Fällen eine Rechtsüberlastung. Die Blutgase ergeben eindeutige Hypoxiewerte.

Für die systemische Fettembolie stehen als klinische Symptome im Vordergrund die Verwirrtheit mit Erregungszuständen und schließlich das Delirium mit anschließender Bewußtlosigkeit.

Therapie: Der **Prophylaxe** einer Fettembolie kommt die Schlüsselrolle zu. Maßnahmen sind:
− Konsequente Schockbehandlung mit Vermeidung einer länger dauernden Hypovolämie.
− Behandlung der Hypoxie durch künstliche Beatmung, wobei dem positiven endexspiratorischen Druck (PEEP) die entscheidende Bedeutung zukommt.
− Verhinderung einer Verbrauchskoagulopathie mit Gerinnungsstörung durch Gabe von Frischplasma und Dextran.
− Stabilisierung der Frakturen großer Röhrenknochen (Femur, Humerus, Tibia).
− Hohe Kalorienzufuhr in Form von Kohlehydraten, um die Mobilisierung von Fettsäuren zu verringern.

3. Thromboembolie: Sie ist eine heimtückische Komplikation, die meist zwischen dem 7. und 12. Tag nach dem Trauma bzw. einer Operation auftritt und foudroyant verlaufend zum Tode führen kann. Im Vordergrund des ärztlichen Handelns stehen auch hier prophylaktische Maßnahmen. Unter ihnen kommt in der Traumatologie der physikalischen Therapie besondere Bedeutung zu. Der Schwerpunkt liegt auf der Verhinderung der Blutstase im Waden- und Beckenbereich durch intensive krankengymnastische Übungsbehandlung und Bandagierung der unteren Extremitäten.

Mit Low-dose-Heparin (Liquemin) bzw. mit Dicumarolen (Sintrom, Marcumar) kann die Gefahr der Thromboembolie ebenfalls reduziert werden.

Dabei ist jedoch zu bedenken, daß nach operativer Frakturenbehandlung zusätzliche große Hämatome auftreten können (z. B. nach Marknagelung), die ihrerseits Anlaß für weitere Komplikationen (Infektion, Osteitis) sind.

4. Pneumonie: Schwerverletzte und ältere Patienten sind von dieser Komplikation auch heute noch stark bedroht. Hier kommt der Prophylaxe die größte Bedeutung zu. Atemtherapie, Atmen gegen Widerstand (Giebel-Rohr, Ballonblasen, Bird- und Bennet-Respirator usw.) sind Maßnahmen, welche die anderen pflegerischen Maßnahmen ergänzen. Entscheidend ist die frühzeitige Mobilisierung, welche nur durch die stabile Osteosynthese ermöglicht wird.

Lokale Komplikationen

1. Offene Frakturen: Unter einer offenen Fraktur versteht man einen Knochenbruch, der mit einer Verletzungswunde so kombiniert ist, daß ein direkter Zusammenhang zwischen der Weichteilwunde und der Fraktur besteht. Diese Komplikation ist besonders häufig am Unterschenkel und kommt dort in etwa einem Viertel aller Frakturen vor, welche durch Verkehrsunfälle verursacht sind. Je nach Schweregrad werden vier Stadien unterschieden, die sich hinsichtlich des therapeutischen Vorgehens und der Prognose unterscheiden.

— **Schweregrad I:** Durchspießung des Weichteilmantels von innen nach außen durch ein spitzes Knochenfragment. Der Weichteilschaden selbst ist dabei gering. Die Behandlung der Fraktur unterliegt den gleichen Richtlinien, wie sie für eine geschlossene Fraktur gelten. Hinzu kommen die korrekte chirurgische Wundversorgung mit Redon-Saugdrainage sowie eine Tetanusschutzimpfung.

— **Schweregrad II:** Einwirkung der direkten Gewalt von außen mit Kontusionierung und Eröffnung der Haut, Schädigung der Weichteile und Verursachung einer Fraktur. In der Tiefe ist meist die Muskulatur stärker verletzt. Spezielle Behandlungsmaßnahmen sind erforderlich.

— **Schweregrad III:** Einwirkung großer Gewalt von außen mit breiter Eröffnung der Haut und Schädigung der Weichteile im Frakturbereich, wobei Muskulatur, Sehnen, größere Gefäße und Nerven sowie Gelenkanteile mit betroffen sind. Der Knochen selbst ist meistens in diesem Abschnitt stark fragmentiert bzw. zertrümmert. Spezielle Behandlungsmaßnahmen sind notwendig.

— **Schweregrad IV:** Totale und subtotale Amputation, wobei bei letzterer die wichtigsten anatomischen Strukturen durchtrennt sind und eine Ischämie besteht.

Therapie: Jede offene Fraktur ist ein **chirurgischer Notfall**. Das Hauptproblem ergibt sich aus der besonderen Infektionsgefährdung mit anschließender posttraumatischer Osteitis. Untersuchungen zeigen, daß bei Aufnahme im Krankenhaus nur in etwa einem Viertel der Fälle pathogene Keime nachgewiesen werden können. Die eigentliche Kontamination mit stark virulenten Keimen erfolgt nach der stationären Aufnahme (Hospitalismus) in der Klinik selbst.

Neben den pathogenen Keimen spielen für die Manifestation der Infektion auch der Zustand des verletzten Gewebes (schlechte Durchblutung, Ödem, Hohlräume, Fremdkörper usw.) sowie humorale Faktoren (Abwehrlage) eine ganz entscheidende Rolle.

Das Ziel der Behandlung einer offenen Fraktur besteht deshalb in der Beseitigung allen zerstörten und verschmutzten Gewebes, in der Säuberung und Reinigung der Bruchstücke sowie in der Schaffung stabiler Verhältnisse (Osteosynthese durch Fixateur externe bzw. Platte) und der möglichst frühzeitigen aktiven Übungsbehandlung. Gerade sie trägt ganz wesentlich zur Verbesserung der lokalen Zirkulationsverhältnisse bei.

Eine Prophylaxe mit Antibiotika ist für die offene Fraktur vom Schweregrad I nicht gerechtfertigt. Sie kann überlegt werden beim Vorliegen des Schweregrades II und hat eine Indikation beim Schweregrad III. Dabei ist eine hohe Dosierung (z. B. Zinacef $3 \times 1,5$ g/die für $3-5$ Tage) notwendig. Im Rahmen der lokalen Maßnahmen bei der Wundsäuberung hat sich vor allem die Spülung der Verletzungswunde mit Ringer-Lösung und Antibiotikumzusatz (z. B. Polybactrin) sehr bewährt.

Erste-Hilfe-Maßnahmen in Friedenszeiten beim Vorliegen einer offenen Fraktur beruhen vor allem auf der Verhinderung einer Kontamination mit pathogenen Keimen und dem Einsatz aller Maßnahmen, welche das Auftreten einer Infektion verhindern. Dabei kommt es vor allem darauf an, sowohl am Unfallort als auch unmittelbar bei der Aufnahme in der Klinik alle manipulierenden Maßnahmen an der Fraktur zu unterlassen. Dem sofort angebrachten sterilen Verband und der Schienung der Extremität, am besten mit der pneumatischen Lagerungsschiene, kommen vorrangige Bedeutung zu.

Hände weg von der offenen Fraktur bis zur definitiven Versorgung!

Bei **Aufnahme in der Klinik** erfolgt zuerst die orientierende allgemeine Untersuchung und, wenn es der Allgemeinzustand gestattet, werden Röntgenbilder der verletzten Extremität angefertigt. Beim Polytrauma sind Umlagerungen zu vermeiden. Liegt eine solitäre offene Fraktur vor, so wird in einem hochaseptischen Operationssaal unter Operationsbedingungen (Kopfbedeckung, Mundschutz, sterile Handschuhe) der Wundverband entfernt, die Verletzungswunde inspiziert und das weitere Vorgehen geplant. Dieses ist abhängig vom bestehenden Schweregrad der offenen Fraktur sowie von der vorliegenden Frakturform.

Neben einem ausgedehnten Débridement und der Schaffung stabiler Verhältnisse durch ein Osteosyntheseverfahren kommt der atraumatischen Operationstechnik und dem spannungsfreien Wundverschluß die größte

Bedeutung zu. Kann die Verletzungs- bzw. Operationswunde nicht spannungsfrei verschlossen werden, so sind Entlastungsschnitte − z. B. dorsal an der Wade − vorzunehmen, oder aber die **Verletzungswunde bleibt offen** und der sekundären Wundheilung überlassen. Dabei ist wichtig, daß Nerven, Gefäße, Sehnen und Knochengewebe von Weichteilen bedeckt sind. Nach Möglichkeit sollte auch das Implantat überdeckt sein. Die vorläufige Wundabdeckung geschieht durch Kunsthaut (z. B. Epigard). Nach sauberer Granulationsbildung können die Wundflächen entweder durch ein freies Hauttransplantat (Thiersch u. ä.) oder aber gelegentlich auch durch eine Sekundärnaht geschlossen werden. Niemals vergessen werden darf die **Tetanusprophylaxe** (0,5 ml Tetanol) entweder im Sinne der Auffrischimpfung oder, falls kein Impfschutz besteht, die gleichzeitige Verabreichung von 250 IE Tetagam.

Die Versorgung der offenen Frakturen in einer sterilen Operationsboxe mit „laminar air flow" hat eine weitere Senkung der Infektionsrate bei diesen schweren Verletzungen ermöglicht.

Offene Frakturen können auch noch dadurch zusätzlich kompliziert sein, wenn gleichzeitig Erfrierungen oder Verbrennungen vorliegen. Hier besteht die absolute Indikation zur **Sofortosteosynthese**, da die lokalen Verhältnisse später durch Superinfektion derart ungünstig sind, daß sich eine operative Behandlung verbietet. Ein weiterer Gesichtspunkt ist auch die Ermöglichung der Intensivpflege durch die Osteosynthese, die gerade in diesen Fällen besonders vordringlich ist.

2. Luxationsfrakturen: Frakturen, die mit der Verrenkung eines Gelenkes einhergehen, sind schwere Verletzungen. Dies nicht nur, weil bei der vollständigen Verrenkung auch die Haut mitverletzt sein kann und damit eine offene Luxationsfraktur vorliegt (z. B. oberes Sprunggelenk), sondern vor allem auch, weil in den meisten Fällen eine schwere Schädigung des Gelenkknorpels durch das Trauma selbst hervorgerufen wird. Luxationsfrakturen, falls sie als solche am Unfallort erkannt werden, sollten bereits dort schonend reponiert werden, um den Weichteilschaden möglichst klein zu halten.

3. Verletzung von Gefäßen und Nerven: Je nach anatomischer Situation bzw. traumabedingter schwerer Dislokation der Bruchstücke können größere Gefäße und Nerven mitverletzt sein. Wesentlich ist die sofortige Erkennung derartiger zusätzlicher Läsionen. Im Falle des Abrisses eines großen Gefäßes findet man ein ausgedehntes Hämatom im Frakturbereich und bei der Untersuchung der Kreislaufsituation einen Schockzustand. Gefäßverletzungen können aber auch darin bestehen, daß durch Überdehnung die Intima einreißt, sich einrollt und für die Zirkulation ein absoluter Stopp besteht. In diesen Fällen findet man lediglich das übliche Frakturhämatom, in der Peripherie aber sind die Pulse nicht zu tasten und die Haut ist kalt und blaß (s. S. 178).

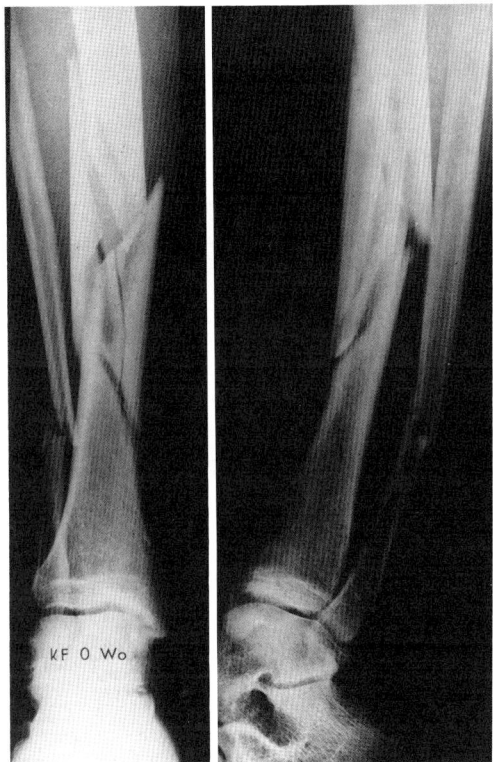

Abb. **21** Unterschenkel-spiralfraktur eines Skiläufers mit zwei einfachen Drehkeilen und Fibulafraktur. Beispiel für Schweregrad 0 einer geschlossenen Fraktur.

Nervenverletzungen werden leicht durch die orientierende Untersuchung der peripheren Sensibilität und Motorik erkannt.

4. Geschlossene Fraktur und Weichteilschaden: Geschlossene Frakturen können mit einer schweren Schädigung der sie umgebenden Weichteile einhergehen. Für diesen frakturbedingten Weichteilschaden kann das Röntgenbild in gewisser Weise Hinweise liefern. Folgende Klassifikation, die von TSCHERNE u. OESTERN (1982) erarbeitet wurde, hat sich bewährt:

- **Geschlossene Fraktur Grad 0**: (Abb. **21**) Keine oder nur unbedeutende Weichteilverletzung. Röntgenologisch stellt sich eine einfache Frakturform dar, die in der Regel durch indirekte Gewalteinwirkung zustande gekommen ist. Ein typisches Beispiel ist die Unterschenkelspiralfraktur des Skifahrers.
- **Geschlossene Fraktur Grad I**: (Abb. **22**) Eine oberflächliche Schürfung oder eine Kontusion durch Fragmentdruck von innen. Einfache bis mit-

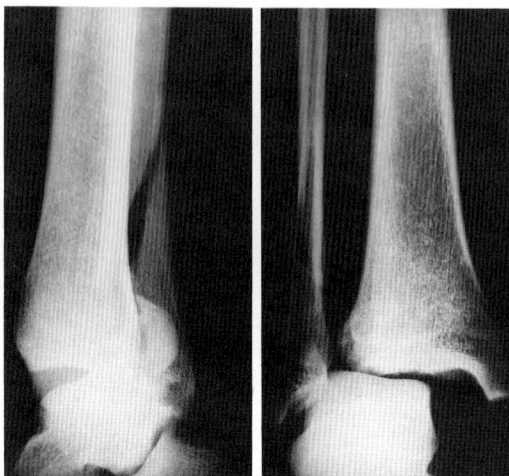

Abb. **22** Trimalleoläre Luxationsfraktur des oberen Sprunggelenkes rechts. Talus weit nach lateral und dorsal luxiert. Über dem Innenknöchel besteht maximale Hautspannung mit der Gefahr der Perforation. Beispiel für Schweregrad I einer geschlossenen Fraktur.

telschwere Bruchform. Als typisches Beispiel kann die Luxationsfraktur des oberen Sprunggelenkes angesehen werden.

– **Geschlossene Fraktur Grad II**: (Abb. **23**) Tiefe kontaminierte Schürfwunde sowie umschriebene Haut- oder Muskelkontusion durch direkte Gewalteinwirkung. In diese Gruppe gehört auch das drohende **Kompartmentsyndrom**. In der Regel liegt eine mittelschwere bis schwere Bruchform, wie etwa eine Zwei-Etagen-Fraktur (Stoßstangenverletzung des Fußgängers) vor.

– **Geschlossene Fraktur Grad III**: (Abb. **24**) Ausgedehnte Hautkontusionen, Hautquetschung oder Zerstörung von Muskulatur, subkutanes Décollement. Hierzu ist auch das **manifeste Kompartmentsyndrom** sowie Verletzung eines Hauptgefäßes zu zählen. Röntgenologisch sind schwere Bruchformen wie etwa Trümmer- und Stückbrüche nachzuweisen.

Ein schwerer Weichteilschaden kann innerhalb von Stunden durch das posttraumatische Ödem und den dadurch bedingten intrafaszialen Druckanstieg noch wesentlich verstärkt werden und zu einer Verminderung der Muskeldurchblutung führen. Die Minderdurchblutung verursacht den Zerfall kontraktiler Fasern, die später durch schrumpfendes Narbengewebe ersetzt werden.

VON VOLKMANN hat 1881 in seiner klassisch gewordenen Arbeit „Die ischämische Muskellähmung und -kontrakturen" die Zusammenhänge zwi-

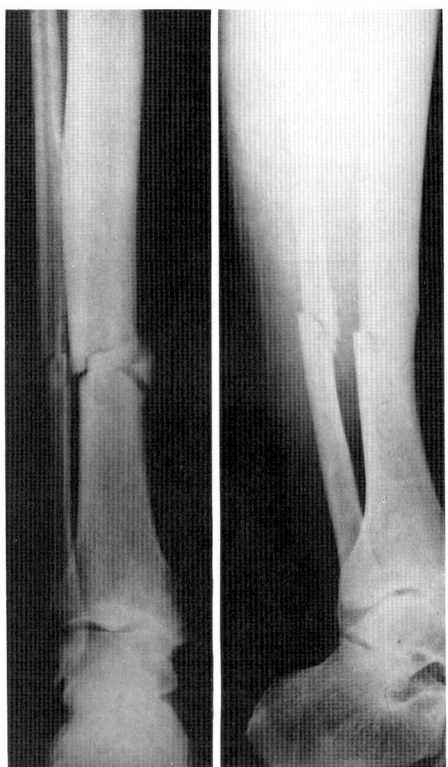

Abb. **23** Unterschenkelfraktur durch direktes Trauma mit schwerer Kontusion der Weichteile. Beispiel für Schweregrad II einer geschlossenen Fraktur.

schen Zerfall der Muskulatur und reaktiver Narbenbildung klar erkannt und auch auf die Gefahr hingewiesen, die von schnürenden Verbänden ausgeht. Am meisten bekannt war das klassische **Kompartmentsyndrom** in Verbindung mit der suprakondylären Humerusfraktur und dem zu engen Verband als sog. Volkmannsche ischämische Kontraktur. BARDENHEUER hat 1911 Ursache und Wirkung bei Verletzung der arteriellen Strombahn zusammen mit venöser Stase und Ödembildung, die zu intrakapsulärem bzw. intrafaszialem Druckanstieg führt, herausgefunden und konsequenterweise die Druckentlastung durch Fasziotomie empfohlen.

Der subfasziale Gewebedruck beträgt normalerweise 0–0,7 kPa ($\triangleq$ 0–5 mm Hg). Ein passagerer Druckanstieg auf etwa 5,3 kPa ($\triangleq$ 40 mm Hg) hinterläßt im allgemeinen keinen Dauerschaden. Dagegen führt ein andauernder Druck von 8,0 kPa ($\triangleq$ 60 mm Hg) mit Sicherheit zu Dauerschäden, wenn nicht notfallmäßig eine Druckentlastung vorgenommen wird.

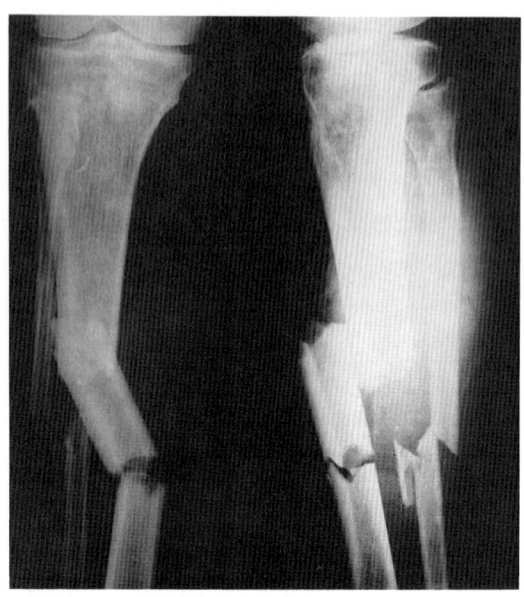

Abb. **24** Doppelstök-
kige Unterschenkel-
fraktur mit schwerstem
Weichteilschaden. Ent-
stehung durch direktes
Trauma. Beispiel für
Schweregrad III einer
geschlossenen Fraktur.

Klassische Symptome für ein **Kompartmentsyndrom** sind akut einsetzende, sich rasch steigernde, krampfartig bohrende Schmerzen in der verletzten Extremität. Gleichzeitig bestehen Parästhesien, Hypästhesie bis hin zur völligen Gefühllosigkeit. Störung der Muskelfunktion ist schon nach relativ kurzer Ischämiezeit nachweisbar. Der betroffene Bereich ist bei Palpation äußerst schmerzempfindlich, und das Gewebe von „steinharter" Konsistenz. Periphere Arterienpulse und die Kapillarzirkulation sind im Frühstadium eindeutig tastbar!

Es wird das drohende vom manifesten Kompartmentsyndrom unterschieden. **Leitsymptom** beim drohenden Syndrom ist der Schmerz, beim manifesten sind es neurologische Ausfälle.

Differentialdiagnose:
- akute Phlebothrombose/Thrombophlebitis (typische Druckpunkte nachweisbar)
- akute Nervenlähmung (plötzlicher Beginn, z. B. N. peronaeus!)
- lokale Weichteilinfektion (z. B. Phlegmone; Entzündungszeichen, Fieber etc.)
- Ergotismus (Anamnese; ergotaminhaltige Medikamente)

Merke: Der nachgewiesene Arterienpuls spricht *nicht* **gegen ein Kompartment-Syndrom!**

Therapie: Bei geringstem Verdacht müssen sofort sämtliche eventuell schnürenden Verbände geöffnet und Gipsverbände breit geschal oder entfernt werden. Bereits durch diese Maßnahmen kann der intrafasziale Druck deutlich gesenkt werden. Stärkere Hochlagerung vermeiden. Bei Schwerverletzten kann rasche Volumensubstitution Besserung bringen.

Die **kausale Therapie** aber besteht in der Fasziotomie, am Unterschenkel beispielsweise durch parafibulare Inzision mit der Möglichkeit zur Eröffnung aller vier Kompartments (Abb. **25**). Von der Muskulatur ist eine Biopsie zu entnehmen. Die makroskopische Beurteilung umfaßt die Prüfung der Vitalität anhand:
− **K**ontraktilität
− **K**onsistenz
− **K**olorit
− **K**apillarblutung

In das Behandlungskonzept gehört die Stabilisierung der Fraktur. Dazu eignet sich der Fixateur externe am besten. Die Faszie bleibt offen, die Haut kann gelegentlich teilweise adaptiert werden oder muß ebenfalls breit offen bleiben. Die Wunde wird am besten durch Kunsthaut (z.B. Epigard) abgedeckt. Sie muß alle 24 Stunden erneuert werden.

Die Rückbildung vollzieht sich in der Regel innerhalb von 5−8 Tagen. Danach wird die Wunde durch Sekundärnaht verschlossen, verbleibende Defekte können mit Meshgraft gedeckt werden.

Ein Kompartmentsyndrom tritt vor allem bei geschlossenen Frakturen und schweren Weichteilverletzungen folgender Lokalisation auf:
− Unterschenkelfraktur
− ellenbogennahe Frakturen
− Oberschenkel
− Unterarm
− Inguinalregion

Unter dem **Tibialis-anterior-Syndrom** versteht man ein Kompartmentsyndrom der Tibialis-anterior-Loge, wobei es zur Nekrose des M. tibialis anterior kommt und zu einer Schädigung des N. peronaeus profundus. Die Bezeichnung stammt von CARTER u. Mitarb. (1949) und ist eine nicht seltene Sonderform der ischämischen Kontraktur. Neben Frakturen, die eine intrafasziale Drucksteigerung einleiten kann, kommen auch andere Ursachen in Frage, wie z.B. starke körperliche Anstrengung (langer Fußmarsch, ungewohnte Skiabfahrt mit verstärkter Rücklage etc.), stumpfe Traumatisierung oder aber alle Zustände, die zu Ischämie führen (arterielle Embolie, Thrombose der A. tibialis anterior usw.), und auch nach Infusionen bzw. Transfusionen in die V. saphena magna konnte dieses Syndrom beobachtet werden. Bei ödembedingter intrafaszialer Drucksteigerung treten die bereits oben beschriebenen Symptome auf. Führend in diesem Fall ist wiederum der Schmerz zusammen mit einer beginnenden Großzehenheber-

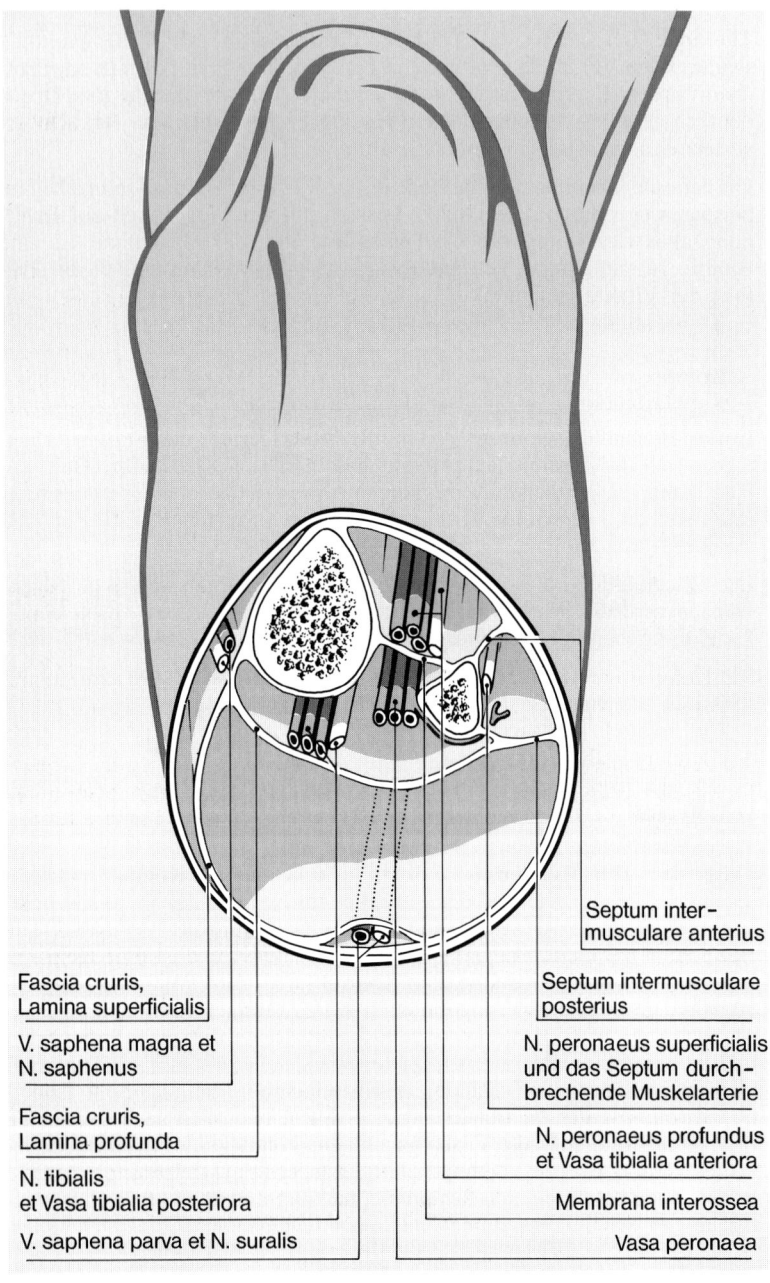

Fascia cruris,
Lamina superficialis

V. saphena magna et
N. saphenus

Fascia cruris,
Lamina profunda

N. tibialis
et Vasa tibialia posteriora

V. saphena parva et N. suralis

Septum inter-
musculare anterius

Septum intermusculare
posterius

N. peronaeus superficialis
und das Septum durch-
brechende Muskelarterie

N. peronaeus profundus
et Vasa tibialia anteriora

Membrana interossea

Vasa peronaea

schwäche sowie Sensibilitätsstörungen auf der Dorsalseite zwischen der 1. und 2. Zehe.

Die Behandlung besteht wiederum in der sofortigen Fasziotomie zur Druckentlastung. Je früher dies geschieht, um so besser sind die Chancen für eine völlige Wiederherstellung.

Spätschäden des Kompartmentsyndroms sind am Unterschenkel vor allem: Fuß- und/oder Großzehenheberschwäche, Sensibilitätsstörungen, Krallen-zehenbildung und gelegentlich auch die Amputation.

5. Morbus Sudeck (Sudeck-Syndrom): Dabei handelt es sich im wesent-lichen um eine pathologisch gesteigerte Heilentzündung. Im Falle der Ent-gleisung kommt es zur Dystrophie und Atrophie der Weichteile und des Knochens. Das Syndrom wurde 1900 von SUDECK beschrieben und ist meist Trauma- bzw. Operationsfolge. Es ist keine selbständige Erkrankung. Auch ohne vorausgehende Fraktur kann es auftreten. Es werden verschie-dene Theorien im Rahmen der Pathogenese diskutiert:
− entzündlich (bakteriell, chemisch, thermisch)
− neurogen (Nervenläsion, Reflextheorie/Schmerz)
− neurovaskulär („vegetative Dystonie")
− neurohumoral (z. B. Schilddrüse)
− vaskulär (kapillare Stase)
− biochemisch (Azidose, Sensibilisierung mit Fremdserum, Dissoziation der Acetylcholinesterase)
− Inaktivität (Immobilisationsschaden)
− mechanisch (mehrfache Reposition, Instabilität, Schmerz)

Aufgrund des klinischen Bildes und Verlaufes unterscheidet man drei Sta-dien:
− **Stadium I (akut):** Starker, neuralgischer Ruhe- und Bewegungsschmerz mit Überwärmung der Haut, bläulich-livider Verfärbung, Schwellung, glänzende Haut. Im Röntgenbild besteht eine fleckige Entschattung.
− **Stadium II (subakut):** Dieses Stadium findet man nach ca. 2−4 Monaten und besteht in geringerer Schmerzhaftigkeit, Schwund der Subkutis und Atrophie der Haut. Die Haut selbst ist zyanotisch und kühl. Es besteht Hyperhidrosis und vermehrte Behaarung. Die Gelenkkapsel und der Bandapparat sind geschrumpft. Die Beweglichkeit in den Gelenken ist stark eingeschränkt bis aufgehoben. Im Röntgenbild sieht man eine Ver-dünnung der Kompakta und den Schwund von Spongiosabälkchen bei gleichzeitiger Erweiterung des Markraumes im Sinne der Osteoporose (Abb. 26).
− **Stadium III (chronisch):** Dieses Stadium wird als Endstadium bezeich-net. Es bestehen keine Schmerzen mehr, dafür aber besteht eine genera-

◄ Abb. **25** Querschnitt durch den Unterschenkel und Darstellung der vier Unter-schenkelkompartments bzw. der Faszienlogen (nach *v. Lanz* u. *Wachsmuth*).

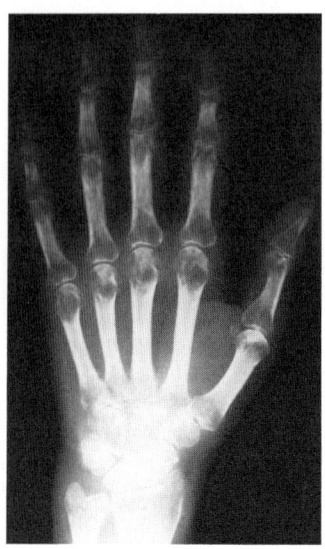

Abb. **26**   Schwere Sudecksche Skelettatrophie 5 Monate unverschobener distaler
Radiusfraktur loco typico. Klinisch weitgehender Funktionsverlust der Fingergelenke
und im Handgelenk.

lisierte Atrophie von Haut, Subkutis, Muskulatur und des Skelettes. Die
Beweglichkeit ist meist erheblich eingeschränkt (fibröse Gelenksteife).
Im Röntgenbild wird das Bild des sog. „Glasknochens" gefunden (die
Kompakta erscheint wie mit dem Bleistift nachgezogen).

Für die **Behandlung** wichtig ist die frühe Diagnose. Im **Stadium I** steht ganz
im Vordergrund die Immobilisierung in günstiger Stellung mit Hilfe eines
abnehmbaren Gipsschienenverbandes. Beim Vorliegen einer Fraktur kann
die direkte mechanische Neutralisation des Bruches durch eine stabile
Osteosynthese eine kausale Behandlung sein. Weitere Maßnahmen sind
Eisbehandlung, intermittierende, ausschließlich aktive vorsichtige Bewegungsübungen und insbesondere die psychische und psychologisch richtige
Führung des Kranken.

Medikamentös haben sich 3 × 15 Tropfen Hydergin zusammen mit Voltaren, 3 × 50 mg oder Reparil 3 × 2 Drag. sowie 2 × 5 mg Valium bewährt.
Am Abend kann man 10 mg Valium zusätzlich geben. Über die Behandlung
mit Calcitonin liegen neuerdings günstige Berichte vor.

Passive Bewegungsübungen sind strengstens kontraindiziert, da sie zu einer
Verstärkung der Symptomatik führen.

Im **Stadium II** besteht die Behandlung ebenfalls in der lokalen Eisbehandlung. Auf eine Immobilisierung kann jetzt verzichtet werden. Es kommt
vielmehr nun auf die Intensivierung der Bewegungstherapie und die

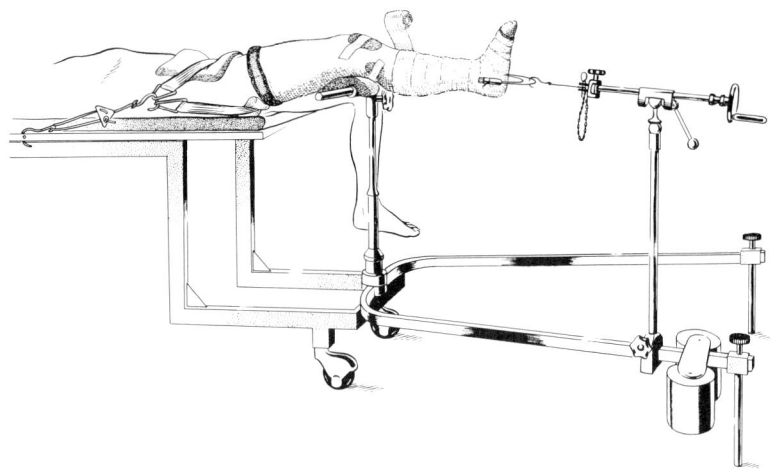

Abb. **27** Lagerung und Reposition (in Narkose) auf dem Extensionstisch von Maquet. Zu beachten sind die Polsterung des Fibulaköpfchens, die Auflage unter dem Kniegelenk und der Gegenzuggurt in der Leistenregion. Die Extension zieht über Kirschner-Draht und Kirschner-Bügel am Kalkaneus.

Anwendung von hydrotherapeutischen Maßnahmen an. Ferner wird eine lokale Interferenzstrombehandlung begonnen und eine Beschäftigungstherapie eingeleitet. Vorsichtiges und leichtes passives Dehnen ist jetzt erlaubt. Eine medikamentöse Behandlung hat meist keinen Erfolg mehr.

Im **Stadium III** können Fangopackungen, Wechselbäder, Bewegungsbad sowie Iontophorese verordnet werden. Auch die lokale Eisbehandlung und die Bindegewebsmassage im Segment sind angezeigt. Durch passive Dehnung und evtl. Quengelung können Funktionsverbesserungen erreicht werden. Eine Umschulung muß gelegentlich in Betracht gezogen werden.

6. Frakturkrankheit: Unter diesem Begriff sind alle Folgen zusammengefaßt, welche durch die Immobilisierung einer Extremität entstehen:
− Atrophie der Muskulatur
− Teilversteifung der Gelenke
− Atrophie des Skeletts
− Zirkulationsstörungen (Zyanose, Kälte, Schwellneigung, Hyperhidrosis)

Die Frakturkrankheit ist streng vom Morbus Sudeck zu trennen.

Merke: Das Leitsymptom beim Morbus Sudeck ist der Schmerz, bei der Frakturkrankheit die Atrophie und Einsteifung der Gelenke!

Möglichkeiten der Frakturenbehandlung

Für die Behandlung von Knochenbrüchen stehen im Prinzip drei unterschiedliche Therapieformen zur Verfügung. Diese sind:
- funktionell
- konservativ
- operativ

Die funktionelle Therapie

Sie ist angezeigt bei Frakturen, die infolge Einstauchung bzw. Einkeilung der Bruchstücke stabil sind, so daß frühzeitig die aktive Bewegungstherapie ohne einen fixierenden Verband schmerzfrei möglich ist. Folgende Frakturen können so behandelt werden:
- die mediale Schenkelhalsfraktur vom Typus Pauwels I
- die subkapitale, eingestauchte Humerusfraktur besonders beim alten Menschen
- Fissuren im Bereich kleiner Skelettknochen
- die isolierte Wadenbeinfraktur (direktes Trauma)
- die Patellalängsfraktur ohne Dislokation

Die konservative Therapie

Sie besteht aus drei Grundelementen:
- schmerzlose und möglichst exakte Reposition (Abb. **27**) der Bruchstücke mit Knochenkontakt
- permanente Immobilisierung bis zum Festwerden des Knochenbruches
- aktive Übungsbehandlung aller nicht betroffenen Gelenke und Muskelpartien

Merke: Reposition − **R**etention − **R**ehabilitation.

Abb. **28   Anlegen eines Gipsverbandes am hängenden Bein: a** Am sitzenden ▶
Patienten wird vorsichtig ein Trikotstrumpf faltenlos über das Bein gezogen. Die prominenten Stellen (Ferse, Malleolen, Fibulaköpfchen, Patella), oberer und unterer Abschluß werden mit Filzstreifen bzw. -flecken abgedeckt. Die Rotation kann durch Vergleich der Stellung des Fußes auf der unverletzten Seite sehr gut eingestellt werden. Die Längsachse richtet sich im allgemeinen bei Entspannung spontan ein. **b** Umwickeln des Unterschenkels bis zum Kniegelenk mit einer Papierkreppbinde. **c** Der Gipsverband wird zunächst zirkulär bis zum Kniegelenk angelegt. Sobald er fest geworden ist, wird der Patient in Rückenlage und der Oberschenkelabschnitt ebenfalls mit einer Papierkreppbinde umwickelt. **d** Schließlich wird der zirkuläre Oberschenkelliegegipsverband vorne der ganzen Länge nach aufgeschnitten (wenn es sich um eine frische Fraktur handelt). Ist die Fraktur 2 Wochen und älter, kann darauf verzichtet werden. Datum und Frakturlokalisation werden auf dem Gips mit Tintenstift vermerkt.

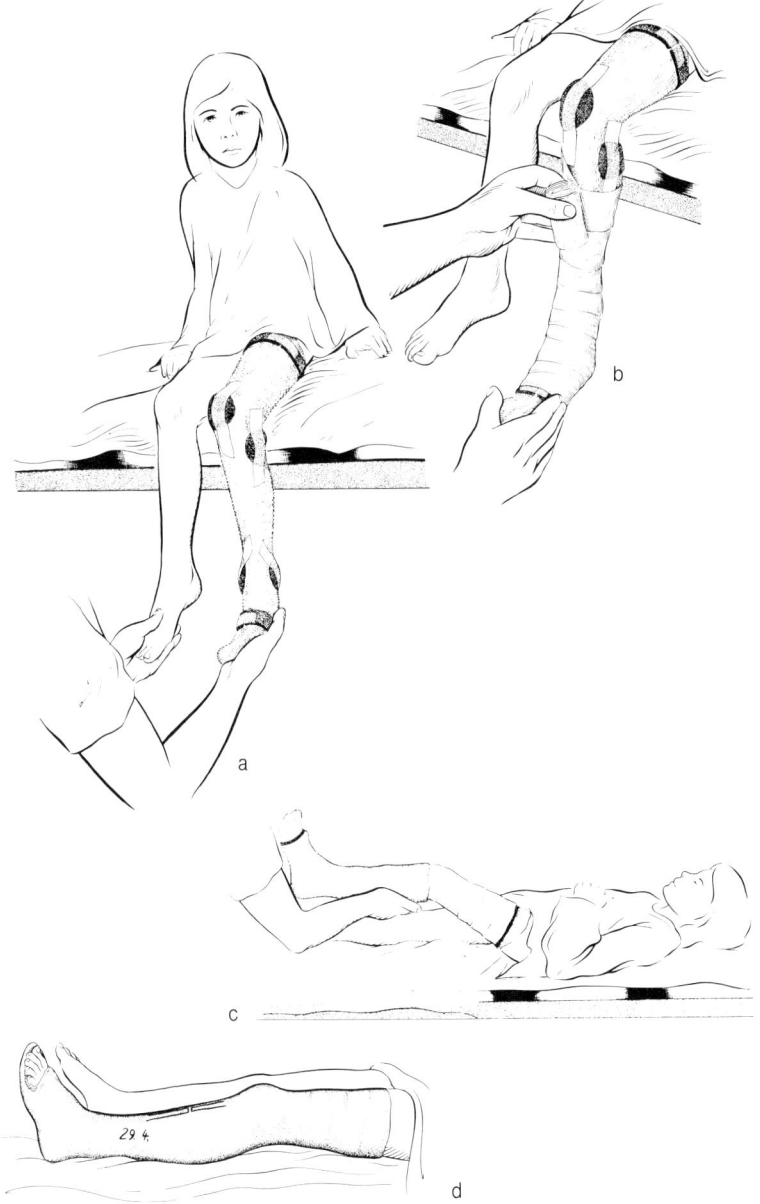

a

b

c

d

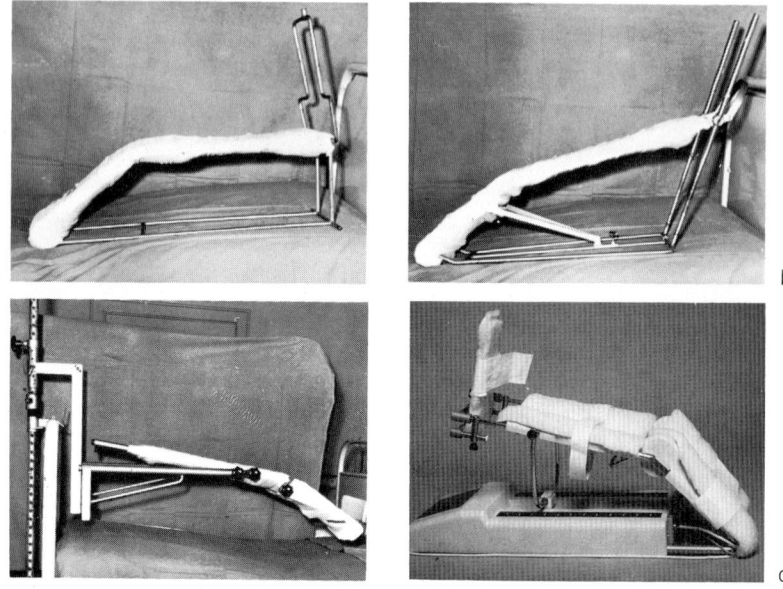

Abb. **29** Beilagerungsschienen nach **a** *Braun*, **b** *Kirschner*, **c** *Krapp*, **d** elektrische Bewegungsschiene für das Kniegelenk, Bewegungswinkel und Geschwindigkeit einstellbar.

Für die **Reposition** ist Schmerzfreiheit erforderlich. Sie wird am besten durch Allgemeinnarkose oder aber an der oberen Extremität durch Plexusanästhesie, an der unteren durch Spinalanästhesie erreicht. Die Reposition selbst erfolgt durch Zug und Gegenzug entweder manuell oder aber durch Anwendung entsprechender Repositionsvorrichtungen. Ziel dabei ist, die vorliegende Fehlstellung zu beseitigen, um möglichst anatomische Verhältnisse wiederherzustellen. Die Relaxation der Muskulatur ist dabei unerläßlich und für die Erzielung eines guten Repositionsresultates entscheidend.

Die **Retention** kann durch verschiedene Verfahren gewährleistet werden. Für die Wahl des einen oder anderen ist neben der Frakturlokalisation auch die vorliegende Frakturform entscheidend. Bei einer Querfraktur z. B. gelingt es, die beiden Bruchstücke miteinander in Kontakt zu bringen und die Achse so auszurichten, daß kein Rotationsfehler zurückbleibt. Der Gipsverband (Abb. **28**) umfaßt immer die beiden der Fraktur benachbarten Gelenke. Wegen des posttraumatischen und postoperativen Ödems muß jeder zirkuläre Verband unmittelbar nach seiner Anlage der Länge nach **bis auf den letzten Faden** aufgeschnitten werden! Wird diese Regel nicht routinemäßig befolgt, so besteht die Gefahr für schwerwiegende, iatrogen bedingte Komplikationen (Ischämie, Kompartment-Syndrom, Volkmann-

Kontraktur). Entscheidend beim Anlegen eines Gipsverbandes ist die Abpolsterung vorspringender Knochenpartien. So wird besonders bei der unteren Extremität der Außen- und Innenknöchel, das Fibulaköpfchen (Verlauf des N. peronaeus) und die Patella speziell berücksichtigt. Allzu starke Polsterungen der gesamten Extremität wirken sich nachteilig aus, da der Gipsverband nach Rückbildung des posttraumatischen Ödems zu weit wird und sekundäre Frakturdislozierungen möglich sind.

> **Merke:** Klagt ein Patient im Gipsverband über Schmerzen (umschrieben oder diffus), hat der Arzt die **Pflicht**, dies unverzüglich zu kontrollieren und notfalls den gesamten Gipsverband abzunehmen und zu erneuern! Cave Kompartmentsyndrom!

Nach der Immobilisierung im Gipsverband wird eine Hochlagerung durchgeführt, um so möglichst rasch die Abschwellung herbeizuführen. Hierzu haben sich spezielle Lagerungstechniken und Lagerungsschienen für die obere und untere Extremität bewährt (Abb. **29**).

Medikamentös kann die Abschwellung durch Antiphlogistika (Reparil, Voltaren u. ä.) sowie Diuretika (z. B. Lasix u. ä.) wesentlich unterstützt werden.

Läßt sich eine Fraktur nicht primär durch Verzahnung der beiden Hauptfragmente in korrekter Stellung retinieren (instabile Fraktur mit Verkürzungstendenz), so kommt die **dynamische Reposition** im Dauerzug zur Anwendung. Der Angriffspunkt des Streckverbandes erfolgt direkt am Knochen. Hierfür gibt es typische Lokalisationen, wie z. B. bei der Oberarmfraktur die Extension durch das Olekranon, bei der Schenkelhalsfraktur durch das distale Femur oder durch den Tibiakopf, bei der Oberschenkelschaftfraktur durch den Tibiakopf (weil meist später operativ versorgt werden muß) und bei der Unterschenkelfraktur durch das Fersenbein. Wird die Extension über ein Gelenk hinweg auf die Fraktur ausgeübt, dann sollte dies zeitlich maximal auf 3 Wochen limitiert sein.

Die dynamische Extension wird meistens mit einer schienenden Gipsbehandlung kombiniert, wobei sich dorsale Gipslonguetten bewährt haben (Abb. **30**).

Auch der sog. **Transfixationsgipsverband** − im wesentlichen ein äußerer Festhalter − ist dadurch charakterisiert, daß sowohl im proximalen wie im distalen Hauptfragment je ein Steinmann-Nagel quer durchgebohrt ist und in den Gipsverband miteinbezogen wird.

Ist die Fraktur soweit konsolidiert, daß keine Verkürzung der Extremität mehr zustande kommt, wird die Behandlung z. B. einer Tibiafraktur im Oberschenkelgehgipsverband weitergeführt. Dieser Verband ist in der Regel ungepolstert, d. h. lediglich die vorstehenden Knochenpartien (Ferse, Malleoli, Fibulaköpfchen und Patella) sowie die obere und untere

Abb. **30** Lagerung im Bett bei kombiniertem Extensionsgipsverband. Die Krapp-Lagerungsschiene ist ca. 30 cm über der Matratze. Das Fußende des Bettes ist auf Klötzen hochgestellt.

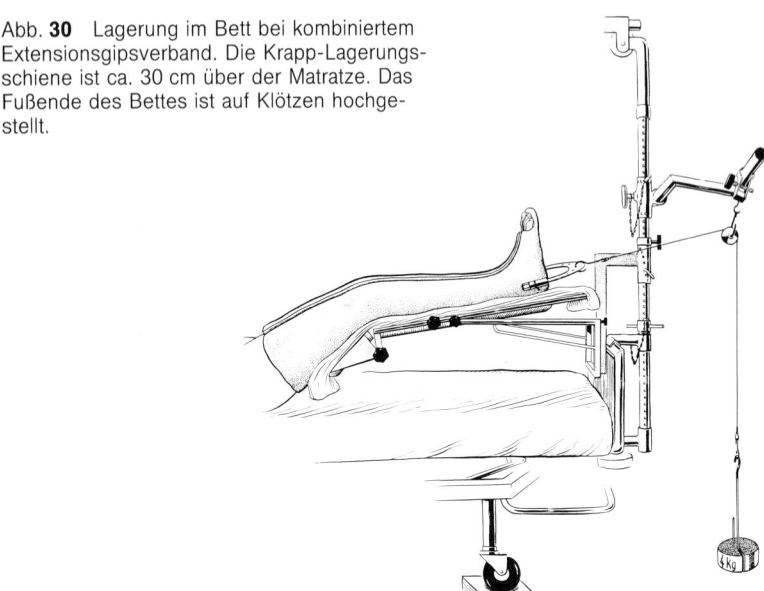

Begrenzung sind mit Filz oder dünnem Schaumstoff bedeckt. Die Dauer der immobilisierenden Behandlung im Gipsverband richtet sich nach dem Fortschreiten der knöchernen Heilung (Abb. **31**).

Die **Rehabilitation** umfaßt alle Maßnahmen, welche die Funktionstüchtigkeit der Extremität wiederherstellen und die Wiedereingliederung des Patienten in Familie, Beruf und Gesellschaft fördern. Im Vordergrund stehen aktive krankengymnastische Übungsbehandlungen zur Kräftigung der Muskulatur und Wiederherstellung der Beweglichkeit der Gelenke, Hydrotherapie und besonders Schwimmen im Thermalbad. Je nach Schwere und Lokalisation der Verletzung muß gelegentlich auch eine berufliche Umschulung in die Wege geleitet werden.

Die Domäne für die konservative Therapie sind die kindlichen Frakturen. Hierbei gelten im wesentlichen die gleichen Richtlinien, wie sie oben dargelegt wurden. Für die Behandlung der Oberschenkelfraktur im Kleinkindesalter hat sich vor allem die Heftpflasterextension, aber auch die Extension mittels suprakondylärem Kirschner-Draht bewährt. Da bei Kindern die Frakturkrankheit unbekannt ist, besteht nur in ganz bestimmten Fällen die Indikation zur operativen Knochenbruchbehandlung (S. 72).

Die **Vorteile der konservativen Behandlung** bestehen darin, daß der Frakturherd nicht eröffnet wird und das Frakturhämatom für die Knochenbruchheilung erhalten bleibt. Abgesehen von der sehr selten vorkommen-

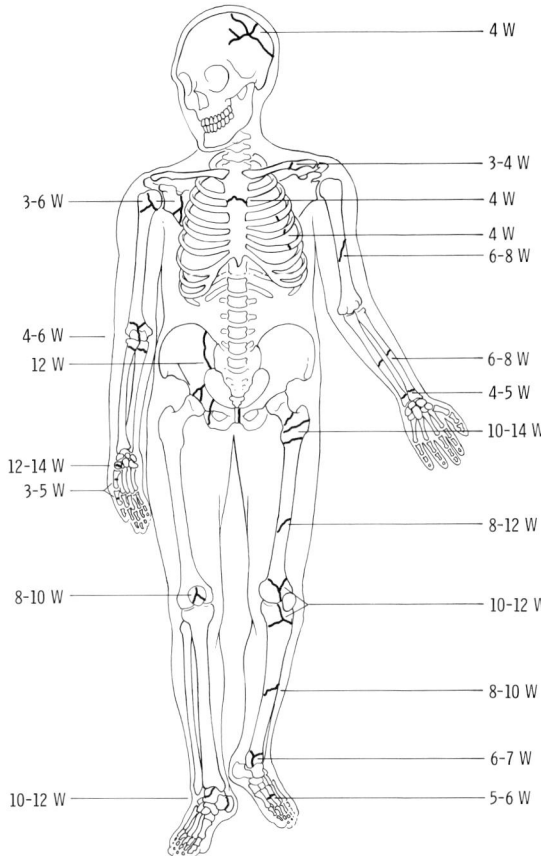

Abb. **31**   Mittlere Heilungsdauer der verschiedenen Knochenbrüche in Wochen bei konservativer Behandlung.

den Bohrdrahtostitis beim Extensionsverband besteht im Bereich der geschlossenen Fraktur keine Gefahr der Infektion (Abb. **32**).

Die **Nachteile** liegen vor allem in der Immobilisierung und dem möglichen Auftreten der Frakturkrankheit („maladie fracturaire"), der größeren Gefahr der Thrombose und der Thromboembolie, der Unmöglichkeit, die Intensivpflege beim Mehrfachverletzten durchzuführen, der größeren Häufigkeit für Fehlstellungen und Längenunterschiede, einer höheren Pseudarthrosenrate bei bestimmten Frakturen, der größeren Zahl an Röntgenaufnahmen zur Stellungskontrolle sowie einem nicht selten längeren stationären Aufenthalt (z. B. bei dynamischer Extension).

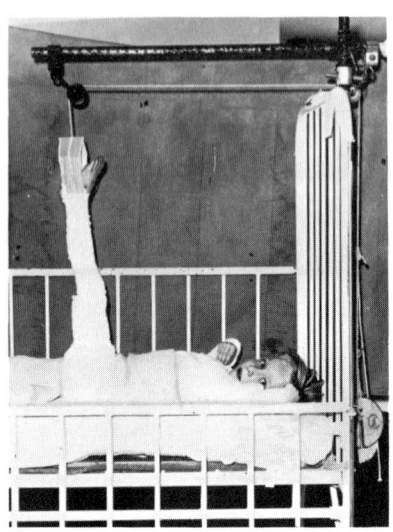

a

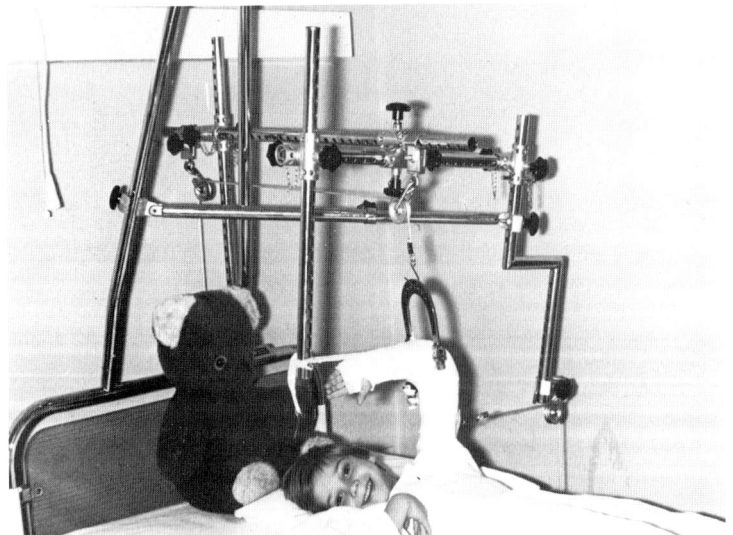

b

Abb. **32a**   Heftpflasterextension bei kindlicher Oberschenkelfraktur. Die Blutzirkulation in den Zehen ist **regelmäßig zu beobachten!**

Abb. **32b**   Drahtextension mittels Spannbügel nach Kirschner bei suprakondylärer Humerusfraktur. Zu beachten ist die deutliche Pronationsstellung (der Daumen zeigt zum Mund!).

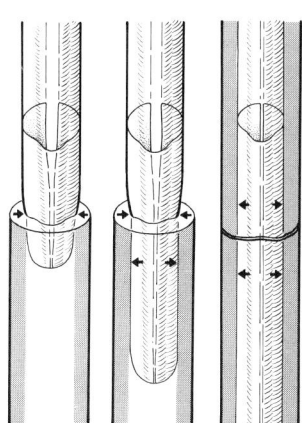

Abb. **33**   Prinzip der Marknagelung nach
Küntscher: Rohr-im-Rohr-Prinzip. Der Nagel
wurde von der Arbeitsgemeinschaft für
Osteosynthesefragen wesentlich modifiziert.

Merke: Eine solide konservative Knochenbruchbehandlung ist besser
als eine riskante operative mit unzulänglichen Mitteln, schlechter Operationstechnik in ungeeigneten Operationsräumen!

Fehler und Gefahren der äußeren Fixation durch Gipsverband sind:
− Zirkulationsstörung durch komprimierende Verbände
− venöse Stase und Schwellung − Zyanose
− arterielle Durchblutungsstörungen mit Blässe der Haut, Sensibilitätsverlust und gestörter Motorik
− umschriebene Drucknekrosen (schlechte oder falsche Polsterung, Fin-
gereindrücke u. ä.)
− passagere oder irreversible Nervenschädigungen durch Verbandsdruck
oder ungünstige Lagerung (z. B. Peronäuslähmung)
− Distraktion der Frakturenden mit der Gefahr der Pseudarthrosenbildung
− sekundäres Abgleiten der Fraktur in Fehlstellung (nach Abschwellung
des Ödems und zu weitem Gipsverband)
− Immobilisierungsschaden = Frakturkrankheit
− Sudeck-Dystrophie

Die operative Frakturbehandlung

Unter den operativen Behandlungsmethoden unterscheidet man zunächst
zwei große Gruppen der **stabilen Osteosynthesen** (Marknagelung, Platten-
und Schraubenosteosynthese, Fixateur externe) und die Gruppe der **adaptierenden Osteosynthesen** (mit Bohrdrähten, Cerclagen, „Rush pins"
usw.). Jede dieser Behandlungsmethoden hat ihren fest umrissenen Indikationsbereich.

Das Hauptziel der stabilen Osteosynthese ist die Wiedererlangung der nor-

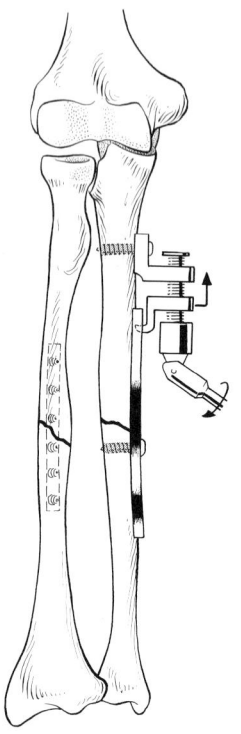

Abb. **34**   Kompressionsplatten-Osteosynthese am Beispiel der Vorderarmfraktur. Zuerst wird die Platte in einem Hauptfragment mit einer Schraube fixiert und dann das spezielle Spanngerät am anderen Hauptfragment montiert. Jetzt kann die Platte unter Zug und damit die Fraktur unter Kompression gesetzt werden. Das Spanngerät wird nach Einbringen von weiteren Schrauben wieder entfernt.

malen Gelenk- und Muskelfunktion bei mechanischer Neutralisation der Frakturzone in anatomischer Stellung und mit der größtmöglichen Sicherheit für eine knöcherne Heilung.

Die Marknagelung: Sie hat ihre beste Indikation beim Quer- und kurzen Schrägbruch des Femur und der Tibia im mittleren Drittel bzw. an den Übergängen zum proximalen und zum distalen Drittel hin. Das Prinzip der Marknagelung beruht auf der elastischen Verklemmung eines nicht sperrenden, intramedullären Kraftträgers nach dem Prinzip des Rohr-im-Rohr-Systems (Abb. **33**). Man unterscheidet die **gedeckte Marknagelung** von der **offenen**. An der Tibia können 96% und am Femur 92% der Marknagelungen gedeckt durchgeführt werden. Dies bedeutet, daß bei der Durchführung der Osteosynthese der Frakturherd selbst nicht eröffnet wird und so das Frakturhämatom erhalten bleibt. Die Operation selbst findet lediglich an den Nageleintrittsstellen statt; für das Femur im Bereich des Trochanter major und für die Tibia oberhalb der Tuberositas tibiae. Für die gedeckte Marknagelung sind ein spezieller Operationstisch und ein Röntgenbildverstärker mit Fernseheinrichtung erforderlich. Die Markhöhle wird in der

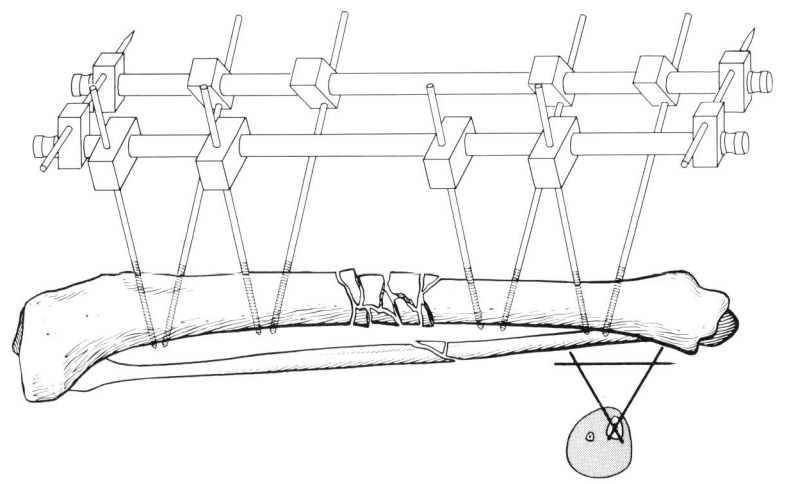

Abb. **35** Eine räumliche Anordnung, als „V"-förmige bekannt, eignet sich, wenn die Weichteilsituation nicht jede Plazierung zuläßt. Auch diese bietet gute Stabilität. Verwendet werden hier ausschließlich Schanz-Schrauben.

Regel mit einem Spezialbohrinstrumentarium aufgebohrt, um eine bessere Paßform zwischen Markhöhle und Marknagel zu erreichen. Schwerwiegende Ernährungsschäden des Knochens treten dabei nicht auf, da eine sehr rasche Revaskularisierung erfolgt. Das Prinzip der Marknagelung großer Röhrenknochen geht auf GERHARD KÜNTSCHER (1940) zurück. Das Verfahren wurde von der Arbeitsgemeinschaft für Osteosynthesefragen durch Verbesserung des Instrumentariums und Verfeinerung der Operationstechnik übernommen. Die Vorteile bei guter Indikationsstellung sind die rasche knöcherne Heilung, die sehr früh mögliche Belastbarkeit und vor allem auch die problemlose Nachbehandlung. Eine Weiterentwicklung stellt der **Verriegelungsnagel** dar in einer statischen bzw. dynamischen Funktion. Er ist speziellen Indikationen vorbehalten.

Plattenosteosynthese: Die Plattenosteosynthese (AO, 1963) findet überall dort Anwendung, wo keine Indikation für den Marknagel besteht. Dies heißt, daß vorwiegend Frakturen im metaphysären Bereich großer Röhrenknochen, aber auch in der Hand- bzw. Fingerchirurgie (spezielles Instrumentarium) hierfür in Frage kommen. Je nach dem Anwendungsprinzip erfüllt die Osteosyntheseplatte verschiedene Funktionen:

– Als **Neutralisationsplatte**, wobei durch Einzelschrauben zunächst die Fraktur selbst interfragmentär komprimiert wird und die Platte nur zusätzlich die Frakturzone mechanisch neutralisiert.
– Die **Kompressionsplatte** findet ihre Anwendung in der Regel zur Versorgung von Querbrüchen, wobei die Platte mit Hilfe eines speziellen Plat-

tenzuggerätes, das vorübergehend am Knochen angeschraubt wird, unter Zug genommen wird, wodurch es zur Kompression des Bruchspaltes kommt (Abb. **34**).

– Die **Abstützplatte** findet z. B. bei Tibiakopffrakturen Anwendung, indem eine angehobene Tibiakonsole nach Spongiosaunterfütterung abgestützt wird.

– Die **Zuggurtungsplatte** ist per definitionem jede Platte, die auf der Zugseite eines Skelettabschnittes angebracht ist (z. B. laterale Femurseite, Streckseite des Humerus, Streckseite der Ulna usw.).

Fixateur externe (äußerer Festhalter) (Abb. **35**): Das Prinzip der Osteosynthese mit dem Fixateur externe beruht auf einer zwei-, besser aber einer dreidimensionalen Verstrebung, die so vorgenommen wird, daß mehrere Steinmann-Nägel oder Schanz-Schrauben perkutan durch die Hauptfragmente eingebracht werden und mit Hilfe von Gewinde- oder Rohrstangen so untereinander verbunden werden, daß bei achsengerechter Stellung der Fraktur keine weiteren mechanischen Kräfte mehr in der Fraktur wirksam werden. Dieses Verfahren hat sich besonders zur Behandlung von offenen Frakturen, Trümmerbrüchen und bei Vorliegen einer Infektion bewährt.

Adaptationsosteosynthesen: Die adaptierenden Osteosynthesen haben ihre Indikation vor allem beim kindlichen Knochenbruch. Hierbei ist eine sehr strenge Indikationsstellung erforderlich (S. 73). Für die Behandlung von Frakturen im Erwachsenenalter gibt es lediglich Ausnahmeindikationen. Eine adaptierende Osteosynthese wird mit dem Ziel durchgeführt, ein günstiges, möglichst anatomiegerechtes Repositionsresultat so zu fixieren, daß es im zusätzlichen Gipsverband, der immer notwendig ist, sich nicht mehr verändern kann.

Merke: Die adaptierende Osteosynthese verbindet alle Nachteile der operativen Behandlung (erhöhte Infektionsgefahr) mit allen Nachteilen der konservativen Behandlung (Immobilisierung).

Die Gefahren der operativen Knochenbruchbehandlung sind:
– Gefahr der Infektion: Osteitis (Häufigkeit zwischen 1–4%)
– größere Gefahr einer chirurgischen Fehlleistung bezüglich der operationstechnischen Durchführung und der intraoperativen Verletzungsmöglichkeiten.

Die Vorteile der stabilen Osteosynthesen (Schrauben, Platte, Marknagel, Fixateur externe) sind: Die stabile Fixation erlaubt postoperativ unmittelbar mit aktiver Bewegungstherapie zu beginnen. Dies bedeutet beste Thromboembolieprophylaxe, Verhinderung von Muskel- und Skelettatrophie, Verhinderung der Einsteifung von Gelenken, Verbesserung der Zirkulationsverhältnisse, Prophylaxe der Fettembolie.

Die exakte Reposition bedeutet Wiederherstellung der normalen Skelett-

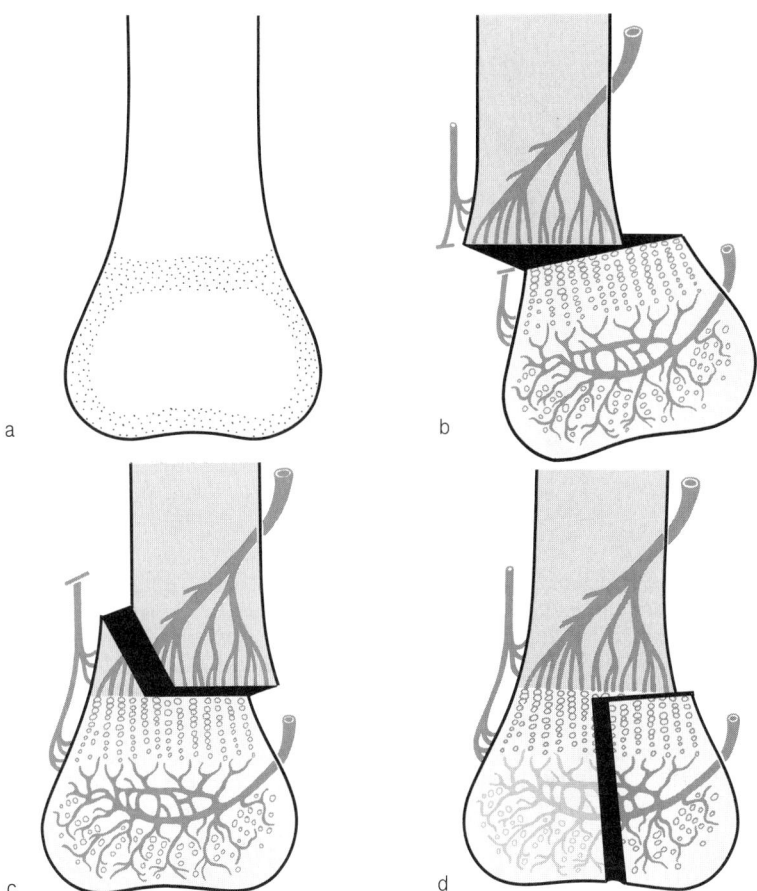

Abb. **36a–d** Epiphysenfugenverletzungen und -frakturen. Einteilung nach Aitken:
a einfache Lockerung ohne sichtbare Dislokation; **b** reine Epiphysiolyse; **c** Aitken
I: Lyse mit metaphysärem Fragment; **d** Aitken II: Fraktur durchkreuzt die Wachstumsfuge.

anatomie. Dies ist besonders für die Gelenkfunktion und Gelenkmechanik
wichtig.

Der stationäre Aufenthalt wird in der Regel verkürzt. Nur durch die Osteosynthese wird die Intensivpflege beim polytraumatisierten Patienten möglich. Als paramedizinische Gesichtspunkte kann die verbesserte Körperhy-
giene usw. angeführt werden.

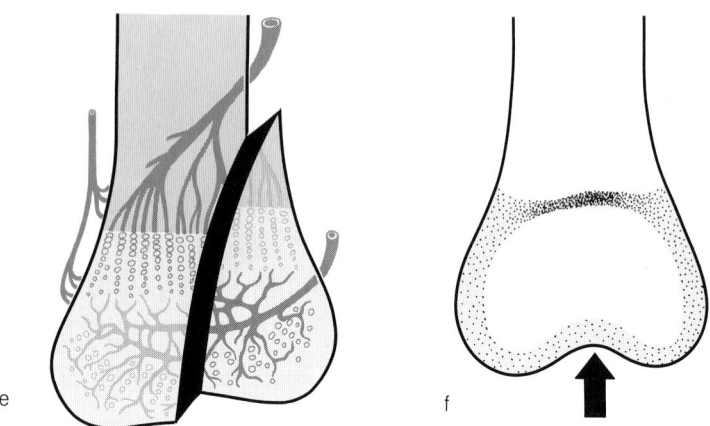

e   f

Abb. **36 e**　Aitken III: Fraktur durchkreuzt die Wachstumsfuge bis in die Metaphyse = metaphysäres Fragment; **f** axiale Epiphysenstauchung: röntgenologisch nicht zu analysieren. Verlauf beobachten!

Nachteile der Osteosynthesen: Die Nachteile der Osteosynthesen liegen in den oben erwähnten Gefahren und hier insbesondere der Möglichkeit einer Knocheninfektion. Außerdem ist in der Regel ein Zweiteingriff zur Implantatentfernung nach knöcherner Konsolidierung notwendig.

Die Grundlagen der Therapie bei der **chronischen posttraumatischen Osteitis** entsprechen den alten chirurgischen Regeln. Dabei kommt es im wesentlichen darauf an, die mechanische Stabilität zu belassen oder wiederherzustellen, alles tote und schlecht durchblutete Gewebe chirurgisch zu entfernen und vorhandene Defekte mit biologisch hochwertigem Knochengewebe (autologe Spongiosa) aufzufüllen. Das Behandlungskonzept der chronischen, posttraumatischen Osteitis beruht auf der strikten Durchführung und Einhaltung der „Viermal-**S**-Regel" (**S**equestrotomie/**S**tabilität/**S**pülen/**S**pongiosaplastik). Auch die Einhaltung der Reihenfolge dieser speziellen Maßnahmen ist notwendig. Die hochdosierte antibiotische Behandlung stellt eine flankierende Maßnahme dar und ist sinnvoll nur nach Austestung und zur Behandlung des akuten bzw. subakuten Stadiums bzw. zur Abschirmung operativer Maßnahmen.

> **Merke:** Die echte Ausheilung einer Osteitis ist nicht möglich. Alle therapeutischen Maßnahmen führen lediglich zu einem Prozeßstillstand. Eine Osteitis kann jederzeit erneut aufflackern.

Jahrelang bestehende Fisteleiterungen können auch einmal zu einem Fistelkarzinom führen. Deswegen sollte in solchen Fällen immer eine Biopsie

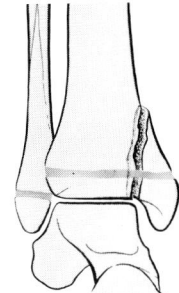 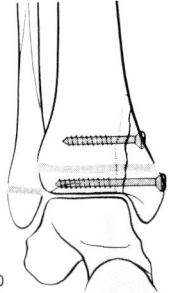

a   b

Abb. **37 a** Epiphysenfugenfraktur vom Typ Aitken III an distaler Tibia = Indikation zur sofortigen Operation. **b** „Wasserdichte" Kompressionsverschraubung, ohne die Epiphysenfuge zu tangieren.

durchgeführt werden. Auch an das Auftreten einer Amyloidose ist zu denken. Chronische Verläufe bei Osteitis sind gelegentlich auch auf arterielle Durchblutungsstörungen in der entsprechenden Extremität zurückzuführen. Für alle diese Fälle kommt die Amputation im Gesunden (evtl. offen) in Frage mit anschließender prothetischer Versorgung.

Die Osteosynthese beim kindlichen Knochenbruch

Die operative Behandlung eines kindlichen Knochenbruches stellt die Ausnahme dar und ist nur in 10–15% aller Fälle notwendig. Dabei ist eine strenge Indikationsstellung zu beachten. Diese umfaßt folgende Frakturen:

– Frakturen durch die Wachstumsfuge (Aitken II und III)
– die Schenkelhalsfraktur mit Dislokation (medial und lateral)
– Distraktionsfrakturen (Patella, Olekranon usw.)
– offene Frakturen vom Schweregrad II und III
– irreponible Frakturen
– Schaftfrakturen langer Röhrenknochen im Falle der Intensivpflege
– pathologische Frakturen (z. B. bei juvenilen Knochenzysten usw.)
– spezielle Frakturen am Ende des Wachstums
– Pseudarthrosen und in Fehlstellung geheilte Frakturen

Vor allem die Frakturen in der Nähe oder durch die Wachstumsfuge hindurch verlangen eine differenzierte Behandlung. Hierbei hat sich die Einteilung nach AITKEN (Abb. **36**) besonders gut bewährt. Bei der Fraktur Aitken II und III besteht eine Kontinuitätstrennung der Wachstumsscheibe. Voraussetzung für ein weiteres ungestörtes Wachstum ist die millimetergenaue Reposition der Wachstumsscheibe, so daß beide Fragmente gleiches Niveau haben. Hinzu muß eine Kompression kommen, welche eine Kallusbildung im interfragmentären Bereich verhindert (sog. „wasserdichter Verschluß") (Abb. **37**).

Außerdem muß berücksichtigt werden, daß keine Schrauben die Wachstumsfuge überqueren dürfen, die eine Kompression ausüben können (sog. Kompressionsschrauben). Bohrdrähte, welche die Epiphysenfuge überqueren, sollten möglichst senkrecht liegen, um den entstehenden Defekt klein zu halten. Mehrfache Bohrversuche auf engem Raum sollten nicht unternommen werden, weil dadurch die Gefahr der Epiphysiodese gegeben ist (Wachstumsstillstand, Fehlwachstum).

Knochentransplantation

Knöcherne Defekte verlangen die primäre oder sekundäre Auffüllung mit Spongiosa oder kortikospongiösen Spänen. In speziellen Fällen wird auch Kompaktaknochen transplantiert.

Autologe Spongiosa wird am besten aus dem Beckenkamm, dem Trochanter major oder gelegentlich auch aus dem Tibiakopf gewonnen und direkt in den Defekt satt eingelegt. Homologes (allogen) Knochengewebe stammt heute meist von Hüftköpfen, die bei der Totalendoprothesenoperation des Hüftgelenkes gewonnen werden. Sie werden zerkleinert und bei minus 35–40° C kältekonserviert. Homologes Knochengewebe führt zu einer osteogenetischen Induktion, wobei die neugebildeten Osteoblasten vom umgebenden, gut vaskularisierten, pluripotenten mesenchymalen Gewebe stammen. Die Vorgänge werden vermutlich von einem noch nicht näher definierten „Bone Morphogenetic Protein" (BMP) ausgelöst. Eine stärkere Immunreaktion ist nicht zu erwarten, da das thermolabile T-Antigen bei den genannten Minustemperaturen zerstört wird. Auf die Übereinstimmung der klassischen Blutgruppe zwischen Spender und Empfänger kann verzichtet werden. Eine Beeinträchtigung des Transplantationserfolges infolge Inkompatibilitätsreaktion wurde bisher nicht festgestellt. Dagegen muß dem Rh-Faktor bei Frauen im gebärfähigen Alter strenge Beachtung geschenkt werden, da eine Rh-negative Empfängerin durch homologes Knochentransplantat eines Rh-positiven Spenders sensibilisiert werden kann.

Für die Spendertauglichkeit müssen einige Basiskriterien erfüllt sein:
– leere Infektionsanamnese
– keine übertragbaren Krankheiten (z. B. Lues, Malaria, Virushepatitis, AIDS)
– keine längerdauernde Kortisonbehandlung
– keine Langzeitbeatmung (z. B. bei Organspendern)
– leere Krebsanamnese

Als Indikation für die homologe Knochentransplantation gelten:
– Defektauffüllung bei geschlossenen Stück-, Trümmer- oder Defektfrakturen
– Knochenanlagerung bei Verbundosteosynthese von pathologischen Frakturen
– Auffüllung von Knochenzysten

Von der autologen Knochentransplantation wird bei folgender Indikation Gebrauch gemacht:
- offene Frakturen aller Schweregrade bei primärer Versorgung von Defekten
- doppelseitige geschlossene Femurfrakturen bei Plattenosteosynthese
- Knochendefekte unmittelbar subchondral
- atrophe Pseudarthrose
- Defektauffüllung bei Osteitis/Osteomyelitis (nach Sequestrotomie usw.)

Wegen der Gefahr der HIV-Übertragung wird heute schon vielfach auf Autoklavierung bzw. Gamma-Bestrahlung von homologer Spongiosa übergegangen.

Die Nachbehandlung der Osteosynthesen

Die stabile Osteosynthese gewährleistet die Nachbehandlung ohne zusätzliche von außen fixierende Verbände (Gipsverband). Die Extremität kann unmittelbar postoperativ auf einer Lagerungsschiene hochgelagert werden. Dadurch wird die Abschwellung des posttraumatischen und postoperativen Ödems erreicht. Darüber hinaus werden antiphlogistische Medikamente, wie Reparil, Voltaren u. ä., sowie Diuretika (z. B. Lasix) verordnet.

Jede operativ versorgte Fraktur wird über ein geschlossenes System (Redon-Saugdrainage) abdrainiert. Diese Drainagen werden nach 24, spätestens 48 Stunden entfernt. Die aktive Bewegungstherapie beginnt bereits am 1. postoperativen Tag durch gezielte krankengymnastische Übungen. Wesentlich dabei ist, daß die Schmerzgrenze nicht überschritten wird. Bei Osteosynthesen im Bereich des Unterschenkels und oberen Sprunggelenkes ist eine Spitzfußprophylaxe notwendig. Sie wird am besten durch ein entsprechendes Widerlager an der Schiene oder durch eine abnehmbare Gipsschiene erreicht. Nach eingetretener Abschwellung (5−7 Tage) werden, wenn es sich um die untere Extremität handelt, beide Unterschenkel bis zum Kniegelenk mit elastischen Binden gewickelt. Es folgen zunächst Gehübungen im Gehwagen und später an Unterarmgehstöcken. Sobald der Patient damit vertraut und sicher geworden ist, kann die Entlassung in ambulante Behandlung erfolgen. Mindestens 3mal wöchentlich sollten weiterhin krankengymnastische Übungsbehandlungen zur Kräftigung der Muskulatur und Wiederherstellung der freien Beweglichkeit der Gelenke durchgeführt werden. Röntgenkontrollen sind nach 4, 8 und 12 Wochen in der Regel notwendig.

Die Aufnahme der Belastung bei Frakturen der unteren Extremität steht in Abhängigkeit vom Fortschritt der knöchernen Konsolidierung. Nach Schrauben- bzw. Plattenosteosynthese ist dies bei einer Tibiafraktur in der Regel nach 8−12 Wochen, bei Oberschenkelfrakturen nach 10−16 Wochen der Fall. Trümmerfrakturen bedürfen einer längeren Entlastungszeit. Die Beurteilung der Röntgenbilder nach Osteosynthese ist gelegentlich nicht einfach (S. 80).

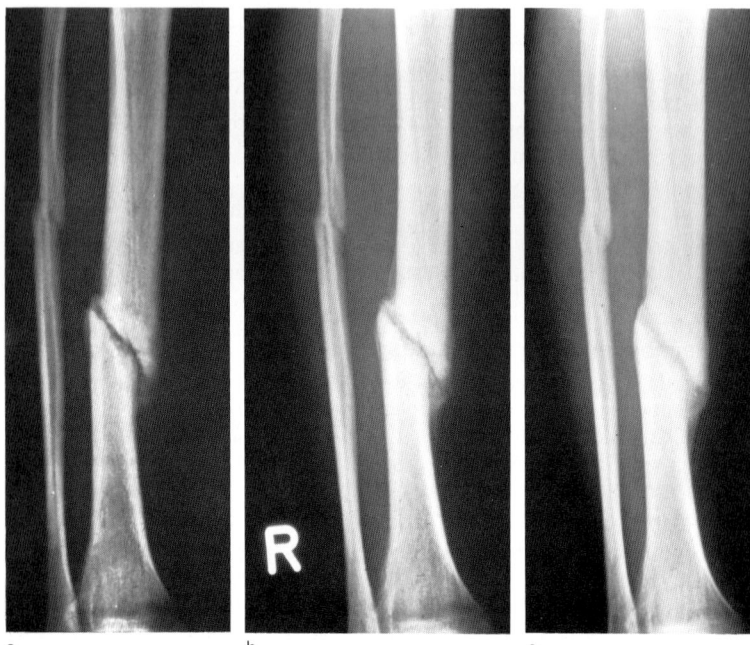

a   b   c

Abb. **38** Frakturheilung bei konservativer Behandlung einer Unterschenkelfraktur
rechts. **a** Nach 6 Wochen ist eine zarte Kallusbildung, die unscharf ist, zu erkennen.
b 4 Wochen später ist sie wesentlich dichter, und die Frakturspalte erscheint verwa-
schen, weil die Heilung sowohl durch periostale als auch endostale Kallusbildung vor
sich geht und dies in allen Ebenen. **c** Weitere 4 Wochen später ist die Fraktur konsolidiert und gut belastungsfähig. Die Strukturierung des periostalen Kallus ist gut zu erkennen; die Bruchspalte hat sich verdichtet. Es besteht eine geringe Varusfehlstel-
lung. Die Skelettatrophie hat sich gegenüber den Voraufnahmen gebessert.

Die Knochenbruchheilung

Ungestörte Frakturheilung

Wesentliches Merkmal bei der Wiederherstellung der Kontinuität einer
Fraktur ist die Überbrückung durch **organotypisches Gewebe**, welches
geeignet ist, der früheren Funktion vollauf gerecht zu werden. Im wesentlichen sind hierzu zwei Wege möglich. Der erste Weg führt über die periostale und endostale Kallusbildung, welche sich manschettenförmig um den
Bruch herum bildet und deutlich im Röntgenbild sichtbar ist. Der zweite
Weg entspricht der angiogenen Knochenbruchheilung und zeigt im Röntgenbild keine sichtbare Kallusbildung. Die Wiedervereinigung der Bruch-

stücke erfolgt hier im Havers-System durch wechselseitige Verzapfung mit neu gebildeten Osteonen. Welcher Weg nun beschritten wird, ist abhängig von der angewandten Therapieform und der damit verbundenen biomechanischen Konstellation. In beiden Fällen sind für eine ungestörte Knochenbruchheilung folgende Voraussetzungen notwendig:

– Gute lokale Vaskularisation sowohl des Skelettes wie der Weichteile
– mechanische Ruhe am Frakturherd, wobei besonders Scher-, Zug- und wechselnde Biegekräfte ausgeschaltet werden müssen
– keine lokale Infektion
– keine Medikamente, welche die Frakturheilung hemmen (z. B. Heparin, Dicumarole, Zytostatika usw.)

Eine Knochenbruchheilung über **periostale** und **endostale Kallusbildung** wird bei der konservativen Frakturbehandlung (Abb. **38**) und bei der Marknagelosteosynthese erwartet. Dabei setzt die Kallusbildung entfernt vom Frakturspalt ein und geht vom parossalen Gewebe aus. Hierzu zählt man das Periost, das Markgewebe und den Inhalt der Havers-Kanäle. Man findet also Kallusbildung periostal und im Markraum, Bindegewebs- und Faserknorpelbildung zunächst im interfragmentären Bereich. Der stark gesteigerte innere Umbau der Substantia compacta entspricht dem Stadium der Revitalisierung, so daß hierdurch die Heilung entscheidend beeinflußt wird. Die Knochenneubildung geht entlang dem aufgebauten fibrokartilaginären Gewebe weiter. Sie läßt sich weitgehend mit den embryonalen Verhältnissen vergleichen, weil sie dem Bild der desmalen Ossifikation folgt. Einer Matritze gleich werden die Osteoblasten dank des Vordringens der Blutgefäße zwischen den ausgespannten Bindegewebsfasern angesiedelt. Sie können so das Osteoid bilden, ablagern und schließlich verkalken (SCHENK 1972).

PAUWELS (1940) hat schon früher versucht, durch eine biomechanische Konzeption diese Vorgänge zu interpretieren. Eine instabil fixierte Fraktur ist Bewegungen ausgesetzt, die dazu führen, daß das Blastem, welches sich aus dem osteogenetischen Gewebe entwickelt hat, einer fortwährenden mechanischen Beanspruchung ausgesetzt wird. Die Folge ist, daß Knochenbildung unter diesen Umständen nur in einer bestimmten Entfernung von der Unruhezone aus möglich ist. Die mechanische Beanspruchung induziert ferner auf der Zugseite die Bindegewebsbildung, auf der Druckseite dagegen die Knorpelbildung. Erst allmählich erfolgt der Ersatz dieser intermediären Gewebe durch Knochenmaterial. Aber nicht nur bei der konservativen Knochenbruchbehandlung spielen physikalische Einflüsse (Biomechanik) eine Rolle, sondern ganz besonders auch bei der operativen Behandlung.

Merke: Je geringer die Fragmentdislokation ist, desto deutlicher überwiegt die medulläre Gefäßsprossung. Bei stärkerer Dislokation ist der Anteil an der Vaskularisation des Kallus durch Periost und parossäre Gefäßquellen wesentlich größer.

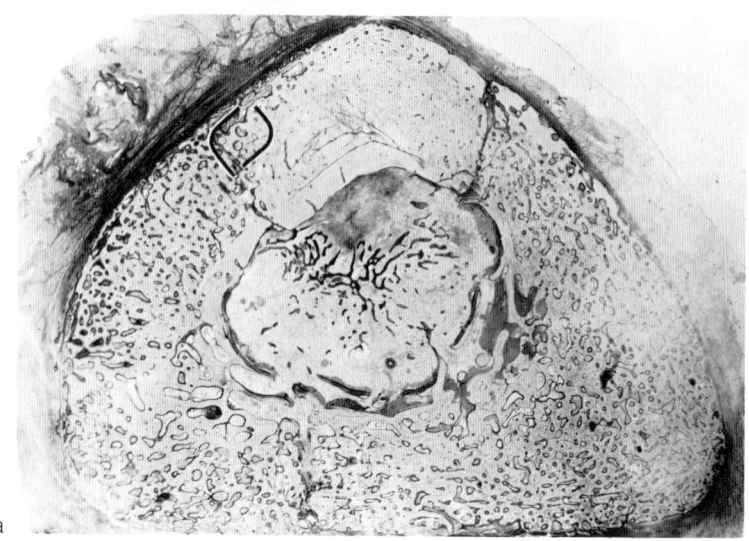

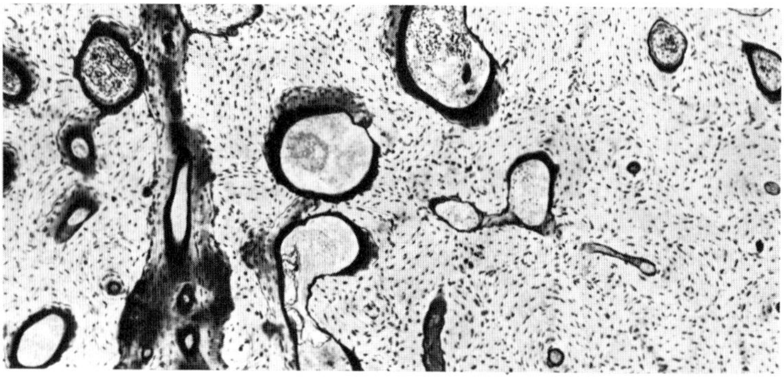

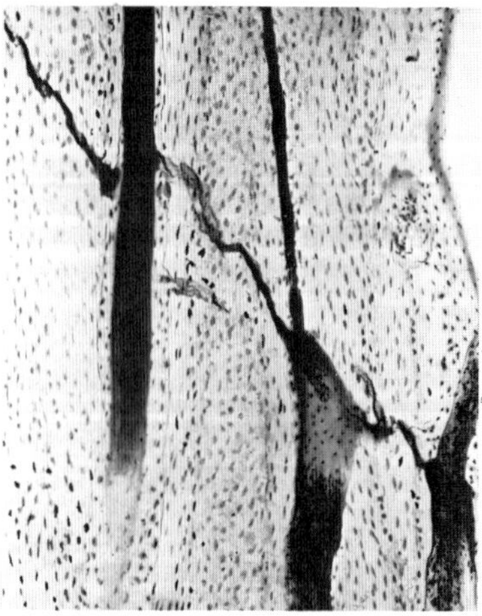

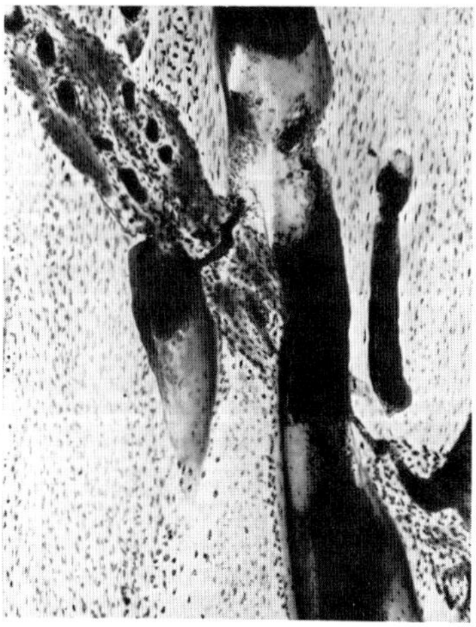

Die Knochenbruchheilung nach korrekter Verschraubung und nach Plattenosteosynthese geht einen anderen Weg, wenn stabile Verhältnisse erzielt wurden. Der Unterschied besteht darin, daß man im Röntgenbild in keiner Phase eine sichtbare Kallusbildung erkennt. Dies beruht darauf, daß die Heilung primär erfolgt durch unmittelbare Wiederherstellung der ursprünglichen Osteostruktur in der Kortikalis. Dies ist gleichbedeutend mit einer Restitutio ad integrum (Lamellenknochenbildung), ohne daß der Umweg über einen Fixationskallus notwendig ist.

Voraussetzung für diese Art der Knochenbruchheilung ist die anatomische Reposition mit interfragmentärer Kompression und mechanischer Neutralisation der Frakturzone für die gesamte Dauer der Heilung. Unter diesen Bedingungen kommt es entweder zur **Kontakt-** oder zur **Spaltheilung**. Eine Kontaktheilung tritt dann ein, wenn die Fragmente − auch im mikroskopischen Bereich − miteinander in inniger Berührung sind. In diesem Falle erfolgt primäre angiogene Knochenheilung über longitudinal ausgerichtete neue Osteone. Enchondrale oder desmale Zwischenstufen fehlen vollständig (PERREN u. Mitarb. 1969). Die Spaltheilung kommt an den Stellen zustande, bei denen eine feinste bis feine Spaltbildung vorhanden ist. Hier verläuft der Heilungsprozeß in zwei Stufen, aber ebenfalls angiogen. Zunächst wird die Spalte durch Knochengewebe ausgefüllt und erst dann kann der longitudinale Durchbau über die Spalte hinweg durch längsgerichtete Osteone erfolgen (Abb. **39**).

Merke: Die primäre Knochenheilung unter stabilen Bedingungen weist im Röntgenbild **keine** sichtbare Kallusbildung auf. Sie wird erwartet nach der Plattenosteosynthese, der reinen Verschraubung und der Osteosynthese mit dem dreidimensionalen Fixateur externe.

◄ Abb. **39** Primäre Frakturheilung beim Menschen. Das Untersuchungsmaterial stammt von einer stabil fixierten Tibiafraktur eines 17jährigen Mädchens, das 12 Wochen nach dem Unfall an einer Hirnblutung ad exitum kam. **a** Übersichtsaufnahme eines Tibiaschliffes: Der vordere Drehkeil ist erst an den Frakturrändern revitalisiert. In den übrigen Partien der Kompakta fällt die enorm gesteigerte Regenerationstätigkeit auf, die bereits mehr als $2/3$ aller Osteone erfaßt hat. **b** Der in **a** eingerahmte Abschnitt zeigt bei stärkerer Vergrößerung das Bild der Spaltheilung. Die Umbautätigkeit greift auf den devitalisierten Drehkeil über. **c** Kontaktheilung mit 3 regenerierenden Osteonen an einer perfekt adaptierten Stelle der Fraktur. **d** Längsschliff durch eine leichte klaffende Frakturstelle, die unter dem Bild der Spaltheilung zweiphasig heilt. Sie ist bereits durch primär entstandenes Knochengewebe ausgefüllt und wird an einer Stelle von einem regenerierenden Osteon durchquert (unentkalkte Längsschliffe, Fuchsinfärbung). (Aus *H. Willenegger, S. M. Perren, R. Schenk:* Chirurg 42 [1971] 241.)

Beurteilung der Knochenbruchheilung im Röntgenbild

Für die Beurteilung des Röntgenbildes im Zuge der Frakturheilung ist die Art der durchgeführten Frakturbehandlung entscheidend. Während man bei der konservativen Behandlung und nach der Marknagelosteosynthese als Kriterium der knöchernen Heilung den zunehmend dichter werdenden und sich strukturierenden Kallus deutlich erkennt, fehlt dieser bei der stabilen Osteosynthese, wenn sie im Sinne der reinen Kompressionsverschraubung, der Plattenosteosynthese oder mit dem Fixateur externe durchgeführt wurde.

Der Röntgensymptomatik nach unterscheidet man deshalb eine direkte und eine indirekte Knochenbruchheilung. Die indirekte Heilung erfolgt über die Kallusbildung, während die direkte, angiogene im Haversschen System also ohne sichtbare Kallusbildung abläuft. Infolge des exakt schlüssigen Kontaktes der Fragmente untereinander kommt es zur sog. Kontakt- und Spaltheilung, wie dies oben beschrieben wurde. Im wesentlichen handelt es sich bei der Spaltheilung um einen zweiphasigen Prozeß. Er wird eingeleitet zunächst durch die Plombierung der verbliebenen feinen Frakturspalte mit der Ablagerung von Osteoid, welches über einsprossende Gefäße sowohl vom Periost, Markraum und auch von den Havers-Kanälchen aus gebildet wird. In einer zweiten Phase erfolgt dann der longitudinale Durchbau der Frakturstelle. Besteht dagegen direkter Kontakt der Bruchstücke, so daß kein Spalt verblieben ist, wird die Frakturstelle im direkten Anlauf durch den longitudinalen Durchbau in den Haversschen Kanälchen durch wechselseitige Verzapfung überbrückt (Abb. **40**).

Tritt bei einer Plattenosteosynthese trotzdem im Röntgenbild sichtbare Kallusbildung auf, so ist dies stets als Zeichen einer **Instabilität** zu werten. Entsprechende Maßnahmen, wie z. B. wieder einsetzende Entlastung der Extremität oder gar zusätzliche Anlage eines Gipsverbandes sind erforderlich, um trotzdem noch eine Heilung zu erzielen. Der Kallus ist in diesen Fällen unregelmäßig und unscharf begrenzt und wird als Reizkallus bezeichnet. Unter günstigen Bedingungen kann er zum Fixationskallus ausdifferenzieren. Weitere Zeichen für Instabilität sind Lysezonen um die Schraubengewinde herum und Veränderungen der Plattenlage u. ä.

Merke: Sichtbare Kallusbildung bei einer Verschraubungs- oder Plattenosteosynthese ist ein Alarmzeichen und verlangt zusätzliche stabilisierende Maßnahmen.

Die gestörte Knochenbruchheilung

Der Ablauf der Frakturheilung muß dann als gestört angesehen werden, wenn die Frakturzone nicht in angemessener Frist durch Knochenneubildung so überbrückt ist, daß die Funktion der verletzten Gliedmaße als wiederhergestellt betrachtet werden kann. Als angemessen wird ein Zeitraum von 4−6 Monaten angesehen.

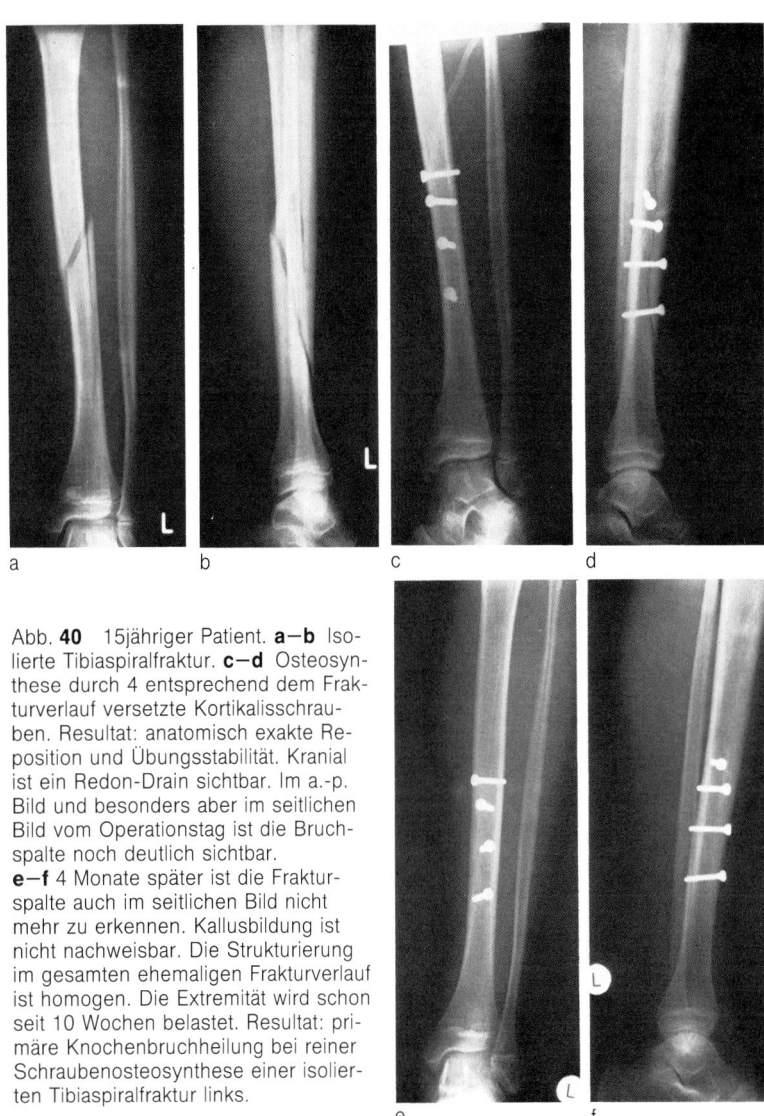

a   b   c   d

Abb. **40** 15jähriger Patient. **a–b** Isolierte Tibiaspiralfraktur. **c–d** Osteosynthese durch 4 entsprechend dem Frakturverlauf versetzte Kortikalisschrau-
ben. Resultat: anatomisch exakte Reposition und Übungsstabilität. Kranial
ist ein Redon-Drain sichtbar. Im a.-p.
Bild und besonders aber im seitlichen
Bild vom Operationstag ist die Bruchspalte noch deutlich sichtbar.
e–f 4 Monate später ist die Frakturspalte auch im seitlichen Bild nicht
mehr zu erkennen. Kallusbildung ist
nicht nachweisbar. Die Strukturierung
im gesamten ehemaligen Frakturverlauf
ist homogen. Die Extremität wird schon
seit 10 Wochen belastet. Resultat: primäre Knochenbruchheilung bei reiner
Schraubenosteosynthese einer isolierten Tibiaspiralfraktur links.

e   f

Es kommen für die Störung einer Knochenbruchheilung folgende Faktoren
in Betracht:
− **mechanische Störkräfte** (permanente Unruhe am Frakturherd, mehrfa-

che Repositionsmanöver, ungenügende Immobilisierung, Auftreten von Scher-, Biege- und Zugkräften)
- **devitalisierte Fragmente** (Nekrosen)
- **schlechte lokale Vaskularisation** (im Bereich der Weichteile und des Knochens, welche traumatisch oder aber krankheitsbedingt sein kann)
- **Defektfraktur** (mit fehlendem biologischen Substrat)
- **lokale Infektionen** (nach offener Fraktur, nach Osteosynthese)
- **Medikamente** (Kortison, Dicumarole, Heparin bzw. Liquemin, Zytostatika u. a.)

Die ausgebliebene knöcherne Heilung (Pseudarthrose)

(Synonyma: Falschgelenk, Nearthrose, „false joint"; Pseudarthrose, „non-union")

Unter einer **Pseudarthrose** versteht man die traumatisch oder spontan bedingte Kontinuitätstrennung, welche nach 6−8 Monaten nicht knöchern geheilt ist (non-union).

Man unterscheidet zwei große Gruppen voneinander, und zwar die **biologisch reaktionsfähige Pseudarthrose** und die **biologisch reaktionsunfähige bzw. avitale Pseudarthrose** (WEBER u. ČECH 1973).

In der ersten Gruppe der **biologisch reaktionsfähigen Formen** finden sich drei Graduierungen:
- hypertrophische, kallusreiche Pseudarthrose (elefantenfußartig)
- leicht hypertrophische, kallusarme Pseudarthrose (pferdefußähnlich)
- oligotrophische, kalluslose Pseudarthrose

Bei den biologisch reaktionsfähigen Formen besteht in der Regel keine lokale Infektion. Die hypertrophische Form wird am ehesten nach konservativer Knochenbruchbehandlung oder nach Marknagelung (zu dünner Marknagel) gefunden. Die leicht hypertrophische, kallusarme Pseudarthrose ist charakteristisch für eine instabile Plattenosteosynthese (Unruhekallus). Die oligotrophische, kalluslose Pseudarthrose wird vor allem nach unsachgemäßer Extensionsbehandlung, fehlerhafter Plattenosteosynthese und adaptierenden Operationen, wie z. B. nach Drahtcerclagen, gefunden.

Die avitale Pseudarthrose dagegen unterscheidet aufgrund morphologischer Kriterien drei Formen:
- dystrophische Pseudarthrose
- nekrotische Pseudarthrose
- knochensubstanzfreie Pseudarthrose

Darüber hinaus muß die infizierte von der infektfreien avitalen Pseudarthrose unterschieden werden.

Die **dystrophische Pseudarthrose** findet sich vor allem nach Schrauben- und Plattenosteosynthesen bei gestörter Zirkulation z. B. eines intermediären Fragmentes. Die **nekrotische Pseudarthrose**, bei welcher ein intermediäres oder mehrere Fragmente von der Zirkulation ausgeschaltet sind, kommt

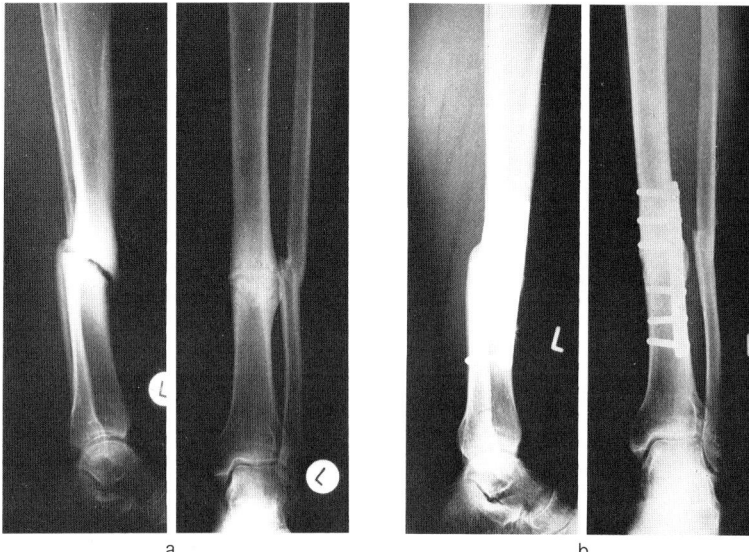

a   b

Abb. **41 a** Leicht hypertrophische, Pferdefuß-Pseudarthrose nach konservativer Knochenbruchbehandlung; **b** Ausheilung nach einfacher Plattenosteosynthese. Röntgenbild 6 Monate nach Operation.

vor allem nach Plattenosteosynthese einer Trümmerfraktur oder offener Marknagelung einer derartigen Fraktur vor.

Von einer **Defekt-Pseudarthrose** spricht man, wenn Knochensubstanz fehlt. Ursache hierfür können offene Frakturen sein, mit Verlust von größeren Fragmenten sowie Substanzverlust nach Sequestrotomie oder Tumorresektion, wobei die freie Knochentransplantation entweder unterlassen wurde oder das Transplantat nicht einheilte.

Bei gleichzeitigem Vorliegen eines Infektes ist die Knochennekrose durch den Infekt selbst bedingt (Sequester). Wenn in einem solchen Falle jegliche knöcherne Reaktion auch in der weiteren Umgebung fehlt (Szintigraphie), spricht man auch von der atrophischen, avaskulären Pseudarthrose.

Therapie: Für die Behandlung einer Pseudarthrose muß in jedem Falle ein Behandlungskonzept entwickelt werden. Dieses respektiert die heute gültigen Behandlungsgrundsätze. Hierbei ist eine differenzierte Diagnostik notwendig, um den Einzelfall einer bestimmten Gruppe zuzuordnen. Für diese Klassifizierung sind nicht selten Schichtaufnahmen, Szintigraphie, Angiographie und evtl. Bakteriologie notwendig. Jeder Pseudarthrosentyp hat seine eigene spezielle Therapie. Gemeinsam und entscheidend ist für alle die Schaffung stabiler mechanischer Verhältnisse, die Defektüberbrückung

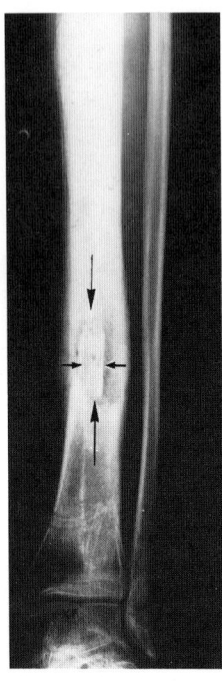

Abb. **42**   4,5 cm langer Sequester in der Tibiamark-
höhle mit deutlicher periostaler Reaktion. Vorausgegan-
gen ist eine gedeckte Marknagelung mit anschließender Markraumphlegmone.

mit vitaler Knochensubstanz und beim Vorliegen eines Infektes Anwendung gezielter Maßnahmen (s. Infektpseudarthrose S. 85).

Die Einteilung der Pseudarthrosen in biologisch reaktionsfähige und biologisch reaktionsunfähige hat sich gerade im Rahmen der Verfahrenswahl
außerordentlich bewährt. In Abhängigkeit vom Vitalitatsgrad der Pseudarthrose kommen folgende **therapeutische Maßnahmen** zur Anwendung:

- **Hypertrophische, kallusreiche Pseudarthrose:** Erzielung von Stabilität je
  nach Lokalisation und Weichteilverhältnissen durch Marknagelung, Plattenosteosynthese, Zuggurtung und seltener Fixateur externe (Abb. **41**).
- **Leicht hypertrophische, kallusarme Pseudarthrose:** Erzielung von Stabilität (wie oben).
- **Oligotrophische kalluslose Pseudarthrose:** Erzielung von Stabilität (wie
  oben) + Dekortikation + autologe Spongiosaplastik.
- **Biologisch reaktionsunfähige, avitale Pseudarthrose:** Erzielung von Stabilität durch Plattenosteosynthese bzw. Fixateur externe + Dekortikation + autologe Spongiosaplastik.

Die Entscheidung, ob avitale (aseptische) Fragmente entfernt werden müssen oder ob sie als stabilitätsbringende Bausteine belassen werden können,

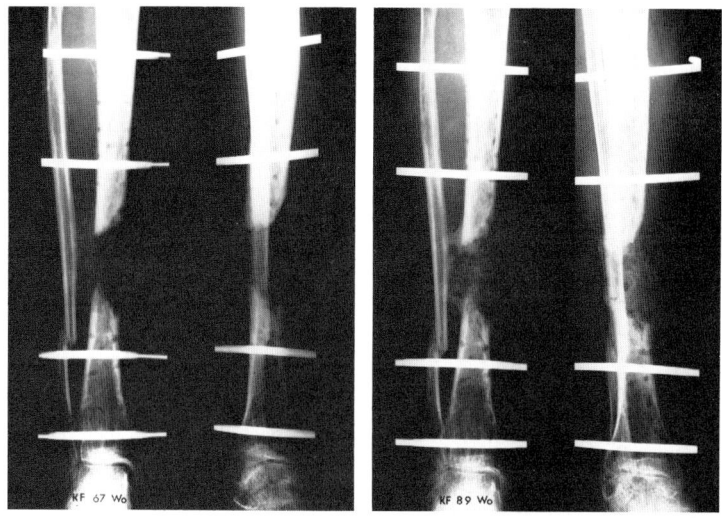

a

b

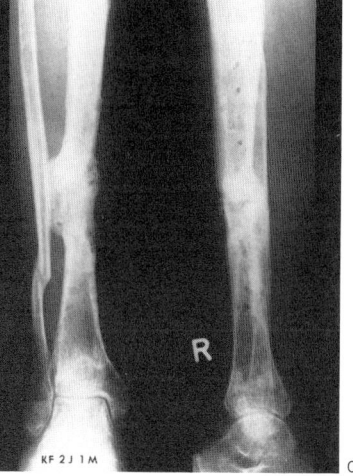

Abb. **43 a** Ausgedehnte Defekt-
pseudarthrose mit Infektion nach III.-
gradig offener Unterschenkelfraktur
rechts. Primär mit Plattenosteosynthese versorgt. Zustand 67 Wochen
nach Unfall. Fixateur externe. **b** Nach
Débridement, Spül-Saugdrainage,
Wiederherstellung der Stabilität, große autologe Spongiosaplastik. Zustand 89 Wochen nach Unfall.
c Nach etwas mehr als 2 Jahren
knöcherne Wiederherstellung der Ti-
biakontinuität und gute Funktion.

c

muß im Einzelfall entschieden werden. Derartige Fragmente werden im
Laufe von vielen Monaten revitalisiert. Kriterien für das Belassen eines avitalen Fragmentes liegen vorwiegend im mechanischen Bereich und stehen
in Abhängigkeit zur angewandten Osteosyntheseart.

Therapie der infizierten Pseudarthrose: Die Grundsätze bei der Behandlung der infizierten Pseudarthrose (Osteitis) unterscheiden sich von den

Maßnahmen, die für die Behandlung der nicht infizierten Pseudarthrose in Frage kommen. Zunächst ist auch in diesen Fällen eine differenzierte Diagnostik und Klassifizierung durchzuführen (s. o.). Darüber hinaus müssen Angaben vorliegen über Keimart (Mischinfektion), Resistenzprüfungen, Größe und Lokalisation von Sequestern (evtl. Schichtaufnahmen, Szintigraphie, Angiographie) (Abb. **42**).

Die spezielle Therapie erfolgt nach der „Viermal-**S**-Regel":
- **S**equester: Beseitigung lokaler, devitalisierter Fragmente und Gewebeteile (Sequestrotomie, Débridement), biologische Aktivierung der befallenen Region (Dekortikation)
- **S**tabilität: Erzielung mechanischer Stabilität durch Osteosynthese (Fixateur externe, evtl. Platte und nur im Ausnahmefall Marknagelung)
- **S**pülen: Die Spül-Saug-Drainage (meistens offen!) dient der lokalen Infektbekämpfung. Die Spülflüssigkeit besteht aus 4 l Ringer-Lösung + Antibiotikumzusatz, am besten durch Polybactrin. Täglich wird mit 3–4 l über einen Zeitraum von 8–10 Tagen gespült. Eine genaue Bilanzierung ist erforderlich. Nach diesem Zeitraum erfolgt nur noch die Absaugung.
- **S**pongiosa: Ersatz des knöchernen Defektes durch körpereigenes, vitales Knochengewebe (autologe Spongiosa) und Oberflächenverschluß (meistens durch Thiersch ung) (Abb. **43**).

> **Merke:** Die Erzielung der mechanischen Stabilität und die chirurgische Entfernung allen toten Gewebes sind die grundlegenden Voraussetzungen einer sinnvollen Therapie der infizierten Pseudarthrose.

Unter bestimmten Umständen kommt auch einmal die **Elektromagnetfeld-Behandlung** in Betracht. Niederfrequente Wechselstromwirkung ist durch Imitation physiologisch auftretender biphasischer Potentiale mit Beeinflussung des Zellstoffwechsels durch Überwindung des zelleigenen Membranpotentials von ca. 150 mV möglich (Kraus 1978).

Voraussetzung ist allerdings, daß physiologische Leitungsbedingungen für den applizierten Strom vorliegen. Deperiostierter oder devaskularisierter Knochen, instabile Frakturen und Pseudarthrosen haben so hohe elektrische Widerstände, daß eine Elektrostimulation über die physiologische Knochenleitung nicht möglich ist (Lechner 1978).

Spongiosa hat dagegen einen sehr niedrigen spezifischen Widerstand. Durch Anfrischen der Fragmente, stabile Osteosynthese und Spongiosaplastik werden optimale Bedingungen mit bis zu 40facher Verbesserung der Leitfähigkeit erreicht. Untersuchungen zeigen, daß unter diesen Bedingungen die Zellen für eine Knochenneubildung eine Aktivierung um rund 20% erfahren (Schmit-Neuerburg et al. 1980).

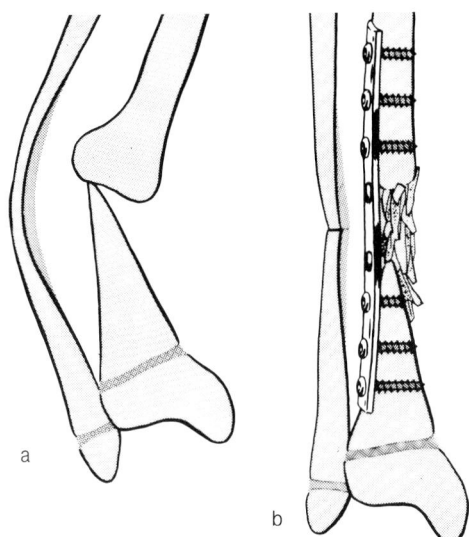

a

b

Abb. **44 a** Angeborene Tibiapseudarthrose mit enormer Fehlstellung (Crus varum congenitum). **b** Therapieempfehlung: stabile Plattenosteosynthese (evtl. kleine DC-Platte oder Drittelrohrplatte) über der Konvexseite der Tibia (hier lateral), wobei lateral nur soviel Knochen mit dem Meißel abgenommen werden darf, wie es für das Plattenlager erforderlich ist. Auffüllung des Defektes mit homologer, tiefgefrorener Spongiosa. Gipsverband!

Angeborene Tibiapseudarthrose
(Abb. **44**)

Crus curvatum congenitum und die angeborene Tibiapseudarthrose müssen als eine pathogenetische Einheit angesehen werden. Die möglichen Achsenverbiegungen sind das Crus varum, das Crus valgum, das Crus antecurvatum, das Crus recurvatum und ihre möglichen Kombinationen. Beachtenswert ist eine erstaunliche Häufung im Zusammentreffen mit Zeichen der Neurofibromatose und auch die Vergesellschaftung mit fibröser Dysplasie.

Die Deformität des Crus curvatum congenitum kann in jeder Höhe des Unterschenkels lokalisiert sein. Sie kommt meistens einseitig vor.

Die Behandlung ist sehr schwierig. Am besten haben sich die stabile Plattenosteosynthese zusammen mit der Transplantation eines autologen Knochenspanes bewährt.

Die chronische posttraumatische Osteitis

Der chronische Verlauf einer unspezifischen Entzündung des Knochens als Traumafolge kann sich aus einer einfachen Kontusion mit infiziertem

Hämatom genauso entwickeln wie nach offener Fraktur oder im Anschluß an eine operative Frakturversorgung. Dabei müssen nicht unbedingt ein akutes oder subakutes Stadium durchlaufen werden, sondern der Infekt kann von Anbeginn an schwelend auf den Frakturherd begrenzt sein.

Für die Entstehung und Unterhaltung der chronischen Infektion ist die verursachende Keimart an sich nicht der ausschlaggebende Faktor, wohl aber für die Therapie. Die Virulenz der Keime hängt von den allgemeinen und örtlichen Bedingungen ab. Die lokale Durchblutung, pH-Veränderungen, Produkte von Bakterien und Leukozyten sowie Nekrosen spielen hier eine Rolle. Darüber hinaus wird das Bild und der Verlauf der Osteitis von den Besonderheiten des Knochens selbst bestimmt. Die Besonderheiten sind:

- **Sequestrierung von Hartsubstanz:** Der Sequester ist dann Fremdkörper und unterhält als solcher die Infektion so lange, bis er spontan abgestoßen oder chirurgisch entfernt wird.
- **Die Starrwandigkeit der Knochenhöhle:** Sie verhindert das Aneinanderlegen der Wände, so daß der Hohlraum nicht verkleinert werden kann. So bleibt die Tätigkeit des aggressiven Granulationsgewebes aufrechterhalten, welche zu einer weiteren Zerstörung von Knochengewebe und zur Resorption führt. Das Erlöschen der Entzündung durch Verödung und Narbenbildung wird verhindert.
- **Die Instabilität im Falle der Fraktur:** Solange sie nicht beseitigt ist, kommt die Infektion nicht zum Stillstand.

Beim chronischen Verlauf der posttraumatischen Osteitis muß vor allem eine umfassende Anamnese erhoben werden. Aus ihr kann die Ausgangssituation (Schwere der Verletzung und -Verletzungsform) ermittelt werden, und es ergeben sich Anhaltspunkte über die Art der Erstversorgung und vorliegende Begleitverletzungen. Die Erfassung einer bestehenden Hypertonie, Arteriosklerose, Diabetes mellitus, Nikotin- und Alkoholmißbrauch sind für den weiteren Verlauf und den Einsatz eines großen, sanierenden Behandlungskonzeptes von entscheidender Bedeutung. Bei sehr langen Verläufen mit ständiger Fisteleiterung dürfen das mögliche Fistelkarzinom und die sekundäre Amyloidose nicht vergessen werden.

Klinisch beginnt der chronische Verlauf einer posttraumatischen Osteitis bereits dann, wenn eine akute oder subakute Entzündung nicht beherrscht oder ein schwelender Infekt nicht erkannt wurden, so daß die Entzündungsvorgänge selbst zu einer weiteren Zerstörung gefäßführender Weichteile führen und Nekrosen- und Sequesterbildung hinterlassen. Lokal findet man eine reaktive Entzündung mit fortwährender oder intermittierender Eiterung und Bildung von Granulationsgewebe im Bereich der Demarkierung. Auch die Haut und die umgebenden Weichteile sind meistens stark verändert und von Fistel- bzw. Kloakengängen durchbrochen und von Granulationsgewebe unterminiert. Gelegentlich werden kleine Knochensequester spontan abgestoßen. Der Verlauf wird ganz besonders auch durch den jeweiligen Stand der Knochenbruchheilung bzw. das Vorliegen von Stabilität (oder Kontinuität) bzw. Instabilität bestimmt. Sind Stabilität und Funktion des betreffenden Skelettabschnittes in ausreichendem Maße gewährleistet, können Phasen weitgehender subjektiver und objektiver Beschwerdefreiheit auch über längere Zeiträume hinweg bestehen. Zu jeder Zeit aber besteht die Möglichkeit, daß akute und subakute Schübe auftreten können. Sie gehen oft mit Beeinträchtigung des Allgemeinzustandes (hohes Fieber, Leukozytose, Senkungsbeschleunigung) einher und bieten lokal die klassischen Zeichen der Entzündung.

Neben dem klinischen Befund kommt der **Röntgendiagnostik** zentrale Bedeutung zu. Im allgemeinen sind Standardröntgenaufnahmen, evtl. in mehreren Ebenen, Tomographien und Fistelfüllungen notwendig.

Bei der Beurteilung von Röntgenbildern im Falle der posttraumatischen, chronischen Osteitis werden die biologischen Reaktionen auf den Entzündungsreiz zum Kriterium. Die biologische Reaktion des Knochens besteht sowohl in Knochenabbau (Osteolyse) als auch in Knochenneubildung. Hinzu treten auch die Folgen der Immobilisation, die sich besonders in einer Osteoporose manifestieren. Quantitative Unterschiede sind gängig und hängen meist mit der Art der Erstversorgung zusammen (Osteosyntheseplatte: Lyse um Schrauben und unter der Platte; Marknagelung: Osteolyse in ganzer Marknagellänge usw.). Für die Verlaufsbeurteilung muß festgehalten werden, daß die floride Infektion fortwährend lebendes Knochen- und Weichgewebe zerstört und die Ausheilung verhindert wird. Das Auftreten neuer Zerstörungsherde ist nichts Ungewöhnliches.

Merke: In Gegenwart eines Infektes heilt eine Fraktur nicht! In Gegenwart einer Fraktur mit Instabilität heilt aber auch ein Infekt nicht aus (WEBER u. ČECH 1973).

Im Stadium des Prozeßstillstandes lassen sich die Spuren der Knochenentzündung röntgenologisch an der strähnigen Sklerosierung, Deformierung der Konturen in unterschiedlicher Ausdehnung sowie Oberflächen- und Tiefendefekten nachweisen. Schließlich lassen sich aus dem Röntgenbild Entzündungsfolgen und angewandte therapeutische Maßnahmen ablesen.

Gelenkverletzungen

Verletzungen an Gelenken können geschlossen und offen vorkommen. Bei den offenen handelt es sich meist um direkte Traumen (z. B. Stichverletzung), während die geschlossenen durch indirekte Gewalteinwirkung im Sinne eines Distorsionstraumas zustande kommen. Man unterscheidet verschiedene Schweregrade:
− Zerrung
− Überdehnung
− Ruptur
− Subluxation

– Luxation
– Luxationsfraktur

Bei der **Zerrung** eines Gelenkes handelt es sich um Dehnung der elastischen Fasern des Kapsel-Band-Apparates, ohne daß es zum Verlust der Gelenkstabilität kommt. Klinisch findet man leichte Hämatombildung, Schwellung und umschriebenen Druckschmerz. Das Röntgenbild ist negativ. Auch sog. „gehaltene Aufnahmen" (Streßaufnahmen) zeigen ein intaktes Gelenk ohne Aufklappbarkeit.

Die **Überdehnung** ist eine Steigerung der Zerrung und geht mit einer Teilruptur von kollagenen Fasern einher. Die Stabilität ist bedingt erhalten. Neben Hämatombildung, Schwellung besteht oft sehr starke Schmerzhaftigkeit, und die gehaltenen Röntgenaufnahmen zeigen eine Aufklappbarkeit $<5°$ gegenüber der unverletzten Seite (z.B. am oberen Sprunggelenk).

Von einer **Ruptur** (Bänderriß) spricht man, wenn ein Ligament eine vollständige Kontinuitätstrennung erfahren hat. Dies kann entweder im Bereich des Bandansatzes – auch mit einem knöchernen Ausriß (ligamentäre Fraktur) – erfolgen oder aber auf jeder Höhe des Bandverlaufes – interligamentär – quer oder ausfasernd. Klinisch findet man meist größere Hämatombildung und Schwellung, und geringere oder kaum merkliche Schmerzen(!). Die Stabilität ist verloren. Der Nachweis wird mit den gehaltenen Röntgenaufnahmen erbracht, wo man eine Aufklappbarkeit von mehr als $5°$ gegenüber der unverletzten Seite findet.

Eine Bandruptur kann mit einer **Subluxation** einhergehen, die immer dann vorliegt, wenn durch Kapsel-Band-Verletzungen ein teilweiser Kongruenzverlust eintreten kann.

Dagegen versteht man unter **Luxation** die vollständige Verrenkung gelenkbildender Teile mit dauerndem Kontaktverlust.

Merke: Es wird immer der periphere – körperferne – Skelettabschnitt gegenüber dem zentralen – stammnahen – als luxiert bzw. disloziert bezeichnet.

Bei einer **Luxationsfraktur**, der schwersten Form einer Gelenkverletzung, besteht neben der Luxation gleichzeitig noch eine Fraktur im Gelenk oder in unmittelbarer Gelenknähe evtl. mit knöchernem Bandausriß.

Verrenkungen gehören zu den schweren Verletzungsformen, weil eine derartige Verschiebung der Gelenkkörper gegeneinander nur infolge ausgedehnter Zerreißungen von Bandanteilen und Gelenkkapsel zustande kommen kann. Von der Luxation sind die einzelnen Gelenke des menschlichen Körpers in unterschiedlicher Häufigkeit betroffen (Abb. **45**).

Die klinische Symptomatik besteht in der äußerlich sichtbaren Deformierung des betroffenen Gelenkes, einer federnden Fixation sowie einer leeren Pfanne bzw. der Abtastbarkeit der Oberfläche des verrenkten Gelenkantei-

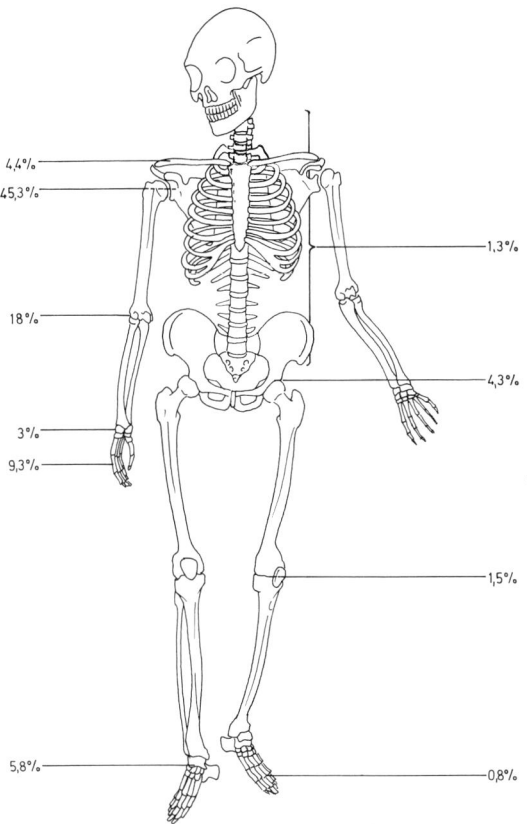

Abb. **45**   Verteilung der Luxationshäufigkeit einzelner Gelenke.

les. Hinzu kommen Ruhe- und Bewegungsschmerz sowie aufgehobene Beweglichkeit (functio laesa). In jedem Fall müssen Durchblutung, periphere Sensibilität und Motorik überprüft werden, um schwerwiegende Verletzungsfolgen sofort zu erkennen und entsprechende Maßnahmen einzuleiten. Im Bereich eines luxierten Gelenkes selbst können infolge der erheblichen Dislokation die Weichteile derart überdehnt sein, daß die Haut aufplatzen (offene Luxationsfraktur) oder aber durch Druckschädigung in der Zirkulation stark gestört sein kann, so daß es zu einer umschriebenen Nekrose kommen kann.

Die **Behandlung** bzw. die Beseitigung der Luxation erfolgt in Anästhesie und umgehend (Notfallbehandlung!). Dabei sind je nach Gelenk und Dislokationsform ganz bestimmte Repositionsmanöver zu beachten (s. entsprechende Kapitel). Die Unterscheidung zwischen einer reinen Luxation und einer Luxationsfraktur erfolgt durch das Röntgenbild. Luxationsfrakturen sind am oberen Sprunggelenk recht häufig. Auch im Bereich des Schulter- und Hüftgelenkes kommen sie vermehrt vor.

Häufigste **Folge von Luxationen** sind bleibende Bewegungseinschränkung infolge starker Narbenbildung im Bereich der Kapsel- und Bandrupturen sowie Auftreten einer posttraumatischen Arthrose. Diese kann ihre Ursache vor allem in der direkten Schädigung des Gelenkknorpels haben oder aber durch das Hämarthros bedingt sein. Auch aseptische Nekrosen kommen nach Luxationen vor. So vor allem im Bereich des Hüftgelenkes (Hüftkopfnekrose) und auch nach Schulterluxationen. Die Ursache der aseptischen Nekrose ist die Ernährungsstörung, z. B. des Hüftkopfes infolge der Verletzung der ernährenden Gefäße.

Habituelle Luxation

Besonders im Bereich des Schultergelenkes, aber gelegentlich auch am Hüftgelenk und bei Bandzerreißungen am oberen Sprunggelenk, werden sog. habituelle Luxationen gefunden. Hierbei spielen nicht selten auch andere Faktoren eine Rolle. Die therapeutischen Maßnahmen sind chirurgisch-operativ.

Verbrennungen

Der Gewebsschaden durch Einwirkung überhöhter Temperaturen wird als Hitzeschaden − Verbrennung − bezeichnet.

Die Entstehung eines lokalen Hitzeschadens hängt ab von der auf das Gewebe einwirkenden Temperatur und von der Einwirkungsdauer des Temperaturüberträgers. Die schlechte Wärmeleitfähigkeit des menschlichen Gewebes führt bei nur kurzer Einwirkung der Wärmequelle zu einem starken Temperaturgefälle in den einzelnen Gewebsschichten. Im Gewebe führen Temperaturen zwischen 50 und 60°C zur bleibenden Schädigung. In den obersten Hautschichten entsteht bei entsprechender Einwirkungsdauer eine Koagulationsnekrose, in den darunterliegenden Hautschichten eine bei kurzer Einwirkung reversible und bei längerer Einwirkung bleibende Schädigung der Strukturen, besonders der Nerven, sowie der Blut- und Lymphgefäße mit Störung der Gefäßwandpermeabilität.

Beurteilung des Hitzeschadens

Für die klinische Beurteilung bewährt sich die klassische Einteilung der Verbrennungsfolgen in drei Grade:

1. Die oberflächliche, rein epidermale thermische Schädigung der Haut wird als I.-gradige Verbrennung bezeichnet und manifestiert sich klinisch in einer Hautrötung, dem **Erythem.**

2. Die II.-gradige Verbrennung umfaßt alle Schädigungsstufen von der **Blasenbildung** bis zur schorfbedeckten **Nekrose**, die auf das Epithel

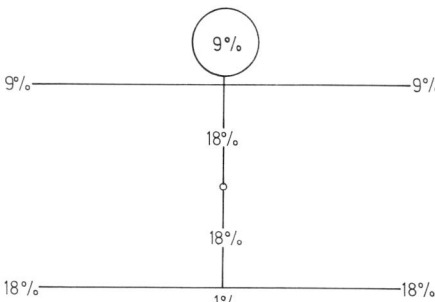

Abb. 46 Beurteilung der flächenhaften Ausdehnung einer Verbrennung. Neunerregel nach *Wallace*.

beschränkt bleiben. Die Hautanhangsgebilde, die bis ins Korium reichen, bleiben hierbei in der Regel als spätere Epithelregeneratinseln in der Wundfläche erhalten.

3. Die III.-gradige Verbrennung führt zur bleibenden thermisch bedingten Schädigung des Epithels und sämtlicher Hautanhangsgebilde mit Schorfbildung oder mit Abdeckung der Verbrennungsfläche durch Nekrose. Bei der III.-gradigen Verbrennung kann es je nach Temperatureinwirkung und Einwirkungsdauer zu verschieden **tiefer Ausdehnung** der thermischen Schädigung bis zur Knochennekrose kommen.

Die Beurteilung einer Verbrennung unmittelbar nach der Verletzung entsprechend den hier angeführten drei klassischen Verbrennungsgraden ist nicht immer leicht, da im frisch verbrannten Gebiet oft nicht der Erhalt der Hautanhangsgebilde erkannt werden kann. Daher sollte man sich nach ALLGÖWER auf die Beurteilung der oberflächlichen Verbrennung mit Rötung und Blasenbildung und der tiefgreifenden Verbrennung mit Schorfbildung und Nekrosen beschränken.

Neben der Beurteilung der Schädigungstiefe ist für die Praxis die flächenmäßige Ausdehnung der Verbrennung von größter Bedeutung. Als Faustregel hat sich die sog. „Neunerregel" nach WALLACE bewährt (Abb. **46**).

Bei Anwendung dieser schematischen Beurteilungsformel ist die Verschiebung der Körperoberflächenrelation vom Neugeborenen über das Kleinkind zum Erwachsenen zu berücksichtigen. Eine andere Faustregel besagt, daß die Ausdehnung einer Handfläche etwa 1% der Gesamtkörperoberfläche ausmacht.

Klinisches Bild der Verbrennung

Der Ablauf einer schweren Verbrennung läßt sich nach ALLGÖWER in drei Phasen unterteilen:

1. Schockphase bis zum 2. Tag

2. Verbrennungskrankheit 3.−28. Tag
3. Reparationsphase ab der 4. Woche

Das klinische Bild der Verbrennungsverletzung ist gekennzeichnet durch die lokale Schmerzhaftigkeit in Abhängigkeit von der Ausdehnung der Verletzung und der Tiefe der Verbrennung und durch die allgemeine Reaktion des Gesamtorganismus auf die thermische Verletzung.

Unter den allgemeinen Reaktionen steht die akute Kreislaufstörung − der **Verbrennungsschock** − im Vordergrund. Die Permeabilitätsstörung der Blut- und Lymphgefäße im verbrannten Gebiet als Folge des Hitzeschadens führt zu einem Flüssigkeitsverlust durch Exsudation im verbrannten Gebiet und der unmittelbaren Umgebung. Der Flüssigkeitsverlust führt neben der Verminderung des aktuellen Flüssigkeitsvolumens zu einer **Eindickung des Blutes** mit Erhöhung der Viskosität. Neben der Verminderung des Herzzeitvolumens durch Flüssigkeitsverlust führt die Viskositätssteigerung zur Erhöhung des peripheren Strömungswiderstandes. Diese beiden Faktoren sind ganz wesentlich ursächlich an der Entstehung des Verbrennungsschocks mit einer Störung des Gleichgewichtes zwischen Fassungsvermögen der Blutstrombahn und vorhandenem aktuellen Volumen in Verbindung mit einer hämodynamischen Störung der Gewebsdurchblutung beteiligt.

Im Verlauf dieser Veränderungen der Hämodynamik durch thermische Schädigung entstehen in den Arteriolen Thrombozytenaggregate mit Verlegung der Endstrombahn und lassen das Vollbild des Schocks mit Gewebshypoxie durch Aufhebung der Perfusion entstehen. Neben der Flüssigkeit treten im verbrannten Gebiet auch Elektrolyte und Bluteiweiße sowie rote Blutzellen aus der Strombahn aus und gehen dem Organismus verloren. Diese Exsudationsphase der Ödembildung im verbrannten Gebiet dauert 30−40 Stunden nach der Verletzung an. Diese Phase ist gefolgt von der Rückresorption der Exsudate mit der Gefahr der Überwässerung des Organismus.

Der ausgedehnte **Eiweißzerfall** und der Eiweißverlust im Verbrennungsgebiet manifestieren sich in einer negativen Stickstoffbilanz, die noch Wochen nach der Verbrennung nachweisbar ist. An der negativen Stickstoffbilanz ist außerdem ein Eiweißabbau im übrigen Organismus, möglicherweise unter dem Einfluß der Nebenniere, beteiligt. Daneben erfährt der Fetthaushalt des Organismus durch die thermische Schädigung eine erhebliche Störung mit Auftreten von desemulgiertem Neutralfett im Blut, wie es bei der Fettembolie zu beobachten ist. Das Hinzutreten eines schweren Schockzustandes oder einer **Azidose** − wie meist bei schwerer Verbrennung − begünstigen das Auftreten des klinischen Bildes der Fettembolie. Die ausgedehnten Gewebsuntergänge im verbrannten Gebiet lassen Eiweißabbauprodukte freiwerden, denen eine toxinähnliche Wirkung im Organismus zugeschrieben wird. Von einigen Autoren werden auch die bei der schweren Verbrennung stets zu beobachtende negative Stickstoffbilanz, die Abmagerung des Verletzten und die meist vorhandene oder auftretende Anämie auf diese **Toxineinschwemmung** zurückgeführt.

Eine weitere Rückwirkung des Verbrennungstraumas auf den Gesamtorganismus betrifft die Nierenfunktion und die Ausscheidungsleistung. Die Niere ist mit ihrer Funktion ein sehr empfindlicher Indikator für eine Störung der Mikrozirkulation im Sinne des Schocks. Nach heute gültiger Vorstellung liegt einer ausreichenden Nierenleistung ein Filtrationsdruck von mindestens 2,7 kPa ($\triangleq$ 20 mm Hg) als effektiver Minimaldruck zugrunde. Berücksichtigt man den onkotischen Druck der Plasmaproteine mit 3,3 kPa ($\triangleq$ 25 mm Hg) und den interstitiellen Gewebsdruck der Niere sowie den intratubulären Druck in den Nierentubuli von jeweils 1,3 kPa ($\triangleq$ 10 mm Hg), so wird ein hydrostatischer Druck im Vas afferens von mindestens 7,3 kPa ($\triangleq$ 55 mm Hg) notwendig, um einen effektiven Filtrationsdruck von 2,7 kPa ($\triangleq$ 20 mm Hg) mit einer **ausreichenden Nierenfunktion** zu gewährleisten.

Ein weiterer Schädigungsfaktor der Niere durch den Thermoschaden besteht in vermehrtem Anfall von Blut- und Muskelpigmenten, Hämoglobin und Myoglobin. Bei schon bestehender, durch den thermischen Schaden hervorgerufener Zirkulationsstörung in der Nierenendstrombahn vermag die Niere diese Pigmente nicht zu eliminieren, sie verstopfen die Tubuli, es entsteht das Bild der Chromoproteinniere.

Somit wird für die klinische Beurteilung und Prognose die genaue Beobachtung der Harnausscheidung mittels Dauerkatheter zum zentralen Problem der Beurteilung und der Prognose. Nach ALLGÖWER gilt die Hälfte der normalen Stundenmenge des Urins als kritischer Wert (Tab. **5**). Das früher bei schwer verbrannten Kranken so häufige schockbedingte Nierenversagen ist bei kausaler Volumentherapie selten geworden.

Tabelle **5**   Normale Urinmengen bei Kindern und Jugendlichen (aus *Allgöwer, M., J. Sigrist*: Verbrennungen. Springer, Berlin 1957)

Alter	Urinmenge stündl. ml	Urinmenge in 24 h ml
1−2 Tage	2	30−60
3−10 Tage	8	100−300
10−60 Tage	15	250−450
60 Tage−1 Jahr	18	400−500
1−3 Jahre	22	500−600
3−5 Jahre	27	600−700
5−8 Jahre	34	650−1000
8−14 Jahre	46	800−1400
über 14 Jahre	50	1000−1600

Neben der Niere zeigt auch die Leber schockbedingte Funktionsstörungen, wobei der Aminosäurestoffwechsel, der Kohlehydratstoffwechsel und gelegentlich das Gerinnungssystem des Blutes gestört sein können.

Der Respirationstrakt zeigt gelegentlich als Folge der Störung des Wasserhaushaltes das Bild der feuchten Lunge mit bronchopneumonischen Veränderungen.

Im Magen-Darm-Kanal treten nach Verbrennungsschock ebenso wie nach anderen Schockformen gelegentlich frische, sog. **Streßgeschwüre** auf; diese Geschwüre lassen alle Zeichen der Chronizität vermissen und neigen in hohem Maße zu den Komplikationen der Blutung und der Perforation.

Therapie der Verbrennung

Die Therapie der Verbrennung umfaßt einerseits die allgemeine Behandlung der Rückwirkungen auf den Gesamtorganismus, andererseits die lokale Behandlung der Verbrennungswunde. Darüber hinaus läßt sich der Therapieplan entsprechend dem Ablauf der Verbrennung in eine Früh- und Spätphase unterscheiden. Die Behandlung der Rückwirkung thermischer Schäden auf den Gesamtorganismus in der ersten Phase nach Verletzung konzentriert sich auf die **Schmerzbekämpfung**, die **Schockbekämpfung** bzw. Schockprophylaxe, die **Tetanusprophylaxe** und die exakte Überwachung der **Urinausscheidung** zur prognostischen Beurteilung des Verlaufes. Eine intensive Schmerzbekämpfung ist dringend zu empfehlen und muß sofort, notwendigerweise auch mit Alkaloiden erfolgen. Die Schockbekämpfung wird durch Zufuhr von Plasmaexpandern eingeleitet und durch Serumkonserven fortgesetzt.

Vollbluttransfusionen sollen nur im äußersten Notfall eingesetzt werden. Bei Kindern sollte die Indikation zur stationären Behandlung sehr weit gestellt werden.

Da jede Verbrennungsverletzung als ausgedehnte Wunde die Möglichkeit der Tetanusinfektion in sich birgt, ist grundsätzlich eine Tetanusprophylaxe durchzuführen.

Die Behandlung der Störung des Wasserhaushaltes bei einem Verbrennungsausmaß über 15% der Gesamtkörperoberfläche erfolgt in den ersten 24 Stunden durch intravenöse Zufuhr von **Flüssigkeit** in Anlehnung an das Schema von EVANS, wenn eine orale Zufuhr aus allgemein-medizinischen Gründen bei dem Verletzten nicht möglich ist. EVANS berücksichtigt bei der Ermittlung des erforderlichen Flüssigkeitsvolumens das Körpergewicht des Verletzten und die Ausdehnung der Verbrennung. In den ersten 24 Stunden benötigt der Verletzte 1 cm^3 kolloidale Lösung (Plasmaexpander oder Plasma, nur im Notfall Blut) je 1% verbrannter Körperoberfläche und je kg Körpergewicht. Dazu sind die gleiche Menge einer physiologischen Kochsalzlösung und bei Erwachsenen der tägliche Flüssigkeitsbedarf von 2000 ml in Form einer 5%igen Glucoselösung zu infundieren. Für Kinder tritt an die Stelle dieser Tagesbedarfsmenge eine jeweils nach dem Körpergewicht zu ermittelnde Menge des Tagesbedarfs. Nach EVANS ist nach den ersten 24 Stunden die in dieser Formel ermittelte intravenös zuzuführende Flüssigkeitsmenge auf die Hälfte zu reduzieren, wobei der Tagesbedarf von 2000 ml für den Erwachsenen jedoch voll zugeführt werden muß.

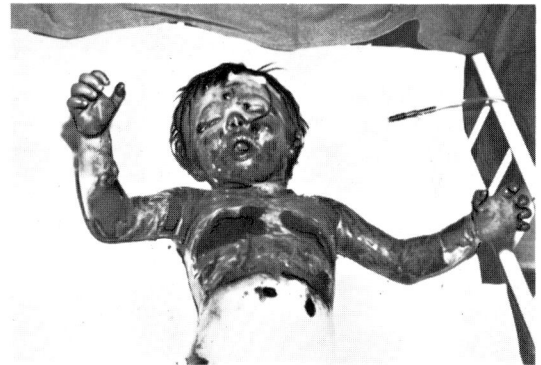

a

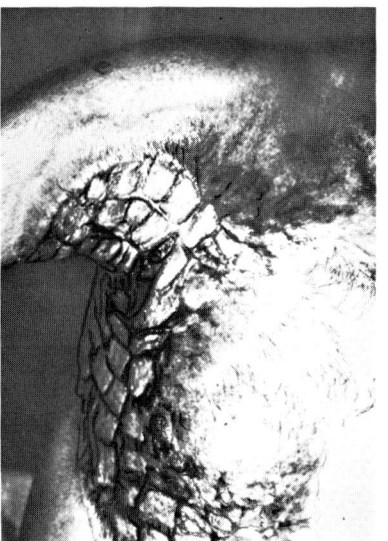

Abb. **47** Frische Verbrennung:
a 3jähriges Kind und **b** Verbrennungswunde mit Epithelisierung vom
Rande. Teilbedeckung der Wunde
durch freie Hauttransplantation nach
Thiersch.

b

Sobald die perorale Zufuhr auch über einen Nasenschlauch möglich wird,
sollte von der intravenösen Flüssigkeitszufuhr zugunsten der oralen Nah-
rungsaufnahme Abstand genommen werden. Dabei sind Überwässerung
und Ödeme, besonders Hirnödeme, wesentlich seltener. Ohne starre Ver-
folgung des Infusionsschemas von EVANS läßt sich die Infusionstherapie
sehr gut mit engmaschiger Überwachung der Parameter
− Urinausscheidung
− Hämatokrit

- zentralvenöser Druck
- Körpergewicht

steuern.

Die lokale Behandlung der Verbrennungswunden hat die Aufgabe, den lokalen Flüssigkeitsverlust und die Exsudation gering zu halten, die bakterielle Infektion der ausgedehnten Wunde zu vermeiden, die Schmerzhaftigkeit der Wunde möglichst zu beseitigen und durch rasche Entfernung des Verbrennungsschorfs und der Nekrose der Epithelisierung Vorschub zu leisten.

Unter den zahllosen konkurrierenden Behandlungsverfahren steht heute die geschlossene Behandlung mit **Salbenverbänden** der offenen Behandlung gegenüber. Daneben wird die primäre Exzision der Verbrennungsnekrosen mit anschließender Deckung der entstandenen Hautdefekte durch Spalthautlappen empfohlen. Der durch WALLACE empfohlenen **offenen Wundbehandlung** kommt der Vorteil zu, durch Umgehung des Verbandwechsels die Schmerzbelastung des Verletzten zu reduzieren. Außerdem ist die Wunde jederzeit einer Inspektion und der Beurteilung einer möglichen Infektion zugänglich. Die Verletzten werden dazu im Bett auf sterile Tücher oder Metallfolien gelagert und mit einem durch sterile Tücher bespannten Drahtkorb abgedeckt. Die verbrannten Wundbezirke werden mit einem sulfonamidhaltigen Gel, das einen Schutzfilm über die Verbrennung zieht, oder mit Merfen bestrichen.

Dem Salbenkompressionsverband nach KOCH, wobei die sterilen Vaselinelappen mit $0,7-1,3$ kPa ($\triangleq 5-10$ mm Hg) Druck auf die verbrannten Stellen aufgelegt werden sollen, kommt die größte Bedeutung in den ambulanten Behandlungen geringgradiger Verbrennungsverletzungen zu.

Wir empfehlen und üben bei ausgedehnten Verbrennungswunden die sofortige primäre sterile Abdeckung des gesamten Verbrennungsgebietes durch ein bakteriostatisch wirkendes Sulfonamidgel. Der Verletzte wird unter hochaseptischen Bedingungen in sterile Tücher oder auf Metallfolien gelagert. In den ersten Tagen wird dieses sulfonamidhaltige Gel täglich einmal aufgetragen. Sobald die Allgemeinsituation des Verletzten es zuläßt, wird die Badbehandlung in Verbindung mit einer proteolytischen und mechanischen Entfernung der Nekrosen angeschlossen. Es folgt die möglichst frühzeitige Deckung der Hautdefekte im zweit- und drittgradig verbrannten Hautbereich durch Spalthautlappen (Abb. **47**). Die günstige Wirkung der Badbehandlung macht bei ausgedehnten Verbrennungen die Anwendung des Dauerbades wünschenswert. Zur Vermeidung von Spätkomplikationen lokaler Verbrennungen ist bei Ausdehnung der Verbrennung über die Gelenke, besonders über die Beugeseiten, frühzeitig der narbenbedingten Gelenkkontraktur durch entsprechende Schienenbehandlung vorzubeugen.

Zu den **Spätkomplikationen** nach Verbrennung gehört neben der narbenbedingten Gelenkkontraktur die Ausbildung von flächenhaften Narbensträngen über den Gelenken – Flügelfell –, die einer operativen Korrektur

Abb. **48 a**
Narbenkeloid und
b Flügelfell nach
Verbrennung.

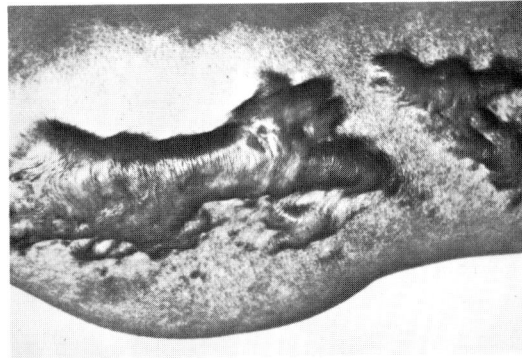

a

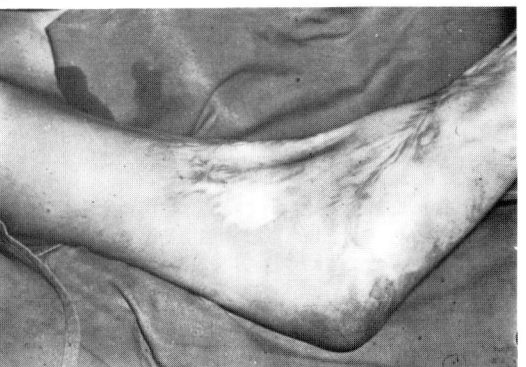

b

bedürfen, wenn die Bewegungseinschränkung wirklich durch das Flügelfell bzw. die Hautnarben – also dermatogen – und nicht durch thermische oder sonstige Schädigung des Gelenks oder der Gelenkkapsel – arthrogen – bedingt ist. Daneben wird gerade nach Verbrennungsverletzungen häufig eine **Narbenkeloidbildung** beobachtet (Abb. **48**).

Zusammenfassung der Therapie der Verbrennungsverletzungen
Allgemeintherapie:
– Schmerzbekämpfung, auch mit Alkaloiden
– Schockbekämpfung mit Plasmaexpander, Plasma und im Notfall Blut
– Tetanusimmunisierung, Tetanol, Tetagam
– exakte Überwachung der Urinausscheidung (Blasenkatheter)
– Flüssigkeitszufuhr – möglichst peroral – nach Hämatokrit-Wert und zentralvenösem Druck dosiert
– gegebenenfalls Breitbandantibiotika prophylaktisch

Lokaltherapie:
- Sterile Lagerung
- offene Behandlung mit Sulfonamidgel und/oder Merfen
- frühzeitige Badbehandlung
- fermentative oder mechanische Nekrosenentfernung (Débridement); Spalthauttransplantation
- Vermeidung von Narbenkontrakturen

Kälteschaden

Durch zu starken Wärmeentzug kann es zur Gewebsschädigung – **Erfrierung** – kommen. Dabei sind die Veränderungen bei der Erfrierung meist lokal begrenzt (Abb. **49**). Der Kälteschaden am Gewebe selbst führt ebenfalls zum Erythem und zur lokalen Blasenbildung und kann bei entsprechendem Wärmeentzug mit entsprechender Dauer bis zur Nekrose führen. Das morphologische Bild entspricht dann im wesentlichen Teil dem des Wärmeschadens. Typisch für die Erfrierungen ist jedoch zusätzlich der **Gefäßschaden**, der noch Jahre später zu einer lokalen Minderdurchblutung der Akren führen kann und gelegentlich noch Jahre nach der Kälteeinwirkung zur Amputation von Extremitätenanteilen führt. Dabei ist für den Erfrierungsschaden am Gefäßsystem typisch, daß die Gefäßverschlüsse und die Blutumlaufstörungen ganz lokal und peripher begrenzt sind, während die übrigen großen Gefäßstämme weitgehend frei von obliterierenden Veränderungen sind.

Die Therapie des lokalen Kälteschadens besteht in einer sterilen Wundbehandlung, in Analogie zur Verbrennung sollten möglichst frühzeitig eine Nekrosenabtragung und eine Hauttransplantation zur Deckung des Defektes durchgeführt werden. Dabei ist der Kälte-Gefäßschaden zu berücksichtigen, da hierdurch die Erfolgschancen von Hauttransplantationen wesentlich verringert werden.

Neben dem lokalen Kälteschaden führt eine allgemeine Unterkühlung zu Reaktionen des Gesamtorganismus. In der Regel wird der Warmblüterorganismus versuchen, durch regulative Vorgänge einen die Norm übersteigenden Kalorienverlust durch Wärmeproduktion zu korrigieren. Als deutlichster Ausdruck dieser Kompensationsvorgänge ist das **Muskelzittern** zu betrachten. Das klinische Bild ist charakterisiert durch graublaue Verfärbung der Lippen, eine Polyurie, ein Nachlassen der Schmerzempfindung, eine oberflächliche Atmung. Schließlich tritt Apathie und Schläfrigkeit ein. Allgemeine Unterkühlung erfolgt meistens durch Immersion – Ertrinken – oder durch gestörtes Wärmeregulationsvermögen des Organismus bei Alkoholintoxikation. Die allgemeine Unterkühlung mit Abfallen der Körpertemperatur unter 35°C führt zu Störungen der Herztätigkeit und zu Störungen der peripheren Durchblutung. Bei exzessiven Unterkühlungen – Immersion in Eiswasser – kann es zum Sistieren der Herztätigkeit oder zum Kreislaufzusammenbruch durch Kammerflimmern kommen.

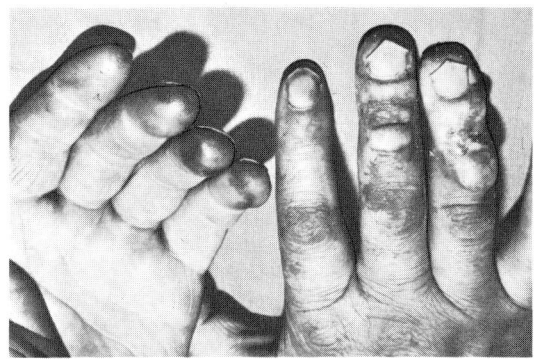

Abb. **49** Erfrierung beider Hände. 68jähriger Landstreicher. Erythem und Blasenbildung an den Fingern.

Eine vorsichtige Wärmezufuhr zur Wiedererwärmung unter genauer Überwachung der Kreislaufgrößen und der Atmung sind angezeigt.

Bezüglich der gutachterlichen Beurteilung von angeschuldigten Kälteschädigungen für später aufgetretene Durchblutungsstörungen sind zwei Gesichtspunkte zu berücksichtigen:
– Ein schwerer Kälteschaden mit primärer klinischer Behandlung.
– Brückensymptome zwischen der Thermoschädigung und dem Nachweis des Gefäßschadens (ggf. Teilamputation der Akren) und der Nachweis der peripheren Lokalisation der Gefäßschädigung ohne stenosierende und verschließende Gefäßerkrankung im proximalen Gefäßabschnitt. Zweifellos können noch Jahrzehnte nach einer Thermoschädigung Gefäßverschlußerkrankungen der peripheren Strombahn manifest werden. Es fehlt in diesen Fällen jedoch die Beeinträchtigung der proximalen großen Gefäßstämme, und es sind so gut wie immer Brückensymptome vorhanden.

Verletzungen durch elektrischen Strom

Elektrische Schädigungen führen gleichermaßen wie thermische Verletzungen zu einer lokalen Schädigung und zur allgemeinen Rückwirkung auf den Organismus. Nach KÖPPEN sind hinsichtlich des Ausmaßes der Schädigung vier Stromstärkenbereiche zu unterscheiden.

Bei Stromstärken bis 25 mA und einer Spannung von 110−380 V ist der Übergangswiderstand des bedeckenden Gewebes hoch. Bei Einwirkung dieses Stromes kommt es zur **Blutdrucksteigerung**, zur krampfartigen Kontraktion der Atemmuskulatur und zu einer Schädigung des **Herzreizleitungssystems**.

Im zweiten Stromstärkebereich mit Werten zwischen 25 und 80 mA, 110−380 V, ist der Übergangswiderstand der Haut schon wesentlich geringer. Es kommt zur Störung der Herzschlagfolge bis zum **Herzstillstand**, der nach 25−30 Sek. in **Kammerflimmern** übergehen kann.

Der dritte Stromstärkebereich zwischen 80 mA und 8 A bei 110−380 V findet einen außerordentlich geringen Übergangswiderstand der Haut. Es kommt sehr leicht und rasch zum **Kammerflimmern des Herzens.**

Der vierte Stromstärkebereich mit Stärken über 8 A und Spannungen von 2000−3000 V und mehr führt gelegentlich zum **sofortigen Herzstillstand**, wobei nachträglich nicht selten eine unregelmäßige Herzschlagfolge wieder einsetzt, daneben kommt es zu **schwersten Verbrennungen** an der Ein- und Austrittsstelle des Stromes. Gerade diese Hochspannungsunfälle werden nicht selten überlebt. Neben Stromstärke, Spannung und Einwirkungsdauer ist auch die Frequenz des Stromes von Bedeutung. Niederfrequente Ströme, wie der verbreitete 50-Hertz-Wechselstrom, sind wesentlich gefährlicher als höherfrequente Ströme. Frequenzen über 100 000 Hz führen nicht mehr zur Muskelkontraktur, und der Stromdurchtritt erzeugt nur noch lokale Wärmebildungen, Tatsachen, die zur therapeutischen Verwendung − Diathermie − geführt haben.

Bei direktem Kontakt des menschlichen Organismus mit einem stromführenden Leiter kommt es an den Stellen größter Stromdichte, das sind die Berührungsstelle des Organismus mit dem Leiter und die Erdverbindung, zu Strommarken als Ausdruck der strombedingten thermischen Schädigung des Gewebes. Die Einwirkung elektrischen Stromes auf den Organismus führt besonders im Bereich der **Strommarken** (Abb. **50**) zur ausgedehnten Haut- und Muskelgewebsverkochung mit Austreten von Myoglobin. Das Myoglobin verursacht bei vorgeschädigter Niere eine Verlegung der Tubuli und eine nekrotische Schädigung. Die bei der Verbrennung dargelegte Blutvolumentherapie vermeidet die Ausbildung dieser **Chromoproteinniere** (ZOLLINGER) durch freiwerdendes Myoglobin. Die große Tiefenwirkung des elektrischen Stromes, besonders entlang der Blutgefäße, führt leicht zur Gefäßwandschädigung mit Thrombose und bei noch erhaltenem Hautmantel zu ausgedehnten Muskelschädigungen mit erheblichen Funktionsstörungen der Extremitäten. Die plötzliche heftige strombedingte Muskelkontraktur kann zu Luxationen, zu Frakturen, besonders an den Wirbeln, und zu Luxationsfrakturen führen. Die Diagnostik und die Überwachung Stromverletzter sollte neben der Allgemeinuntersuchung und dem Lokalbefund stets eine elektrokardiographische Überwachung der Herztätigkeit einschließen.

Die Behandlung von Stromverbrennungen unterscheidet sich lokal kaum von der der thermischen Verbrennungen. Auch die Allgemeinbehandlung folgt den Gesetzen der Verbrennungsbehandlung. Zusätzlich ist die in enger Zusammenarbeit mit der inneren Medizin durchzuführende kardiale Behandlung bei entsprechenden Störungen der Herzschlagfolge zu beachten.

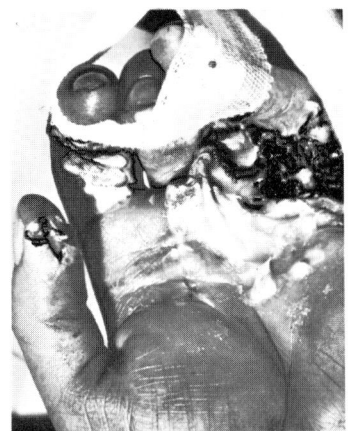
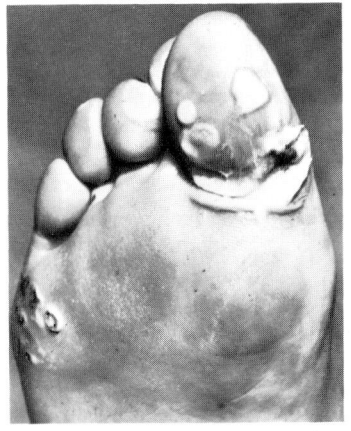

a

b

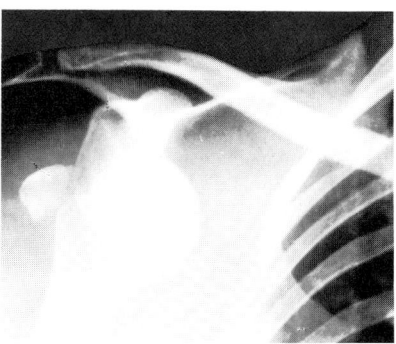

Abb. **50** Starkstromverbrennung bei 36jähriger Frau in suizidaler Absicht. **a** Strommarke an der Eintrittspforte an der Hand mit IV.-gradiger Verbrennung, **b** Stromaustrittsstelle am Vorfuß mit III.- bis IV.-gradiger Verbrennung, **c** Luxationsfraktur des Schultergelenkes als Folge des Stromdurchtrittes.

c

Verletzungen durch Chemikalien

Verletzungen durch Säuren oder Laugen führen zur Koagulationsnekrose oder zur Kolliquationsnekrose des Gewebes.

Dabei ist die Tiefenausdehnung der Verletzung abhängig vom Dissoziationsgrad der einwirkenden Säure oder Base. Auch die Widerstandsfähigkeit des betroffenen Gewebes und das Gewebe-pH spielen für die Ausdehnung einer derartigen Verletzung eine entscheidende Rolle. Kommt es zu einer Schleimhautverletzung durch Säure oder Lauge, so werden die Verletzungsfolgen gravierender sein als bei der Einwirkung auf die oberflächliche, mit verhornendem Epithel bedeckte Haut. Die Abhängigkeit der Tiefenausdehnung der chemischen Schädigung vom **Dissoziationsgrad** der einwirkenden Substanzen sollte die Therapie richtunggebend beeinflussen, zumal derartige Verletzungen in der überwiegenden Mehrzahl dort entstehen, wo die notwendigen Gegenmittel nahezu immer vorhanden sind.

Das sofortige Aufbringen von Wasser auf eine Säure- oder Laugenverletzung widerspricht der Vorstellung, den Dissoziationsgrad zu vermindern. Daher führt diese so häufig als Kurzschlußhandlung ausgeführte Erstbehandlung der lokalen Verletzung zur Progredienz der Schädigung durch erhöhten Dissoziationsgrad und zu tiefergreifenden Nekrosen.

Die Säureverätzung sollte stets durch sofortiges Aufbringen einer milden Lauge − **Natriumbikarbonat** − mit hoher Pufferfähigkeit und eine Laugenverätzung durch Aufbringen einer leichten Säure − **Zitronensäure** − behandelt werden.

Chemische Verletzungen erfordern immer eine **Tetanusimmunisierung,** bei ausgedehnten Verletzungen eine antibiotische Behandlung und eine Ruhigstellung des verletzten Körperabschnittes. Gerade nach Säure- und Laugenverletzungen entstehen oft entstellende Narben, und diese erfordern nicht selten später operative Korrekturen. Schleimhautverletzungen des Mundes, der Speiseröhre oder des Magens durch Säure oder Lauge − oft häusliche Unfälle durch unzureichende Kenntlichmachung von Haushaltshilfsmitteln − führen zu ausgedehnten Koagulations- und Kolliquationsnekrosen der betreffenden Schleimhäute. Diese Verätzungen führen im Ösophagus in mittelschweren Fällen zur narbigen Striktur, die eine langwierige Bougierbehandlung erfordert und im Spätstadium das Entstehen eines Narbenkrebses ermöglicht. In schweren Fällen kommt es zur Durchdauung der Ösophaguswand mit Auftreten einer meist tödlichen Perforationsmediastinitis.

Unfälle durch Ertrinken

Unfälle durch Ertrinken führen durch Flüssigkeitsaspiration und der damit verbundenen Unterbrechung des Gasstoffwechsels in der Lunge zum Ersticken.

Der Akzent der dringlichen Erstbehandlung eines Ertrunkenen liegt daher auf der **Befreiung der Atemwege** von dem aspirierten Wasser und der **Reanimation**. Zusätzlich ist die Reduktion der Körpertemperatur durch die Wasserimmersion prognostisch und therapeutisch zu berücksichtigen. Daher sollte bei der Notfallbehandlung am Unfallort durch Anheben der unteren Körperpartien und entsprechende Lagerung die Entfernung des Wassers aus dem Trachealsystem und dem Bronchialsystem angestrebt werden. Dieses wird unterstützt durch die endotracheale Absaugung und die Beatmung durch einen Helfer.

Die Unterkühlung sollte − falls vorhanden − nur langsam und besonders unter klinischer Überwachung durch exogene Wärmezufuhr beseitigt werden. In der Nachbehandlung ist zur Vorbeugung gegen Aspirationspneumonien und Lungenabszesse eine antibiotische Abschirmung dringend erforderlich.

Reanimation

Die Reanimation − Wiederbelebung − strebt beim Atem- und Kreislaufstillstand die Wiederherstellung einer ausreichenden Beatmung und die
Restitution eines für die Durchblutung ausreichenden Kreislaufes an. Da in
der Regel Atemstillstand und Kreislaufstillstand zusammen auftreten, müssen sich die Reanimationsbemühungen stets auf beide Störungen und ihre
Beseitigung konzentrieren.

Die Reanimation integriert die Wiederherstellung normaler **A**temfunktion,
eine präliminare **B**lutstillung und die Wiederherstellung einer ausreichenden **C**irculation.

Behandlung des Atemstillstandes

Der Atemstillstand kann seine Ursache in einer Obstruktion der Atem-
wege, einer Störung des Säure-Basen-Haushaltes, einer schweren Kreis-
laufstörung und Störungen der zerebralen Tätigkeit sowie Intoxikationen −
Kohlenmonoxid − haben. Auch Verletzungen des Brustkorbs und der Lun-
gen − Pneumothorax − können zu einer erheblichen Beeinträchtigung der
Atmung und gelegentlich zum Atemstillstand führen. In der überwiegenden
Mehrzahl der zur Behandlung kommenden Fälle, besonders der an der
Unfallstelle eintretenden Atemstörungen, sind exogene Verlegungen der
Luftwege die Ursache.

Durch einen Atemstillstand − gleich welcher Genese − kommt es zu einem
Sistieren des Gasaustausches in der Lunge, zur **Asphyxie**. Die Asphyxie
führt durch Hypoxie zur Störung der Herztätigkeit mit einer akuten Minderung der Leistungsfähigkeit des Herzmuskels. Diese hypoxische Herzschä-
digung führt in kürzester Zeit zum hypoxischen Herzstillstand. Der dadurch
bedingte **Kreislaufstillstand** führt in 4−5 Minuten zum Tode.

Daher ist es das Ziel der Erstbehandlung am Ort des Geschehens, die
Atemwege freizumachen und die Asphyxie zu beseitigen. Bei Bewußtlosen
kann die Verlegung der Atemwege allein durch die zurückgesunkene
Zunge hervorgerufen sein, ein gebogener Gummi- oder Kunststofftubus ist
geeignet, die Zunge in ihrer Lage zu halten und die Atemwege zu befreien.
Sind die Luftwege durch aspirierte Flüssigkeit − Erbrochenes, Blut, Wasser
− verlegt, so müssen diese Fremdkörper mit einer Absaugeeinrichtung aus
den Luftwegen entfernt werden. Bei Bewußtlosen ist eine seitliche Lagerung zur Vermeidung neuerlicher Aspiration unbedingt erforderlich.

Fehlt nach Befreiung der Atemwege die spontane Atemfähigkeit, so muß
sofort die künstliche Beatmung eingeleitet werden. Die früher geübten
Beatmungsmethoden durch Kompression des Thorax von außen sind weit
weniger effektiv, was den Gaswechsel in der Lunge anbelangt, als die
Mund-zu-Mund- oder Mund-zu-Nase-Beatmung. Hierbei bläst der Helfer
seine Ausatemluft über den Mund oder die Nase in die Lungen des Verun-
glückten. Diese Beatmung muß so lange fortgesetzt werden, bis eine Spon-

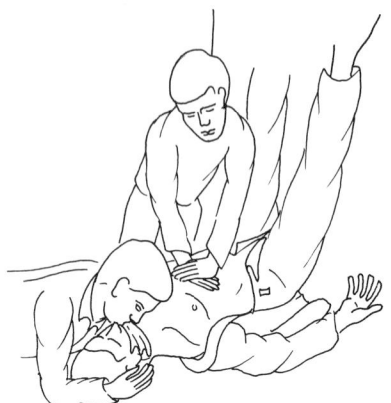

Abb. **51** Reanimationsmaßnahmen. Beseitigung des Atemstillstandes durch Mund-zu-Mund-Beatmung. Wiederherstellung eines Blutumlaufes durch extrathorakale Herzmassage.

tanatmung einsetzt, oder bis eine Beatmung mit Hilfsmitteln − Atembeutel mit Ventil oder Beatmungsmaschine − eingesetzt werden kann (Abb. **51**).

Behandlung des Herz-Kreislauf-Stillstandes

Der akute spontane Herz-Kreislauf-Stillstand führt durch das Darniederliegen des Blutumlaufes in 4−5 Minuten zum Tode, da durch die Blutumlaufstörung das Herz in dieser Zeit eine Mangeldurchblutung erleidet und nach Ablauf von **4−5 Minuten** auch bei wieder einsetzendem Kreislauf nicht in der Lage ist, einen für die Hirndurchblutung ausreichenden Blutkreislauf zu garantieren. Das Gehirn hingegen erfährt erst nach einem Kreislaufstillstand von 6−8 Minuten eine Dauerschädigung.

Bei Vorliegen eines akuten spontanen Herz-Kreislauf-Stillstandes müssen entsprechende Maßnahmen ohne jeden Zeitverlust eingeleitet werden, die innerhalb der ersten 4−5 Minuten die Wiederherstellung eines, wenn auch minimalen Blutumlaufes garantieren, um so dauerhafte Schäden durch das Sistieren des Kreislaufes zu vermeiden.

Als Ursachen des Kreislaufstillstandes kommen vor allem jede Form der Sauerstoffuntersättigung und der Kohlensäureüberladung des Blutes − Oligämie, Asphyxie, Anoxie und Hyperkapnie − in Frage. Bei verunfallten Patienten liegt die Ursache meist in einer asphyktischen Atemstörung. Bei Elektrounfällen sind der primäre Herzstillstand und das elektrisch induzierte Kammerflimmern als Ursache zu erwägen. Herz-Kreislauf-Stillstände durch gedeckte Thoraxkontusion und Erschütterung des Herzens gehören sicher zu den Seltenheiten.

Zur Beseitigung eines Herz-Kreislauf-Stillstandes und zur Wiederherstellung eines Blutumlaufes ist die sofortige extrathorakale **Herzmassage** (Abb. **51**) einzuleiten. Dazu wird der Verunfallte auf einer festen Unterlage in Rückenlage gebracht, und, während ein Helfer die Beatmung entweder als Mund-zu-Mund- oder Mund-zu-Nase-Beatmung oder mit Hilfe einer endotrachealen Intubation gewährleistet, wird von seiten eines zweiten Helfers in rhythmischen Abständen 60- bis 70mal in der Minute der Thorax im Bereich der unteren Apertur komprimiert. Damit läßt sich ein Minimalkreislauf herstellen, der die Wiederbelebungszeit des Gesamtorganismus entscheidend verlängert. Intrakardiale Injektionen von Arterenol oder Alupent haben sich bewährt. Die transthorakale Herzmassage mit Noteröffnung des Brustkorbes sollte der Behandlung akuter Herz-Kreislauf-Stillstände in Krankenhausabteilungen dann vorbehalten bleiben, wenn die extrathorakale Reanimationsmaßnahme ineffektiv bleibt.

Die Wiederbelebungsmaßnahmen müssen über eine ausreichend lange Zeit fortgesetzt werden, ehe die Entscheidung, daß weitere Bemühungen erfolglos sind, gefällt werden darf. Dies ist von besonderer Bedeutung, da bei Einleitung der Wiederbelebungsmaßnahmen ein Restkreislauf vorliegen kann, der die Behandlungsaussichten deutlich erhöht. Bestes Kriterium, ob noch eine Wiederbelebung des Gehirns und des Gesamtorganismus möglich ist, sind die Pupillen und ihre Reaktion. Zeigen die Pupillen während der Wiederbelebungsmaßnahmen die Tendenz zur Verengung oder sind sie eng, so sind weitere Bemühungen erfolgversprechend. Lediglich bei mittelweiten oder weiten lichtstarren oder entrundeten Pupillen sind weitere Bemühungen nicht mehr erfolgversprechend.

Die außerordentlich kurze Zeit, die bei eingetretenem Herz-Kreislauf-Stillstand und bei eingetretenem Atemstillstand zur Reanimation zur Verfügung steht − 4 bis höchstens 6 Minuten − sollte jeden Helfer zum zielgerechten und schnellsten Handeln anspornen. Es ist bei der Reanimation kaum etwas zu verlieren, jedoch alles für den Verletzten zu gewinnen.

Chirurgische Infektionen

Die Infektion unfallbedingter Wunden erfolgt in der überwiegenden Mehrzahl durch Streptokokken oder durch Staphylokokken sowie durch Kolibakterien, Bacterium proteus oder Bacterium pyocyaneus. Die Erreger stammen in der Regel von der Haut des Verletzten, aus der Umwelt oder aus dem Nasen- und Rachenraum des Verletzten oder seiner Mitmenschen. Die Infektion ist gekennzeichnet durch Rötung der Wundumgebung, Schwellung der Wundränder mit lokalem Druck- und Berührungsschmerz und wenig später einsetzender trüber, oft purulenter Sekretion. Bei ausgedehnten Wundinfektionen kommt in der Regel ein Temperaturanstieg, eine Leukozytose und ein Pulsanstieg hinzu. Die lokale Infektion der Wunde führt zur Beteiligung der Lymphbahnen − Lymphangitis − und der regionalen Lymphknoten − Lymphadenitis.

Die Behandlung besteht in der **Ableitung des Eiters** durch teilweise oder gänzliche **Eröffnung der Wunde,** in einer **konsequenten Ruhigstellung** der betroffenen Extremität und in lokaler antiseptischer und antibakterieller

Behandlung. Bei ausgedehnter Infektion soll eine parenterale oder perorale antibiotische Behandlung durchgeführt werden. Neben der Wundinfektion kann je nach Verletzungsart und nach Art der eingedrungenen Keime jede Form einer lokalen Eiterung − Abszeß, Phlegmone, Empyem − auftreten. Sowohl von der infizierten Wunde als auch von der lokalen Eiterung kann eine allgemeine Infektion mit Sepsis ausgehen.

Unter den Anaerobierinfektionen haben in der Traumatologie der Tetanus und der Gasbrand größte Bedeutung.

Tetanus

Der Tetanus − Wundstarrkrampf − wird durch einen Endotoxinbildner hervorgerufen. Die Verbreitung des Tetanusbazillus und seiner Sporenform ist groß. In der Erde und im organisch gedüngten Humus ist in hohem Maße mit dem Vorhandensein von Tetanusbakterien und Sporen zu rechnen. Das Infektionsrisiko hängt nicht von der Ausdehnung der Verletzung allein ab, so daß auch kleinste Hautverletzungen tetanusgefährdet sind. Ausgedehnte Quetschverletzungen mit unübersichtlichen Gewebstaschen sind mit erhöhtem Risiko belastet. Die in die Wunde eingebrachten Tetanuskeime vermehren sich und zerfallen im Bereich der Wunde, ohne selbst zur Wundinfektion zu führen. Ihre Körpertoxine werden im Peri- und Endoneurium und in den Lymphbahnen der motorischen peripheren Nerven zentripetal geleitet und führen an den motorischen Vorderhornzellen und den Hirnzellen zu spezifischen Veränderungen, die tetanische Krämpfe hervorrufen. **Eine manifeste Tetanuserkrankung ist meldepflichtig.**

Die **Inkubationszeit** schwankt zwischen einem und 30−40 Tagen. Dabei ist von Bedeutung, daß die Prognose um so schlechter ist, je kürzer die Inkubationszeit war.

Klinik

Bezüglich des klinischen Bildes sind nach SCHOSTOCK drei Schweregrade zu unterscheiden:
− Schweregrad I: Risus sardonicus, Trismus, Rigor, Opisthotonus. Atmung nicht beeinflußt.
− Schweregrad II: Gleiche Symptomatik wie Schweregrad I, jedoch verbunden mit generalisierten tetanischen Anfällen, die in größerem oder kleinerem Intervall auftreten. Atmung nicht oder nur mäßig gestört.
− Schweregrad III: Gleiche Symptomatik wie I und II, Hinzutreten von erhöhten Temperaturen, häufig auftretende tetanische Anfälle, die die Zwerchfell- und Atemmuskulatur mit ergreifen und zur Ateminsuffizienz führen.

Die Gesamtmortalität bei Tetanusinfektion liegt bei etwa 25−40%, wobei jedoch entsprechend den eben aufgeführten Schweregraden die Mortalität bei Schweregrad III am höchsten ist.

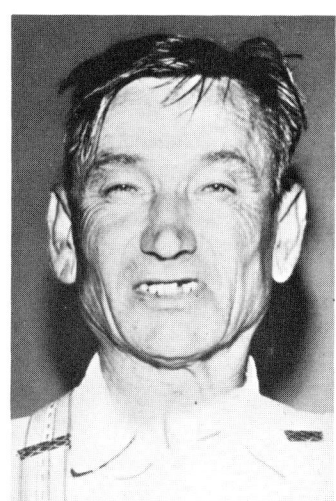

Abb. **52**   Gesicht eines Tetanuskranken
(58 J.) im Stadium II, Risus sardonicus.
Entlassung aus der stationären Behandlung nach 4wöchiger Behandlung.

Das klinische Bild des Tetanus zeigt eine tonisch-klonische Muskelstarre, wobei besonders die gerade Rückenmuskulatur, die Nackenmuskulatur und die Kaumuskulatur betroffen sind. Nach uncharakteristischen Prodromi ist eine **Kieferklemme** (Trismus) mit Erschwerung der Mundöffnung meist das erste Symptom. Die tetanische Erregung der Rückenmuskulatur führt in horizontaler Lage des Erkrankten zur Überstreckung der Wirbelsäule − **Opisthotonus** −; diese tonische Kontraktion der geraden Rückenmuskulatur vermag zu Wirbelkompressionsbrüchen zu führen. Der Opisthotonus führt zu einer Abhebung der Lendenpartien von der Unterlage bei Rückenlage des Erkrankten. Die Bauchmuskulatur ist tonisch erregt, so daß der Bauch bretthart gespannt ist. Eine tonische Gesichtsmuskelanspannung führt zum typischen Bild des **Risus sardonicus** (Abb. **52**). Bei voll ausgebildetem Krankheitsbild und Schweregrad II−III kommen zu den Muskelspannungen klonisch-tonische Krämpfe der gesamten Muskulatur in mehr oder weniger engen Intervallen. Diese Krämpfe steigern den Gesamtstoffwechsel des Erkrankten exzessiv. Dieser **überhöhte Energieumsatz** bringt eine bedrohliche Störung des Herz-Kreislauf-Systems mit sich. Die zentripetale Ausdehnung des Prozesses mit Übergreifen auf die **Atemmuskulatur** bedroht den Kranken in hohem Maße. Das Temperaturverhalten ist uncharakteristisch, es werden afebrile wie auch primär hochfebrile Verläufe beobachtet. Das Schwerestadium III ist in der Regel mit hohen Temperaturen vergesellschaftet. Die Auslösung der tonisch-klonischen Krämpfe wird durch exogene Reize − optisch, akustisch, taktil − begünstigt.

Therapie

Die Behandlung umfaßt einerseits die Lokalbehandlung der Eintrittspforte, soweit diese zu finden ist. Gelegentlich sind nicht mehr wahrnehmbare Verletzungen im Bereich der Mund- oder Nasenschleimhaut oder sonstige Bagatellverletzungen der Haut zur Eintrittspforte geworden. Andererseits kommt der allgemeinen Behandlung des Tetanuserkrankten größte Bedeutung zu.

Die lokale Behandlung sollte die breiteste Ausschneidung der Eintrittspforte ohne größere Extremitätenamputation umfassen. Falls noch keine Immunisierung durchgeführt ist, sollte die Schnellimmunisierung mit einer Primärgabe von 1 ml und 5maliger Gabe von 0,5 ml Tetanustoxoid alle 48 Stunden subkutan nach dem Vorschlag von Haas durchgeführt werden.

Statt der früher geübten simultanen Gabe von Fremdserum (Pferde-, Rinder-, Hammelimmunserum) als passive Immunisierung wird zur Neutralisierung bereits eingedrungener und noch nicht am Nervengewebe fixierter Toxine heute die Gabe von homologem Tetanusantitoxin − Tetagam 1000−1500 IE, mehrmals über 24 Stunden verabreicht − empfohlen.

Ist der Erkrankte nachweislich aktiv immunisiert, so sollte neben der Antitoxingabe bei schwerer Tetanusinfektion unbedingt eine Tetanustoxoidauffrischinjektion − 0,5 ml Toxoid − gegeben werden. Zur Vermeidung der Krampfanfälle ist eine Lagerung des Verletzten im akustisch und optisch abgeschirmten Raum notwendig. Der Patient wird mit Barbituraten sediert. Beim Auftreten tonisch-klonischer Krämpfe muß der Verletzte stark gedämpft werden. Bei schweren Fällen mit Krämpfen ist die gesteuerte **Dauerschlafbehandlung** notwendig, wobei die exakte anästhesiologische Überwachung und ein genaues Abwägen der gerade zur Vermeidung eines Krampfanfalles ausreichenden Gabe des Narkosemittels die große Kunst der Tetanusbehandlung sind. Die sofortige **Tracheotomie** garantiert die Freihaltung der Atemwege und − falls notwendig − die künstliche Beatmung. So lange wie möglich ist die ausreichende Spontanatmung zu erhalten. Die Überwachung der Urinausscheidung mit Hilfe des **Dauerkatheters** und der Flüssigkeitszufuhr, die intravenös oder besser durch eine Nasensonde erfolgt, sind Selbstverständlichkeiten bei der Behandlung dieser Kranken. Häufiges endotracheales Absaugen und passiver Lagewechsel vermeiden Retentionen des Bronchialsekrets, die hypostatische Pneumonie und Druckgeschwüre. Neben der Schwere der Infektion hängt das Schicksal des Tetanuserkrankten in ganz wesentlichem Maße von der ärztlichen und pflegerischen Aufsicht, Überwachung und Versorgung ab.

Empfehlungen bei manifester Tetanuserkrankung
− Exakte Beurteilung der Atmung, gegebenenfalls Tracheotomie.
− Sofortige ausgiebige Wundexision ohne Wundnaht an der Eintrittspforte, evtl. Amputation von Fingern oder Zehen.
− Simultane Immunisierung (Schnellimmunisierung nach Haas mit simultaner Gabe von Tetagam).

− Einlage eines Dauerkatheters in die Harnblase.
− Optische, akustische und taktile Reizminderung in der Umgebung des Kranken.
− Psychische und vegetative Dämpfung, je nach Schweregrad bis zum Dauerschlaf, ohne Kurarisierung, mit Erhalt einer ausreichenden Spontanatmung.
− Dauerschlaf und Beatmung bei unzureichender Spontanatmung durch Miterkrankung der Atemmuskulatur.
− Möglichst perorale Flüssigkeits- und Nahrungszufuhr durch Nasensonde, nur, falls erforderlich, intravenöse Flüssigkeitszufuhr.
− Trachealabsaugung und Bronchialtoilette über die Tracheotomie.
− Antibiotische Abdeckung.

Tetanusprophylaxe

Die spezifische Prophylaxe gegen die Tetanusinfektion beruht auf zwei Prinzipien.

Passive Immunisierung: Dazu fand früher das heterologe Fremdserum immunisierter Tiere Anwendung. Heute sollte zur Vermeidung der bei Tierserumgabe häufigen Anaphylaxie nur homologes Tetanusantitoxin (Tetagam 1000 IE) Anwendung finden. Damit wird dem Verletzten passiv ein Impfschutz zugeführt, der etwa 8−15 Tage andauert.

Aktive Immunisierung: Neben der passiven Zufuhr von Antitoxin besteht die Möglichkeit und Notwendigkeit einer aktiven Tetanusprophylaxe durch Anregung der körpereigenen Antikörperbildung zu betreiben. Durch Applikation von Tetanustoxoid wird eine latente, nicht zur manifesten Tetanuserkrankung selbst führende Infektion des zu immunisierenden Menschen vorgenommen. Nach Injektion dieses Tetanustoxoids regt dieses den Organismus zur Antikörperbildung an. Es erfolgt nach etwa 10 Tagen ansteigend eine aktive eigene Antikörperbildung.

Die aktive Immunisierung mit Formoltoxoid ist ein weitgehend gefahrloses Verfahren ohne schwerwiegende Nebenwirkungen; geringe Infiltrate an der Injektionsstelle treten gelegentlich auf. Der Impfschutz wird durch 2malige Injektion von je 0,5 ml Formoltoxoid (Tetanol, Behringwerke), im Abstand von 2−4 Wochen subkutan gegeben, erreicht. Ein dauerhafter Impfschutz ist gewährleistet, wenn nach 8−12 Monaten eine 3. Injektion erfolgt ist. Liegt diese komplette Immunisierung länger als 3 Jahre zurück, sollte bei neuerlicher Verletzung eine Auffrischinjektion von 0,5 ml Tetanustoxoid verabfolgt werden. Durch diese **Auffrischdosis** − injection de rapelle − werden die noch vorhandenen Antikörper erneut mobilisiert. Zweifellos ist das gefahrlose aktive Verfahren von Vorteil. Der ihm anhaftende Nachteil besteht in dem verzögerten Eintritt des Impfschutzes 17−21 Tage nach der 1. Injektion durch wirksamen Antikörperanstieg. In den ersten 16−18 Tagen nach der Verletzung, die bei alleiniger aktiver Immunisierung den Impfschutz vermissen lassen, sollte nach den bisher gültigen Vorstellungen

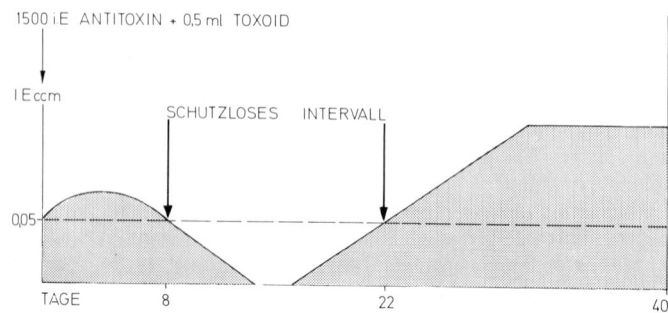

Abb. **53** Wirksamer Impfschutz in Abhängigkeit von der Zeit nach simultaner − passier und aktiver − Immunisierung am Verletzungstag (nach *Bürkle de la Camp*).

durch simultane Applikation von homologem Tetanusantitoxin − Tetagam 1000−1500 IE − ein ausreichender Impfschutz erreicht werden (Abb. **53**).

Diese Simultanprophylaxe ist heute in ihrer Wirkungsweise in Frage gestellt. Die heute gültige Vorstellung von einer wirksamen und in ihrer Nebenwirkung vertretbaren Tetanusprophylaxe legt stärkstes Gewicht auf die aktive Immunisierung, wobei die sog. Schnellimmunisierung nach Haas − 5 × 0,5 ml Tetanustoxoid im Abstand von 48 Stunden subkutan injiziert − zu einem früheren Titeranstieg mit schnellerem Impfschutz führt. Daneben kommt dem **antitetanischen Humanglobulin** große Bedeutung zu.

Ein nicht zu unterschätzender Vorteil der aktiven Schnellimmunisierung nach Haas liegt in der Tatsache, daß die volle Immunisierung hintereinander erfolgt, während der Patient noch wegen seiner Verletzung selbst in chirurgischer Behandlung steht. Der lange zeitliche Abstand bei der üblichen aktiven Immunisierung von 14−28 Tagen führt viele Verletzte dazu, die 2. Injektion und ganz besonders die 3. Injektion nach einem halben bis einem ganzen Jahr sich nicht mehr verabreichen zu lassen, so daß die begonnene Immunisierung stets unvollständig bleibt.

Die Vorschläge der Deutschen Gesellschaft für Chirurgie sind zur Zeit allgemein als Verfahren der Tetanusprophylaxe anerkannt:

I. Allgemeine Grundsätze

a) Der behandelnde Arzt muß bei jedem Verletzten die Art der Tetanusprophylaxe individuell bestimmen. Die Gründe seines Vorgehens soll er schriftlich festhalten. Im Zweifelsfalle soll er diejenigen Maßnahmen ergreifen, die die größte Sicherheit gegen Tetanus versprechen.

b) Unabhängig von dem Immunisierungszustand des Verletzten ist die **chirurgische Wundversorgung** so früh wie möglich vorzunehmen. Sie stellt einen wesentlichen Teil der Tetanusprophylaxe dar und muß nach allgemeinchirurgischen Regeln erfolgen.

c) **Die Grundimmunisierung mit Tetanus-Adsorbatimpfstoff*** (s. S. 111) **vermittelt die aktive Immunität. Sie umfaßt drei Impfstoffgaben.** Die Intervalle zwischen diesen Impfungen werden in verschiedenen Schemata unterschiedlich angegeben. Der Impfschutz gegen Wundstarrkrampf ist gewährleistet, sofern **nicht kürzere Zwischenräume als jeweils 14 Tage gewählt werden. Eine Wiederauffrischung** sollte 10 Jahre nach der 3. Impfstoffgabe der Grundimmunisierung oder 10 Jahre nach der letzten Wiederauffrischungsimpfung vorgenommen werden. Von der Wiederauffrischung kann im Verletzungsfalle Abstand genommen werden, wenn der Verletzte innerhalb der letzten 5 Jahre seine Grundimmunisierung abgeschlossen oder innerhalb dieser Zeitspanne eine Auffrischungsimpfung erhalten hat.

Der Verletzte soll so früh wie möglich 1 Dosis Tetanus-Adsorbatimpfstoff* subkutan oder besser intramuskulär erhalten, entweder als erste Dosis einer Grundimmunisierung oder, falls er früher schon gegen Wundstarrkrampf vollständig geimpft worden ist, als Wiederauffrischung.

In Anlehnung an die international gültigen Empfehlungen sollte die Grundimmunisierung gegen Tetanus im Rahmen einer Mehrfachimpfung mit DPT-Impfstoff (D = Diphtherie, P = Pertussis, T = Tetanus) bereits im ersten Lebensjahr, aber erst ab 3. Lebensmonat, erfolgen.

d) Ob der Verletzte mit Tetanus-Immunglobulin** (s. S. 111) (Tetanusantitoxin menschlicher Herkunft, das eine etwa vierwöchige **passive** Immunität vermittelt) behandelt werden muß, ist individuell zu entscheiden. Die Beschaffenheit der Wunde, ihre Entstehungsbedingungen und früher schon durchgeführte Immunisierungen des Verletzten gegen Wundstarrkrampf müssen dabei berücksichtigt werden, also Ort, Zeit und Art der Verletzung, Zustand der Wunde, Verunreinigung, Fremdkörpereinsprengungen, Nekrosen, Stichverletzungen bieten die Voraussetzungen, daß in der Tiefe Sporen des Tetanuserregers auskeimen und mit der Toxinbildung beginnen. Da eine mögliche Tetanusgefährdung durch kleine Gelegenheitswunden sich nicht genau bestimmen läßt, sollte die Anwendung homologen Tetanus-Immunglobulins großzügig erfolgen.

Vor der Anwendung tierischen Tetanusantitoxins wird ausdrücklich gewarnt. Es soll nicht mehr verabreicht werden. Die Gabe tierischen Serums ist mit der Gefahr eines anaphylaktischen oder allergischen Schocks verbunden, der tödlich enden kann.

e) Jeder Verletzte soll eine **schriftliche Bescheinigung** erhalten, aus der die Art der Tetanusprophylaxe hervorgeht. Er ist zu belehren und aufzufordern, diese Bescheinigung stets bei sich zu tragen und die begonnene Immunisierung abschließen zu lassen. Für die Tetanusprophylaxe ist es

---

* Tetanol Behringwerke Marburg
** Tetagam Behringwerke Marburg

notwendig, daß dem behandelnden Arzt ein vollständiger Nachweis über frühere Immunisierungsmaßnahmen vorliegt.
Eine einzige Dosis Tetanus-Adsorbatimpfstoff kann nicht als ausreichender Schutz angesehen werden.

II. Spezifische Maßnahmen bei Verletzten mit Wunden

A. Aktiv immunisierte Verletzte

1. Verletzte, die in den letzten 10 Jahren aktiv immunisiert wurden:
a) Der Verletzte bekommt 1 Dosis von 0,5 ml Tetanus-Adsorbatimpfstoff als **Wiederauffrischungsimpfung**. Hierauf kann verzichtet werden, wenn sicher nachgewiesen wird, daß er in den letzten 5 Jahren eine Auffrischungsimpfung erhalten hat.
b) Verletzte mit unübersichtlichen oder vernachlässigten Wunden, die älter als 24 Stunden sind, bei denen man infolgedessen mit einer erhöhten Tetanusgefährdung rechnen muß, erhalten 1 Dosis Tetanus-Adsorbatimpfstoff, es sei denn, es ist erwiesen, daß der Verletzte innerhalb des letzten Jahres eine Wiederauffrischungsimpfung erhalten hat.
2. Verletzte mit mehr als 10 Jahren zurückliegender Grundimmunisierung:
   a) Der Verletzte erhält 1 Dosis Tetanus-Adsorbatimpfstoff.
   b) Verletzte mit unübersichtlichen oder vernachlässigten Wunden, die älter als 24 Stunden sind, bei denen also mit einer erhöhten Tetanusgefährdung zu rechnen ist, erhalten eine **Simultan-Impfung:** 1 Dosis Tetanus-Adsorbatimpfstoff **und** an der gegenüberliegenden Körperseite 1 Dosis von 250 IE homologes Tetanus-Immunglobulin − also **aktive und passive Immunisierung**.
3. **Chemoprophylaxe** mit Penicillin oder Tetrazyklinen kann erwogen werden. Diese Antibiotika haben keinerlei Wirkung auf bereits gebildetes Tetanustoxin. Sie können nur Begleitinfektionen und damit anaerobe Verhältnisse im Wundgebiet, die ein Manifestwerden des Tetanus begünstigen, verhindern. Die Chemoprophylaxe soll mindestens 5 Tage lang erfolgen. Die bakteriologische Untersuchung eines Wundabstriches vor Einleitung der Chemophrophylaxe wird dringend angeraten. Ein Antibiogramm ist anzufertigen.

B. Verletzte, die früher nicht aktiv oder nur unvollständig immunisiert worden sind

1. Bei sauberen oberflächlichen Wunden, bei denen das Tetanusrisiko aus der Erfahrung zahlloser unversorgter Gelegenheitswunden äußerst niedrig ist, soll 1 Dosis Tetanus-Adsorbatimpfstoff als Einleitung der Grundimmunisierung gegeben werden. Über die Notwendigkeit der Vervollständigung der Grundimmunisierung durch zwei weitere Tetanus-Adsorbatimpfstoffgaben muß der Verletzte unterrichtet werden, da eine einzige Dosis des Impfstoffes nicht als ausreichender Schutz gegen Wundstarrkrampf angesehen werden kann.

2. Bei allen anderen Wunden erhält der Verletzte eine **Simultanimpfung,** als 1 Dosis Tetanus-Adsorbatimpfstoff als Einleitung der Grundimmunisierung gegen Tetanus **und** 1 Dosis von 250 IE homologes Tetanus-Immunglobulin (vgl. A.2.b).

3. Chemoprophylaxe (vgl. A.3.).

Hinweise:

A. Trotz guter Verträglichkeit des Adsorbatimpfstoffes wird empfohlen, bei Allergikern die Impfstoffdosis fraktioniert zu verabfolgen: 0,2 ml vorspritzen, den Rest nach 1 Stunde.

B. Wird in besonderen Ausnahmefällen mit großem Plasmaverlust (z. B. ausgedehnte Verbrennungen, großer Blutverlust) eine **höhere Dosis** als 250 IE homologes Tetanus-Immunglobulin gegeben, so sind die sich daraus ergebenden immunologischen Konsequenzen zu berücksichtigen. Diese können beispielsweise darin bestehen, daß die höhere Dosis des Antitoxins die Entwicklung der aktiven Immunisierung beeinträchtigt. In diesem Falle wäre daher eine weitere Tetanus-Adsorbatimpfstoffgabe in einem mehrmonatigen Abstand nach der 3. Dosis zu empfehlen.

Immunisierung gegen Tetanus

1. Grundimmunisierung

| ↓* | ↓ | | | | | ↓ |
| . | 1. | 2. | 3. | 4. | . . . . | 12. Monat |

2.a) Simultanimpfung

| ↓ | ↓*** | | | | | ↓ |
| . | 1. | 2. | 3. | 4. | . . . . | 12. Monat |
| ↑** |

2.b) Simultanimpfung: empfohlene Impftermine während der Behandlung

| ↓ | ↓*** | ↓ | | | | |
| . | 1. | 2. | 3. | 4. | . . . . | 12. Monat |
| ↑** |

3. Mehrfachimpfung − DTP − im 1. Lebensjahr

| | | ↓ | ↓ | ↓ | | ↓ |
| . | 1. | 2. | 3. | 4. | 5. | 12.−24. Monat |

  * ↓ 1 Dosis **Tetanus-Adsorbatimpfstoff** = 0,5 ml (z. B. Tetanol, Tetatoxoid, T-Immun) dient der **aktiven** Immunisierung gegen Wundstarrkrampf.

 ** ↑ 1 Dosis homologes **Tetanus-Immunglobulin** = 250 IE (z. B. Tetagam, Tetano-bulin) überträgt die von einem Menschen gebildeten Antitoxine und vermittelt eine **passive** Immunität von etwa vierwöchiger Dauer.

*** Die zweite Dosis **Adsorbatimpfstoff** soll bei der **Simultanimpfung** zwischen 15. und 25. Tag nach der ersten Impfstoffgabe verabfolgt werden, damit die dadurch erzielte **aktive Immunität** gegen Tetanus vor Abklingen der passiven Schutzwirkung erreicht wird.

(Veröffentlicht in: der Dtsch. Ges. f. Chir., Demeter, Gräfelfing 1974.)

Ergänzende Stellungnahme zur Tetanusprophylaxe vom
3. Oktober 1977

1. Die 4. Internationale Tetanuskonferenz 1975 in Dakar hat in Abwei-
   chung von früheren Richtlinien und im Unterschied zu den entsprechenden Empfehlungen der Deutschen Gesellschaft für Chirurgie aus
   dem Jahre 1973 einige Änderungen der Tetanusprophylaxe im Verletzungsfall **nicht aktiv immunisierter** Personen vorgeschlagen. Sie sind im
   WHO-Chronicle (30 [1976] 201) in einer Form veröffentlicht worden,
   welche den Bezug auf die sozialpolitisch beeinflußten Konferenzergeb-
   nisse in Dakar nicht erkennen läßt. Die 2 wichtigsten in Dakar
   beschlossenen Änderungen der Tetanusprophylaxe im Verletzungsfall
   nicht aktiv immunisierter Personen lauten:
   a) Das heterologe, vom Tier stammende Tetanusantitoxin wird gleich-
      wertig in einer Dosis von 3000 IE neben dem homologen Antitoxin
      empfohlen.
   b) Die Dosierung des homologen Antitoxins wird von bisher 250 IE
      auf 500−1000 IE als Routinedosierung angehoben.
   Es besteht daher Anlaß, vor allem zu diesen beiden Punkten Stellung
   zu nehmen:

2.1. Die Verwendung von heterologem Antitoxin kommt in der Bundesrepublik Deutschland nicht in Frage, da ausreichend homologes Tetanus-
   hyperimmunglobulin vorhanden ist. Tierisches Tetanusantitoxin wird
   in der Bundesrepublik für den Inlandsbedarf auch nicht mehr hergestellt.
   Dieser Vorschlag der Internationalen Tetanuskonferenz in Dakar ist
   also für die Bundesrepublik unter den gegebenen Verhältnissen abzulehnen.

2.2. Die von der Tetanuskonferenz in Dakar empfohlene Erhöhung der
   Dosis humanen Tetanushyperimmunglobulins von 250 IE auf
   500−1000 IE hält die Tetanuskommission der Deutschen Gesellschaft
   für Chirurgie nicht für erforderlich. Es gibt keine stichhaltigen Hinweise auf die Notwendigkeit dieser Erhöhung der Dosis. Von wenigen
   Ausnahmen abgesehen, bietet die Dosis von 250 IE aufgrund klinischer
   Erfahrungen und wissenschaftlicher Erkenntnisse den Schutz, den man
   von dieser Prophylaxe erwarten kann. Entsprechend den Hinweisen in
   den Empfehlungen der Deutschen Gesellschaft für Chirurgie aus dem
   Jahre 1973 wiederholt die Tetanuskommission, daß in besonderen Ausnahmefällen mit großem Plasma-Eiweißverlust (z. B. bei ausgedehnten
   Verbrennungen, großem Blutverlust) oder bei eingesprengten Fremd-
   körpern und verzögerter Wundbehandlung eine höhere Dosis als 250
   IE, die erforderlichenfalls wiederholt werden muß, notwendig ist.
   In diesem Zusammenhang ist der Hinweis B in den Empfehlungen zur
   Tetanusprophylaxe der Deutschen Gesellschaft für Chirurgie von 1973
   besonders zu beachten.

2.3. Die Tetanuskommission ruft in Erinnerung, daß es für den **ungeimpf-ten** Verletzten keine prophylaktische Methode gibt, die mit Sicherheit den Ausbruch eines Tetanus verhüten kann. Dies gilt für jede Form der passiven Immunisierung einschließlich der Simultanprophylaxe mit Tetanus-Adsorbatimpfstoff und homologem Tetanusimmunglobulin (= aktive und passive Immunisierung).

3.   Im Zusammenhang mit weiteren Ausführungen in den Verlautbarungen der WHO stellt die Tetanuskommission ausdrücklich fest, daß es keine Kontraindikation gegen die aktive Tetanusimpfung gibt, sofern den einschlägigen Bestimmungen entsprechende, durch das Paul-Ehrlich-Institut Frankfurt a. M. freigegebene Impfstoffe verwendet werden.

4.   Zu dem Vorschlag der Tetanuskonferenz in Dakar, vor **Wahl**operationen im Magen-Darm-Bereich oder an den Gliedmaßen eine Tetanusprophylaxe vorzunehmen, stellt die Tetanuskommission der Deutschen Gesellschaft für Chirurgie fest, daß aufgrund der Operationsbedingungen in den Krankenhäusern der Bundesrepublik hierzu kein Anlaß besteht.

Putride Infektionen

Putride chirurgische Infektionen werden durch folgende Erreger – Bacterium proteus, Bacterium pyocyaneum, Bacterium coli, Staphylococcus und Klebsiellae – erzeugt. Derartige Infektionen gehen besonders leicht in stark verschmutzten Wunden mit ausgedehnter Weichteilquetschung und Taschenbildung an, die einen freien Luftzutritt verhindern. Diese gramnegativen Keime sind als Feuchtkeime sehr weit verbreitet und häufig Ursache von Hospitalismusinfektion, besonders als Mischinfektion. Neben den allgemein klinischen Erscheinungen dieser Mischinfektion ist bei der putriden Entzündung gelegentlich zusätzlich ein tastbares Knistern des Gewebes in der Wundumgebung als Zeichen einer Gasbildung der Anaerobierkeime zu beobachten, ohne daß dadurch bereits eine Gasbrandinfektion diagnostiziert werden könnte.

Die Therapie dieser unspezifischen putriden Infektion ist die **breiteste Eröffnung der Wunde** mit dem Ziel, dem Luftsauerstoff freien Zutritt zu der gesamten Wundfläche zu verschaffen. Außerdem empfiehlt sich die lokale und parenterale Antibiotikagabe, wobei dem Breitbandantibiotikum größte Bedeutung zukommt.

Gasbrand (Gasödem)

Eine besondere Form der putriden Infektion einer Wunde wird vorwiegend durch den Gasödembazillus Clostridium perfringens von Welch-Fraenkel hervorgerufen. Auch diese Infektion geht besonders leicht in Wunden mit ausgedehnter Weichteilquetschung und Zertrümmerung und Taschenbildung an. Außerdem sind ausgedehnte Verletzungen in der Landwirtschaft mit Eindringen von Humuserde in die Wunde und ausgedehnte Holzsplittereinspießung in die Weichteile besonders gefährlich. Auch Schußverletzungen und Straßenverkehrsunfälle mit großen Weichteilquetschungen sind von einer Gasbrandinfektion bedroht. Das Gasödem ist eine typische Komplikation von Kriegsverletzungen, wird jedoch gelegentlich auch in Friedenszeiten beobachtet.

Klinik

Das **klinische Bild** der Gasödeminfektion − Gasbrand − ist gekennzeichnet durch lokale Veränderungen und schwerste Allgemeinerscheinungen. Auffallend und für die Diagnose richtungweisend ist die Tatsache, daß die allgemeinen Krankheitserscheinungen eines vom Gasbrand befallenen Patienten wesentlich schwerwiegender sind, als es dem Lokalbefund der lokalen Infektion und der lokalen Traumatisation entsprechen sollte. Lokal imponiert besonders die erhöhte **Schmerzhaftigkeit** der Wunde, die ausgedehnte **ödematöse Schwellung** und die grünlich-bläulich verfärbte oder **schmutzig-braun verfärbte Haut** im Bereich der Wunde, besonders des Wundrandes, sowie das bräunliche, wäßrige Wundsekret. Palpatorisch läßt sich in der Umgebung der Wunde ein Knistern als Zeichen der **Gasbildung** im Gewebe nachweisen. Die Gasbildung entsteht durch Eiweißzerfall und Freiwerden von Schwefelwasserstoff und Kohlensäure aus der Kohlenhydratvergärung. Röntgenologisch ist durch Eindringen der Gase in die Spalten des Muskels zwischen den Muskelzügen eine Auffiederung des Muskels zu erkennen (Abb. **54**). Die Wunde strömt einen spezifischen **Fäulnisgeruch** aus. Dieser wird durch mischinfizierte Fäulniserreger und nicht durch die Gasbranderreger selbst hervorgerufen.

Meist sind die regionalen Lymphknoten entzündlich geschwollen und schmerzhaft. Außer der Gasentwicklung in der direkten und in der weiteren Umgebung der Wunde treten die Ödembildung und die toxinbedingte Gangrän der befallenen Gewebsbezirke in den Vordergrund.

Allgemeinerscheinungen in Form starker Benommenheit und Zeichen einer schweren **Intoxikation** beherrschen das Bild. Kreislaufreaktionen mit peripherer **Zyanose** und erheblichem **Pulsanstieg** sind pathognomonisch. Temperaturen können vorhanden sein, können jedoch auch fehlen. Die fahle Gesichtshaut, gelegentlich ein hämolysebedingter **Ikterus** und eine **Anämie**, deuten auf die Schwere der Allgemeinerkrankung hin.

Charakteristisch für einen Gasbrand ist die erhebliche Diskrepanz zwischen dem Ausmaß der Verletzung und der auffallenden Schwere des allgemeinen Krankheitsbildes. Dieses schwere bedrohliche Krankheitsbild ist alleine durch die Weichteilschädigung nicht erklärbar, es ist bedingt durch die Toxineinschwemmung der Gasödemerreger.

Therapie

Die **Therapie** besteht lokal in der breitesten Eröffnung mit operativer Entfernung sämtlicher nekrotischer Gewebspartien bis an die Grenze des sich

Abb. **54** Gasbrandinfektion bei einer 22jährigen Pat., 8 Tage nach komplizierter Unterschenkelfraktur durch Pferdetritt. **a** und **b** Weichteilaufnahme des Unterschenkels, Gasödem in der Muskulatur mit Kontrastierung der Muskelfasern. **c** Fuß der gleichen Pat. mit Schwellung und beginnender Abhebung der Haut. Heilung der Pat. durch Oberschenkelamputation und Gasödemserumtherapie in Narkose.

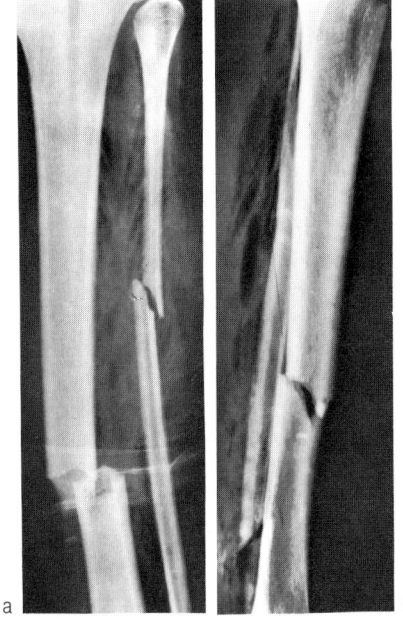

a

b

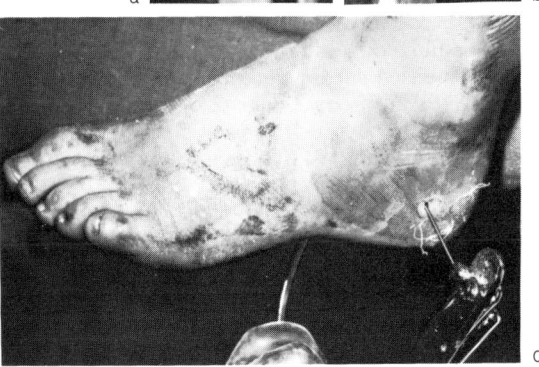

c

ernährenden und durchbluteten Gewebes. Häufig ist, besonders bei komplizierten Frakturen mit Gasbrandinfektion, eine **Amputation** nicht zu umgehen. In den letzten Jahren hat sich die Behandlung der Gasbrandinfektion durch hyperbaren Sauerstoff – **hyperbare Oxygenation** – eingeführt. Die Einwirkung höherer Sauerstoffdrücke auf das Gewebe entzieht den anaeroben Gasbranderregern ihre Lebensgrundlage und führt zu raschem Rückgang der Infektion. Die Therapie ist an das Vorhandensein einer Sauerstoffüberdruckkammer, in die der Verletzte in bestimmten Zeitintervallen gebracht werden muß, gebunden.

Die Mortalität der Erkrankung ist mit 40−60% zu veranschlagen. Die allgemeine Behandlung umfaßt neben der Schockbehandlung eine Infusion von 500−1000 ml eines polyvalenten konzentrierten antitoxischen **Gasödemserums** der Behringwerke. Da es sich hierbei um Fremdserum handelt, ist die intravenöse Infusion während einer Narkose angezeigt. Daneben sollten Breitbandantibiotika oder eine hochdosierte Penizillininfusion − 40 Mill. IE täglich − zugeführt werden.

Die Inkubationszeit des Gasbrandes variiert zwischen 24−72 Stunden. Seltener wird eine längere Inkubationszeit zwischen 5−30 Tagen beobachtet.

Tollwut

Die Tollwut − Lyssa − ist eine auch in unserem Lebensraum heimische Infektionskrankheit, die vom Tier auf den Menschen übertragen wird und für beide Warmblüter hoch pathogen ist. Als Erreger ist ein filtrierbares Virus bekannt. Dieses zeigt eine starke Affinität zum zentralen Nervensystem. Die Erreger werden durch den Speichel tollwutkranker Tiere auf andere Tiere oder auf den Menschen übertragen. In der Regel erfolgt diese Übertragung durch den Biß tollwutkranker Tiere. Die Infektion kann jedoch auch allein durch den direkten Kontakt mit dem Speichel tollwutkranker Tiere bei Vorliegen kleiner Hautschrunden und Epitheldefekte eintreten.

Die Inkubationszeit beträgt vom Zeitpunkt der Infektion bis zum manifesten Auftreten der Erkrankung 15 Tage bis 4 Monate, wobei Extremwerte von 10 Tagen bis zu 1 Jahr bekannt geworden sind. Ähnlich wie bei der Wundstarrkrampfinfektion ist auch hierbei die Prognose um so vorsichtiger zu stellen, je kürzer die Inkubationszeit ist.

Klinik

Das klinische Bild der Tollwut wird eingeleitet durch Prodromalerscheinungen: Schmerzen und Brennen an der ehemaligen Infektionsstelle, Kopfschmerz, Appetitmangel, **Schluckbeschwerden.** Daneben tritt Widerwillen gegen die Aufnahme von Flüssigkeiten auf.

Bei ausgebrochener Tollwuterkrankung ist eine konvulsive von einer paralytischen Form zu unterscheiden. Insgesamt entspricht das Krankheitsbild dem einer Encephalitis acuta. Die konvulsive Form ist charakterisiert durch **Schlingkrämpfe** und gesteigerte **Reflexerregbarkeit.** Optische, akustische und mechanische Reize lösen konvulsive Krämpfe aus. Während dieser Anfälle kommt es zu dyspnoischen Zuständen mit vermehrter **Speichelsekretion.** Dieses konvulsive Stadium − Dauer meist 1−5 Tage − wird gefolgt vom paralytischen Stadium, charakterisiert durch motorische, gelegentlich auch sensible Paresen verschiedener Lokalisation. In diesem

Stadium kommt es in den meisten Fällen unter zunehmendem Temperatur-anstieg zum Tode.

Der diagnostische Beweis einer Tollwuterkrankung ist nur feingeweblich durch den Nachweis der sog. Negri-Körper im Ammonshorn des Gehirns zu führen.

Wegen der langen Inkubationszeit soll bei lyssaverdächtigen Bißverletzungen, wenn möglich, das beißende Tier eingefangen und in Quarantäne beobachtet werden. Beim Verenden des Tieres sollte das Gehirn sofort einer feingeweblichen Untersuchung auf Negri-Körperchen in entsprechenden veterinärmedizinischen Instituten unterzogen werden.

Die Mortalität der ausgebrochenen Tollwut ist mit 60−80% außerordentlich hoch.

Therapie

Das Schwergewicht der Therapie liegt in der sofortigen Lokalbehandlung durch mechanische Reinigung der Bißverletzung unter Zusatz desinfizierender Lösungen − Satinasept, Satinazid, Zephirol u. ä. Die durch die lange Inkubationszeit begünstigte Prophylaxe ist in Form der aktiven Immunisierung mit den von den Behringwerken Marburg hergestellten Hempt-Vakzine sinnvoll. Bei verdächtigen Bißverletzungen werden vier Injektionen im Abstand von 48 Stunden subkutan in die Bauchhaut appliziert. Eine letzte 5. Injektion ist 4 Wochen nach Beginn der Erstimpfung durchzuführen. Bei begründetem Verdacht auf Lyssainfektion bei Bißverletzung ist eine simultane Applikation des Hempt-Vakzine-Impfstoffes und des von den Behringwerken hergestellten Lyssa-Antitoxin-Serums sinnvoll und angezeigt.

Die Indikation zu der aktiven Immunisierung, deren Wirkungsdauer nicht sicher bekannt ist, wird neben den nachfolgenden klinischen Richtlinien von örtlichen Bedingungen, besonders der örtlichen Verseuchung des Wildes durch Lyssa beeinflußt. In lyssaverseuchten Gebieten sollte man mit der Indikation zur Impfung großzügiger verfahren. Die Gefahr der oben aufgeführten Lyssaschutzimpfung liegt in einer Impfenzephalitis, die etwa in einer Frequenz von ca. 1 : 5000 auftritt.

In Anlehnung an MOHR lassen sich folgende **Indikationsstellungen zur Schutzimpfung** ableiten:
1. nach Biß durch ein sicher tollwutkrankes Tier,
2. nach Biß durch ein tollwutverdächtiges Tier, das kurze Zeit nach dem Biß unmotiviert eingeht,
3. nach Biß durch ein Tier ohne ersichtlichen Grund in tollwutverseuchtem Gebiet,
4. nach Bißverletzung bei Kindern, wenn über den Unfallhergang keine Angaben vorhanden sind sowie nach Kontakt offener Wunden mit Speichel tollwutverdächtiger Tiere.

Wunddiphtherie

Die Wunddiphtherie — hervorgerufen durch das Toxin des stäbchenförmigen Diphtheriebazillus — geht oft mit einer Staphylokokken- oder Streptokokkeninfektion einer Gelegenheitswunde einher. Die Diphtheriewundinfektion führt zu einer verzögerten Wundheilung mit schmierigem Wundbelag und einer trüben Sekretion. Bei schwerer Wunddiphtherie finden sich im Bereich der Wunde graue pseudomembranöse Beläge. Die Rückwirkungen auf den Gesamtorganismus gleichen denen der Rachendiphtherie. Die komplizierende Myokarditis ist prognostisch von besonderer Bedeutung. Die Sicherung der Diagnose einer Wunddiphtherie erfolgt bakteriologisch.

Zur Behandlung gehört die Injektion des **Diphtherieantitoxinserums** und die lokale und parenterale Gabe von Antibiotika. Die Serumtherapie sollte je nach Infektionsschwere mit 100—1000 Antitoxineinheiten/kg KG erfolgen.

Serumunverträglichkeit

Die Applikation körperfremden Serums im Rahmen der Therapie einer Wunddiphtherie, einer Rachendiphtherie als auch bei der Prophylaxe oder Behandlung des Tetanus ist mit der Gefahr einer Serumunverträglichkeit, einer **Serumkrankheit** bzw. eines Serumschocks verbunden. Schon die einmalige Injektion eines Fremdserums kann eine schwerwiegende Serumschädigung herbeiführen. Die Gefahr einer Serumreaktion mit bedrohlichen Störungen des Kreislaufes ist bei wiederholter Gabe von Fremdserum besonders gegeben.

Die Serumkrankheit kann sich in leichten Fällen in urtikariellen Hauteffloreszenzen und Ödemen, in schweren Fällen in Form einer lebensbedrohlichen **Anaphylaxie** mit akuter Kreislaufinsuffizienz, Glottisödem und entsprechender Asphyxie, Blutdruckabfall und Bewußtlosigkeit manifestieren.

Es empfiehlt sich daher grundsätzlich, bei der Applikation von Fremdseren vor der Seruminjektion einen **Verträglichkeitstest** durchzuführen. Dabei werden entweder 0,1 ml des zu verabreichenden Serums intrakutan injiziert, worauf nach etwa 10—15 Minuten die Injektionsstelle auf lokale Überempfindlichkeitszeichen geprüft wird, oder es werden 0,1 ml des zu applizierenden Serums in den Bindehautsack des Auges getropft, und dort wird nach Überempfindlichkeitszeichen gefahndet. Diese Vortestung hat zur weitgehenden Vermeidung des außerordentlich gefährlichen Serumschocks geführt.

Spezielle Traumatologie

Kopfverletzungen

Die Verletzungen der die Schädelknochen umhüllenden Weichteile im Bereich des Kopfes zeigen in Pathogenese und Heilverlauf die gleichen Gesetzmäßigkeiten wie alle Hautverletzungen am Körper. Die Wunden am Kopf entstehen durch direkte Traumatisation als Platz-, Riß- oder Schnittwunden. Schußverletzungen sind im Frieden selten.

Die therapeutische Versorgung der Kopfhautverletzungen ist bei kleinen Wunden in örtlicher Betäubung, bei größeren Wunden mit weitflächiger Abtrennung vom Periost – Skalpierungsverletzungen – vorteilhafterweise in Allgemeinnarkose durchzuführen. Einige Besonderheiten sind zu berücksichtigen. Die anatomische Beschaffenheit der Kopfhaut mit stark ausgebildetem Korium und guter Gefäßversorgung führt oft zu einem recht erheblichen Blutverlust vor und bei der Wundzurichtung und Wundnaht. Die in der Haut gelegenen Blutgefäße lassen sich oft nur durch Kompression und durch die Wundverschlußnaht abdichten. Die derbe Kopfhaut birgt darüber hinaus bei Eintritt einer lokalen Wundinfektion die Gefahr einer Subkutanphlegmone mit Übergreifen auf das knöcherne Schädeldach. Die so entstandene **Kopfschwartenphlegmone** birgt die Gefahr einer Schädeldachosteomyelitis in sich. Zur Vermeidung dieser Komplikation sollten alle Kopfhautwunden entsprechend den im allgemeinen Teil dargelegten chirurgischen Grundsätzen sauber exzidiert, zugerichtet und verschlossen werden. Es empfiehlt sich, bei der Wundversorgung von Kopfplatzwunden stets das Periost des Schädeldaches zu spalten, um röntgenologisch nicht erkannte Fissurlinien im Knochen bei der Wundversorgung als Schädelbruch zu erkennen.

Weichteilverletzungen im Bereich des Gesichtes bedürfen einer sehr schonenden chirurgischen Behandlung, da hier funktionelle und kosmetische Gesichtspunkte große Bedeutung gewinnen. Nach **sparsamer Exzision** – gelegentlich verbietet sich eine Exzision, etwa im Bereich der Augenlider oder der Augenbrauen – sollten Gesichtswunden nur mit feinstem, möglichst atraumatischem Nahtmaterial durch Intrakutannähte oder intrakutane Rückstichnähte adaptiert werden. Besonders im Bereich der Augenlider ist ein sorgsames Vorgehen zur Vermeidung narbenbedingter Ektropien oder Entropien der Augenlider notwendig. Es ist grundsätzlich empfehlenswert, bei Verletzungen in Augennähe die Wundbeurteilung und die Wundversorgung in Zusammenarbeit mit dem Ophthalmologen durchzuführen.

Wunden an den Ohren kommt insofern eine Bedeutung zu, als hier das Subkutangewebe außerordentlich sparsam ausgebildet ist und unmittelbar unter der Haut der Ohrknorpel liegt. Hier lokalisierte Wunden mit Verletzung oder Entblößung des Knorpels führen leicht zur Knorpelnekrose mit entsprechend schlechtem kosmetischem Ergebnis. Daher sollte die Wundversorgung an der Ohrmuschel mit sehr sparsamer Exzision und gewebeschonender feiner Naht durchgeführt werden.

Auch im Bereich der Lippen ist eine Berücksichtigung kosmetischer Effekte bei der Wundzurichtung und der Wundnaht dringend vonnöten. Die Wunde an der äußeren Haut der Lippe wird mit atraumatischem, monofilem Nahtmaterial, die der Mundschleimhaut mit atraumatischem Katgut vernäht. Bei penetrierenden Verletzungen der Wangen sollte die Wunde an der Außenhaut und die Wunde in der Schleimhaut versorgt werden. Im Bereich der Schleimhaut erübrigt sich meist eine Wundrandexzision, falls nicht größere Gewebspartien zerstört oder zerfetzt sind. Wunden der Zunge – meist Bißverletzungen – sollten nur bei größerer Ausdehnung und starker Blutung durch resorbierbare Nähte adaptiert werden.

Bei der Erstversorgung eines Verletzten mit Wunden im Bereich des Kopfes ist stets ein besonders exaktes Befundprotokoll zu erheben. Dabei sollen neben den offenbaren äußeren Verletzungen und Funktionsstörungen des zentralen Nervensystems und der Sinnesorgane auch Zahnschäden, Zahnverluste und Prothesenschäden beachtet werden. Diese Befunderhebungen und ihre schriftliche Niederlegung haben große Bedeutung im Hinblick auf die private Versicherung und die gesetzliche Sozialversicherung und später erfolgende Regreßansprüche.

Schädelbrüche

Die Kopfverletzungen stellen in der Mehrzahl der Fälle Kombinationsverletzungen dar. Bei Diagnose und Behandlung des Kopfverletzten sollte in besonderem Maße von Beginn an eine intensive kollegiale Zusammenarbeit mit den Fachärzten für Hals-Nasen-Ohren-Krankheiten, Augenerkrankungen, Zahn- und Kiefererkrankungen und Neurologie sowie Neurochirurgie erfolgen. Nur im engsten Kontakt aller beteiligten Fachbereiche am Krankenbett kann für den einzelnen Verletzten das beste erreicht werden. So sind hier Verletzungsfolgen auf dem Gebiet der Hals-Nasen-Ohren-Heilkunde, der Augen-, Zahn- und Kieferheilkunde nicht speziell besprochen.

Die Verletzungen des knöchernen Schädels – Schädelbrüche – werden nach der Lokalisation in Gesichtsschädelbrüche und Brüche des Gehirnschädels unterteilt. Nach der Bruchform lassen sich folgende Frakturen unterscheiden:
– Spaltbrüche oder Fissuren
– Splitter- oder Sternbrüche
– Lochbrüche
– Impressionsbrüche

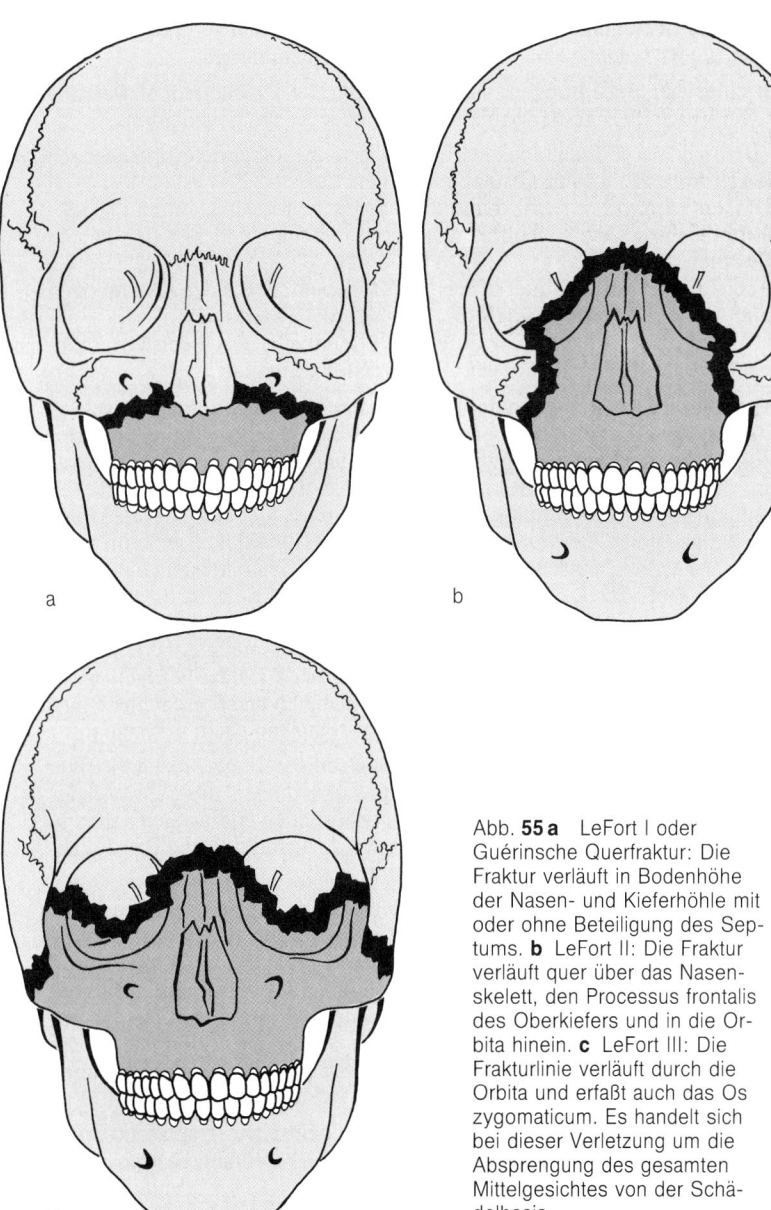

Abb. **55 a**   LeFort I oder Guérinsche Querfraktur: Die Fraktur verläuft in Bodenhöhe der Nasen- und Kieferhöhle mit oder ohne Beteiligung des Septums. **b** LeFort II: Die Fraktur verläuft quer über das Nasenskelett, den Processus frontalis des Oberkiefers und in die Orbita hinein. **c** LeFort III: Die Frakturlinie verläuft durch die Orbita und erfaßt auch das Os zygomaticum. Es handelt sich bei dieser Verletzung um die Absprengung des gesamten Mittelgesichtes von der Schädelbasis.

Nach der Entstehungsursache lassen sich **Berstungsbrüche** und **Biegungsbrüche** unterscheiden, eine dritte Form ist der **Schußbruch**.

Von klinischer Bedeutung ist die Lokalisation der knöchernen Verletzung des Gehirnschädels an der Schädelkalotte oder an der Schädelbasis.

Im Bereich des Gesichtsschädels lassen sich die Oberkieferbrüche nach LEFORT (Abb. **55**) in drei Gruppen einteilen:
- Der Frakturtyp I verläuft durch die Apertura piriformis, durch die Kieferhöhle bis in die Flügelfortsätze des Keilbeines und löst den harten Gaumen ab.
- Frakturtyp II verläuft quer durch das Nasenbein, durch den Orbitabogen und schräg beiderseits durch das Jochbein des Oberkiefers.
- Frakturtyp III verläuft quer durch das Nasenbein, durch den Orbitaboden und durch den Jochbogen im hintersten Abschnitt.

Unterkieferbrüche können in der Pars alveolaris oder in der Pars articularis lokalisiert sein und verursachen Störungen der Mundbewegung und des Kauaktes. Stets ist auf zusätzliche Zahnschäden exakt zu achten. Die Diagnose der **Gesichtsschädelfraktur** erfolgt durch Beobachtung der äußeren Schädigungsfolge – Prellungen, Bluterguß, Gesichts- und Orbitaödem. Unterkiefer- und Oberkieferfrakturen mit Frakturdislokation führen zu einer Störung des Zahnschlusses beim Biß. Oberkieferfrakturen vom Typ II und III sind oft durch einen passiven Bewegungsschmerz zu diagnostizieren. Im Bereich des Unterkiefers führt besonders beim Stückbruch im medialen Abschnitt der M. masseter die lateralen Anteile der Mandibula nach kranial, während das mediale Fragment nach kaudal gezogen wird. Die Röntgenaufnahmen mit besonderen Aufnahmen und Spezialeinstellungen lassen die Frakturverläufe und die Fehlstellungen exakt erkennen.

Die knöcherne Schädelverletzung selbst hat eine geringe Mortalität. Die Komplikationen und die Zusatzverletzungen bedingen die Schwere der Verletzung und trüben die Prognose. Gesichtsschädelverletzungen haben in der Prioritätenfolge einen hohen Stellenwert, da nicht selten die Persönlichkeit des Verletzten stark in Mitleidenschaft gezogen wird.

Die Diagnose einer knöchernen Schädelverletzung bei einer offenen Fraktur kann während der Wundzurichtung erfolgen, wobei der Periostspaltung besondere diagnostische Bedeutung zukommt. Fissuren und Rißfrakturen entziehen sich gelegentlich der röntgenologischen Diagnose. Die Röntgenanatomie des Schädels, besonders der Schädelbasis, erschwert das Erkennen feiner Fissurlinien, so daß gelegentlich Frakturen, besonders in der Schädelbasis, nur durch klinische Manifestation der Komplikationen erkannt werden.

Für die **Schädelbasisfraktur** ist die ein- oder beidseitige Hämatomverfärbung der Augenhöhlen – Monokelhämatom oder **Brillenhämatom** – ein diagnostischer Hinweis. Das frakturbedingte Hämatom sackt in die Weichteile der Orbita ab und führt zu der Verfärbung. Bei der Bewertung dieses

sportupac ®

Muskelfluid

Erfrischt, belebt und macht fit in Trainings- und
Spielpausen, beugt gegen Muskelkater vor.
Fördert die Durchblutung nach Dusche, Sauna und
Massage. Dafür sorgen ätherische Öle und Roßka-
stanienextrakt, die Übersäuerung in der Muskulatur
abbauen.

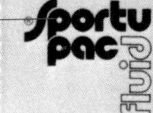

Fußlotion

Füße haben große Belastungen
auszuhalten. Gerade Sportler
sollten sie speziell pflegen.
Sportupac Fußlotion durchblutet das Gewebe, beugt müden,
wundgelaufenen und schwit-
zenden Füßen vor, schützt bei
regelmäßiger Anwendung vor
Fußpilz.

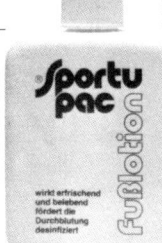

Die Übertragungsgefahr einer
Pilzinfektion ist in Waschräu-
men, Schwimmbädern und
Sportstätten bekanntlich groß.
Kunstfaserstrümpfe und Schuhe mit Kunststoffsohlen
führen zu starker Schweißabsonderung - ein idealer
Nährboden für den Fußpilz.
Die pflegenden Substanzen der Sportupac Fußlotion
machen die Haut widerstandsfähig und geschmeidig.

Terra-Bio-Chemie GmbH
Ekkebertstraße 28
7800 Freiburg i. Br.

Ihre Behandlungstermine

Tag	Datum		Uhr
Tag	Datum	,	Uhr
Tag	Datum	,	Uhr
Tag	Datum	,	Uhr
Tag	Datum	,	Uhr
Tag	Datum	,	Uhr
Tag	Datum	,	Uhr

Wichtig: Sollten Sie einen Behandlungstermin nicht wahrnehmen können, bitten wir um rechtzeitige Benachrichtigung.

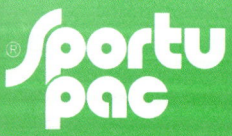

® **Sportu pac**

Die medizinische »Sport-Hilfe« aus der Praxis

Zeichens sind jedoch Stirnplatzwunden oder eine hämatomverursachende Prellung im Bereich des Gesichtes als Ursache einer Blutergußbildung zu berücksichtigen.

Die häufig mit einer Schädelbasisfraktur einhergehende Duraverletzung im Bereich des Felsenbeines oder in der vorderen Schädelgrube führt zum **Liquoraustritt** aus dem Ohr oder zum Liquorfluß an der Rachenhinterwand oder aus der Nase. Weitere klinische Zeichen einer Schädelbasisfraktur sind Emphysembildungen besonders bei Frakturen des Gesichtsschädels als Folge der traumatischen Eröffnung luftgefüllter Nebenhöhlen − Stirnhöhle, Siebbeinzellen. In 50% aller Schädelbasisfrakturen sind funktionelle Störungen der Hirnnerven vorhanden, die eine eingehende klinische Prüfung bei der Erstuntersuchung eines Schädelverletzten erfordern. Dabei sind vorwiegend N. vestibulocochlearis (statoacusticus), N. facialis, N. abducens und N. opticus betroffen. Ein weiterer diagnostischer Hinweis für das Vorliegen einer Schädelbasisfraktur ist der Nachweis eines blutig gefärbten Liquors bei Lumbalpunktion oder Subokzipitalpunktion.

Die Prognose der Schädelfraktur ist beim Fehlen einer Hirnbeteiligung und bei Ausbleiben einer traumatischen Blutung günstig. Auch Gesichtsschädelfrakturen sind bei fehlender Liquorfistel günstig zu beurteilen. Die Verletzungen der knöchernen Schädelbasis besitzen eine schlechtere Prognose, da einerseits die Hirnnervenbeteiligung und andererseits eine begleitende Gehirnschädigung häufig sind. Liquorfisteln im Bereich der Schädelbasis beinhalten die Gefahr einer aufsteigenden Infektion mit Ausbildung einer traumatischen **Meningitis**. Auch traumatische Blutungen im Bereich der Schädelbasis und des Hirnstammes sind als lebensbedrohliche Komplikationen zu beurteilen. Als Spätkomplikation, besonders der Schädelbasisfraktur mit Duraverletzung und Liquorfistel, sind **Hirnabszesse,** Hydrozephalus, **Sinusthrombosen** und traumatische Pneumatozelen zu erwähnen. Die Prognose der Schädelbrüche ist bei reinen Konvexitätsbrüchen mit einer Mortalität von unter 5% günstig zu stellen. Schädelbasisbrüche zeigen auch heute noch eine durchschnittliche Mortalität von 10−25%. Die Kombination einer Basisfraktur mit Kalottenbrüchen hat im Durchschnitt eine Mortalität von 30% und mehr.

Die Behandlung der **Gesichtsschädelfraktur** erfordert − wie bei allen Frakturen − eine Immobilisation durch strenge Bettruhe des Verletzten.

Besonders die Behandlung der Gesichtsschädelverletzten sollte in enger Zusammenarbeit mit den Fachkollegen der Hals-Nasen-Ohren-Heilkunde, Augenheilkunde und der Kieferchirurgie erfolgen. Für den Unterkiefer ist bei Fehlstellungen und bei Störungen der Bißfunktion eine anatomische Reposition und eine Fixation entweder durch äußere Gipsschienung oder besser durch innere Drahtschienung erforderlich. Sowohl bei der Erstbehandlung als auch bei der Dauerschienung von Kiefer- und Zahnverletzungen sollte stets auf die Freihaltung der Atemwege und auf die Ermöglichung der Nahrungszufuhr geachtet werden.

Gesichtsschädelverletzungen mit Eröffnung der Nebenhöhlen werden vom Laryngologen je nach Ausdehnung der Verletzung konservativ oder operativ behandelt. Meist muß die traumatisch eröffnete Nebenhöhle operativ ausgeräumt werden. Nasenbeinfrakturen werden bei Fehlstellung sofort primär aufgerichtet, und unter Antibiotikaschutz wird eine Nasentamponade empfohlen.

Oberkieferfrakturen erfordern in der Regel eine spezielle Fixierung, die ebenso wie die Reposition und die Ruhigstellung eines Unterkieferbruches in Zusammenarbeit mit dem Kieferchirurgen erfolgen soll. Die Brüche im Bereich des Schädeldaches – die **Kalottenfrakturen** – bedürfen, falls es sich nicht um komplizierte Brüche handelt und keine Impression vorliegt, nicht einer besonderen Bruchbehandlung. Die Verletzten müssen jedoch – wie jeder Schädelverletzte – einige Tage streng immobilisiert werden. Eine exakte neurologische Verlaufskontrolle und Beobachtung sind zur Früherkennung und gegebenenfalls zur Behandlung zerebraler Komplikationen und intrazerebraler Blutungen notwendig. Bei Verdacht auf eine blutungsbedingte Raumforderung ist ein CT und ggf. die sofortige Karotisangiographie auch zum Ausschluß einer intrakraniellen Drucksteigerung durch posttraumatisches Hirnödem unumgänglich. Das Elektroenzephalogramm eignet sich bei entsprechender technischer Ausrüstung gut, ist jedoch für die chirurgisch-klinische Routine weniger geeignet. Impressionsbrüche müssen operativ gehoben werden, wenn die Tiefe der Impression Kortikalisdicke – 3–5 mm – erreicht. Dabei ist im Bereich der Impression die Dura genau zu untersuchen. Liegt eine Verletzung der Dura durch den niedergedrückten Knochen vor, so muß die Duraverletzung vernäht, gegebenenfalls durch einen Muskellappen verschlossen werden. Liegt eine lokale Zertrümmerung der Hirnrinde mit Einsprengung von Fremdkörpern und Knochenteilen vor, so muß das nekrotische Hirngewebe ebenso wie die eingesprengten Fremdteile und Knochenstücke ausgeräumt werden. Der Duradefekt ist plastisch zu verschließen. Lokale Hämatome und Blutungen sind definitiv zu beseitigen.

Die operative Behandlung der Schädelimpressionsfraktur kann in örtlicher Betäubung, besser in Allgemeinnarkose durchgeführt werden. Bei größeren Impressionen ist die ausgedehnte osteoplastische Kraniotomie vorteilhaft.

Die Indikation zur operativen Behandlung einer Schädelimpressionsfraktur ist immer dann gegeben, wenn die Tabula interna mindestens 3 mm tiefer getreten ist, lediglich bei Brüchen mit Impression der Tabula externa allein und bei nur geringem Tiefertreten der Tabula interna von weniger als 3 mm kann auf die operative Revision verzichtet werden. Die operative Behandlung ist notwendig zur Beseitigung des lokalen Druckes auf die Hirnrinde, zur Erkennung und Behandlung von Duraverletzungen und Hirnrindenverletzungen und zur Vermeidung von druck- und verletzungsbedingten Hirnrindennarben mit dem Endstadium einer herdbedingten Epilepsie – Jackson-Anfälle.

Die Schädelbasisfraktur ohne Gehirnbeteiligung bedarf keiner speziellen Behandlung. Es sollte jedoch in engem Zusammenwirken mit dem Neuro-

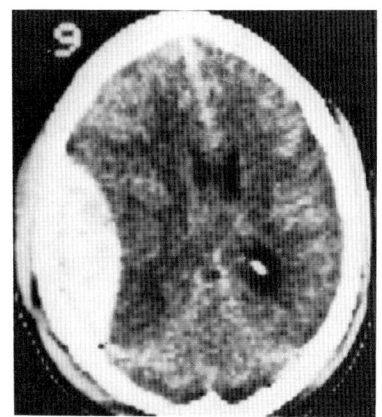

Abb. **56** Computertomogramm (CT)
nach gedecktem Schädel-Hirn-Trauma
mit Bewußtlosigkeit nach freiem Intervall. Deutliche epidurale Einblutung mit
Verschiebung der Hirnmassen nach
links bei rechtsseitiger epiduraler
Raumforderung.

logen stets eine Ruhigstellung des Verletzten erreicht werden. Eine intensive und exakte neurologische Verlaufskontrolle unter Zuhilfenahme des
Elektroenzephalogrammes ist notwendig.

Schädelbasisfrakturen mit Gehirnbeteiligung − Stammhirnkontusionen −
erfordern in erster Linie allgemeinchirurgische Maßnahmen: Freihaltung
der Atemwege durch **Tracheotomie**, falls die Bewußtlosigkeit über 24 Stunden anhält, Schockbekämpfung, Nahrungszufuhr durch **Magensonde** oder
bei Störung der Darmtätigkeit intravenös. Eine genaue Überwachung der
Verletzten, ihrer Kreislaufsituation, ihrer Atmung, der **Urinproduktion**
und des Temperaturverhaltens sind unerläßlich, sollen schwerwiegende
Komplikationen frühzeitig erkannt und beseitigt werden.

Auch in diesen Fällen ist eine enge Zusammenarbeit mit Neurologen,
Laryngologen und Ophthalmologen zur Verlaufsbeurteilung und zur Früherkennung sowie zur Behandlung von Komplikationen unter Zuhilfenahme
spezieller Untersuchungsmethoden ausschlaggebend. Hier hat besonders
die Elektroenzephalographie (EEG) und die zerebrale Computertomographie (CT) große Bedeutung gewonnen. Die Karotisangiographie hingegen
hat als invasive Diagnostikmethode eher an Bedeutung verloren. Die früher
viel geübte Echoenzephalographie ist wegen wenig zuverlässiger Ergebnisse
weitgehend verlassen.

Die **Elektroenzephalographie** (EEG) registriert die feinen von der Gehirnrinde
erzeugten Ströme über zahlreiche Verstärker. Die seitenvergleichende Ableitung der
Hirnstromkurven, ihre Wellenform und deren Veränderung lassen für den erfahrenen Untersucher Rückschlüsse auf lokale Schädigungsherde im Bereich des Gehirns
und auf generalisierte traumatische zerebrale Schädigung zu.

Die Computertomographie (CT) des Schädels ist in der Lage, neben der
knöchernen Verletzung des Schädels Einblutungen zwischen die Hirnhäute

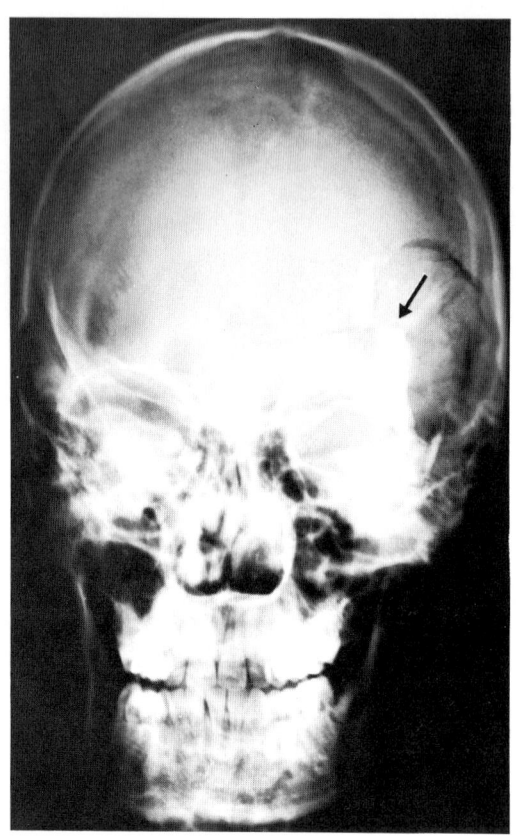

Abb. **57**   a

– epidurales Hämatom, subdurales Hämatom, subarachnoidales Hämatom
– wie auch Kontusionsherde der Hirnrinde durch Darstellung von Dich-
teunterschieden aufzuzeigen (Abb. **56**). Dabei kann sehr gut ein Kontu-
sionsherd und ein Contrecoupherd dargestellt werden. Auch lassen sich
mittels CT-Untersuchung schon in früher Phase Einblutungen in die Hirnmassen und in die Hirnventrikel erkennen. Somit ist mit diesem apparativ
aufwendigen, aber nichtinvasiven Verfahren die Möglichkeit gegeben,
unmittelbar nach dem Unfall eine exakte Diagnose und eine Verlaufsbeurteilung zu erstellen.

Noch aussagekräftiger ist die neue Methode der Kernspintomographie –
NMR (nuclear magnetic resonance). Bei breiterer Anwendung wird sich die
Indikation für CT bzw. NMR weiter eingrenzen lassen.

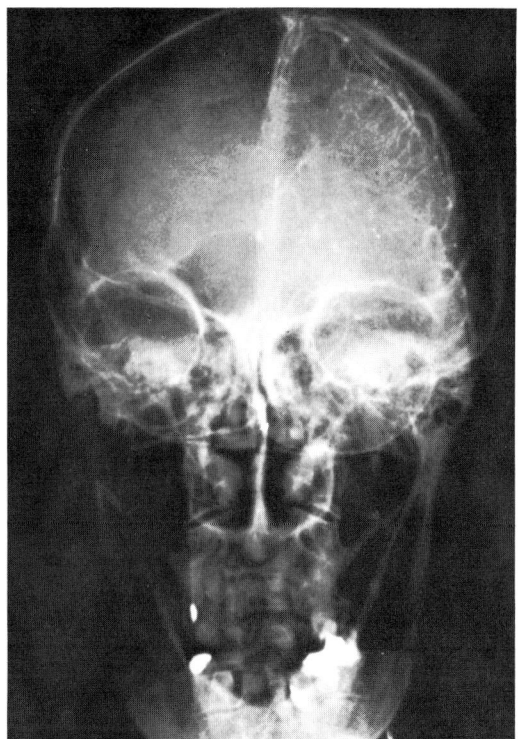

b

Abb. **57** Gedecktes Schädel-Hirn-Trauma bei 42jähriger Pat. **a** Schädelkalotten-
fraktur. **b** Karotisangiographie bei linksseitiger Epiduralblutung. Abdrängung der
Kortexgefäße. Rechtsverlagerung der Mittelliniengefäße.

Eine wertvolle diagnostische Maßnahme ist nach wie vor die **Karotisangiographie**. Die Kontrastmittelinjektion in die A. carotis führt zu einer Darstellung der zerebralen Hirngefäße, und röntgenologische Kontrolle mit
Bildserien in zwei Ebenen läßt bei epi- und subduralen Blutungen die
Abdrängung des Kortex mit seinen Gefäßverzweigungen von der Kalotte
sowie eine Verschiebung der Gehirnhemisphären erkennen (Abb. **57**).
Lokale raumfordernde Prozesse, wie intrazerebrale Blutungen, sind mit
diesem Verfahren sicher von einer generalisierten Raumforderung im Schädelinneren durch Hirnödem abzugrenzen. Heute hat die Karotisangiographie an Bedeutung durch die Computertomographie des Schädels und des
Gehirns verloren. Wesentliche Aussagen sind heute mit der Computertomographie möglich, so daß die invasive Karotisangiographie meist nicht
mehr erforderlich ist, sie bleibt jedoch das Diagnoseverfahren der Wahl,

wenn eine Computertomographie im Akutzustand zur raschen Diagnose einer intrazerebralen Blutung nicht verfügbar ist. Die zerebrale Szintigraphie kann in der akuten Neurotraumatologie keine der CT-Untersuchung oder der Angiographie überlegene diagnostische Aussage liefern.

Schädel-Hirn-Trauma

Das den menschlichen Schädel treffende Trauma kann − gleich, ob die bedeckende Haut oder der Schädelknochen mit verletzt sind − zu einer funktionellen und morphologischen Schädigung des Gehirns selbst führen. Fehlt eine Haut- oder Knochenverletzung über dem Gehirntrauma, so sprechen wir vom **gedeckten Schädel-Hirn-Trauma**. Liegt eine offene Fraktur des Schädels mit einem Hirntrauma vor, so sprechen wir von der **offenen Schädel-Hirn-Verletzung.**

Die Unterteilung in **Kommotio** und **Kontusio** geht von der Vorstellung aus, man könne durch diese Klassifizierung eine Aussage über Schweregrad und Prognose der Verletzung machen. Auch die Vorstellung, eine **Kommotio** sei eine Hirnschädigung ohne morphologisch nachweisbare Veränderungen, die **Kontusio** hingegen eine Hirnschädigung mit morphologischem Schädigungsnachweis, ist nicht zutreffend.

Es erscheint für die Beurteilung einer Schädelverletzung die Unterteilung von TÖNNIS und LOEW, die im wesentlichen die Rückbildungsdauer der Ausfallserscheinungen berücksichtigt, vorteilhaft:
- **Hirnschädigung I. Grades:** Sämtliche Schädigungsfolgen − motorische und sensible Störungen, Herdschädigung, Kreislaufreaktion und psychische und vegetative Veränderungen − sind bis zum 4. Tag abgeklungen.
- **Hirnschädigung II. Grades:** Rückbildung sämtlicher Schädigungszeichen (s. o.) innerhalb der ersten 21 Tage nach der Verletzung.
- **Hirnschädigung III. Grades:** Die Rückbildung der Schädigungszeichen nimmt mehr als 21 Tage in Anspruch.

Die schwerwiegendste posttraumatische Störung beim gedeckten Schädel-Hirn-Trauma ist die Stammhirnkontusion mit tiefer Bewußtlosigkeit, primär weiten, lichtstarren Pupillen, bilateralen Streckkrämpfen und zentraler Hyperthermie. Die mit diesem klinischen Bild einhergehende Hirnverletzung ist mit extrem schlechter Prognose behaftet.

Klinik

Das klinische Bild der akuten traumatischen Hirnschädigung läßt sich unterteilen in ein psychisches Syndrom, ein vegetatives Syndrom und ein neurologisches Syndrom.

Dabei kann jedes dieser drei Syndrome getrennt oder in Kombination mit einem anderen oder den beiden anderen auftreten. Die klinische Symptomatik kann bei der einfachen Schädelprellung im Schädigungsgrad I ebenso wie bei einer Schädelbasisfraktur auftreten.

Das **psychische Syndrom** des Schädeltraumas ist gekennzeichnet durch eine unmittelbar mit der Verletzung eintretende flüchtige oder länger anhaltende **Bewußtlosigkeit** mit einer rückwirkenden Erinnerungslücke nach Wiedereintreten des Bewußtseins. Diese Erinnerungslücke umfaßt je nach Schwere der Verletzung eine längere oder kürzere Zeitspanne unmittelbar vor dem Unfall und für den Unfall selbst. Die genaue Pathogenese dieser psychischen Störung ist nicht bis ins letzte bekannt. Möglicherweise handelt es sich um eine traumatische Erschütterung der Hirnstammformation mit entsprechender Störung der dort lokalisierten Funktionen und Bahnen. Bei alleinigem Auftreten dieses psychischen Ausfallssyndroms ist die Prognose günstig zu stellen. Mit einem raschen Rückgang binnen weniger Tage, meist Schädigungsgrad I, ist zu rechnen. Bleibt das psychische Syndrom mit der Bewußtlosigkeit über Tage oder gar Wochen bestehen, Schädigungsgrad II oder III, so liegt meist auch eine Kombination mit vegetativem oder neurologischem Syndrom vor.

Das **vegetative Syndrom** weist auf eine Funktionsstörung des Zwischenhirns und des Hirnstammes mit einer traumatischen Schädigung und Funktionsstörung der Zwischenhirnkerne und der von hier durch den Hirnstamm verlaufenden vegetativen Regulationsbahnen hin. Das vegetative Syndrom umfaßt Veränderungen von **Blutdruck, Puls,** Blutbild, Kohlenhydrat- und Wasserstoffwechsel. Daneben sind Übelkeit, Brechreiz und Erbrechen in Zusammenhang mit der gedeckten Schädel-Hirn-Verletzung vegetative Zeichen der Hirnschädigung. Auch Störungen der Temperaturregulation werden beobachtet. Vegetative vasomotorische Veränderungen lokaler und allgemeiner Art führen zu Ödemen im Bereich des Gehirns. Das **Hirnödem** wiederum führt über das Syndrom des Hirndruckes zum klinischen Bild der Benommenheit, Übelkeit, **Erbrechen**, Abfall der Pulsfrequenz. Das Hirnödem kann jedoch auch Folge lokaler Gewebsschädigung, einer intrazerebralen oder intrakraniellen Blutung sein.

Das **neurologische Syndrom** ist Folge lokalisierter Schädigung bestimmter Rindenareale. Hierunter fallen Veränderungen der Pupillenreaktionen und der Pupillenform, Hirnnervenschädigungen, partielle und totale Halbseitenparesen und Reflexstörungen, die auf eine Seitenlokalisation hinweisen können. So finden sich nach einer Impressionsfraktur oder nach einem gedeckten Schädeltrauma mit Rindenprellungsherden und Ausbildung eines Contrecoup-Herdes lokalisierte Ausfallserscheinungen der betroffenen Rindenbezirke. Das Fehlen neurologischer Zeichen spricht jedoch nicht gegen eine morphologische Rindenschädigung, da bekanntermaßen eine Vielzahl der Rindenschädigungsherde klinisch ohne Manifestation bleibt. Andererseits können Schädigungsfolgen des vegetativen Syndroms – lokale Ödeme – zu Störungen der Reflextätigkeit, zu Veränderungen der **Pupillenreaktion** oder zu peripheren neurologischen Störungen führen. Diesen neurologischen Störungen durch Hirnödem oder Hirnschwellung fehlen dann morphologisch nachweisbare Hirnschädigungsherde. Es liegt eine Kombination von vegetativem und neurologischem Syndrom der Hirnschädigung vor.

Aus dem Gesagten wird offenbar, daß die althergebrachte Einteilung der traumatischen Hirnschädigung in Commotio, Contusio und Compressio cerebri nicht mehr ausreichend ist. Die Vermeidung dieser Begriffe zugunsten der von TÖNNIS und LOEW vorgeschlagenen Einteilung in Hirnschädigungsgrad I, II und III ist anzustreben. Auch diese Einteilung kann erst nach dem Verlauf retrograd erfolgen.

Prognose

Für die prognostische Beurteilung der frischen gedeckten oder offenen Schädel-Hirn-Verletzung ist die Summe der klinischen Zeichen und die Dauer ihres Vorhandenseins von Bedeutung. Entsprechend der Einteilung von TÖNNIS und LOEW ist besonders eine über Tage oder Wochen andauernde Bewußtlosigkeit als bedenkliches Zeichen zu werten, obgleich auch nach Wochen tiefer Bewußtlosigkeit noch mit einer Teilrestitution und einer Rehabilitation des Verletzten gerechnet werden kann; dennoch ist die Mehrzahl dieser Verletzten mit **apallischem Syndrom** − fehlende Umweltkommunikation bei erhaltenen Vitalfunktionen − nicht zu rehabilitieren.

Eine Frühprognose ist aus der Störung der Pupillenform und der Pupillenreaktion möglich. Lichtstarre und entrundete Pupillen weisen auf tiefgreifende Hirnschädigungen mit schlechter Prognose hin.

Auch klonische Streckkrämpfe bei tiefer Bewußtlosigkeit und fehlender Pupillenreaktion sind als Zeichen einer Stammhirnkontusion zu werten und trüben die Prognose. Zentral bedingte Temperaturanstiege meist über 40° C können als Zeichen einer traumatischen Blutung in die Hirnventrikel, andererseits jedoch auch als Teilerscheinung des vegetativen Syndroms des gedeckten Schädel-Hirn-Traumas mit fragwürdiger Prognose gewertet werden.

Therapie

Die Behandlung des gedeckten Schädel-Hirn-Traumas richtet sich nach der Schwere der Verletzung, nach der Zahl und der Schwere der vorhandenen Krankheitszeichen und nach der sich ergebenden Prognose. Daher ist die konsiliarneurologische Untersuchung mit Hilfe des Elektroenzephalogramms zur Verlaufsbeobachtung und -beurteilung eine wertvolle Hilfe.

Verletzte mit Hirnschädigungsgrad I bedürfen einer kurzfristigen, kaum über 8 Tage anhaltenden Ruhigstellung und Immobilisation; nach fachneurologischer und elektroenzephalographischer Kontrolluntersuchung folgt die Rehabilitation und die Wiedereingliederung in das normale Leben und den Arbeitsprozeß.

Bei Verletzten mit Hirnschädigungsgrad II sollte nach Verschwinden aller Schädigungszeichen und nach elektroenzephalographischer Kontrolluntersuchung eine langsame Mobilisation und Rehabilitation des Verletzten einsetzen. In gleicher Weise sollen Verletzte mit Hirnschädigungsgrad III erst nach Rückbildung der vegetativen, psychischen und neurologischen Schädigungszeichen einer beginnenden Rehabilitation zugeführt werden.

Bei Verletzten mit Hirnschädigungsgrad II und III ist mit bleibenden psychischen, neurologischen und gelegentlich vegetativen Störungen zu rechnen.

Patienten mit einem schweren Schädel-Hirn-Trauma, Schädigungsgrad II und III und tiefer Bewußtlosigkeit, erfordern eine genaue Überwachung der Atmung und des Kreislaufs. Dauert die Bewußtlosigkeit des Verletzten länger als 24 Stunden, so sollte mit der Tracheotomie und der dadurch möglich werdenden Reinigung des Tracheobronchialsystems nicht länger gewartet werden. Damit ist auch die Möglichkeit einer evtl. notwendigen assistierten oder kontrollierten Beatmung gegeben. Die genaue Überwachung der vegetativen Funktionen ist von größter Bedeutung. Zentrale Krämpfe steigern den Stoffwechsel des Verletzten ebenso erheblich wie zentrale Temperaturanstiege und sollten durch Psychopharmaka beeinflußt werden.

Die zentrale Hyperthermie wird durch exogenen Wärmeentzug unter Zuhilfenahme der notwendigen vegetativen Dämpfung zur Vermeidung zentraler Gegenregulation mit entsprechender Stoffwechselsteigerung behandelt. Die Temperatursenkung erfolgt bis zum Normwert oder wenige Grade unter die Norm. Diese Hypothermie reduziert die Stoffwechselvorgänge des Gesamtorganismus und besonders des Hirngewebes. Die Temperatursenkung um $10°$ C ist von einer Sauerstoffverbrauchsminderung von 50% gefolgt. So lassen sich Sauerstoffmangelerscheinungen am Hirngewebe und die Schäden einer temperaturbedingten Stoffwechselsteigerung vermeiden.

Bei leichteren Formen des Schädel-Hirn-Traumas mit Bewußtseinsstörung, jedoch ohne Hyperthermie, ist eine Stoffwechselreduktion durch exogene Jodzufuhr − Endojodin intravenös − angezeigt. Durch die Zufuhr von Jod wird die endokrine Schilddrüsenfunktion gebremst und der Stoffwechsel reduziert.

Die genaue Überwachung der Urinausscheidung, stets durch Dauerkatheter, erleichtert die Bilanzberechnung zur Ermittlung des Flüssigkeitsbedarfes und des Wasserhaushaltes. Die Zufuhr der notwendigen Flüssigkeit erfolgt über eine Magensonde bei normaler Magen-Darm-Funktion. Ist die Magen-Darm-Funktion − wie häufig in den ersten 24 Stunden nach schwerem Trauma − gestört, so ist die parenterale Zufuhr der notwendigen Flüssigkeit nicht zu umgehen. Längere parenterale Flüssigkeitszufuhren sind häufig mit Anämie und gelegentlich mit der Ausbildung von Hirnödemen verbunden.

Eine große Bedeutung kommt der pflegerischen Versorgung der über längere Zeit Bewußtlosen zu. Häufiges Umlagern − Rückenlage, Seitenlage − ist zur Vermeidung einer hypostatischen Pneumonie und zur Umgehung von Lagerungsschäden − Dekubitalgeschwüre − dringend notwendig.

Besondere Sorgfalt erfordert die Unterscheidung zwischen den Folgen des Alkoholgenusses und den Folgen eines gedeckten Schädel-Hirn-Traumas.

Die Symptome des psychischen Syndroms — Bewußtseinsstörungen, Desorientierung, rückwirkende Erinnerungslücke — und des vegetativen Syndroms — Kreislaufinstabilität, Störung der Wärmeregulation — können sowohl durch ein Schädel-Hirn-Trauma als auch durch erhöhten Alkoholgenuß entstanden sein. Gelegentlich ist eine sichere Unterscheidung nur aus dem klinischen Verlauf zu treffen.

Daher müssen Verletzte, bei denen aufgrund der klinisch beobachteten Zeichen der Verdacht auf ein Schädel-Hirn-Trauma besteht, auch dann der klinisch stationären Beobachtung und Behandlung zugeführt werden, wenn ein Alkoholabusus nachweisbar und möglicherweise auch Ursache der Symptome ist.

Komplikationen

Komplikationen nach gedeckten oder offenen Schädeltraumen sind Blutungen in die Schädelhöhle, Liquorfisteln, Entzündungen der Hirnhäute und Hirnabszesse.

Blutungen nach gedeckten und offenen Schädelverletzungen künden sich meist durch **Symptomenzunahme** und eine Verschlechterung des Allgemeinzustandes des Verletzten an. Dabei können diese Verschlechterungen sowohl das psychische als auch das vegetative und/oder neurologische Syndrom oder alle kombiniert betreffen. Im Rahmen des psychischen Symptomenkomplexes kann nach anfänglicher Bewußtlosigkeit und wieder eingetretenem Bewußtsein neuerlich eine Bewußtseinsstörung auftreten. Dieses freie Intervall ist als Hinweis auf eine traumatische intrakranielle Blutung zu werten, wobei ein kurzes freies Intervall in den ersten Stunden nach der Verletzung eher für eine epidurale arterielle Blutung und die später auftretende neuerliche Bewußtlosigkeit eher für die langsam auftretende subdurale — meist venöse — Blutung spricht.

Die vegetativen Symptome einer Hirnverletzung beim Auftreten einer traumatischen intrakraniellen Blutung umfassen das Bild des Hirndrucks mit Abfall der Herzschlagfolge — Druckpuls — und häufig einem Anstieg des Blutdruckes oder einer stark wechselnden Blutdruckkurve. Die neurologischen Symptome werden durch eine Seitenbetonung der Reflexveränderungen, der Pupillenstörung und der Hirnnervenausfälle, der peripheren Pyramidenzeichen und zunehmender Veränderungen des Muskeltonus erweitert.

Das **freie Intervall** als Zeichen traumatischer intrakranieller Blutung kann bei epi- oder subduralem Hämatom fehlen. Es kann eine intrakranielle Blutung ohne initiale Bewußtlosigkeit auftreten. Andererseits kann auch eine wieder eintretende Bewußtlosigkeit nach freiem Intervall ohne intrakranielle Blutung, allein durch ein traumatisches Hirnödem, entstehen.

Die Diagnose der traumatischen intrakraniellen Blutung wird erhärtet durch die Verstärkung der Symptome des neurologischen Symptomenkomplexes mit weiten lichtstarren Pupillen als Zeichen einer Okulomotorius-

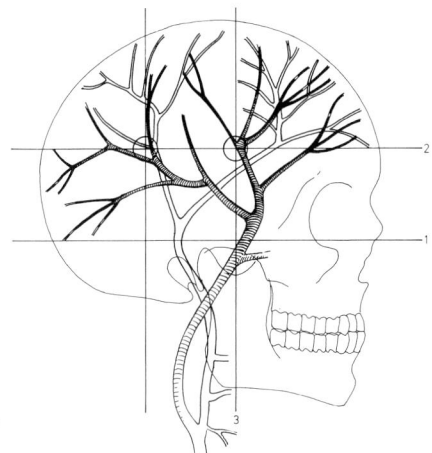

Abb. **58** Typische Trepanationspunkte des Schädels bei epiduraler
Blutung nach *Kroenlein.*

Schädigung, Pupillendifferenzen, Blickparesen, Halbseitensymptomatik –
durch Veränderung des Elektroenzephalogramms – und durch eindeutige
Hinweise im CT oder in der Karotisangiographie.

Die intrakranielle Blutung bedingt eine Massenverschiebung des Gehirns
im Sinne eines raumfordernden Prozesses, der sich im CT (Computertomogramm) darstellt. Daneben hat die Elektroenzephalographie diagnostische
Bedeutung. Der Wert dieses Verfahrens für breiteste Anwendung in der
Traumatologie wird durch die aufwendige Apparatur und eine spezielle
Sachkenntnis zur richtigen Auswertung und Deutung der gewonnenen Kur-
ven eingeschränkt.

Heute kommt der Karotisangiographie und dem CT größere Bedeutung zu.
Fehlt die Möglichkeit zur zerebralen Gefäßdarstellung oder zum CT, so
muß die Probetrepanation Anwendung finden.

Dieser Eingriff kann in Lokalanästhesie ausgeführt werden. Eine Allgemeinnarkose
ist jedoch von Vorteil. Entsprechend der anatomischen Verteilung der Hirnhaut- und
Hirngefäße lassen sich zwei typische Trepanationspunkte nach KROENLEIN am Schädel markieren (Abb. **58**). Entsprechend dem klinischen Bild sollte ein Probebohrloch
angelegt werden. Findet sich an dieser Stelle ein epidurales oder subdurales Hämatom, wird dieses breit freigelegt, ausgeräumt und die Blutungsursache beseitigt.

Beim epiduralen Hämatom durch Verletzung eines Astes der A. meningea
media – meist in Verbindung mit einer entsprechend lokalisierten Schädel-
kalottenfraktur – ist die Dura meist unverletzt und das Hämatom zwischen
Knochen und Dura ausgebildet.

Das Subduralhämatom ist häufig venösen Ursprunges. Es entsteht durch
Blutungen aus Rindenprellungsherden, aus Contrecoup-Herden, aus Ver-

letzungen venöser Gefäße der weichen Hirnhaut oder aus Verletzungen
großer venöser Blutleiter. Das subdurale Hämatom entsteht etwas langsa-
mer als die epidurale arterielle Blutung, und gelegentlich kann noch
Wochen nach dem Unfall ein chronisches Subduralhämatom manifest werden. Das Subduralhämatom entwickelt sich bevorzugt temporobasal, oft in
Verbindung mit schwerer Hirnkontusion. Daneben lassen lokalisierte Schädigungen − Impressionsfrakturen, Knochenverletzungen im Bereich der
großen Sinus − an eine Verletzung der venösen Gefäße mit dort entstande-
nem Subduralhämatom denken.

Unterbleibt die entlastende Operation bei zunehmender intrakranieller
Raumforderung durch posttraumatische Blutung − epi- oder subdurale
Blutung −, so kommt es nach Aufbrauch der geringen Raumreserven im
Schädelinneren zur Hirneinklemmung mit Liquordruckanstieg. Die Hirn-
substanz wird im Tentoriumschlitz und später im Foramen occipitale
magnum eingeklemmt. Streckkrämpfe, weite lichtstarre Pupillen und zen-
trale Atemlähmung durch die Hirnstammdruckschädigung leiten dieses
Endstadium der Schädel-Hirn-Verletzung ein.

Die **Liquorfistel** tritt als Komplikation des Schädel-Hirn-Traumas besonders bei Verletzungen in der vorderen und mittleren Schädelgrube und bei
Eröffnung der Nebenhöhlen auf. Eine traumatisch entstandene Liquorfistel
erfordert stets sofort nach Erkennung eine gezielte hochdosierte Breitbandantibiotikabehandlung, um die Gefahr einer aszendierenden Meningitis zu
beseitigen. Wenige Tage nach der Verletzung sollte, falls der Allgemeinzustand des Verletzten es zuläßt, die Liquorfistel operativ freigelegt und verschlossen werden.

Unter den Spätkomplikationen nach gedecktem Hirntrauma sind der Hirn-
spätabszeß und die Rindennarbe mit narbenbedingten **Jackson-Epilepsie-
Anfällen** bekannt. Daneben beobachtet man besonders bei Jugendlichen
nach schwerem Schädel-Hirn-Trauma eine zerebrale Leistungsminderung
mit entsprechenden Lernschwierigkeiten. Bei Kindern, die vor dem Schul-
alter ein Schädel-Hirn-Trauma erlitten haben, wird bei der Einschulung
eine vorher latente, jedoch auf das Schädeltrauma direkt zurückzuführende
Schulschwierigkeit bei geminderter Leistungsfähigkeit manifest. Genaue
und stetig fortgeführte jugendpsychiatrische und elektroenzephalographi-
sche Kontrolluntersuchungen der Schädelverletzten im Kindesalter lassen
solche Spätschäden bereits frühzeitig vermuten oder erkennen und durch
entsprechende Fürsorge und Rehabilitationsmaßnahmen behandeln. Die
Rehabilitation nach schwerem Hirntrauma und langdauernder Bewußtlosigkeit bei wiedereintretender Bewußtseinstätigkeit ist eine besonders verantwortungsvolle Aufgabe. Häufig wird eine berufliche Umschulung der
zerebral minderleistungsfähigen Verletzten notwendig. In schwersten Fällen kann die Bewußtlosigkeit Wochen und Monate, ja bei entsprechender
Pflege Jahre anhalten − apallisches Syndrom −, ohne daß eine gezielte
zerebrale Tätigkeit mit klarer Bewußtseinslage wieder eintritt. Diese

bedauernswerten Verletzten, die durch den Unfall auf ihre Stammhirnfunktionen reduziert sind, müssen einer intensiven Anstaltspflege zugeführt werden. Sie erliegen häufig den Komplikationen seitens der Atemwege oder des Urogenitaltraktes.

Offene Schädel-Hirn-Verletzungen

Unter den **offenen Schädel-Hirn-Verletzungen** kommt den **Schädelschüssen** eine besondere Bedeutung zu. Durchdringt das Projektil das Schädeldach, ohne die Dura zu verletzen, so handelt es sich um einen Impressionsbruch ohne Duraverletzung. Durchdringt das Projektil die Dura, so folgt eine offene Schädel-Hirn-Verletzung, wobei das Geschoß segmental durch eine Hemisphäre oder durch beide Hemisphären dringt. Selten prallt ein Projektil nach Eindringen in den Schädel an der Tabula interna der Gegenseite ab und sucht als innerer Prellschuß seinen Weg durch das Gehirn. TÖNNIS hat eine eingehende Unterteilung der Schädelschüsse durchgeführt.

Unter den **Komplikationen** der Schädelschußverletzungen stehen die Infektion, der Hirnprolaps und der Hirnabszeß im Vordergrund.

Die **Therapie** entspricht vollauf der operativen Behandlung einer Impressionsfraktur am Schädel. Es folgt die Beseitigung der Gewebstrümmer am Einschuß und im Schußkanal. Die Beseitigung des Projektils wird angestrebt. Eine möglichst exakte Blutstillung und eine Versorgung der Duraverletzung zur Vermeidung eines Hirnprolapses vollenden den Eingriff. Daneben sind eine intensive hochdosierte Breitbandantibiotikabehandlung und die Tetanusprophylaxe unerläßlich.

Eine Sonderstellung unter den offenen Hirnverletzungen kommt den **frontobasalen offenen Schädelbrüchen** zu. Diese Verletzungen fallen in das Grenzgebiet zwischen Chirurgie und Hals-Nasen-Ohren-Heilkunde.

Die **Diagnose** wird durch die lokale Verletzung, eine häufig vorhandene Chemosis der betroffenen Seite, gegebenenfalls durch Liquoraustritt aus der Nase, an der Rachenhinterwand oder aus dem Ohr zu stellen sein. Die Röntgenaufnahmen − unter Umständen werden Spezialeinstellungen notwendig − zeigen den Frakturverlauf und häufig die Verschattung einer oder mehrerer Nebenhöhlen.

Die **Therapie** der frontobasalen offenen Schädelverletzungen mit Eröffnung der Dura und bestehender Liquorfistel muß operativ sein. Das Ziel der Behandlung ist der Verschluß des Duradefektes, die Beseitigung der Liquorfistel, um so aszendierende Infektionen und die drohenden Komplikationen der Meningitis und des Spätabszesses zu vermeiden. Der Eingriff sollte mit aufgeschobener Dringlichkeit − 2−7 Tage nach der Verletzung − durchgeführt werden.

Sofortmaßnahmen beim Schädel-Hirn-Trauma

− Beurteilung, gegebenenfalls Freihaltung von Atemwegen, falls notwendig Intubation und assistierte oder kontrollierte Beatmung (cave Aspiration!)

- Kreislaufüberwachung mit Schockbekämpfung, Messung von Blutdruck
  und zentralvenösem Druck, Infusionstherapie (cave Hirnödem!)
- Neurologische, psychiatrische und röntgenologische Untersuchung, CT,
  evtl. Angiographie
- Wundversorgung oder operative Intervention bei Impressionsfrakturen
  oder begründetem Verdacht auf blutungsbedingte intrakranielle Raumforderung
- Stationäre Intensivüberwachung mit ständiger Beurteilung des neurologischen, psychischen und vegetativen Befundbildes

Verletzungen der Kiefergelenke

Die Luxation des Kiefergelenkes entsteht durch überweites Öffnen der
Mundhöhle oder durch direkte Gewalteinwirkung auf den Unterkiefer bei
geöffnetem Mund. Ist die Luxation einseitig, so kann der Mund nicht
geschlossen werden, der Unterkiefer ist zur gesunden Seite hin abgewichen.
Die doppelseitige Luxation verhindert den Zahnschluß und zeigt einen
Unterkiefervorschub.

Die Reposition erfolgt entgegen dem Muskelzug nach kaudal-dorsal, wobei
die beiderseits in den Mund eingeführten Daumen des Operateurs den
Unterkiefer durch Druck auf die Molaren nach kaudal und hinten drücken,
so daß der Processus condylaris über das Tuberculum articulare in die
Gelenkpfanne zurückrutschen kann. Eine Ruhigstellung nach Reposition
ist nicht erforderlich.

Halsverletzungen

Gedeckte Verletzungen der Halsweichteile – Prellungen, Quetschungen
oder Strangulationen – entstehen durch kurzzeitigen oder länger einwirkenden Druck oder durch eine Schleuderwirkung am Hals. Leichte Hautab-
schürfungen, Prell- und Druckmarken und subkutane Blutergüsse zeigen
am Hals den Ort der Gewalteinwirkung an. Gedeckte Halsverletzungen in
suizidaler Absicht erfolgen vorwiegend durch Strangulation mit Bändern
oder Schnüren. Dabei zeigt die Haut einen feinen blutunterlaufenen Stran-
gulationsstreifen, der unmittelbar unterhalb des Unterkiefers seitlich steil
zum Ohr hochläuft. Entsteht eine gedeckte Halsverletzung durch Einwirkung Dritter in vorsätzlicher Absicht, so sind bei manueller Verletzung häufig Würgemale mit subkutaner Hämatombildung und Schürfung durch die
Fingernägel erkennbar.

Fehlen Mitverletzungen des Knochens, der Halswirbelsäule und der großen
Halsorgane und Gefäße, so ist das Symptomenbild durch Schmerzen im
Bereich der gequetschten Halsmuskulatur geprägt. Eine Bewegungssteife
liegt meist vor.

Die Therapie kann sich mit kurzfristiger Schonung begnügen.

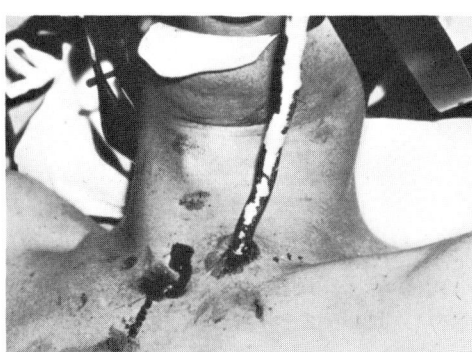

Abb. **59**   Offene Halsverletzung durch Eindringen einer
Bettstange. 36jähriger Insasse
einer Heilanstalt in suizidaler
Absicht. Keine Mitverletzung
von Trachea, Ösophagus oder
Gefäßen. Glatter postoperativer Verlauf.

Die **offene Verletzung des Halses** erfordert eine genaue Untersuchung, um Nebenverletzungen wesentlicher Halsorgane zu erkennen. Die am Hals wenig geschützt liegenden wichtigen Körperorgane – Trachea, Speiseröhre und große Kopfgefäße – sind Verletzungen besonders leicht zugänglich (Abb. **59**).

Die Therapie der offenen Halsverletzungen erfordert eine **operative Revision** der Wunde und sorgfältigen Verschluß vorliegender Gefäßverletzungen, wobei die Kontinuität der großen Halsgefäße unter allen Umständen erhalten werden muß, sollen bleibende Hirnschäden sicher vermieden werden.

Verletzungen der Speiseröhre

Verletzungen der Speiseröhre können sich leicht der primären Erkennung entziehen, sie entstehen bei offener Halsverletzung als Folge von Stich- und Schußverletzungen. Nur die genaue Inspektion der Wunde bei der Wundversorgung läßt die Erkennung dieser Mitverletzung zu.

Die Therapie besteht in mehrschichtiger einstülpender Verschlußnaht. Eine durch die Nase über die Verletzungsstelle in den Magen vorgeführte **Ernährungssonde** sollte für einige Tage belassen werden. Gelegentlich wird auch eine temporäre Magenfistel erforderlich.

Speiseröhrenverletzungen durch Fremdkörper vom Lumen her erfolgen meist an den physiologischen Engen.

Die Diagnose der **Fremdkörperverletzungen** ist meist aus der genau zu erhebenden Vorgeschichte und dem typischen Retrosternalschmerz zu stellen. Sowohl diagnostisch als auch therapeutisch ist die **Ösophagoskopie** das beste Verfahren. Unter Sicht läßt sich die Mehrzahl der verschluckten Fremdkörper extrahieren. Gelingt es nicht, so wird eine operative Entfernung notwendig.

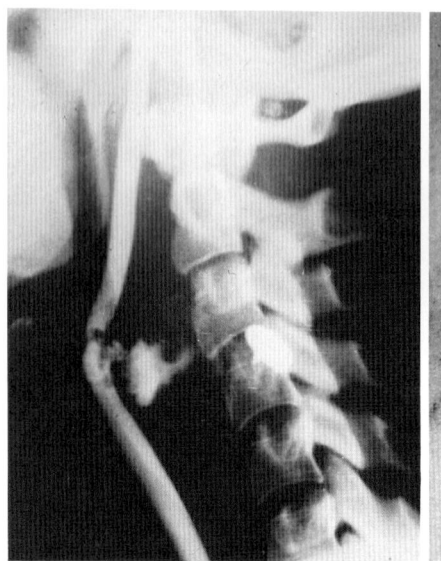 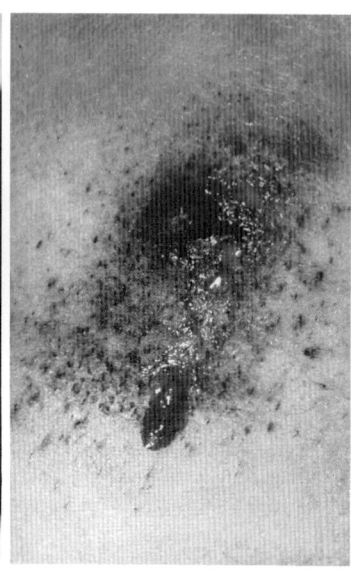

a

b

Abb. **60 a**　Halsschußverletzung − ohne klinisch neurologische Ausfallszeichen − mit Verletzung der A. carotis an deren Gabelung. Keine Blutung nach außen. **b** An der Haut typische Pulverschmauchreste am Einschuß. Operative Wiederherstellung der Karotisstrombahn durch Veneninterposition.

Die häufigste Form der Ösophagusverletzung ist die **Verätzung**, meist als Unfall oder in suizidaler Absicht. Durch Verschlucken saurer oder alkalischer Flüssigkeiten kommt es zu einer Koagulations- oder Kolliquationsnekrose des Pflasterepithels und tieferer Wandschichten der Speiseröhre. Je nach Ausdehnung der chemischen Einwirkung kann es zur Perforation des Ösophagus mit einer meist tödlichen Mediastinitis kommen. Die Mortalität liegt zwischen 25 und 50%. Von den Überlebenden erleiden 25−40% mehr oder weniger starke narbige Strikturen im Ösophagus.

Die klinische Symptomatik ist charakterisiert durch heftige Schmerzen hinter dem Brustbein und im Mund, wobei die Inspektion im Mund nur Spuren der Verätzung als weißgraue, pseudomembranöse Beläge erkennen läßt.

Die Therapie hat die sofortige Neutralisation der Säure bzw. der Lauge zum Ziel. Dabei empfiehlt sich, zur Neutralisation der Säure Natriumbikarbonat in 3,6%iger Lösung zu verwenden. Bei Laugeneinwirkung ist die perorale Zufuhr von Zitronensaft angezeigt. Äußerste Vorsicht ist bei der Verwendung von Wasser am Platze, da hierdurch eine Erhöhung der Dissoziation erreicht werden kann. 4−8 Wochen nach der Verätzung beginnt die Ausbildung der narbigen Striktur. Zu diesem Zeitpunkt sollte die laryngologisch durchzuführende Dehnungsbehandlung über einem verschluckten Faden

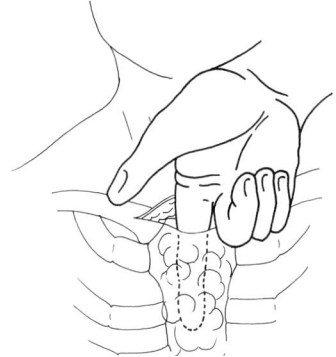

Abb. **61**   Kollare Mediastinotomie zur Entlastung des Mediastinalemphysems.

eingeleitet werden. Als Spätkomplikation werden Narbenkarzinome an den
Narbenstrikturen beobachtet.

Gefäßverletzungen am Hals

Gefäßverletzungen am Hals sind bei offener Verletzung unschwer zu erkennen. Die Stichverletzung der A. carotis führt bei oft recht kleinem Einstich
in der Haut zu einem sich rasch entwickelnden pulsierenden *Tumor* am
Hals, besonders, wenn die Blutung nicht durch die Wunde nach außen
abfließen kann und wenn sich durch Einrollen der Gefäßverletzungsränder
eine lokale Blutstillung nicht einstellt. Durch Druck auf die Nachbarorgane
kann erhebliche Atemnot auftreten, die eine Notintubation erforderlich
macht. Schußverletzungen der Halsregion (Abb. **60**) sollen stets an die Mitverletzung der großen Halsarterien denken lassen. Eine Angiographie –
Arteriographie oder digitale Subtraktionsangiographie (DSA) – muß ver-
anlaßt werden. Die Verletzung der A. carotis kann über Stunden weitgehend asymptomatisch verlaufen, um dann plötzlich unter den Zeichen einer
zerebralen Embolisation oder durch erneute dramatische Einblutung in die
Halsweichteile symptomatisch zu werden.

Stichverletzungen der großen Halsvenen führen zu gefährlichen venösen
Blutungen und sind wegen der möglichen Luftaspiration und der dadurch
bedingten **Luftembolie** außerordentlich gefährlich, da in den großen Halsvenen bereits der intrathorakale negative Druck herrscht.

Stumpfe gedeckte und scharfe offene Verletzungen der Halsweichteile können eine akute Thrombose der A. carotis hervorrufen. Eine rasch einsetzende Bewußtlosigkeit nach Halstrauma mit kontralateraler Halbseitensymptomatik erfordert die sofortige angiographische Darstellung der Hirn-
arterien, evtl. von der A. brachialis aus, und umgehende operative Desobli-
teration der posttraumatischen arteriellen Karotisthrombose. Die operative
Behandlung hat, wenn sie rasch erfolgt, eine günstige Prognose.

Bei Verletzung der großen Halsarterien und -venen kann es zur Ausbildung eines arteriovenösen Shunts kommen. Diese herznahen Kurzschlußbildungen — arteriovenöses Aneurysma, **AV-Fistel** — führen zu erheblicher Volumenbelastung des Herzens durch Steigerung des Herzzeitvolumens und bedürfen unter allen Umständen einer chirurgischen Beseitigung.

Verletzungen von Kehlkopf und Luftröhre

Stumpfe und scharfe Verletzungen des Kehlkopfes und der Luftröhre führen leicht zu Hämatomen und Schwellungszuständen durch Ödeme im Bereich des Kehlkopfes und der Schleimhaut der Trachea. Klinisch manifestiert sich diese Veränderung durch **Heiserkeit**, die bis zur Aphonie reichen kann. Daneben sind **Atemnot** und Stridor gelegentlich vorhanden. Ist eine offene Verletzung der Luftröhre oder des Kehlkopfes erfolgt, kann die Luft in die Umgebung austreten und ein **Gewebeemphysem** oder ein **Mediastinalemphysem** hervorrufen. Der Gasdruck im Mittelfell führt zur Druckerhöhung an den großen venösen Blutgefäßen in Herznähe und zu einer Einlaufstauung. Daher bedarf das Mediastinalemphysem umgehender Entlastung durch die kollare Mediastinotomie (Abb. **61**). Zur Vermeidung oder Beseitigung von Blutaspiration, zur Freihaltung der Atemwege und auch zur Entlastung des mediastinalen Emphysems ist die **Tracheotomie** oft notwendig. Die Wunde des Kehlkopfes oder der Luftröhre wird sorgsam vernäht, soweit sie nicht direkt zur Einlage der Tracheotomiekanüle verwendet werden kann.

Brustkorbverletzungen

Gedeckte Brustkorbverletzungen

Die Verletzungen der knöchernen Brustwand zählen mit 5—8% aller Knochenbrüche zu den häufigsten Frakturen. Bei Kindern unter 4 Jahren sind Rippenbrüche sehr selten und deuten stets ein schweres Thoraxkompressionstrauma an. Die Bedeutung der knöchernen Brustwandverletzung liegt weniger in ihrer anatomischen Veränderung als vielmehr in der funktionellen Auswirkung auf die Atemfunktion und auf die Funktionsbeeinträchtigung der übrigen Thoraxorgane. Die Knochenverletzung der Rippen kann in jedem Abschnitt der Rippe von dorsal bis zum ventralen Ansatz erfolgen. Die Rippenfraktur entsteht vorwiegend als Biegungsbruch oder als Berstungsbruch, seltener bei schwerer lokaler Gewalteinwirkung als Impressionsbruch. Breitflächige Gewalteinwirkung führt oft zum Bruch mehrerer Rippen einer Seite oder gar zur beidseitigen Rippenreihenfraktur. Selten entsteht eine Rippenfraktur der 1. Rippe durch plötzlichen starken Muskelzug als Rißfraktur.

Knöcherne Brustkorbverletzungen bei Autounfällen sind vorwiegend **Brustanprallverletzungen**. Durch Auffahren eines Kraftfahrzeuges auf ein

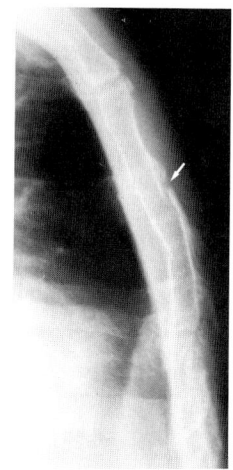

Abb. **62** Sternumfraktur durch Brustkorbanprallverletzung. 63jähriger Pat., klinisch Kompressionsschmerz
des Brustkorbes und Dyspnoe.

Hindernis geringerer Geschwindigkeit wird durch plötzlichen Geschwindig-
keitsverlust nach dem Trägheitsgesetz der nicht durch Gurte zurückgehal-
tene Insasse gegen die Lenksäule oder sonstige vorspringende Einrichtungen des Fahrzeuges geschleudert. Gerade bei diesem Unfallmechanismus
kann isoliert oder in Verbindung mit Rippenfrakturen auch eine knöcherne
Verletzung des Brustbeines, meist am Übergang vom Manubrium zum Korpus oder in Korpusmitte (Abb. **62**), erfolgen.

Diagnose

Die Diagnose der knöchernen Brustkorbverletzung läßt sich aus den
Schmerzen bei der Atmung, die sehr exakt vom Verletzten an die Verletzungsstelle lokalisiert werden können, stellen. Beim Rippenreihenbruch
einer Seite ist ein Nachschleppen der betroffenen Thoraxseite bei der Inspiration zu beobachten. Die vorsichtige Palpation läßt gelegentlich eine Stufe
oder auch eine Krepitation erkennen. Die orientierende Prüfung zeigt bei
vorsichtiger sagittaler Thoraxkompression eine exakte Schmerzlokalisation
an die Stelle der Fraktur. Gleicherweise kann dieser Untersuchungsgang
auch durch seitliche Kompression ergänzt werden.

Die Röntgenuntersuchung des knöchernen Brustkorbes läßt die Rippenbrüche erkennen. Rippenverletzungen am Übergang vom knöchernen zum
knorpeligen Anteil entziehen sich häufig der röntgenologischen Erkennung. Bei einzelnen Rippenfrakturen empfiehlt sich, bei der klinischen
Untersuchung die vermutete Lokalisation zur Röntgenuntersuchung durch
Fixation eines metalldichten Schrotkornes auf der Haut zu kennzeichnen.

Therapie

Die Behandlung der unkomplizierten isolierten Rippenfraktur ist symptomatisch und beschränkt sich auf die Schmerzdämpfung. Bei stärkerem Schmerz kann durch paravertebrale Leitungsanästhesie mit einem Depot-Lokalanästhetikum Schmerzfreiheit erreicht werden. Bei Rippenreihenbrüchen ist eine kurzfristige Immobilisation des Verletzten – Bettruhe – und eine ärztliche, gegebenenfalls klinische Überwachung zur rechtzeitigen Erkennung auftretender Komplikationen – Hämatothorax, Pneumothorax, Gewebeemphysem, Atelektase – angezeigt. Eine Ruhigstellung durch Pflasterverbände – Dachziegelverband in Exspirationsstellung angelegt – soll die verletzte Thoraxwand stützen und die Atmung schmerzloser gestalten. Hautschäden schränken den Wert dieser Methode ein. Bei ein- oder beidseitigen Rippenreihenbrüchen oder Stückbrüchen der Brustwand kann die Atemmechanik derart gestört sein, daß eine assistierte oder kontrollierte Beatmung notwendig wird. Dieses Verfahren ist einer operativen Stabilisierung eines Rippenreihenstückbruches wegen des geringeren Risikos vorzuziehen (Abb. 63).

Auch die Brustbeinfraktur führt zur Instabilität des Thorax und kann die Atemmechanik erheblich beeinflussen. Hier ist gelegentlich eine operative Stabilisierung durch Einführung eines Metallstiftes über die Fraktur in beide Fragmente angezeigt, um das inspiratorische Einsinken eines der beiden Fragmente zu verhüten.

Komplikationen der gedeckten Brustkorbverletzungen

Komplikationen der gedeckten Thoraxverletzung mit Brustkorbbrüchen sind:
– Hämatothorax
– Pneumothorax
– intrapulmonale Blutung
– Lungenatelektase
– Zusatzverletzung innerer Thoraxorgane
– instabiler Thorax

Hämatothorax

Der **Hämatothorax** entsteht durch Verletzung von Interkostalarterien bei Rippenbrüchen oder durch sonstige Gefäßverletzungen der Thoraxwand oder der Thoraxorgane. Das in den Pleuraspalt einströmende Blut führt zur Kompression der Lunge mit einer Einschränkung der Atemfunktion. Bei starker Blutung kann eine Verschiebung des Mediastinums zur gesunden Seite auftreten. Bei ausgedehnter Blutung in die Brusthöhle – 1500–2000 ml sind nicht selten – treten die Zeichen des akuten Blutverlustes auf. Hierauf ist bei entsprechend traumatisierten Verletzten sehr genau zu achten. Die genaue Überwachung des Kreislaufes – Puls-Blutdruck-Kontrolle mit Registrierung in 10-Minuten-Abständen – ist zur Früherken-

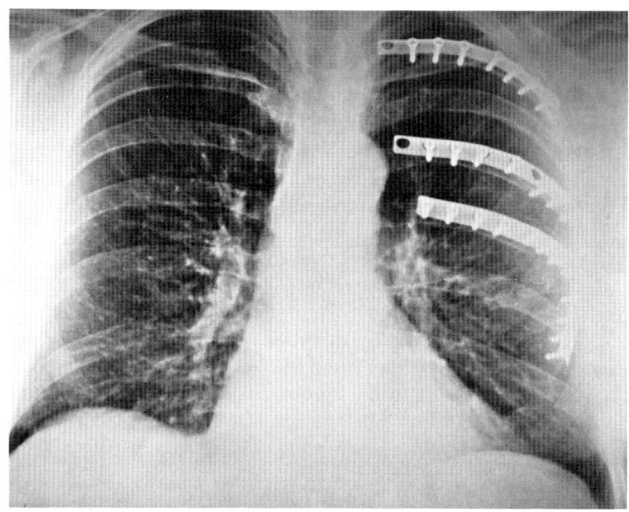

Abb. **63**   Durch Osteosyntheseplatten stabilisierte Rippenfrakturen. Zuvor paradoxe Atmung bei instabilem Thorax links. Bei Rippenreihenfrakturen ist oft die Osteosynthese jeder zweiten Rippe ausreichend.

nung dieses bedrohlichen Krankheitsbildes unerläßlich, da die übrigen, die Komplikation anzeigenden Symptome wenig deutlich und nicht verläßlich sind. Röntgenologisch sind bei der Aufnahme im Liegen eine mehr oder weniger dichte Trübung der betreffenden Lungenseite und bei einer Aufnahme im Stehen eine deutliche Verschattung der basalen Lungenabschnitte erkennbar.

Die Therapie zielt auf die Beseitigung des Hämatothorax und die Versorgung der Blutungsquelle ab. Fehlen klinische Zeichen des akuten Blutverlustes und bestehen keine Störungen der Atemfunktion, so sollte das Blut umgehend durch **Punktion** aus dem Brustraum entfernt werden, um ein Gerinnen des Blutes im Pleuraspalt zu vermeiden. Ein ausgedehnter Hämatothorax, der durch zweimalige Punktion nicht vollständig zu entleeren ist, neigt zu erheblichen Schwartenbildungen und muß operativ im Sinne einer **Frühdekortikation** − Ausräumung der geronnenen Blutreste und der Fibrinschwarten aus dem Pleuraspalt − behandelt werden. Die anschließende Thoraxdauerabsaugung garantiert die Ausdehnung der Lunge. Zeigt ein Brustkorbverletzter bald nach dem Unfall Zeichen eines akuten Blutverlustes und droht ein Blutungsschock, so erfordert diese Verletzung die sofortige Eröffnung des Brustkorbes und die operative Blutstillung. Bei diesem Eingriff muß die Möglichkeit der Mitverletzung großer Thoraxorgane und besonders der Blutgefäße des kleinen Kreislaufes berücksichtigt werden. Eine postoperative **Thoraxsaugdrainage** stellt die physiologische Druckdifferenz im Pleuraspalt gegenüber der Außenluft wieder her und erreicht damit die Ausdehnung der Lunge auf der operierten Thoraxseite.

Pneumothorax

Der **Pneumothorax** bei gedecktem Brustkorbtrauma entsteht durch Verletzung der Pleura parietalis oder der Pleura visceralis mit einem durch diese Verletzung erfolgenden **Druckausgleich** zwischen Pleuraraum und Außenluft. In dem mit Pleura ausgekleideten Brustkorb ist die mit Pleura überzogene Lunge dank der Adhäsionskraft des flüssigkeitsgefüllten kapillaren Peuraspaltes zwischen Pleura visceralis und Pleura parietalis entgegen der Eigenelastizität der Lunge ausgespannt. Durch Eindringen von Luft in den kapillaren Spalt zwischen Pleura visceralis und Pleura parietalis wird die Adhäsionskraft der beiden Pleurablätter mit der dazwischen liegenden Flüssigkeitsschicht überwunden, und die Lunge vermag sich dank ihrer Eigenelastizität zu retrahieren. Meßbar ist diese Retraktionskraft der Lunge als sog. intrapleuraler Unterdruck mit etwa 0,9 kPa ($\triangleq$ 9 cm WS).

Die Verletzung der Pleura visceralis mit Druckausgleich zwischen Pleuraspalt und Außenluft durch ein gedecktes Thoraxtrauma läßt die Lunge kollabieren, der Pleuraraum füllt sich auf, es entsteht ein Pneumothorax (Abb. **64**). Verschließt sich die Pleuraöffnung sofort spontan wieder, so handelt es sich um einen **geschlossenen Pneumothorax.**

Geschlossener Pneumothorax

Die Symptome des geschlossenen Pneumothorax sind oft diskret. Gelegentlich ist eine leichte Tachypnoe oder eine Zyanose vorhanden. Die genaue Beobachtung der Atmung läßt ein Nachhinken der betroffenen Thoraxseite bei der Inspiration erkennen. Bei der Auskultation wird über der betroffenen Thoraxseite das Atemgeräusch vermißt. Das Röntgenbild zeigt die kollabierte Lunge.

Die Therapie erstrebt die Wiederherstellung des physiologischen intrapleuralen Unterdruckes und die Elimination der eingedrungenen Luft aus dem Pleuraspalt. Dies erfolgt durch Punktion des Pleuraspaltes mit Hilfe eines Saugsystems. Gelingt es so, den Pneumothorax zu beseitigen, so ist die eingehende klinische Überwachung unter Zuhilfenahme der Röntgenkontrolle erforderlich, um das Wiederauftreten eines Pneumothorax frühzeitig zu erfassen und zu behandeln.

Offener Pneumothorax

Läßt sich der Pneumothorax durch einmalige Punktion nicht definitiv beseitigen, so besteht die Kommunikation des Pleuraspaltes mit der Außenluft als innere Fistel fort. Funktionell liegt ein **offener Pneumothorax** vor. Die Pathophysiologie des offenen Pneumothorax (Abb. **64**) ist charakterisiert durch eine **atemsynchrone Mediastinalverschiebung.** Dieses „Mediastinalflattern" oder „Mediastinalpendeln" entsteht dadurch, daß bei der Inspiration dem Mediastinum auf der Seite der kollabierten Lunge das Widerlager

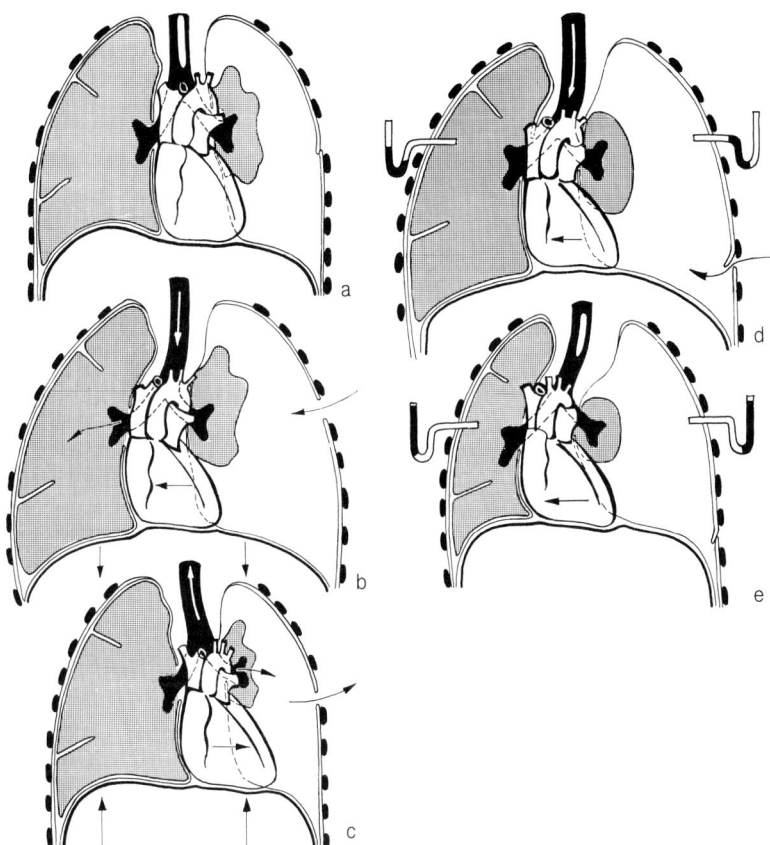

Abb. **64**   Störungen der physiologischen Druckverhältnisse im Brustraum. **a** Pneumothorax, kollabierte linke Lunge. **b** Offener Pneumothorax, atemsynchrones Mediastinalpendeln (Pendelluft). Inspirationsstellung. **c** Offener Pneumothorax, Exspirationsstellung. **d** Spannungspneumothorax, Inspirationsstellung. **e** Spannungspneumothorax mit zunehmendem Druck in der linken Pleurahöhle.

fehlt. Es weicht inspiratorisch das Mediastinum zur gesunden Seite aus. Die inspiratorische Erweiterung des Brustkorbes mit Dehnung der gesunden Lunge führt zu einer Verziehung des Mediastinums nach der Seite der gesunden Lunge. Zugleich wird ein Restluftvolumen aus der kollabierten Lunge direkt in die inspiratorisch gedehnte, gesunde Lunge hinübertreten.

Bei der Exspiration weicht das Mediastinum dank des fehlenden Widerlagers der kollabierten Lungenseite zur verletzten Seite hinüber. Zugleich erfolgt ein Übertritt von Exspirationsluft aus der gesunden Lunge in die kranke kollabierte. Dieses **Pendelluftvolumen** bedeutet für die Restlunge eine Verminderung des Sauerstoffgehaltes und erhöht für den Verletzten die Gefahr der Sauerstoffuntersättigung des Blutes. Die atemsynchrone Mediastinalverschiebung stört die Druckverhältnisse im Niederdrucksystem des kleinen Kreislaufes. Der venöse Rückstrom zum Herzen ist vermindert. Die Auswurfleistung des Herzens nimmt ab.

Die Zyanose und Dyspnoe beim offenen Pneumothorax sind bedingt durch
− Reduktion der Atemfläche bei Lungenkollaps einer Lungenhälfte
− Pendelluft
− Mediastinalflattern
− intrapulmonale Kurzschlußverbindung (Shuntblut in der kollabierten Lunge)

Das klinische Bild ist beherrscht durch die zunehmende Zyanose des Patienten mit offenem Pneumothorax.

Eine Tachypnoe ist meist vorhanden. Physikalisch fehlt das Atemgeräusch. Die Perkussion zeigt einen hypersonoren Klopfschall. Röntgenologisch finden sich die Zeichen des Pneumothorax und je nach Aufnahmezeitpunkt eine mehr oder minder deutliche Verschiebung des Mediastinums zur gesunden oder betroffenen Lungenseite. Ein **Blutdruckabfall** mit **Anstieg der Herzschlagfolge** − als kompensatorische Frequenzerhöhung bei Abnahme des Schlagvolumens − ist zu beobachten.

Die Therapie des offenen Pneumothorax muß die Wiederherstellung der normalen Druckverhältnisse im Pleuraraum anstreben. Zur Beseitigung der außerordentlich bedrohlichen Komplikationen − Mediastinalflattern, Pendelluftvolumen − ist die Herstellung eines Unterdruckes im Pleuraraum der verletzten Seite notwendig. Die Einlage einer interkostalen **Unterdruckabsaugung** ermöglicht die Herstellung eines Unterdruckes in der verletzten Brustkorbhälfte und die Wiederausdehnung der Lunge. Innere Fisteln schließen sich gelegentlich spontan. Bleibt der Verschluß aus, wird später eine operative Beseitigung der Fistel, oft durch Resektion des die Fistel tragenden Lungenabschnittes, notwendig.

Spannungs-Ventil-Pneumothorax

Entsteht durch ein Brustkorbtrauma eine Kommunikation zwischen Pleuraspalt und Außenluft, die ventilartig nur von außen nach innen bei der Inspiration durchströmt wird, so entsteht das sehr bedrohliche Bild des **Spannungs-Ventil-Pneumothorax** (Abb. **64**). Pathopyhsiologisch kommt es bei dieser Form der Brustkorbverletzung während der Inspiration zu einem Eindringen von Luft durch das Ventil in die erkrankte Thoraxhälfte. Bei der Exspiration ist das Ventil unpassierbar, so daß mit jedem Atemzug das Luftvolumen in der verletzten Thoraxseite vermehrt wird und der Druck ansteigt. Dieser Druckanstieg führt zu einer Verschiebung des Mediastinums und seiner Organe zur gesunden Thoraxseite. Der mit jedem Atem-

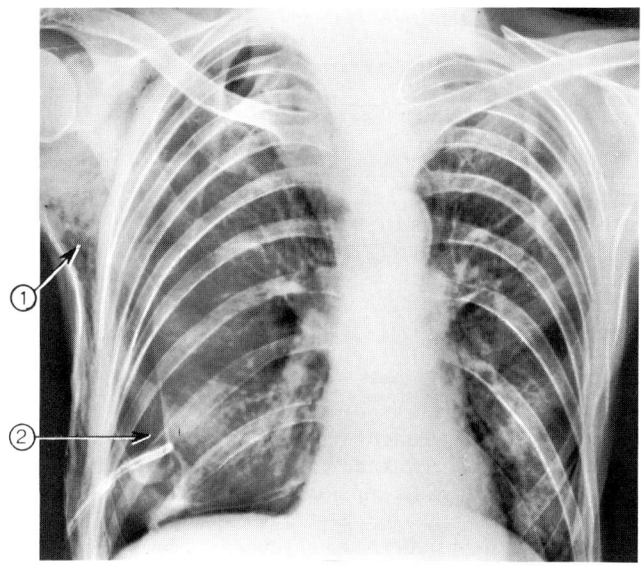

Abb. **65**   Gewebeemphysem und geringes Mediastinalemphysem bei Spannungspneumothorax. 68jähriger Pat., gedeckte Thoraxverletzung durch Kuhstoß. Interkostale Dauerabsaugung. Glatter postoperativer Verlauf. → 1 Luft im Subkutangewebe (Gewebeemphysem), → 2 Luft im Thorax (Pneumothorax).

zug ansteigende Druck in der verletzten Thoraxseite teilt sich den Organen des Mediastinums und den großen Blutgefäßen des Niederdrucksystems mit und führt zu einer erheblichen Störung der Hämodynamik. Eine zunehmende Sauerstoffsättigung des Blutes durch die Ventilationsstörung und die **Minderung der Herzauswurfleistung** führen zu Atemnot, Tachypnoe und wie ein Circulus vitiosus zur weiteren Drucksteigerung in der verletzten Thoraxseite und weiterer **Verschiebung des Mediastinums** zur gesunden Seite durch die vermehrte Atmung.

Der Spannungspneumothorax führt durch folgende Veränderungen zur Zyanose und Dyspnoe:
− Verminderung der Atemfläche der kollabierten Lunge
− Einschränkung der Atemfläche der gesunden Lunge durch Überdruck und Verlagerung des Mediastinums
− Kurzschlußblutvolumen − Shuntblut in der kollabierten Lunge
− Druckanstieg im Brustraum und Verminderung des venösen Blutrückstroms zum Herzen

Die unter Überdruck stehende, in die verletzte Brustkorbseite eingepreßte Luft dringt durch eine Pleuraverletzung entlang dem Bronchialsystem in das lockere Gewebe des Mediastinums oder durch die Verletzung der Thoraxwand (gedeckte Rippenfraktur) in das Subkutangewebe des Brustkorbs und verursacht im Bereich der Thoraxwand ein Gewebeemphysem der Subkutis und der Muskulatur.

Klinische Zeichen des Spannungs-(Ventil)-)Pneumothorax sind: Starke Zyanose, Dyspnoe, Tachypnoe.

Dazu kommen steigende Herzschlagfolge und Blutdruckabfall. Auskultatorisch fehlt das Atemgeräusch der verletzten Seite, und perkutorisch ist ein Schachtelton zu finden. Das Röntgenbild zeigt die fehlende Lungenzeichnung der betroffenen Seite und die starke Verdrängung des Mediastinums zur gesunden Thoraxseite. Ein **Gewebeemphysem** im Subkutangewebe des Brustkorbs zeigt sich im röntgenologischen Bild durch eine Auffiederung der Muskulatur (Abb. **65**). Das **Mediastinalemphysem** manifestiert sich im Röntgenbild durch Verbreiterung und Auflockerung des Mittelfeldschattens.

Die Therapie strebt die sofortige Entlastung des Überdruckes in der verletzten Thoraxseite durch Punktion an. Für kürzere Transporte zur Klinik genügt das Einlegen einer Punktionskanüle zur Druckentlastung. Damit ist der Spannungspneumothorax funktionell in einen offenen Pneumothorax verwandelt, wenn die Kanüle gleichviel Luft passieren läßt wie das traumatische Ventil. Wird dem traumatisch entstandenen Ventil ein entgegengerichtet arbeitendes Ventil − Punktionskanüle mit abgeschnittenem Gummifingerling − angepaßt, so lassen sich längere Transportwege ertragen. In jedem Fall führt beim Vorliegen eines Spannungspneumothorax das Einstechen einer einfachen unbewehrten Kanüle gleichermaßen wie eine mit Gummifingerling armierte Kanüle zum Druckausgleich des Spannungspneumothorax und verwandelt, vom pathophysiologischen Gesichtspunkt aus, den Spannungspneumothorax für den Transport in einen offenen Pneumothorax.

Die klinische Therapie besteht in der endgültigen Beseitigung des Überdruckes, in der Beseitigung des Mediastinalflatterns und seiner für Kreislauf und Atmung in höchstem Maße gefährlichen Rückwirkung durch Einlegen einer Dauerabsaugdrainage in die kranke Thoraxhöhle. So werden durch Wiederherstellung der physiologischen Druckverhältnisse ein Ausdehnen und Anlegen der Lunge und eine normale Atem- und Kreislaufphysiologie erreicht. Bleibt nach einem Pneumothorax eine innere Fistel zwischen Bronchialsystem und Thoraxhöhle bestehen, so bedarf diese Restfistel einer operativen Behandlung.

Besteht eine größere innere Fistel zwischen Bronchialsystem und Pleuraraum − als ursprüngliche Ursache des offenen oder Spannungspneumothorax −, so kann die Thoraxsaugdrainage zur Verstärkung der Zyanose und der Atemnot führen, da über die große innere Fistel Atemluft für die gesunde Lunge durch die Drainage abgesaugt werden kann. Dann ist die sofortige operative Revision mit Verschluß der traumatischen Fistel unumgänglich.

Tritt im Gefolge eines Spannungspneumothorax ein Mediastinalemphysem auf, so verstärkt sich in bedrohlichem Maße der Überdruck an den venösen Gefäßen des Mediastinums. Dieser Überdruck bedarf dringend der Entlastung. Die kollare Mediastinotomie (Abb. **61**) läßt die Luft passiv aus dem Mediastinum ausströmen und vermindert im Mediastinum den Druck. Ein über Kopf und Arme sich ausbreitendes Gewebeemphysem führt zum Anschwellen des Gesichtes. Durch breite Hautinzisionen supraklavikulär gelingt auch hier die Ableitung der im Subkutangewebe vorhandenen Luft.

Unter den **Spätkomplikationen** nach Hämatothorax und Pneumothorax mit entsprechender chirurgischer Behandlung ist besonders die Infektion des Pleuraraumes mit Ausbildung eines **Sero- oder Pyopneumothorax** hervorzuheben. Die Dauerabsaugbehandlung hat das Ziel, die Pleura visceralis und Pleura parietalis nach Entfernung des Exsudats zur Verklebung mit Obliteration des Pleuraspaltes zu bringen. Tritt eine völlige Obliteration der Pleurahöhle nicht ein, bleibt eine Empyemresthöhle bestehen, so wird eine spätere Entfernung dieser Pleuraschwarte − **Dekortikation** − mit Entfesselung der Lunge notwendig. Gelegentlich gelingt die Beseitigung der Empyemresthöhle nur durch operative Mobilisation der Brustwand − **Thorakoplastik.**

Intrapulmonale Blutung

Die **Blutungen ins Lungengewebe** als Folge eines gedeckten Brustkorbtraumas entwickeln sich als **interstitielles Hämatom.** Erste Symptome zwischen dem 4. und 6. Tag nach dem Thoraxtrauma bestehen in Temperaturanstieg und einer großflächigen Verschattung im Röntgenbild. Die Temperatur ist durch die bronchiale Infektion des Hämatoms bedingt. Zusammen mit dem Röntgenbild und dem physikalischen Befund einer Schallverkürzung mit verschärftem Atemgeräusch entsteht das Bild der sog. **Kontusionspneumonie.** Dabei handelt es sich in den meisten Fällen um ein interstitielles posttraumatisches Lungenhämatom mit Infektion.

Die Therapie dieser Komplikation entspricht der einer typischen Pneumonie mit antibiotischer Behandlung und in entsprechenden Fällen einer kardialen Behandlung mit Glykosiden. Physikalische Maßnahmen zur Besserung der Spontanatmung und zur Verbesserung der Expektoration sind angezeigt.

Lungenatelektase

Die gedeckte Thoraxverletzung kann zur Minderbelüftung eines größeren oder kleineren Lungenabschnitts mit **Atelektase** des entsprechenden Lungenbezirkes führen.

Die Diagnose ist oft nicht einfach, zumal es sich in der überwiegenden Mehrzahl um Atelektasen der Unterlappen handelt.

Die klinische Symptomatik ist oft diskret. Die traumatisch verursachte, schmerzbedingte Schonatmung und das fehlende Abhusten des Bronchial-

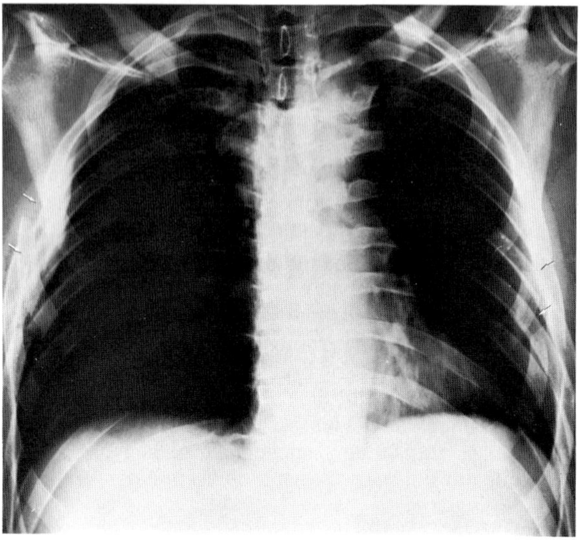

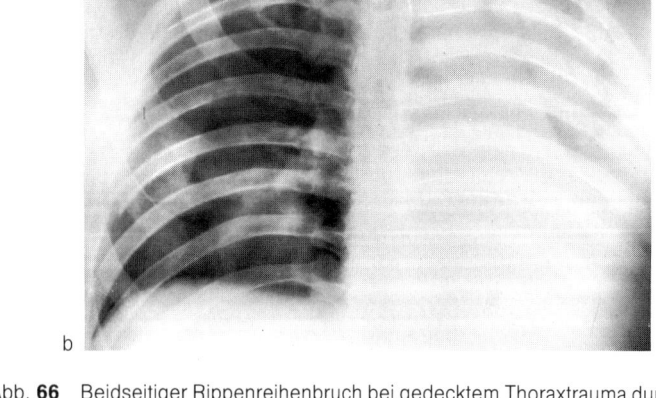

Abb. **66** Beidseitiger Rippenreihenbruch bei gedecktem Thoraxtrauma durch Brust-
korbprallverletzung. 26jähriger Pat. **a** Aufnahme wenige Stunden nach dem Unfall,
beide Lungen belüftet, beidseitige Rippenreihenfrakturen. **b** Thoraxübersicht 2 Tage
nach dem Unfall, Lungenatelektase links mit Verschiebung des Mediastinums zur
Atelektase. Sofortige Tracheotomie. **c** 4 Tage nach Tracheotomie seitengleich belüf-
tete Lungen. Glatter postoperativer Verlauf.

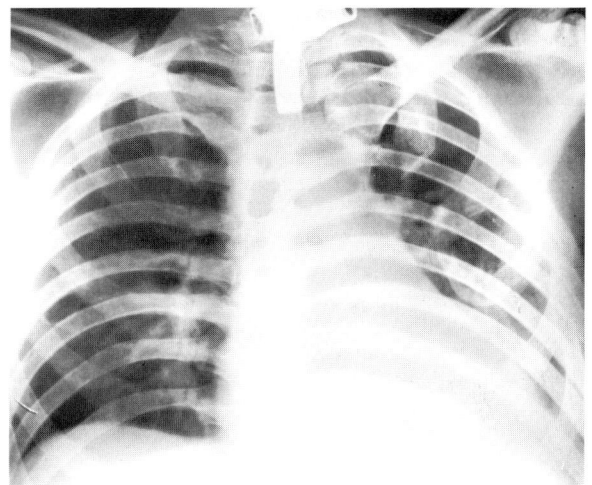

Abb. **66**   c

sekrets führen zur Verlegung von Bronchien mit besonderer Bevorzugung der Unterlappen.

Das Röntgenbild zeigt eine Verschattung des betreffenden Lungenunterfeldes, wobei eine Verziehung des Mittelfeldes und seiner Organe zur kranken Seite − Atelektasezeichen − oft vorhanden ist (Abb. **66**). **Die Therapie** besteht in Atemgymnastik und Vibrationsmassage in Hängelage zur Beseitigung des obliterierenden Bronchialsekrets. Auch medikamentös ist durch Sekretolytika eine Beseitigung des Bronchialsekretes anzustreben. Bei therapieresistenter Atelektase wird die **endobronchiale Absaugung** unter bronchoskopischer Sicht notwendig. Hierbei läßt sich der Schleimhautverschluß des entsprechenden Bronchus erkennen und entfernen. Bei Nichtbeseitigung der Atelektase bleibt der betroffene Lungenabschnitt luftleer. Es kommt zur Verschwartung über dem entsprechenden Bereich und zur sekundären bronchiektatischen Erweiterung mit Infektion der erweiterten Bronchiallumina. Eine erhebliche Einschränkung der Atemfunktion ist stets die Folge. Bei wiederholtem Auftreten posttraumatischer Atelektasen ist die Intubation mit kontrollierter Überdruckbeatmung − PEEP (positive endexspiratory pressure) −, in seltenen Fällen auch einmal die Tracheotomie unumgänglich.

Offene Brustkorbverletzungen

Offene Brustkorbverletzungen führen zu schwerwiegenden pathophysiologischen Veränderungen. Die traumatische Eröffnung der Brusthöhle führt zur Aufhebung des physiologischen Unterdrucks im Pleuraspalt, zum Lungenkollaps − offener Pneumothorax − und zum atemsynchronen Mediastinalflattern. Der Pneumothorax und das Pendelluftvolumen vermindern die Sauerstoffaufnahme und führen zur Zyanose. Das Mediastinalflattern beeinträchtigt den venösen Blutrückfluß mit Verminderung des Herzschlagvolumens. Die breite Thoraxwunde ist stets durch Infektion bedroht.

Ursachen offener Thoraxverletzungen sind Schuß- und Stichverletzungen, Perforationsverletzungen, Pfählungsverletzungen und perforierende Anprallverletzungen.

Die Therapie erfordert zum Transport von der Unfallstelle zur chirurgischen Erstbehandlung eine temporäre **Abdichtung der Brustkorbwunde,** die möglichst mit keimarmem Verbandsstoff oder Plastikfolie erfolgen sollte. Dabei muß eine Ventilwirkung an der Wunde unbedingt vermieden werden. Im Krankenhaus muß die offene Thoraxverletzung revidiert und operativ versorgt werden. Dabei ist auf Zusatzverletzungen der Brustorgane zu achten. Die Operation muß mit der Wiederherstellung physiologischer Druckverhältnisse im Thorax beendet werden.

Verletzungen der Thoraxorgane

Lungenverletzungen

Verletzungen der Lunge sind in ihren pathophysiologischen Auswirkungen weitgehend dargelegt. Schuß- und Stichverletzungen sowie Pfählungsverletzungen der Lunge führen zu erheblichen Blutungen. Die klinische Symptomatik umfaßt das klinische Bild des Pneumothorax, falls nicht präexistente Verklebungen des Pleuraspaltes den Lungenkollaps verhindern. Schwere Blutungen lassen die Zeichen des Blutungsschockes entstehen.

Die Therapie bei blutungsbedingter Kreislaufstörung kann nur in der Revision der Verletzung und der operativen Blutstillung bestehen. Häufig läßt sich die Blutung ohne Beseitigung von Lungenteilen stillen, gelegentlich wird jedoch eine Teilresektion von Lungengewebe unumgänglich.

Bronchusverletzungen

Bronchusverletzungen treffen aus anatomischen Gegebenheiten häufiger den rechten als den linken Stammbronchus. Der rechte Hauptbronchus legt einen längeren Weg über die prominent vorspringende Wirbelsäule zurück und wird bei entsprechender Krafteinwirkung über der Wirbelsäule abgeschert. Es kommt zum Ein- oder Abriß der Bronchialwand. Seltener werden auch Lappenbronchien besonders des linken Unterlappens betroffen.

Das klinische Bild des Bronchusabrisses umfaßt **Atemstörungen,** Dyspnoe, Tachypnoe, Gewebe- und/oder **Mediastinalemphysem** und eine **zunehmende Atelektase** des betroffenen Lungenabschnittes. Die Symptomatik ist jedoch um so diskreter, je kleiner der betroffene Bronchus und je geringer die Lungenatelektase ausgebildet ist. Bronchusein- oder -abrisse der Unterlappenbronchien sind in der Regel weder von Atemstörungen noch von Zyanose begleitet. Die Atelektase ist jedoch ein obligater Befund. Bei inkompletten Brustverletzungen kann die Atelektase primär fehlen, da die Kontinuität des Bronchus noch erhalten ist. Sekundär kommt es durch narbige Schrumpfung zur Bronchusstenose mit einer Atelektase. Der schlüssige diagnostische Beweis kann mit Hilfe der Röntgenschichtaufnahme, der Bronchographie oder besser der bronchoskopischen Untersuchung erfolgen.

Die Therapie ist beim Bronchusabriß die frühzeitige Brustkorberöffnung und die **operative Rekonstruktion** des verletzten Bronchus. Auch nach Wochen ist eine Rekonstruktion des Stammbronchus noch angezeigt und der Lungenresektion vorzuziehen. Gelegentlich wird eine sekundäre Entfernung des betroffenen Lungenabschnittes notwendig, wenn trotz durchgängiger Bronchusanastomose der wieder angeschlossene Lungenabschnitt physiologisch nicht an der Atmung teilnimmt.

Herzverletzungen

Die Herzverletzungen führen bei Eröffnung einer Herzkammer zum Austritt des Blutes in den Herzbeutel. Verletzungen des muskelstarken linken Ventrikels, besonders bei Messerstichen, führen oft zum Spontanverschluß der Stichverletzung und zu einer spontanen Blutstillung. Verletzungen des rechten Vorhofes sind bei der dünnen muskelarmen Wand mit erheblichem Blutverlust und hoher Sterblichkeitsrate belastet. Durch zunehmenden Blutaustritt in den Herzbeutel kommt es zur Druckerhöhung im Herzbeutel und zur Einengung des Herzens, besonders in der Diastole. Diese Druckerhöhung führt zur Abschnürung und zur Tamponade des Herzens – **Herzbeuteltamponade.** Dabei ist besonders der venöse Rückfluß zum Herzen behindert.

Das klinische Bild ist beherrscht durch die Zeichen der akuten präkardialen Stauung. Als Folge der verminderten venösen Blutmenge im Herzen kommt es zu einer Verringerung des Schlagvolumens mit einer kompensatorischen Erhöhung der Herzschlagfolge und einem durch die **Einlaufstauung** bedingten Blutdruckabfall. Die Herzschlagfolge steigt an, der Puls wird schwach gefüllt und kaum fühlbar. Eine starke Blutung aus der äußeren Verletzung fehlt häufig. Röntgenologisch erkennt man eine Verbreiterung der Herzsilhouette mit Aufhebung der Herztaille und Ausbildung einer typischen Zeltform als Zeichen einer Flüssigkeitsansammlung im Herzbeutel. Elektrokardiographisch beobachtet man ein Niederspannungs-Elektrokardiogramm. Es tritt eine Oligurie – Verringern der stündlichen Urinmenge – auf.

Die Diagnose der Herzbeutelblutung bis hin zur Herzbeuteltamponade erfolgt heute mit der Echokardiographie (Abb. **67**).

Mit dieser Methode ist es möglich, schon kleinere, nicht zur Tamponade führende Blutmengen im Herzbeutel zu erkennen. Die sorgsame Überwachung von Verletzten mit Einblutung in den Herzbeutel unter intensivmedizinischen Bedingungen ist unumgänglich. Solche primär asymptomatischen

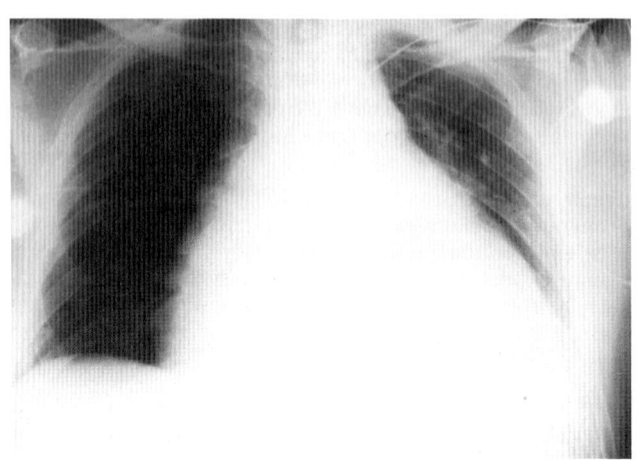

a

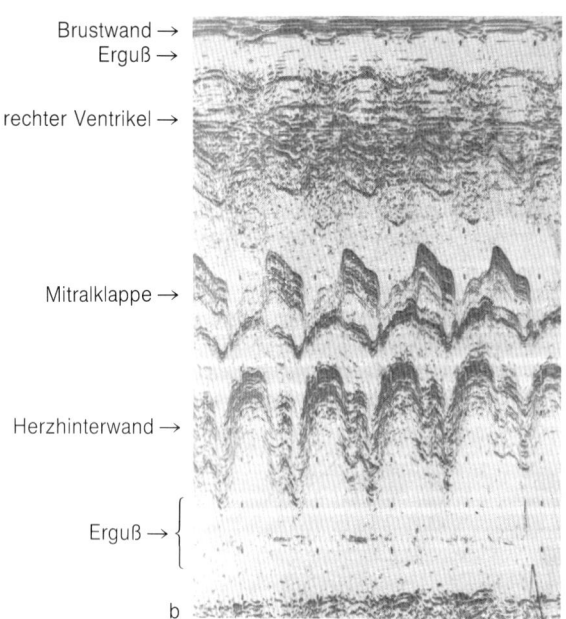

Brustwand →
Erguß →

rechter Ventrikel →

Mitralklappe →

Herzhinterwand →

Erguß →

b

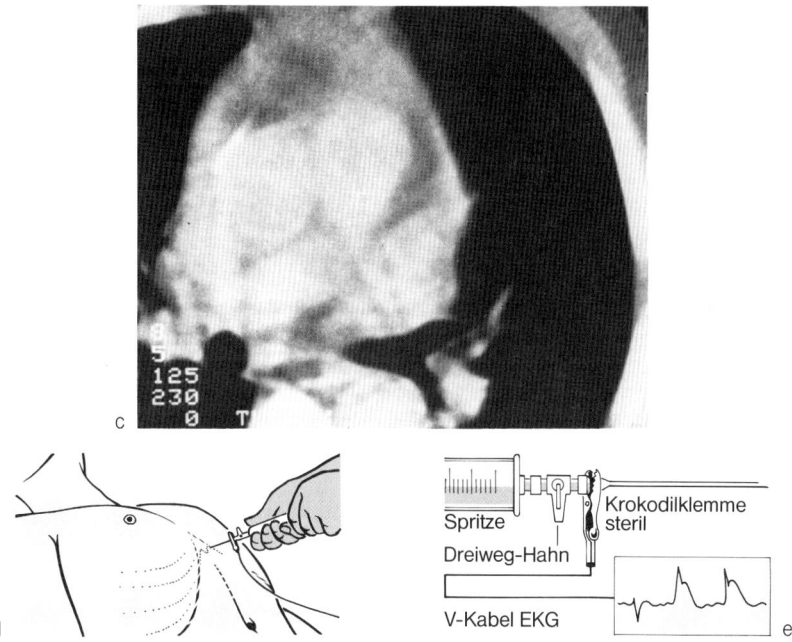

Abb. **67**   Perikardtamponade nach Herzstichverletzung:
a Röntgennegativbild des Thorax mit Verbreiterung des Mediastinums und zeltförmiger Deformierung des Herzschattens.
b M-Mode-Ultraschalluntersuchung zeigt deutliche Flüssigkeitsmengen zwischen der Herzhinterwand und dem hinteren Abschnitt des Perikards.
c CT des gleichen Patienten zeigt die Flüssigkeitsansammlung um das Herz.
d Punktionstechnik und -richtung.
e Bei Verbindung der Perikardpunktionsnadel mit dem EKG läßt sich bei Berührung der Herzoberfläche mit der Nadel ein Verletzungspotential ableiten.

Blutungen können plötzlich durch eine weitere Vermehrung des Blutvolumens im freien Perikard zur akuten Herzbeuteltamponade führen. Ist eine sofortige operative Revision nicht erfolgt, so ist die sorgsame intensivmedizinische Überwachung der Patienten mit Überwachung von Blutdruck, Puls und Urinausscheidung pro Stunde erforderlich. Untrügliches Zeichen einer sich anbahnenden Herzbeuteltamponade sind Abfall des arteriellen Blutdrucks, Anstieg der Pulsfrequenz, Anstieg des zentralvenösen Drucks und Verringerung der stündlichen Urinmenge.

Die Therapie muß bei breit offener Thoraxverletzung operativ sein. Handelt es sich um eine Stichverletzung des Brustkorbs, bei der das Ausmaß der inneren Verletzungen und die Beteiligung der verletzten Organe primär nicht übersehbar ist und bei der lebensbedrohliche Symptome fehlen, so kann primär eine abwartende Haltung unter intensivmedizinischen Bedingungen gerechtfertigt sein. Beim Auftreten klinischer Zeichen einer wirksam werdenden Herzbeuteltamponade – s. o. – ist die Herzbeutelpunktion, besser die Herzbeutelinzision, zur Entlastung angezeigt. Gelingt es damit nicht sofort, eine Stabilisierung der Kreislaufverhältnisse herbeizuführen, ist die operative Entlastung ohne Zeitverlust erforderlich. Hierbei muß dann die Blutungsquelle dargestellt und versorgt werden. Seltener, aber pathogenetisch sehr bedeutsam sind Stichverletzungen von Koronararterienästen, die primär asymptomatisch bleiben können. Die Unterbrechung der Blutzufuhr zum regionalen Versorgungsgebiet führt jedoch zur lokalen Ischämie und gerade beim Ramus interventricularis anterior der linken Kranzarterie auch einmal zum lokalisierten Septuminfarkt mit Perforation. Auch kann eine Stichverletzung gezielt durch die rechte Kammerwand das Septum perforieren und einen hämodynamisch wirksamen Kammerseptumdefekt hervorrufen. In diesen Fällen ist, wenn auch nicht a.   fall, die operative Korrektur unter Zuhilfenahme der extrakorporalen Zirkulation erforderlich.

Die Naht der Herzwunde ist besonders bei Verletzungen des rechten Herzens und der beiden Vorhöfe wichtig. Die muskelschwachen Wände dieser Herzhöhlen erfordern eine atraumatische Nahttechnik. Die meist großen Blutverluste müssen bereits während des Eingriffes rasch ersetzt werden. Die Blutkoagel müssen als „Dekortikation" ausgeräumt werden.

Neben den offenen Herzverletzungen kommt der gedeckten Herzverletzung – Contusio cordis – große Bedeutung zu. Ursächlich sind meist Straßenverkehrsunfälle mit Brustanprallmechanismus hervorzuheben. Bei einer traumatischen Erschütterung des Herzens ohne offene Brustkorbverletzung kann es zu Störungen der Erregungsausbreitung im Herzen, zu Myokardinfarkten und zu Verletzungen des Klappenapparates im Herzinneren, besonders an der Mitral-, seltener an der Aortenklappe kommen. Auch kann durch eine gedeckte Traumatisation des Herzens eine Ruptur des Kammerseptums mit einem posttraumatischen Kammerseptumdefekt entstehen.

Aortenverletzungen

Verletzungen der Brustaorta zählen zu den häufigen Organverletzungen beim gedeckten Thoraxtrauma. Die sehr elastische Hauptschlagader ist im Brustraum an drei Punkten stärker fixiert: an der Herzbasis, im Bereich des ehemaligen Ductus arteriosus Botalli und am Durchtritt der Hauptschlagader durch das Zwerchfell. Kommt es bei einem gedeckten Brustkorbtrauma zu einer Schleuderverletzung mit Brustkorbkompression und Dezelerationsmechanismus – Brustanprallverletzung bzw. Absturz aus großer Höhe –, so kann die Aorta trotz ihrer hohen Elastizität im Bereich eines dieser Fixierungspunkte eine Einrißverletzung davontragen (Abb. **68**). Dabei ist gelegentlich, aber nicht zwangsläufig, eine Vorschädigung der

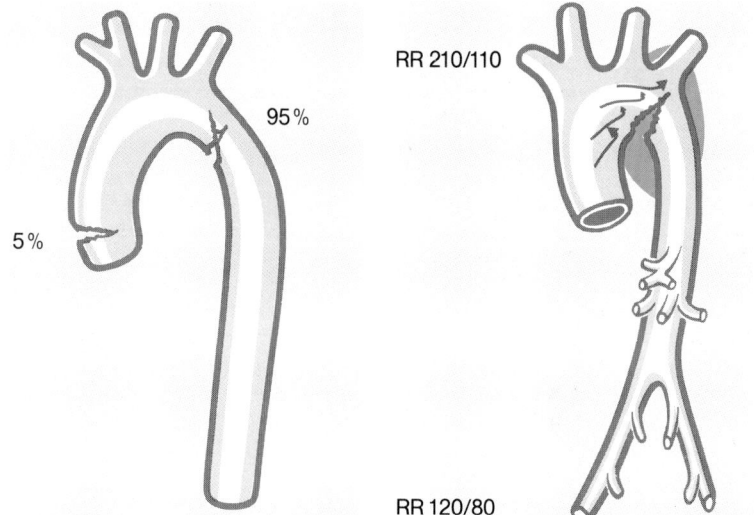

a

b

Abb. **68 a** Häufigkeitsverteilung der Aortenverletzung bei gedecktem Thoraxtrauma. **b** Schemadarstellung des „Koarktationssyndroms" bei Einrißverletzung der thorakalen Aorta. Durch Blutstrombehinderung an der Verletzungsstelle kommt es zum Bluthochdruck an der oberen und zu erniedrigtem Blutdruck an der unteren Körperhälfte.

Aorta im Sinne der Arteriosklerose oder einer zystischen Mediadegeneration mitwirkend vorhanden. Vorwiegend werden Einrisse der Aorta am Ansatz des Lig. Botalli (95% aller gedeckten Aortenverletzungen) beobachtet.

Erfolgt sofort bei der Verletzung ein kompletter Einriß der Aortenwand mit Ausströmen des Blutes, Perforation der mediastinalen Pleura und Eindringen des Blutes in die freie Brusthöhle, so ist es in der Regel für jede ärztliche Hilfe zu spät. Die Verblutung aus der Gefäßwand in den Brustraum führt in wenigen Minuten zum Tode. Gelegentlich verläuft die Aortenruptur mehrzeitig, d. h., es erfolgt der erste Einriß bei einem gedeckten Thoraxtrauma, wobei nur die inneren Wandschichten der Intima media betroffen sind, während die Adventitia Minuten, Stunden oder Tage die Verletzung abdeckt. In diesen Fällen ist eine operative Korrektur möglich. Die rasche Diagnose kann nur mit Hilfe der Angiographie (Abb. **69**), oder weniger aussagekräftig, mittels Computertomographie erfolgen. Klinisch ist das sog. Koarktationssyndrom (Abb. **68 b**) − Bluthochdruck an der oberen Körperhälfte und erniedrigter Blutdruck an der unteren Körperhälfte − sowie eine Einblutung in die linke freie Pleurahöhle und eine Mediastinalerweiterung diagnoseweisend. Da eine sichere Abschätzung des weiteren

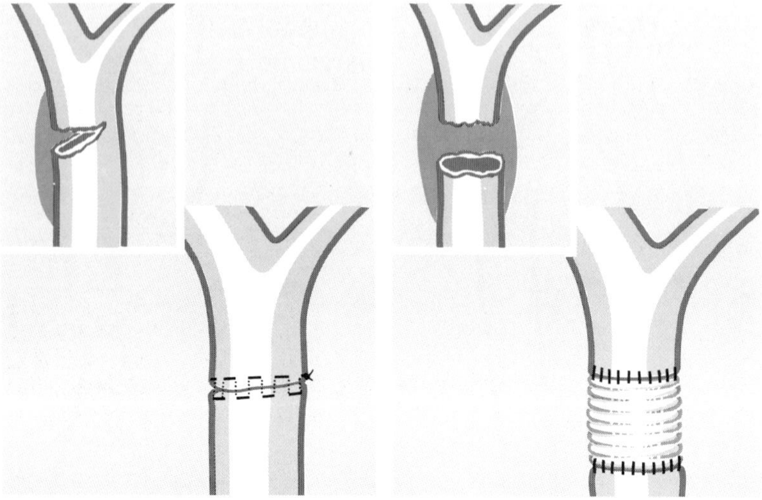

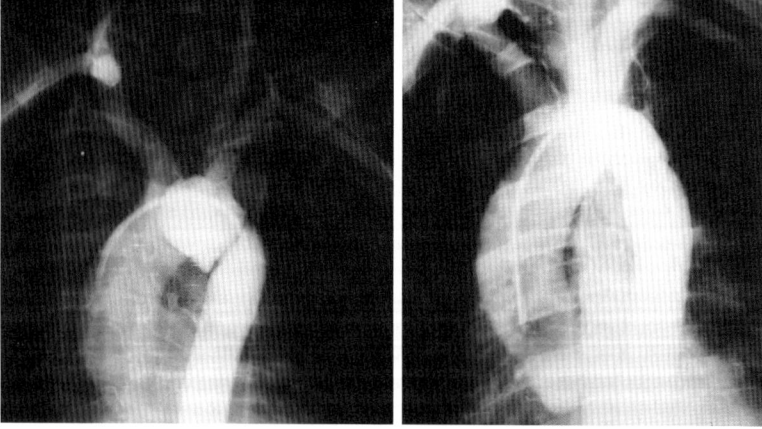

Abb. 69 Schema und Beispiel einer frischen traumatischen Aortenruptur: **a** Schema der partiellen und kompletten Aortenrißverletzung mit operativem Korrekturverfahren. Bei inkompletter Einrißverletzung meist direkte Naht möglich. Bei Abrißverletzungen der Aorta meist Interposition von Gefäßersatzprothesen erforderlich. **b** Röntgenbild eines 24jährigen Patienten 10 Stunden nach Brustkorbanprallverletzung. Typische Kontrastmittelunterbrechung im Aortenisthmus als Zeichen der inkompletten Einrißverletzung. Rechts Kontrollangiographie der thorakalen Aorta nach operativer Korrektur und Interposition einer Kunststoffprothese.

Verlaufs kaum möglich ist, muß eine baldige operative Korrektur angestrebt werden.

Bei der Indikation zu dieser operativen Behandlung müssen die häufig vorhandenen Mitverletzungen anderer Körperhöhlen und Organe sorgsam
bedacht und entsprechend ihrer Dringlichkeit in den Operationsablauf eingereiht werden. Vor der operativen Korrektur der nicht kompletten Einrißverletzung der Brustaorta haben die Versorgung von Rupturen der parenchymatösen Bauchorgane − Milz und Leber − Vorrang, da bei der operativen Korrektur der Aortenverletzung gelegentlich auch eine Heparinisierung notwendig wird.

Die operative Korrektur der Aortenverletzung erfolgt ohne Blutumleitung
und besteht in der direkten Naht der Aortenverletzung (Abb. **69**) bzw. in
der Interposition eines Prothesenrohrs. Dabei sind Abklemmzeiten über
30 Minuten nicht erforderlich. Bei entsprechend kurzen Abklemmzeiten
der Brustaorta sind Schädigungen der Bauchorgane sowie des Rücken-
marks kaum zu erwarten.

Seltener kann auch mal das gedeckte Thoraxtrauma zu einem Einriß der
Aortenwand mit einem Eindringen des Blutes zwischen die Wandschichten
der Media und Adventitia führen. Dabei wühlt sich das Blut zwischen diese
Wandschichten und führt zu einer Dissektion der Aortenwand. Diese Form
der Aortendissektion ist jedoch ohne Thoraxtrauma wesentlich häufiger zu
beobachten und im Rahmen der Brustkorbtraumatologie eher selten. Führt
die Teileinrißverletzung der Aorta an typischer Stelle des Aortenisthmus
nicht zur Progredienz und wird diese Verletzung auch primär nicht erkannt,
so entsteht an dieser, durch das Trauma vorgeschädigten Aortenwandstelle
eine Ausbuchtung, die im Laufe der Zeit zu einem aneurysmaartigen Sack
führt. Dieses falsche Aneurysma − da nicht alle Teile des Blutsacks von
allen Wandschichten der Aorta umgrenzt − ist eine Spätfolge einer traumatischen Aortenverletzung (Abb. **70** u. **71**). Da dem falschen posttraumatischen Aortenaneurysma alle Komplikationsmöglichkeiten des Aneurysmas
− Ruptur, Penetration, Druck auf Nachbarorgane und Embolisation −
innewohnen, ist die operative Korrektur angezeigt. Sie erfolgt ebenfalls
ohne Blutumleitung, ohne Heparinisierung mit kurzfristiger Abklemmung
der Aorta.

Verletzungen des thorakalen Ösophagus

Ösophagusverletzungen sind gelegentlich Folge einer Schuß- oder Stichver-
letzung. Weit häufiger jedoch werden Ösophagusverletzungen durch Verät-
zungen oder durch verschluckte Fremdkörper beobachtet. Die Perforation
der Ösophaguswand im Bereich des Mediastinums führt zum Austritt des
Ösophagusinhaltes in das Mediastinum mit Ausbildung einer eitrigen
Mediastinitis. Die **Symptome** der Ösophagusperforation mit beginnender
Mediastinitis bestehen in starkem Retrosternalschmerz und den bekannten
Schockzeichen mit Pulsfrequenzanstieg und Blutdruckabfall. Ein Gewe-

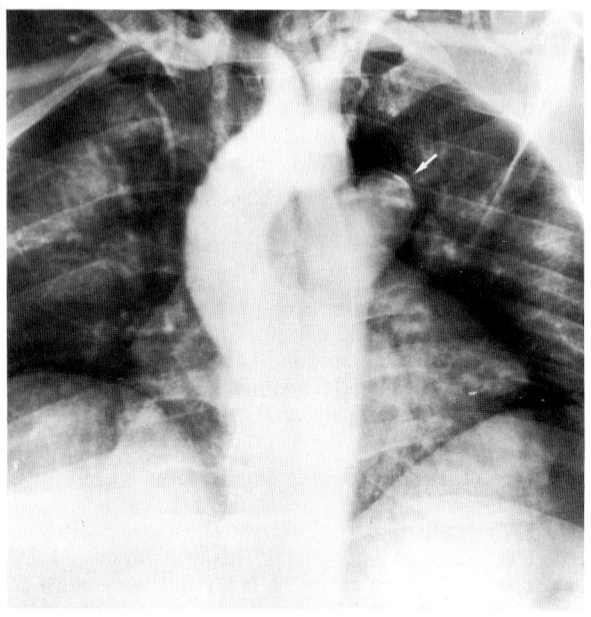

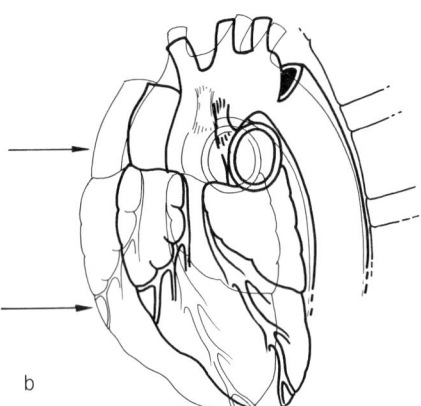

Abb. **70a**   Traumatisch entstandenes Aortenaneurysma in Höhe des Lig. arteriosum (Botalli), 33jähriger Pat., Zufallsbefund bei gutachterlicher Untersuchung, 2 Jahre nach Brustkorbanprallverletzung angiographisch nachgewiesene aneurysmatische Ausweitung im Bereich des Lig. arteriosum (Botalli). **b** Entstehung der Aortenwandeinrisse bei gedecktem Thoraxtrauma.

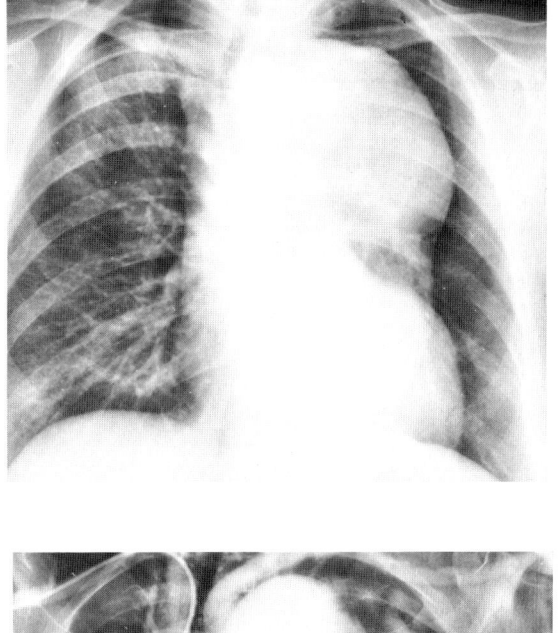

a

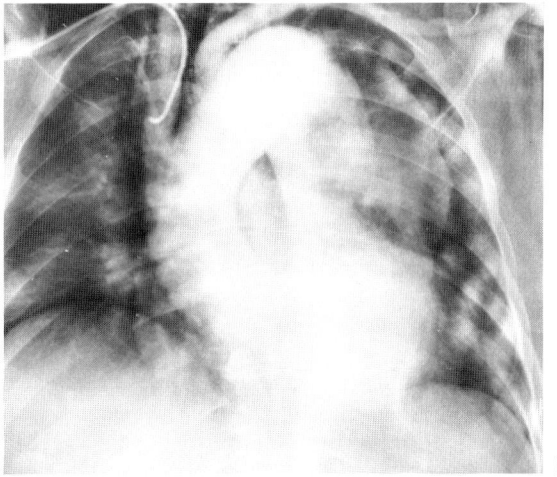

b

Abb. **71**   Posttraumatisches Aneurysma nach gedecktem Thoraxtrauma. 54jährige Pat., gedeckte Thoraxverletzung, leichte Dyspnoe, geringer Retrosternalschmerz. 14 Tage nach der Verletzung Fortbestehen der Beschwerden. **a** Thoraxübersicht: Verbreiterung des Mediastinum nach links. **b** Aortographie mit Darstellung eines am Ende des Aortenbogens beginnenden und am Durchtritt der Aorta durch das Zwerchfell endenden Aneurysmas.

beemphysem am Hals als Folge des Luftaustritts an der Verletzungsstelle ins Mediastinum ist häufig zu beobachten. Eine muskuläre **Abwehrspannung im Oberbauch** ist oft zu beobachten, wenn die Perforation in den unteren Abschnitten des Ösophagus lokalisiert ist. Später tritt ein Temperaturanstieg hinzu. Die Sicherung der Diagnose kann durch wäßriges Kontrastmittel erfolgen.

Die Therapie erfordert die Freilegung der Ösophagusperforationsstelle im kollaren Abschnitt am Hals, im thorakalen Abschnitt von einer rechtsseitigen Brustkorböffnung her. Der Verschluß der Perforation muß durch zweischichtige Naht erreicht werden. Eine Drainage des Mediastinums und der Übernähungsstelle vollenden den Eingriff. Eine **Nasen-Magen-Sonde** leitet die Nahrung ohne Gefährdung der Nahtstelle für einige Tage in den Magen. Bei eingetretener Mediastinitis sind die Ableitung des Sekretes aus dem Mediastinum und eine hochdosierte Breitbandantibiotikabehandlung unumgänglich. Eine temporäre Ernährungsfistel am Magen ist in diesen Fällen empfehlenswert.

Verletzungen der großen venösen Gefäße des Mediastinums

Verletzungen der großen venösen Gefäße im Thorax, besonders der V. cava superior und des Truncus pulmonalis, führen zur akuten profusen Blutung, zum Hämatothorax und zum Hämatoperikard, je nach Lokalisation der Verletzung.

Das klinische Bild entspricht dem einer intrathorakalen Blutung mit Blutdruckabfall und hoher Pulsfrequenz. Dazu kommt die Dyspnoe und die röntgenologisch erkennbare Verschattung meist der rechten Brustkorbseite.

Die Therapie erfordert die sofortige operative Brustkorberöffnung mit dem Ziel, die Blutung direkt zu stillen.

Verletzung des Ductus thoracicus

Die Verletzungen des Milchbrustgangs — Ductus thoracicus — führen zum Austritt von Lymphflüssigkeit in die rechte Brusthöhle und damit zum Chylothorax.

Hauptsymptom ist ein rezidivierender milchigweißer Erguß in der rechten Pleurahöhle. Durch die massiven Verluste des Chylus kann es zu erheblichen Störungen des Wasser- und Elektrolythaushaltes und des Säure-Basen-Haushaltes kommen.

Die Therapie erstrebt die Beseitigung des chylösen Ergusses durch Punktion. Bei langwierigen rezidivierenden Chylusergüssen wird eine operative Freilegung des Milchbrustganges mit dem Ziel des Nahtverschlusses notwendig. Eine exakte Korrektur der durch den Verlust der chylösen Flüssigkeit bedingten Störungen des Wasser- und Elektrolytstoffwechsels vor dem Eingriff ist dringend notwendig.

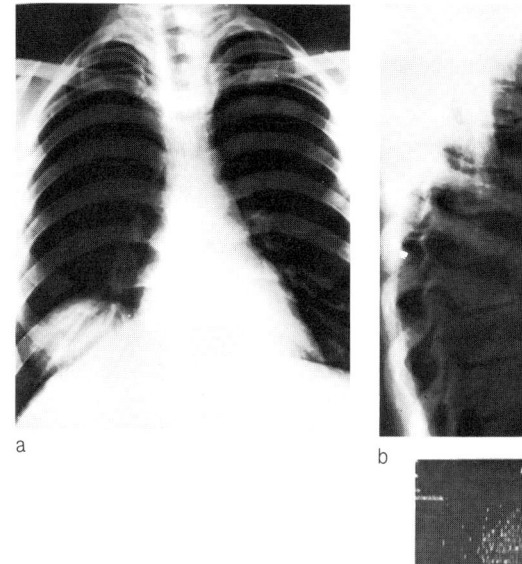
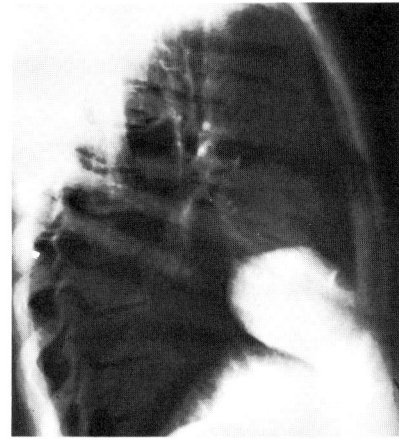

a   b

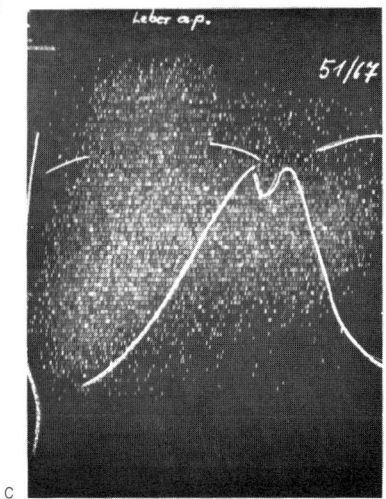

Abb. **72**   Zwerchfellruptur mit Leber-
prolaps nach gedecktem Thoraxtrauma
vor 10 Jahren. 28jähriger Pat., Zufallsbefund bei Thoraxdurchleuchtung.
a Thoraxübersichtsaufnahme im sagittalen Strahlengang. **b** Thoraxübersichtsaufnahme im seitlichen Strahlengang. **c** Leberszintigraphie (die Untersuchung wurde durch Herrn Dr. *Wür-
dinger*, Strahlenklinik der Universität
Marburg, durchgeführt). Operative
Revision. Verschluß der Zwerchfellücke
nach Reposition des Leberprolapses.
Glatter Verlauf.   c

Zwerchfellverletzungen

Zwerchfellverletzungen erfolgen bei gedecktem Thoraxtrauma durch plötzliche starke Druckerhöhung im Bauch und/oder Brustraum bei geschlossener Glottis. Die linke Zwerchfellhälfte ist häufiger betroffen als die rechte.
Durch einen Einriß des Zwerchfellmuskels, der Bauch- und Brustraum voneinander trennt, gelangen bei linksseitiger Ruptur Baucheingeweide in den
Brustkorb. Es handelt sich dabei nicht um eine Herniation, also nicht um
eine Zwerchfellhernie, da die in den Thorax verlagerten Intestinalorgane

nicht von einem Bruchsack umhüllt sind, sondern um einen **Intestinalpro-laps**. Meist ist der Dickdarm, der Magen, die Milz oder ein Anteil des Dünndarms in den Thoraxraum verlagert. Bei rechtsseitiger Zwerchfellverletzung deckt die Leberkuppe die Öffnung ab, so daß ein akuter Prolaps nur bei ausgedehnter Zerreißung des Zwerchfelles eintritt. Die Funktion des Zwerchfelles gleicht einem Pumpenstempel, und so kommt eine Saugwirkung auf die Abdominalorgane bei einem Zwerchfelldefekt zustande. Daher können auch bei rechtsseitiger Zwerchfellverletzung trotz vorliegender Leber entweder Teile derselben (Abb. **72**) oder Darmanteile durch die Zwerchfellverletzung in den Thoraxraum gezogen werden.

Das klinische Bild bei der akuten Verletzung ist beherrscht von einem Oberbauchschmerz der betroffenen Seite. Daneben liegen Schockzeichen vor. Bei einer Mitzerreißung von Milz oder Leber treten die Zeichen der schweren intraabdominellen Blutung hinzu. Röntgenologisch findet sich eine Verschattung der betroffenen basalen Thoraxabschnitte, in die die Baucheingeweide vorgefallen sind. Daneben erkennt man gelegentlich die typischen Gasansammlungen in der betroffenen Thoraxhälfte. Die Zeichen der Zwerchfellverletzung sind jedoch oft von anderen klinischen Zeichen einer schweren Brustkorbquetschung überdeckt.

Bei älterer Zwerchfellruptur mit Intestinalprolaps sind eine **Störung der Atemfunktion** durch Verminderung der Atemfläche und eine Störung der Herztätigkeit, besonders bei Vollfüllung des prolabierten Magens oder Darmes im Sinne eines Roemheld-Symptomenkomplexes zu beobachten. Die Ränder des Zwerchfellrisses können durch die muskuläre Kontraktion an der Durchtrittsstelle den in den Thorax verlagerten Magen oder Darm abklemmen und so zu **Passagestörungen** des Intestinaltraktes führen.

Die Therapie erfordert im akuten Zustand nur bei Vorliegen einer schweren intraabdominellen Blutung die sofortige operative Revision. Die Zwerchfellruptur ohne intraabdominelle oder intrathorakale profuse Blutung wird verzögert primär oder sekundär operativ angegangen. Die in den Thoraxraum verlagerten Intestinalorgane werden von einer Thorakotomie aus zurückverlagert und der Zwerchfellriß durch Doppelung der Muskulatur verschlossen. Rechtsseitige Zwerchfellrupturen sollten auch bei Fehlen eines Intestinalprolapses operativ verschlossen werden, da durch die Saugwirkung des Zwerchfells im Laufe der Zeit doch Leberanteile oder Intestinalteile in den Thorax hochgezogen werden.

Bauchverletzungen

Ebenso wie bei den übrigen Körperhöhlen ist auch im Bereich des Bauchraumes zwischen der gedeckten und der offenen Verletzung zu unterscheiden.

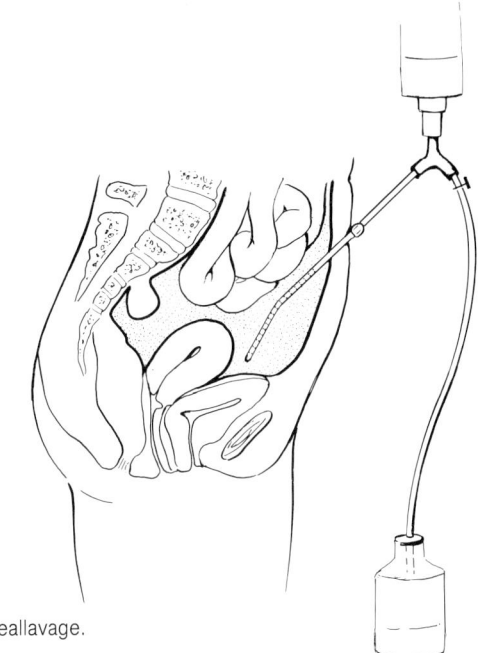

Abb. **73**   Schema der Peritoneallavage.

Gedeckte Bauchverletzungen

Die gedeckte Bauchverletzung entsteht durch plötzliche Gewalteinwirkung auf die Bauchdecken mit gleichzeitiger Druckerhöhung im Bauchraum durch reflektorisches Anspannen der Muskulatur und des Zwerchfelles bei erfolgtem Glottisschluß. Ursächlich kommen Steuerradanprallverletzungen im Straßenverkehr, Sportverletzungen, Grubenunfälle mit Verschüttung und Schlagverletzungen in Frage.

Die klinischen Zeichen der gedeckten Bauchverletzung sind im wesentlichen hervorgerufen durch lokale Hämatome in den Bauchdecken, Muskelquetschungen der Bauchmuskulatur und durch zusätzliche Verletzungen der Bauchorgane mit Austritt von Blut oder Intestinalinhalt in die freie Bauchhöhle. Eine äußere Prellmarke am Ort der Gewalteinwirkung deutet auf die Lokalisation der inneren Verletzung hin. Die lokalisierte oder generalisierte Bauchdeckenspannung und die oberflächliche, vorwiegend thorakale Atmung unter Schonung der Bauchwand zeigen den peritonealen Reizzustand an. Der in die **linke Schulter** lokalisierte Schmerz deutet auf eine peritoneale Reizung, meist durch Blutung unter dem linken Zwerchfell – etwa bei Milzruptur (Phrenikusschmerz) – hin.

Die Kreislaufsituation läßt durch absinkenden Blutdruck und ansteigende Pulsfrequenz bei kleiner werdender Blutdruckamplitude den intraabdominellen Blutverlust mit der beginnenden Dekompensation des Kreislaufes vermuten (Abb. **3**). Der peritoneale Reizzustand durch Blut oder Intestinalinhalt in der freien Bauchhöhle selbst ist stets von einer steigenden Herzfrequenz gefolgt. Verletzungen des Leberparenchyms lassen sich durch **Transaminasenanstieg** im Blutserum erkennen. Die Vermehrung entsprechender Enzyme weist auf den Untergang von Lebergewebe hin.

Bei der Diagnostik von Verletzungen parenchymatöser Bauchorgane oder von Hohlorganen im Bauchraum − Leber, Milz, Magen, Darm − hat sich die *Peritoneallavage* (Abb. **73**) eingeführt und bewährt. Dabei wird durch Punktion ein kleiner Katheter durch die Bauchdecken in die freie Bauchhöhle eingebracht. Über diesen Katheter wird klare physiologische Kochsalzlösung in die Peritonealhöhle infundiert; diese Flüssigkeit wird nach kurzer Zeit wieder aus dem Abdomen abdrainiert. Der Grad der blutigen Verfärbung oder die anderweitige Zumischung (Darmverletzung) mit Verfärbung der Spülflüssigkeit läßt auf Einblutungen in die freie Bauchhöhle und/oder auf Zumischung von Magen- und Darminhalte Rückschlüsse ziehen, so daß die Erkennung von intraabdominellen Organverletzungen dadurch wesentlich erleichtert wird.

Die überragende Bedeutung in der Beurteilung der gedeckten Bauchverletzung kommt aber heute der *Sonographie* − Ultraschalluntersuchung − zu. Dabei werden mittels Dopplerschallverfahren die Bauchhöhle beschallt und die Organstrukturen im Schallbild dargestellt. Es lassen sich dabei Organdeformitäten − Milzruptur − und besonders Flüssigkeitsansammlungen in der freien Bauchhöhle (Abb. **74**) darstellen und im Verlauf auch beurteilen. Die Angiographie zur Darstellung von Blutungsquellen kommt dagegen nur noch in Ausnahmefällen zur Anwendung.

Verletzungen von Milz und Leber

Unter den parenchymatösen intraabdominellen Organen werden Milz und Leber etwa zu gleichen Teilen bei der gedeckten Bauchverletzung betroffen. Die große Blutfülle dieser Organe läßt die Kapsel und das Parenchym bei plötzlicher Gewalteinwirkung einreißen. Dieses führt zum Austritt von Blut in die freie Bauchhöhle. Bei Verletzungen der Leber kommt zusätzlich Gallenflüssigkeit in den Peritonealraum. Gelegentlich führt eine lokale Gewalteinwirkung nur zum Parenchymeinriß bei erhaltener oder teilweiser erhaltener Kapsel, besonders an der Milz. Es kommt zur Ausbildung eines intraparenchymatösen Hämatoms unter der nicht eröffneten Organkapsel. Diese dünne, oft vorgeschädigte Kapselschicht kann einen Tag oder mehrere Tage nach der Erstverletzung spontan dem Hämatomdruck oder einer erneuten intraabdominellen Druckerhöhung nachgeben und aufreißen und dann der profusen intraabdominellen Blutung freien Weg lassen. Diese

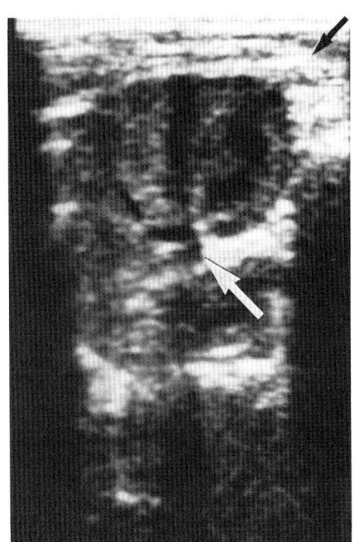

Abb. **74**   Ultraschalluntersuchung des Bauchraumes bei einem Frischverletzten mit gedecktem Bauchtrauma. Deutliche Flüssigkeitsansammlung um die Milz – Blutung mit Einrißverletzung der Milz. Frische Milzruptur mit Blutung in die freie Bauchhöhle.

zweizeitige Milzruptur bedarf besonderer Beachtung und Berücksichtigung bei der Versorgung eines Verletzten mit gedecktem Bauchtrauma.

Die Diagnose der intraabdominellen, traumatisch bedingten Blutung ist oft schwierig. Richtungweisende Untersuchungsverfahren sind die Peritoneallavage (Kern), die Schalluntersuchung des Bauches und die selektive Angiographie der Milzarterie oder der Leberarterie mit dem direkten Nachweis von Blutaustritten in die freie Bauchhöhle. Gelegentlich wird die Diagnose der intraperitonealen Blutung durch eine Notfall-Laparoskopie abzuklären sein. Die Messung des Bauchumfanges ist ohne jede Aussagekraft, da mehr als 1500 ml Blut im Peritonealraum Platz finden, ohne daß eine meßbare Umfangvermehrung des Bauches erfolgt. Andererseits führt eine nach gedecktem Bauchtrauma nicht seltene, auch kurzfristige Darmparalyse mit rasch auftretender Weitstellung des Intestinums zu einer irreführenden Umfangvermehrung des Abdomens.

Die Therapie der gedeckten Bauchverletzung mit den klinischen Zeichen der Leber- oder Milzruptur besteht in der sofortigen Laparotomie unter intravenösem Flüssigkeitsersatz. Milzrupturen werden, wenn es eine Zertrümmerung der Milz ist, durch Exstirpation behandelt, kleinere Milzeinrisse werden durch Naht oder mit Hilfe von Fibrinkleber versorgt. Wird die Exstirpation der Milz erforderlich, werden Teile der Milz ins Netz reimplantiert, um eine Nebenmilzentstehung zu fördern. Leberrupturen werden durch große Parenchymnähte versorgt.

Verletzungen des Darmes

Verletzungen des Darmes führen in etwa der Hälfte der Fälle durch Austritt von Darmgas in den freien Bauchraum zur Ausbildung einer subphrenischen Luftsichel, die rechts bei röntgenologischer Untersuchung im Stehen diagnostisch beweisend ist. Häufiger als Verletzungen des Darmes selbst sind Verletzungen des Mesenteriums. Durch die plötzliche lokale Gewalteinwirkung kommt es zum Abschermechanismus des den Darm aufhängenden Mesenteriums über der vorspringenden Wirbelsäule und zum Ein- oder Abriß des Mesenteriums am Darm oder seltener an der Mesenterialwurzel. Auch hierbei ist das klinische Bild geprägt von der peritonealen Reizung, bei Verletzungen des Darmes durch Austritt von Intestinalinhalt, bei Mesenterialein- oder abrissen durch die **intraabdominelle Blutung.**

Die Therapie besteht in der sofortigen **Laparotomie.** Darmrupturen lassen sich durch quere Nähte unter exakter Serosierung der Verletzungsstelle versorgen. Gelegentlich wird eine Resektion des verletzten Darmteiles notwendig. Bei ausgedehnten Mesenterialabrissen und Skelettierung des Darmes wird ebenfalls eine Darmresektion unumgänglich sein. Differentialdiagnostisch ist besonders bei gedecktem Bauchtrauma im Oberbauch die gedeckte Thoraxverletzung mit Rippenfrakturen an der unteren Thoraxapertur zu berücksichtigen. Gerade die Verletzungen des unteren Thoraxabschnittes verursachen nicht selten eine Oberbauchspannung und einen in den Oberbauch lokalisierten Schmerz bei Palpation. Bei labilen Kreislaufverhältnissen ist die genaueste Überwachung des Patienten unbedingt erforderlich. Blutansammlungen im Peritonealraum führen neben dem Bild der peritonealen Reizung und den Symptomen der Kreislaufirritation zu **Leukozytenanstiegen** bis auf Werte von 20 000−30 000/cm^3 innerhalb der ersten 6−7 Stunden.

Der Abfall des Hämoglobins und der Erythrozyten hinkt der akuten Blutung nach, so daß laborchemisch der Blutverlust in den ersten Stunden nicht erfaßbar ist. Auch volumetrische Messungen liefern oft ein nicht exaktes Bild, besonders da Ausgangswerte nicht vorliegen. Seltener werden *Duodenum* und **Pankreas** bei der gedeckten Bauchverletzung betroffen. Um so schwerer ist jedoch das Verlaufsbild bei Verletzung dieser retroperitoneal gelegenen Organe. Die Diagnose ist schwer, zumal eine intraabdominelle Blutung, die zur Kreislaufinsuffizienz führt, häufig fehlt und die durch die Verletzung bedingten Entzündungserscheinungen im Bauchraum und im Retroperitonealraum erst später manifest werden. Auch der Choledochusdurchriß und der Ausriß aus der Einmündungsstelle führt erst Tage nach der Verletzung durch Austritt von Galleflüssigkeit in den Bauchraum zu entsprechender Symptomatik.

Die operative Revision und die Versorgung der Duodenal- oder Pankreasverletzung ist unbedingt erforderlich. Durchrisse oder Ausrisse des Choledochus aus dem retroperitonealen Duodenalanteil müssen durch Reimplantation des Choledochus in das Duodenum oder durch eine Umgehungsana-

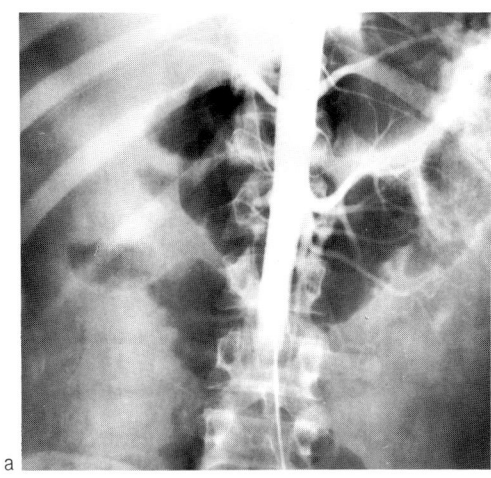

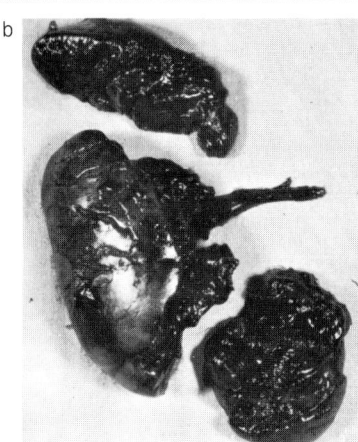

Abb. **75**   Gedeckte Bauchverletzung.
Zeichen der intraperitonealen Blutung.
Laparotomie. Leberruptur. Postoperativer
Kreislauf instabil. **a** Etagen-Aortographie
zeigt Nierenstielabriß rechts. **b** Sofortige
Laparotomie mit Entfernung der abgeris-
senen dreigeteilten Niere. Glatter post-
operativer Verlauf. 23jähr. Pat.

stomose − Cholezystoduodenostomie − behandelt werden. Duodenalver-
letzungen erfordern eine serosierende Naht.

Nierenverletzungen

Verletzungen der Nieren führen zu ausgedehnten **retroperitonealen Hämatomen** und können eine reaktive Abwehrspannung im Mittelbauch der
betreffenden Seite hervorrufen. Eine **Flankendämpfung,** die perkutorisch
nachweisbar und palpatorisch oft zu erfassen ist, ist ein weiteres diagnosti-
sches Merkmal. Eine **Ausscheidungsurographie** − Röntgenübersichtsauf-

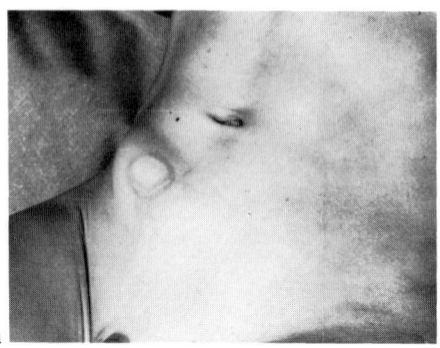
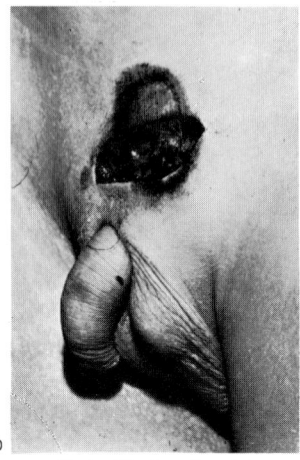

Abb. **76** Bauchverletzungen durch Rollerlenkstange. **a** Gedeckte Bauchverletzung durch Rollerlenkstange mit lokaler Prellmarke und subkutaner Bauchdeckenverletzung mit Subkutanverlagerung des Netzes. Operative Revision. 8jähriger Junge. Glatter Verlauf. **b** Offene Bauchverletzung. 15jähriger Junge. Operative Revision, keine Organverletzung. Glatter Verlauf.

nahme des Bauchraumes im Liegen 10 Min. nach der Injektion von 20 ml 75%igem Urografin intravenös – läßt gelegentlich Abrisse einzelner Nierenanteile erkennen. Die fehlende Ausscheidung einer Niere läßt bei entsprechendem klinischem Verdacht an den Abriß der Niere am Nierenstiel denken. Eine gezielte **Aortographie** (Abb. **75**) wird in diesen Fällen zur Sicherung der Diagnose erforderlich.

Die Therapie der gedeckten Nierenverletzung richtet sich nach den Kreislaufverhältnissen. Ist durch konservative Maßnahmen, u. a. durch Blutzufuhr, eine stabile Kreislaufsituation zu erreichen, so ist die primäre Freilegung der Niere nicht erforderlich. Nur wenn sich trotz entsprechender Blutersatzinfusionen der Kreislauf nicht stabilisieren läßt, werden die Freilegung der Niere und die Teilresektion des abgerissenen Anteiles oder die Nierenexstirpation bei Nierenstielabriß erforderlich.

Geht man bei stabilen Kreislaufverhältnissen anfangs konservativ vor, so ist eine exakte Überwachung des Verletzten erforderlich. Gelegentlich führen abgerissene Nierenabschnitte durch weitere Urinausscheidung zu einer posttraumatischen Nierenzyste, die sekundär einer Exstirpation bedarf.

Offene Bauchverletzungen

Die offenen Bauchverletzungen sind ebenso wie die offenen Brustkorbverletzungen der Diagnose leichter zugänglich. Die Inspektion der Verletzungsstelle läßt häufig, aber nicht immer einen Rückschluß auf die Mitverletzung der Bauchorgane zu. Gerade bei sehr kleinen äußeren Verletzungen − Messerstich-, Schußverletzungen − ist stets mit einer Organverletzung im Bauchraum zu rechnen und die Revision unerläßlich. Im Kindesalter führt das Einpressen des Roller- oder Fahrradlenkers (Abb. **76**) beim Sturz zu perforierenden Bauchverletzungen, die meist im Unterbauch lokalisiert sind. Auch ohne klinische Zeichen einer intraabdominellen Organverletzung sollten die perforierenden Bauchwunden stets der **operativen Revision** mit Inspektion der Bauchhöhle und der Bauchorgane zum Ausschluß oder zur Erkennung und Behandlung zusätzlicher Organverletzungen unterzogen werden.

Beckenverletzungen

Beckenverletzungen und Mitverletzungen der geschützt im Becken gelegenen Organe sind meist Folge einer schweren direkten Gewalteinwirkung − Kraftwagenunfälle durch Überfahren, Verschüttung, Aufprallverletzung.

Beckenfrakturen
(S. **324** ff.)

Verletzungen der Beckenorgane

Harnröhren- und Blasenverletzungen

Organverletzungen bei Beckenbrüchen betreffen im wesentlichen den Urogenitalapparat. Die häufigste Verletzung ist der **Harnröhrenein-** und **abriß.** Am Durchtritt der männlichen Harnröhre durch den Beckenboden ist die Harnröhre in unmittelbarer Nachbarschaft der Symphyse gelegen. Darüber hinaus ist der Übergang von der Pars pendulans zur Pars prostatica der Harnröhre durch die Fixation der Harnröhre an dieser Stelle traumatischen Schwerkräften ausgesetzt. Daher ist es ratsam, bei Verletzungen der Schambeinäste und der Symphyse primär an eine Harnröhrenverletzung zu denken und nach ihren Symptomen zu suchen.

Die Diagnose der Harnröhrenverletzung bei Vorliegen einer entsprechend lokalisierten Knochenverletzung erfolgt durch Untersuchung des **Spontanurins** − nie des Katheterurins − und durch die röntgenologische Darstellung der Harnröhre mit Kontrastmittel vom Ostium urethrae her.

Diese **Urethrographie** erfolgt durch Aufsetzen einer Metallolive auf das Ostium urethrae mit einer nachfolgenden Injektion von Urografin in die Harnröhre und in die Blase in Seitenlage des Patienten. Dabei zeigt sich (Abb. **77**) die Harnröhre in der ganzen Ausdehnung und läßt Kontinuitätsunterbrechungen, Verletzungen und Engen sofort erkennen.

In gleicher Weise wird beim Verdacht auf eine **Blasenverletzung** die Kontrastfüllung der Blase durchgeführt und nach Kontrastmittelaustritten im Blasenbereich gefahndet.

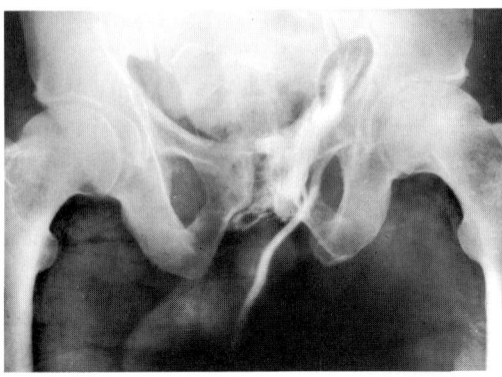

a

Abb. **77** Vorderer Beckenringbruch mit Harnröhrenruptur, 55jähriger Pat.
a Urethrographie mit Darstellung eines paravasalen Kontrastmitteldepots, Sectio alta, Einlegen eines Ballonkatheters von der Blase her.
b Harnröhrendarstellung durch Urethrographie 8 Wochen nach der Verletzung.

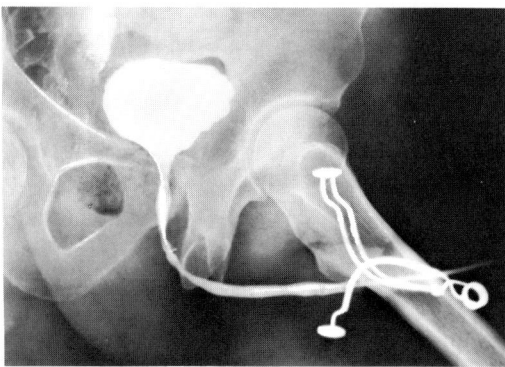

b

Die Therapie der Urethralverletzung besteht in der suprapubischen Blaseneröffnung und der transvesikalen Einlage eines Ballonkatheters durch die verletzte Harnröhre nach außen. Durch Zug an diesem Ballondauerkatheter werden die beiden Harnröhrenenden so einander angenähert, daß eine spontane Heilung meist mit narbiger Striktur erfolgt. Diese Harnröhrenstriktur läßt sich später durch entsprechende plastische urologische Eingriffe komplikationsarm beseitigen.

Der primäre Versuch, ohne Blaseneröffnung vom Ostium urethrae her durch Katheterismus die Harnröhrenverletzung zu erkennen oder zu überwinden, ist mit der Gefahr der von außen eingebrachten Infektion des Wundgebietes verbunden und ist nicht angezeigt. Ausgedehnte Hämatome im Dammbereich bei Harnröhren- oder Blasenverletzungen können durch den austretenden Urin zur Pflegmone werden. Diese Urinphlegmonen des Dammes und des Genitalbereiches bedürfen breitester Eröffnung zur Ableitung des infizierten Sekretes.

Blasenverletzungen werden suprapubisch freigelegt und operativ versorgt.

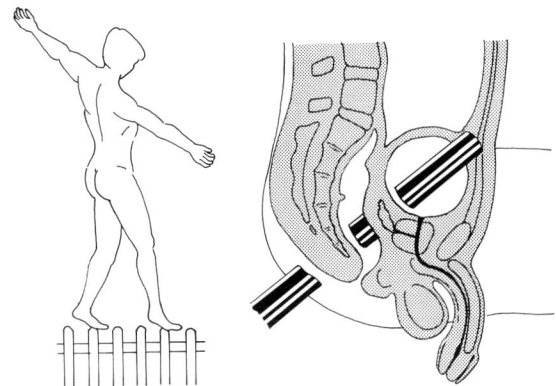

Abb. 78 Entstehungsmechanismus und Verletzungsausmaß einer Pfählungsverletzung.

Fremdkörper

Fremdkörper in den **ableitenden Harnwegen** sind meist auf psychische Abwegigkeiten zurückzuführen. Befinden sich Fremdkörper in der Harnröhre, müssen sie durch eine Urethroskopie extrahiert werden. Ist der Fremdkörper bis in die Blase gelangt, so ist eine suprapubische Eröffnung der Blase zur Extraktion des Fremdkörpers meist unumgänglich. In die Scheide und ins Rektum eingeführte Fremdkörper werden durch entsprechende Spiegeleinstellung dargestellt und extrahiert. Besondere Sorgfalt in bezug auf die Tetanusprophylaxe ist gerade bei Fremdkörperverletzungen des Urogenitalapparates am Platz.

Pfählungsverletzungen

Die Pfählungsverletzungen des **Dammes** können je nach Richtung, die der eindringende Fremdkörper nimmt, Rektum, Blase oder beide Organe verletzen (Abb. **78**). Die Verletzung des Rektums ist meist nicht von einer abdominalen Eröffnung her dicht zu verschließen, so daß die Anlage eines Anus praeter sigmoideus zur Stillegung des verletzten Enddarmabschnittes unumgänglich ist. In gleicher Weise wird der Enddarmausriß aus dem Anus durch die sofortige Stuhlableitung über einen Anus praeter sigmoideus behandelt. Die Blasenverletzung ist durch Freilegung der Verletzungsstelle und Naht zu versorgen.

Neben Verletzungen der Blase und des Enddarmes können vor allen Dingen durch Pfählungsmechanismen das **männliche** und das weibliche Genitale betroffen werden. Bei Verletzungen des männlichen Genitale wird vorwiegend am Damm die Prostata betroffen sein. Derartige Organverletzungen sind bei der Wundzurichtung und Wundversorgung unbedingt zu beachten, zu erkennen und zu versorgen. Verletzungen des Skrotums und des Penis erfordern ebenso eine exakte Wundbehandlung.

Verletzungen des weiblichen Genitale durch Pfählungsmechanismen betreffen vorwiegend die Vulva und die Scheide; auch hier sind eine genaue Inspektion der Wundverhältnisse und eine anatomisch exakte Wundversorgung unbedingt erforderlich. Die inneren Genitalorgane des weiblichen Organismus sind Verletzungen weniger zugänglich, da sie geschützt im Beckenraum liegen und auch bei schweren Beckenfrakturen meistens nicht verletzt werden. Nur bei Vorliegen einer Gravidität und entsprechender Vergrößerung und Gewebsauflockerung ist der Uterus mit seinen Adnexen bei schweren Beckenfrakturen und bei gedeckten Bauchverletzungen traumatischen Schädigungen mehr ausgesetzt.

Gefäßverletzungen

Arterien

Die gedeckte Ruptur der Aorta thoracica, meist am Übergang vom Arcus aortae zur deszendierenden Aorta im Bereich des Lig. arteriosum (Botalli) lokalisiert, wurde bereits bei den Thoraxverletzungen abgehandelt. Verletzungen großer peripherer Arterien können einmal durch gedeckte Traumatisation oder häufiger durch offene Verletzung auftreten.

Diagnose

Die Diagnose Gefäßverletzung ist nicht immer einfach. Hier, wie vielerorts, muß an die Möglichkeit einer Verletzung des arteriellen oder venösen Stromgebiets gedacht werden. Besonders ist dies bei speziellen Frakturformen − Kniegelenksluxation, diakondyläre Humerusfraktur, Schulterluxationsfraktur − erforderlich. Die Gefäßverletzung einer großen Stammarterie führt in der Regel zur peripheren Ischämie. So sind die berühmten 6 P (Tab. **4**) für die Diagnose richtungsweisend. Der Ischämieschmerz wird häufig durch zusätzlich vorhandenen Schmerz der begleitenden Knochenverletzung überlagert oder ist beim Polytraumatisierten schwer erkennbar. Auch die periphere Mangeldurchblutung ist gerade beim Polytraumatisierten durch Minderperfusion der Peripherie überlagert. Daher sollte grundsätzlich bei jeder Fraktur, die häufig mit Gefäßverletzungen einhergeht, die periphere Durchblutung sorgfältig und dokumentierend kontrolliert werden. Läßt sich der distale Puls nicht eindeutig tasten, sollte man nicht Gefäßspasmen vermuten, sondern mit objektiven Methoden, wie Oszillographie, Plethysmographie, Dopplerdruckmessung, die Durchblutung qualifizieren. Wird bei diesen nichtinvasiven Untersuchungsverfahren der Verdacht nicht restlos ausgeräumt, **muß** in jedem Fall **vor** der frakturstabilisierenden Operation die Angiographie erfolgen; die Kontrastmitteldarstellung der Arterien macht die genaue Lokalisation der Gefäßverletzung möglich und läßt häufig den therapeutischen Weg im Sinne der Simultanoperation festlegen.

Therapie

Die Therapie der Gefäßverletzung allein oder in Kombination mit der Knochenverletzung erfordert immer bei Vorliegen einer peripheren Mangeldurchblutung die sofortige Rekonstruktion der arteriellen und venösen Strombahn. Bei kombinierter Knochen-Gefäß-Verletzung bevorzugen wir die rasche Adaptationsosteosynthese des Knochens, um bei wiederhergestellter Extremitätenlänge in der gleichen Operation die arterielle und venöse Strombahn plastisch wiederherzustellen. Diese Gefäßrekonstruktion sollte immer erfolgen − auch bei längerem Zeitintervall zwischen Verletzung und Wiederherstellung der Strombahn −, da der Extremitätenerhalt vordringlichstes Ziel ist. Für die Wiederherstellung der arteriellen Strombahn kommt die direkte Naht, die Flickenerweiterungsplastik, der Umgehungs-Bypass mittels autologer oder homologer Vene oder mittels Kunststofftransplantats nach den Regeln der gefäßchirurgischen Versorgung in Frage. Ist der Zeitverlust zwischen Eintritt der Gefäßverletzung und damit der Ischämie und der Wiederherstellung der Strombahn zu groß, sollte primär eilig eine intraluminale Shunt-Verbindung zwischen den durchtrennten oder unterbrochenen Gefäßstümpfen der Arterie erfolgen, damit so temporär − zumindest während der Rekonstruktion des Knochens − eine Perfusion der peripheren Gewebsabschnitte erfolgen kann.

Komplikationen

Während als Frühkomplikation der Gefäßverletzung immer der Extremitätenverlust bei fortbestehender Ischämie droht, sind als schwerwiegende Spätfolgen nach Gefäßverletzungen
− der Gefäßverschluß
− die a.-v. Fistel
− das traumatische, falsche Aneurysma

zu erwähnen. Fast immer ist jedoch das Eintreten dieser Komplikation auf nicht zeitgerechte oder nicht sachgerechte Primärversorgung der Arterienverletzung zurückzuführen. Bei Gliedmaßenabtrennung ist heute die Replantation mit Wiederherstellung der arteriellen und venösen Strombahn, Osteosynthese und spezieller Nervennaht das Verfahren der Wahl. Dies gilt für die großen Extremitätenstämme in gleichem Maße wie für Finger, die heute mit mikrochirurgischen Methoden replantiert werden. Gelegentlich läßt sich für die Wiederherstellung kleiner Arterien und Venen am distalen Unterarm oder distalen Unterschenkel der Gefäßnähapparat nach Nakayama (Abb. **79** u. **80**) verwenden.

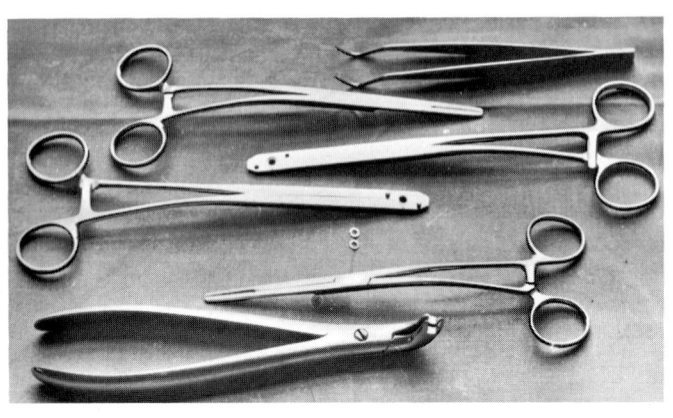

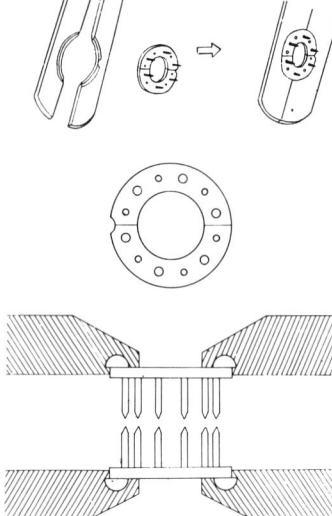

Abb. **79** Gefäßnaht nach *Nakayama.*

Venen

Therapie

Ganz ähnlich richtet sich die Therapie bei den **Verletzungen venöser Gefäße** nach der Lokalisation. Die Verletzungen der V. cava und ihrer unmittelbaren Äste lassen sich durch direkte Naht verschließen. Auch Verletzungen peripherer Venenstämme, wie etwa der V. femoralis oder der V. jugularis, müssen durch direkte Naht verschlossen werden. Im Bereich des

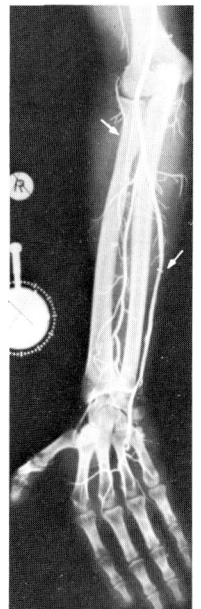

Abb. **80** Angiographie 9 Monate nach fast kompletter Durchtrennung der Unterarmweichteile mit Koppelungsanastomose der A. radialis und der A. ulnaris. Die A. ulnaris ist gut durchgängig (→), die A. radialis ist verschlossen (→). Kompensatorische Zusatzversorgung durch die A. interossea. Gutes funktionelles Ergebnis.

Oberarmes ist das Venennetz bereits so ausgeprägt, daß sich eine Venenverletzung durch Ligatur folgenlos behandeln läßt, zumal die Venennaht in hohem Maße von der Gefahr einer lokalen Thrombose belastet ist.

Komplikationen

Spätkomplikationen nach Gefäßverletzungen sind immer Folge zeitlich und sachlich unzureichender Primärbehandlung. Es finden sich besonders:
– Gefäßverschlüsse
– falsche Aneurysmen und
– a.-v. Fisteln

Der Gefäßverschluß muß wegen funktioneller Behinderung der Gebrauchsfähigkeit der Extremität durch gefäßchirurgische Maßnahmen – Bypass oder Interposition – korrigiert werden. Das posttraumatische Aneurysma ist ein falsches Aneurysma, d. h., in seinem Wandaufbau fehlen Teile der normalen Gefäßwand; die Wand des falschen Aneurysmas ist in wesentlichen Abschnitten durch geschichtetes Bindegewebe ersetzt (Abb. **71**).

Diesem falschen posttraumatischen Aneurysma haften alle Komplikationsmöglichkeiten des Aneurysmas – Penetration, Perforation, Druck auf Nachbarorgane und Embolisation – an, so daß die operative Korrektur unmittelbar nach der Diagnosestellung angezeigt ist.

Arteriovenöse Fistel

Die a.-v. Fistel (Abb. **81**) führt durch einen herznahen a.-v. Kurzschluß zu einer Volumenbelastung des Herzens. Die beim Vorliegen einer a.-v. Fistel bestehende gesteigerte Herzfrequenz läßt sich bei Kompression der Fistel zur Norm reduzieren. Länger bestehende a.-v. Fisteln führen zu einer extremen Erweiterung der Arterien und Venen proximal der Fistel und zu einer Lumenreduzierung der Arterie peripher der Fistel. Die Vene im peripheren Abschnitt ist durch die Druckerhöhung an der Fistel eher peripher erweitert. Nach Beseitigung einer a.-v. Fistel wird bei Erweiterung der proximalen Abschnitte und Verengung der peripheren Abschnitte gelegentlich im späteren Verlauf ein Arterienverschluß auf dem Boden dieses Kaliberunterschiedes drohen.

Chronische Druckschädigung von Arterien

Bei länger anhaltender Druckeinwirkung auf exponiert liegende Arterien kann es zur **chronischen Druckschädigung** mit Intimaverletzungen und langsam zunehmender Verdickung der Intima kommen. Der Endausgang dieser Schädigung ist eine Thrombose des betreffenden Gefäßes. Besonders gefährdet ist die A. axillaris in ihrem zentralen Abschnitt bei bestimmten Berufen – Baggerführer, Lokomotivführer –, bei denen der Arm während der Tätigkeit auf einem scharfrandigen Gegenstand, etwa dem Fensterrahmen oder der Autotüre, aufgelegt wird. Die Erschütterungen des Arbeitsgerätes oder des Fahrzeuges werden fortlaufend auf die Gefäßwand übertragen und können zu einer chronischen Schädigung mit einer Abscheidungsthrombose führen. Ebenso führten die früher häufig verwendeten Achselkrücken zu einer Schädigung der arteriellen und der venösen Gefäße in der Axilla. Auch Skelettveränderungen, wie Exostosen (Abb. **82**), können wie auch Halsrippen und ähnliche Skelettveränderungen zur chronischen Schädigung der Arterienwand mit lokaler aneurysmatischer Aufweitung führen. Periphere Embolisationen aus diesen erweiterten Arterienabschnitten erfordern neben der Raumforderung durch das Aneurysma selbst die operative Beseitigung.

Auch die venösen Gefäße, besonders in der Achselregion, können eine chronische Druckschädigung erleiden und so eine akute Achselvenenthrombose hervorrufen. Häufiger ist jedoch diese akute Achselvenensperre nicht traumatisch bedingt, bzw. es läßt sich keine traumatische Ursache eruieren. Dieses Paget-von-Schroetter-Syndrom des akuten Achselvenenstaues beruht auf einer akut einsetzenden Thrombose der A. subclavia bzw. der A. axillaris mit Anschwellung von Oberarm, Unterarm und Hand und einer lividen Verfärbung. Die venographische Darstellung deckt die Thrombose auf; therapeutisch kommt die Thrombektomie, die Fibrinolyse und/oder die Dauerantikoagulation in Frage. Besondere diagnostische Vorsicht ist bei derartig akut einsetzenden Venenverlegungen ohne Trauma in

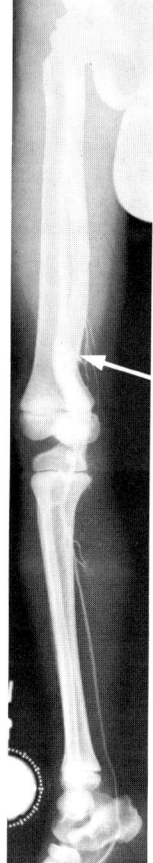

Abb. **81** Arteriovenöse Fistel in der Kniekehle 10 Wochen nach Glassplitterverletzung in der Kniekehle. 6jähriger Pat., klinisch deutliche Erhöhung der Herzschlagfolge, bei Kompression der Fistel Rückgang der Frequenzsteigerung zur Norm. Proximal der poplitealen a.-v. Fistel maximal erweiterte Gefäße →, distal eng gestellte Arterien.

der Anamnese am Platze, da nicht selten bis dahin unerkannte maligne Prozesse zur Venenverlegung Anlaß geben können.

Verletzungen des Schultergürtels

Schlüsselbein, Schulterblatt, Oberarm und Thoraxwand bilden eine funktionelle Einheit. Die Verbindung dieser einzelnen Elemente untereinander erfolgt durch Bänder und Gelenke. Lateral ist es das Schultereckgelenk (Articulatio acromioclavicularis), medial das innere Schlüsselbeingelenk

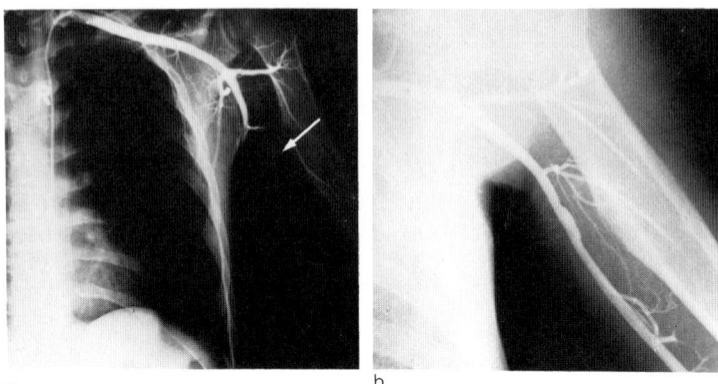

a   b

Abb. **82**   Falsches Aneurysma der A. brachialis durch Exostose. **a** Angiographie vor
Operation wegen peripherer Ischämien durch Embolien aus dem Aneurysma spuri-
um (→). **b** Angiographie nach Abmeißelung der Exostose und Resektion des Aneurysmas mit Deckung des Arteriendefektes durch Kunststoffstreifenplastik.
35jähriger Patient, männl.

(Articulatio sternoclavicularis) sowie das eigentliche Schultergelenk (Articulatio humeroscapularis). Im Schultergelenk ist die obere Extremität frei
aufgehängt. Sie hat dadurch eine außerordentlich gute Beweglichkeit in
nahezu allen Ebenen. Hier stehen im Vordergrund funktionelle Aspekte,
ganz im Gegensatz zum Beckenring, wo vielmehr statische Momente vorliegen und verlangt werden. Der Schultergürtel selbst ist über Muskelman-
schetten mit dem Thorax in Verbindung. Verletzungen an irgendeiner
Stelle des Schultergürtels können zu einer Störung der funktionellen Har-
monie über die eigentliche Verletzungsstelle hinaus führen. Die Behandlung von Verletzungen des Schultergürtels zielt mit all ihren Maßnahmen
vor allem auf die Wiederherstellung der ungestörten Funktion und weniger
auf eine ideale anatomische Restitution.

Distorsion des Schultergelenkes

Die Verstauchung oder Zerrung des Schultergelenkes ereignet sich meist
durch Sturz auf den ausgestreckten Arm oder durch direkte Gewalteinwirkung und führt zur schmerzhaften Bewegungseinschränkung. Betroffen
davon sind meistens die Außenrotation und die Elevation. Auch Prellungen
führen zur gleichen Symptomatik.

Klinik
Bei der klinischen Untersuchung ist äußerlich oft kein sichtbarer krankhaf-
ter Befund zu erheben. Häufig stellt man einen umschriebenen Druckschmerz im Bereich des Tuberculum majus humeri fest. Im Röntgenbild,

das in 2 Ebenen angefertigt wird, fehlen jegliche knöchernen Verletzungszeichen. Sind dagegen lamelläre, feinste knöcherne Bandausrisse erkennbar, so liegt eine **ligamentäre Fraktur** vor.

Therapie

Die Therapie der Schulterdistorsion erfordert eine klare Konzeption, um
bleibende Bewegungseinschränkungen zu vermeiden. Sind keine knöchernen Bandausrisse festgestellt worden, so kann für 3−4 Tage der Arm im
Desault-Verband am Körper fixiert werden, bis die ersten Schmerzen abgeklungen sind. Medikamentös kann man durch Antiphlogistika (Voltaren
3×50 mg/die) oder Salben (Mobilat, Hirudoid, Hemeran, Voltaren, Emul-
gel) die Rückbildung des posttraumatischen Ödems und auch des Hämatoms fördern. An die kurzzeitige Ruhigstellung schließt sich die gezielte
krankengymnastische Nachbehandlung an, die mindestens 4mal wöchentlich erfolgen sollte. Sie besteht in aktiver Bewegungstherapie, wobei die
Schmerzgrenze nie überschritten werden darf. Abzulehnen sind deshalb bei
frischen Verletzungen passive Bewegungsübungen und besonders Massagen. Bewährt dagegen hat sich die Behandlung im Thermalbewegungsbad.
In hartnäckigen Fällen bringt auch die lokale Eisbehandlung eine wesentliche Besserung der subjektiven Beschwerden und des objektiven Befundes. Eine länger dauernde Ruhigstellung der verletzten Schulter im Desault-Verband führt fast regelmäßig infolge Schrumpfung und Vernarbung
der verletzten Gelenkkapsel zu einer stärkeren Bewegungseinschränkung.
Dies ist um so mehr der Fall, wenn eine ligamentäre Fraktur vorliegt. Dabei
kann es sogar zu periartikulären Verkalkungen und Verknöcherungen kommen. In diesen Fällen sollte man sich nicht scheuen, für etwa 3 Wochen
einen Thorax-Oberarm-Abduktionsgipsverband anzulegen. Er garantiert
neben der Immobilisation die Ausspannung der Gelenkkapsel und wirkt so
der periartikulären Verknöcherungstendenz entgegen.

Verletzungen der Rotatorenmanschette

Rupturen der Rotatorenmanschette des Schultergelenkes werden nicht selten übersehen und unter einer Pauschaldiagnose wie „Schulterdistorsion"
oder „Periarthritis humeroscapularis" subsumiert. Die Behandlung ist deshalb ungezielt, die Ergebnisse oft schlecht.

Die Rotatorenmanschette der Schulter unterliegt mit zunehmendem Alter
degenerativen Veränderungen. Sie gehören etwa nach dem dritten Dezen-
nium fast zum normalen anatomischen Bild.

Der M. supraspinatus bildet gleichsam das Dach der Manschette ohne
Außenrotationsfunktion. Er fixiert vielmehr den Humeruskopf in der
Schulterpfanne und gibt damit dem M. deltoideus den optimalen Angriffs-
punkt für die wirkungsvolle Abduktion.

Die frische Ruptur ist gekennzeichnet durch heftige Schulterschmerzen und
Verlust der aktiven Abduktion und/oder Außenrotation des Armes. Nach

Ausfall des Supra- und Infraspinatus kann der Drehpunkt des Oberarmkopfes in der Pfanne nicht mehr fixiert werden, so daß der M. deltoideus seine abduzierende Kraft nicht entfalten kann. Bei Kontraktion des Deltoideus wird der Humeruskopf subluxiert und unter dem Dach des Akromions blockiert. Die Seithebung des Armes wird fast ausschließlich durch Schwenken des Schulterblattes und nicht durch Abduktion im Schultergelenk vollbracht. Der Arm kann nur mit Schwung über die Horizontale seitlich gehoben werden. Man spricht in diesem Zusammenhang auch von einer Pseudoparalyse.

Differentialdiagnostisch müssen Lähmungen des M. deltoideus und des M. supraspinatus durch neurologische Untersuchung abgeklärt werden bzw. auch die schmerzhafte Tendopathie der Supraspinatussehne. Auch der Gichtanfall oder die septische Arthritis sind in die Überlegungen miteinzubeziehen.

Einen wichtigen Hinweis im Röntgenbild gibt der Hochstand des Humeruskopfes bei einem ausgedehnten Riß der Rotatorenmanschette. Er kommt durch Zug des M. deltoideus zustande, der den Kopf in die Sehnenlücke zieht. Der Beweis wird immer durch die Arthrographie des Schultergelenkes erbracht.

Die konservative Behandlung kommt bei der frischen Läsion bzw. kurzer Anamnese und weitgehend freier aktiver und passiver Beweglichkeit in Frage. Sie besteht in der Ruhigstellung auf einer Thorax-Oberarm-Abduktionsschiene, in Kryotherapie und Gabe von Antiphlogistika und Schmerzmitteln. Nach Abklingen der akuten Symptome schließt sich eine krankengymnastische Übungsbehandlung an.

Indikation zur Operation besteht bei:
— frischer Ruptur mit erheblichem Funktionsausfall,
— veralteter Ruptur, bei der die konservative Behandlung versagt hat und deutlicher Funktionsverlust vorliegt.

Das eigentliche Operationsverfahren hängt von Ausdehnung und Lokalisation der Ruptur ab. Die einfachste Art des Sehnendefektverschlusses kann nach Anfrischen die sog. Schuhnestelnaht sein, wenn sie spannungsfrei möglich ist. Gelegentlich sind auch Ersatzplastiken, z. B. lyophilisierte Dura, Kutis, lange Bizepssehne etc., notwendig. Anschließend ist eine Ruhigstellung für 5–6 Wochen in einem Thorax-Oberarm-Abduktionsgipsverband oder -schiene erforderlich. Es schließt sich eine konsequente krankengymnastische Übungsbehandlung über mehrere Monate an.

Schlüsselbeinbruch (Klavikulafraktur)

Die Ursache ist meist der Sturz auf den ausgestreckten Arm (Reitunfall), seltener die direkte Gewalteinwirkung. Ausnahmsweise kann sich eine Klavikulafraktur auch einmal beim Sport infolge einer abrupten, unkontrollierten Muskelkontraktion ereignen.

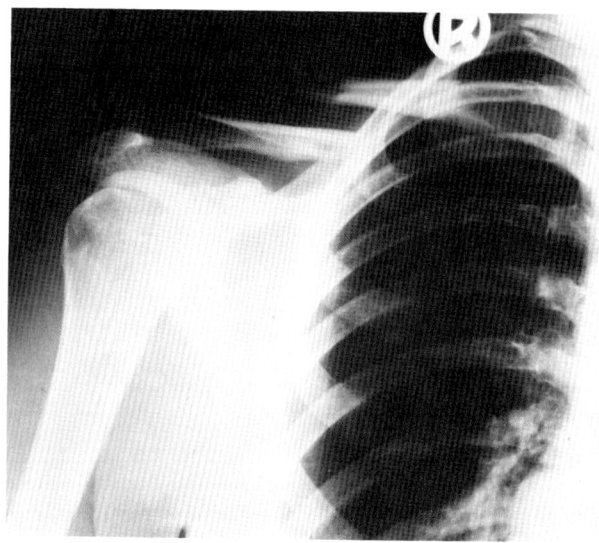

Abb. **83** Klavikulafraktur etwa in Schaftmitte mit sichtbarer Verkürzung, Absinken der Schulter und Höhertreten des zentralen Fragmentes durch Zug des M. sternocleidomastoideus.

Bevorzugte Lokalisation der Fraktur ist an der S-förmig gekrümmten Klavikula das mittlere Drittel und hier mehr die Übergangszone nach lateral. Es ist dies die schwächste Stelle. Bei der Fraktur selbst handelt es sich meist um einen Biegungsbruch mit Biegungskeil als drittem Fragment. Die Fraktur infolge übermäßiger Muskelkontraktion deckt sich meist mit der lateralen Ansatzstelle des M. sternocleidomastoideus. Außerdem kennt man noch die Hypomochlionfraktur, die durch Abbiegen der Klavikula über die Kante der ersten Rippe zustande kommt. Auch hier kann ein Biegungskeil vorhanden sein.

Außer den Frakturen im mittleren Drittel kommen solche auch am lateralen und medialen Ende des Schlüsselbeines vor. Gerade am lateralen Ende können sie mißgedeutet werden im Sinne einer Schulter-Eckgelenk-Luxation. Am äußeren, also lateralen Klavikulaende findet man bei Fraktur die typische Dislokation des zentralen Fragmentes nach kranial, während das periphere, laterale etwas nach kaudal verschoben ist. Die Kranialverschiebung kommt durch den Zug des M. sternocleidomastoideus zustande, während die Kaudalverschiebung durch den Ansatz des M. deltoideus und das Eigengewicht des Armes erfolgt (Abb. **83**).

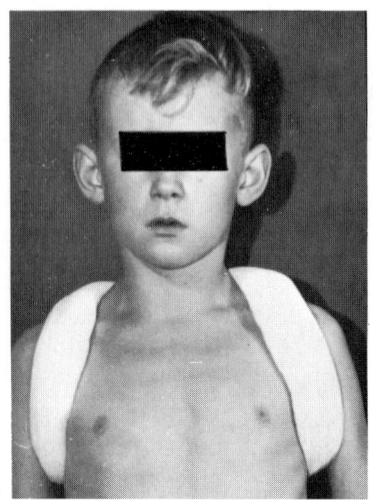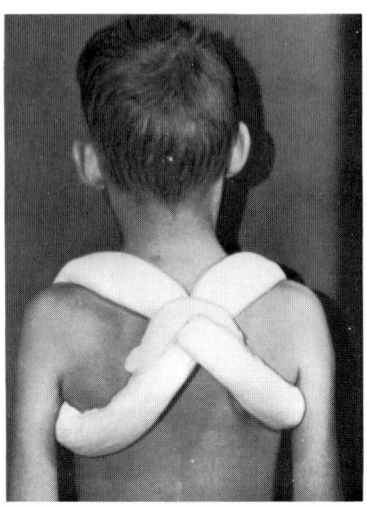

a   b

Abb. **84 a−b**   Redressierender Rucksackverband (auch Tornisterverband genannt).

Diagnose

Die Diagnose wird leicht durch Anamnese, geklagte Beschwerden und die klinische Untersuchung gestellt. Dabei erkennt man die typische Fehlstellung, die durch das hochgezogene, zentrale Fragment (M. sternocleidomastoideus) bewirkt wird, und die Verkürzung des Schultergürtels der betroffenen Seite (bedingt durch den Muskelzug des M. pectoralis major). Durch vorsichtige Palpation läßt sich die knöcherne Stufe tasten und gelegentlich auch das Knochenreiben fühlen. Die Beweglichkeit im Schultergelenk ist stets schmerzhaft eingeschränkt. Primär zu prüfen sind die periphere Zirkulation (Verletzung oder Kompression der A. subclavia oder der V. subclavia) sowie die nervale Versorgung (Läsion des Plexus brachialis).

Die Röntgenuntersuchung wird hier aus technischen Gründen oft nur in einer Ebene möglich sein. Im Zweifelsfalle aber können Schrägaufnahmen oder Tomogramme angefertigt werden.

Therapie

Die Behandlung ist grundsätzlich konservativ und besteht beim nicht dislozierten Bruch in der Immobilisierung des Armes und der Schulter mittels Desault-Verband für ca. 2 Wochen. Anschließend wird aktive krankengymnastische Therapie durchgeführt.

Besteht die typische Dislokation, so findet der „Rucksackverband" Anwendung (Abb. **84**). Dabei ist das besondere Augenmerk darauf zu richten, daß er in der ersten Woche täglich nachgezogen werden muß. Außerdem ist darauf zu achten, daß keine Zirkulationsstörungen in der Peripherie des Armes oder Druckschäden des Plexus zustande kommen. Die Ruhigstellung im Rucksackverband ist für ca. 2−3 Wochen vorzunehmen. Die Prognose in bezug auf die knöcherne Heilung ist gut. Pseudarthrosen entstehen vornehmlich nur nach operativer Behandlung!

Die operative Therapie ist nur dann angezeigt, wenn primär neurologische Ausfälle oder Zirkulationsstörungen festgestellt werden oder wenn die Gefahr der Durchspießung der Haut durch ein spitzes Fragment besteht. Als Operationsmethode kommt heute stets die Plattenosteosynthese in Frage. Die Indikation zur Operation aus kosmetischen Gründen sollte nur ausnahmsweise gestellt werden. Die anschließende Narbenbildung in diesem Gebiet ist oft trotz atraumatischer Operationstechnik und Intrakutannaht nicht immer befriedigend.

Klavikulapseudarthrose

Sie ist in der Regel das Ergebnis einer vorher durchgeführten operativen Behandlung eines Schlüsselbeinbruches. Meist wird die gewählte Operationsmethode (Markraumschienung durch Rush-pin, Kirschner-Draht, Drahtumschlingung u. ä.) der biomechanischen Konstellation des Schlüsselbeines nicht gerecht. Die Behandlung der Klavikulapseudarthrose besteht in Dekortikation, stabiler Osteosynthese mit einer kleinen dynamischen Kompressionsplatte, wobei in jedem Hauptfragment etwa 3−4 Schrauben verankert sein sollten. Die Anlagerung autologer Spongiosa hat sich als zusätzliche Maßnahme sehr bewährt. Besteht ein Defekt, so kann zwischen die beiden Hauptfragmente ein kortikospongiöser Span aus dem Beckenkamm eingelagert werden, und an den beiden Übergangsstellen wird zusätzlich autologe Spongiosa angelagert. Der absoluten mechanischen Neutralisierung der Pseudarthrosenzone durch eine entsprechend dimensionierte Platte kommt vorrangige Bedeutung zu.

Verrenkung am sternalen Klavikulaende (Luxatio sternoclavicularis)

Luxationen am Sternoklavikulargelenk entstehen durch indirekte Gewalteinwirkung. In Frage kommt dabei der Sturz auf den Arm bzw. die Schulter, wobei die Klavikula über die erste Rippe gehebelt wird. Diese wirkt als Hypomochlion. Im Sternoklavikulargelenk besteht die einzige gelenkige Verbindung des Schultergürtels mit dem Rumpf. Die weitere Verbindung mit dem Thorax ist rein muskulär. Deswegen findet man hier eine straffe Gelenkkapsel-Band-Verbindung. In das Gelenk selbst ist ein Discus articularis eingelagert. Beide medialen Klavikulaenden sind untereinander durch das Lig. interclaviculare verbunden, während jede Klavikula durch das Lig. costoclaviculare und das Lig. sternoclaviculare zusätzlich mit der ersten Rippe und dem Sternum selbst verbunden ist.

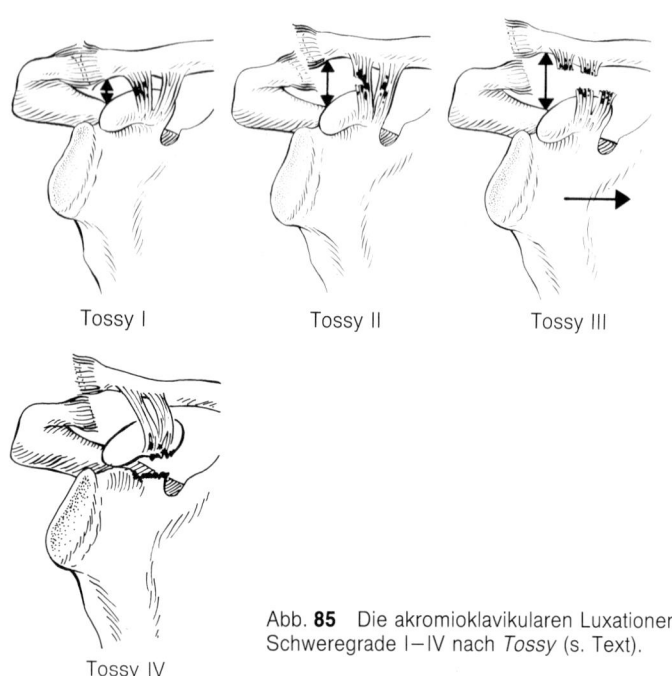

Tossy I   Tossy II   Tossy III

Tossy IV

Abb. **85** Die akromioklavikularen Luxationen.
Schweregrade I–IV nach *Tossy* (s. Text).

Die Luxation des Sternoklavikulargelenkes kann in zwei Varianten erfolgen. Einmal in der typischen Luxation nach vorne (Luxatio praesternalis) sowie nach kranial (Luxatio claviculae suprasternalis). Nur durch direkte Gewalteinwirkung auf das innere Klavikulaende (Stoß oder Schlag) kann auch einmal eine Luxation zustande kommen, die mediastinalwärts gerichtet ist (Luxatio claviculae retrosternalis).

Diagnose
Sie wird gestellt durch Anamnese und den nicht selten sehr eindrücklichen klinischen Befund bei Inspektion und Palpation.

Differentialdiagnose
Klavikulafraktur in der Nähe des medialen Schlüsselbeinendes; Asymmetrie des knöchernen Thorax, der Wirbelsäule usw.; sog. Tietze-Syndrom.

Therapie
Handelt es sich um eine Subluxation im Sternoklavikulargelenk, besonders wenn diese nach kranial erfolgt ist, wird man mit kurzzeitiger Schonung und späterer funktioneller Behandlung ein gutes Resultat erzielen können. Bei

der vollständigen Luxation nach kranial oder auch nach ventral ist die Behandlung ebenfalls konservativ und besteht in Reposition (Allgemeinnarkose oder evtl. Lokalanästhesie), wobei Zug nach außen und hinten über die Schulter bzw. den Arm ausgeübt wird. Zur Retention genügt meist ein Rucksackverband.

Die operative Behandlung ist indiziert, wenn eine vollständige Luxation nach kranial oder ventral auf konservativem Weg nicht zu beseitigen ist oder eine mediastinale Luxation besteht, die Beschwerden verursacht. Das Operationsprinzip besteht in der Entfernung des meist zerrissenen Discus articularis, der Anfrischung der beiden Gelenkanteile und der Fesselung der Klavikula durch eine Kutisplastik am Sternum. Vor der Verwendung von Bohrdrähten ist zu warnen, da diese wandern können und zu schweren Komplikationen führen (Aorta!). Die Ruhigstellung erfolgt bis zum Abschluß der Wundheilung im Desault-Verband, später evtl. im Thorax-Oberarm-Abduktionsgips für ca. 4 Wochen.

Sprengung des Schultereckgelenkes (Luxatio acromioclavicularis)

Das Schultereckgelenk wird durch kräftige Bänder gesichert. Diese sind das Lig. acromioclaviculare und das Lig. coracoclaviculare. Zwischen die artikulierenden Gelenkflächen ist oft ein Diskus zwischengelagert.

Für die Zerreißung der Kapsel des Schultereckgelenkes sind ca. 40 kg erforderlich. Dagegen muß für die Ruptur des Lig. coracoclaviculare das Doppelte aufgewendet werden (WATKINS). Dies ist auch der Grund, warum eine unvollständige Luxation häufiger angetroffen wird als die vollständige.

Die Sprengung des Schultereckgelenkes wird nach TOSSY aufgrund eines bestimmt definierten Verletzungsmusters in vier Schweregrade eingeteilt (Abb. **85**).

- **Schweregrad Tossy I:** Zerrung mit Teilzerreißung von Bandanteilen des Lig. acromioclaviculare und der Gelenkkapsel. Kein wesentliches Höhertreten des peripheren Klavikulaendes.
- **Schweregrad Tossy II:** Ruptur des Lig. acromioclaviculare und der Gelenkkapsel sowie Teilruptur des Lig. coracoclaviculare (meist Lig. trapezoideum). Röntgenologisch (bei Belastung des Armes mit 10 kg) tritt das periphere Klavikulaende um halbe Schaftbreite über das Akromion.
- **Schweregrad Tossy III:** Alle Bandverbindungen zwischen Klavikula und Skapula sind vollständig rupturiert (Lig. acromioclaviculare et coracoclaviculare). Das laterale Klavikulaende überragt das Akromion um ganze Schaftbreite. Die Schulter ist verkürzt!

Die vollständige Zerreißung aller Bandverbindungen (Tossy III) findet man nur in etwa 4% der Fälle. In seltenen Fällen kann bei diesem Unfallmechanismus auch der Processus coracoideus durch Abriß frakturieren, und die Ligg. coracoclavicularia bleiben intakt (= „Tossy IV") (Abb. **85**).

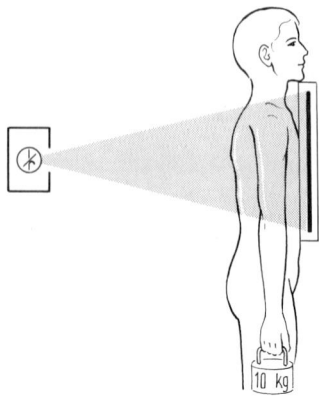

Abb. **86** Sog. gehaltene Röntgenaufnahme des Schultereckgelenkes. Nur so läßt sich das Verletzungsmuster der Bandzerreißungen feststellen. Immer ist die unverletzte Seite ebenfalls zu kontrollieren.

Die akromioklavikulare Luxation entsteht im allgemeinen durch Sturz (beim Fußball u. ä.) auf die kraniale und dorsale Schulterpartie oder durch direkten Schlag auf diese Region. Dabei wird das Akromion nach ventral und kaudal verschoben, während die Klavikula nach kranial luxiert. In der überwiegenden Mehrzahl der Fälle kommt es dabei zu Teilrupturen der entsprechenden Bandverbindungen.

Diagnose

Sie wird gestellt durch exakt erhobene Anamnese, Inspektion und Palpation, wobei man mit der unverletzten Seite vergleichen muß. Klinisch bestehen Schmerzen und eine eingeschränkte Beweglichkeit im Schultergelenk. Im Falle eines Tossy II oder noch stärker beim Tossy III wird ein Hochstand des peripheren Klavikulaendes festgestellt. Dieser Hochstand kann provoziert werden, wenn man am betreffenden Arm einen Zug ausübt oder ein Gewicht von ca. 10 kg halten läßt. Typisch für die Schultereckgelenksprengung ist das sog. „Klaviertasten"-Phänomen. Durch leichten „Tastendruck" auf die Klavikula kann der federnde Widerstand überwunden und kurzfristig die Reposition bewirkt werden. Die typische Dislokation nach kranial wird durch die Kontraktion des M. sternocleidomastoideus bewirkt, die Verkürzung der Schulter durch den M. pectoralis, wobei sich das Akromion unter die laterale Clavicula schiebt (Tossy III).

Für die Unterscheidung zwischen Tossy I − Tossy III sind nicht selten gehaltene Röntgenaufnahmen notwendig (Abb. **86**).

Differentialdiagnose: Laterale Klavikulafraktur.

Therapie

Für die Behandlung der Schultereckgelenksprengung werden im Schrifttum etwa 35 konservative und etwa 30 operative Behandlungsvorschläge

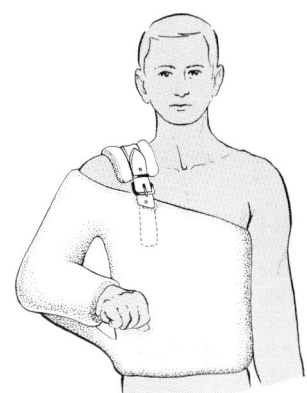

Abb. **87** Konservative Therapie der Schultereckgelenksprengung vom Schweregrad Tossy I
und evtl. Tossy II mit dem speziellen Thorax-
Oberarm-Gipsverband.

gemacht! Diese Tatsache weist auf eine allgemeine Therapieunsicherheit
hin.

Durch die Einteilung nach Tossy, welche auf einem genau definierten Verletzungsmuster der entsprechenden Bandverbindungen beruht, läßt sich ein
klares Behandlungskonzept entwickeln. Die Zerrung des Schultereckgelenkes (Tossy I) wird konservativ-funktionell behandelt. Lokale Maßnahmen,
wie Salbenverbände (Hirudoid, Mobilat, Voltaren u. ä.), wirken dabei
schmerzlindernd und unterstützend. Nach Abklingen der ersten stärkeren
Schmerzen werden vorsichtige krankengymnastische Übungen verordnet
und vor allem Schwimmen im Thermalbad.

Die **Subluxation** im Akromioklavikulargelenk beruht auf der Zerreißung
des Lig. acromioclaviculare und der stärkeren Zerrung des Lig. coracoclaviculare (Tossy II). Die Behandlung ist im allgemeinen hier ebenfalls konservativ und erfolgt durch einen speziellen Thorax-Oberarm-Abduktionsver-
band, wobei der über die Verletzungsstelle verlaufende gepolsterte Träger
die eigentliche Reposition bewirkt und retiniert (Abb. **87**).

Der kompletten **Luxation** liegt die vollständige Zerreißung des gesamten
Bandapparates zugrunde (Tossy III). Hier wird die Indikation zur operativen Behandlung gestellt. Die Operation selbst beruht auf der Wiederherstellung der Bandverbindungen durch Bandnaht. Dabei wird vor allem das
Lig. coracoclaviculare besonders sorgfältig zu adaptieren sein. Die Sicherung der Bandnaht wird durch eine Zuggurtungsosteosynthese erreicht, bei
der zwei Bohrdrähte durch das Akromioklavikulargelenk hindurch gelegt
werden. Das Osteosynthesematerial sollte spätestens nach 6–8 Wochen
wieder entfernt werden, da sonst mit Metallbrüchen zu rechnen ist. Die mit
diesen Behandlungsmethoden erzielten Resultate sind gut.

Übersehene Schultereckgelenksprengungen oder Spätzustände mit entsprechenden Beschwerden verlangen im allgemeinen die Bandplastik (Kutis,

Fascia lata u. ä.). Sie erfolgt nach der Methode von Bunnell. Für die Sicherung der Plastik hat sich ebenfalls die passagere Zuggurtung bewährt.

Spätfolgen nichtbehandelter akromioklavikularer Sprengungen sind Bewegungseinschränkung im Schultergelenk, Myopathien, sog. Schulter-Arm-Syndrom, Schultereckgelenkarthrose.

Schulterblattbrüche und -luxationen

Das Schulterblatt ist ein dünnwandiger, größtenteils flacher Knochen mit einer verstärkten Umrandungszone und einer queren Verstrebung (Spina scapulae). Frakturen dieses Skelettabschnittes kommen durch Sturz auf die Schulter oder Stauchung über den ausgestreckten Arm zustande. Von regellosen Trümmerzonen bis zu einfachen Frakturen bzw. Fissuren kommen alle Übergänge vor. Für die Therapie und Prognose sind die intraartikulären von den übrigen Formen zu trennen. Die röntgenologische Beurteilung der Fraktur des Schulterblattes ist oft nicht einfach. Man unterscheidet folgende Frakturlokalisationen und -formen (Abb. **88**):
– Schulterblatthalsfraktur (Kollumfraktur)
– Bruch des Schulterblattkörpers (Korpusfraktur)
– Bruch der Gelenkpfanne (Cavitas glenoidalis)
– Fortsatzbrüche (Akromion; Processus coracoideus)

Wenn die **Fraktur des Schulterblatthalses** nicht disloziert ist, findet man klinisch eine mehr oder weniger stark eingeschränkte schmerzhafte Beweglichkeit mit lokalem Druckschmerz. Besteht eine Dislokation, dann handelt es sich stets um das Absinken des peripheren, gelenkbildenden Fragmentes. Dieses wird durch das Gewicht des Armes nach kaudal gezogen. Der Abstand zwischen Akromion und Gelenkpfanne wird größer. Bei der Inspektion findet man ähnliche Zeichen wie bei der axillären Schulterluxation. Die Schulterkonturen scheinen deformiert, der Arm verlängert, jedoch fehlt die federnde Fixation.

Komplikationen
Bei starker Dislokation besteht die Gefahr der Schädigung des N. axillaris und des Plexus brachialis. Eine weitere Komplikation stellt die Beteiligung des Gelenkes selbst dar. Das Ausmaß der Gelenkbeteiligung wird röntgenologisch durch Zielaufnahmen festgestellt.

Therapie
Besteht keine wesentliche Dislokation des peripheren, gelenkbildenden Fragmentes, wird ohne Repositionsmanöver im Thorax-Abduktionsgipsverband für ca. 3–4 Wochen immobilisiert und anschließend zunächst aus dem zur Schale geschnittenen Verband heraus die aktive Übungsbehandlung begonnen. Nach weiteren 2 Wochen wird der gesamte Verband abgenommen und Thermalbadschwimmen verordnet.

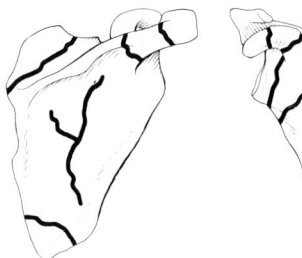

Abb. **88** Typische Lokalisationen
von Frakturen der Skapula.

Bei stärkerer Dislokation ist die Reposition in Narkose erforderlich. Dabei wird der Arm über die Horizontale hinaus eleviert bzw. abduziert und gleichzeitig extendiert. Zusätzlicher manueller Druck in der Axilla vervollständigt das Repositionsmanöver. Die Weiterbehandlung geschieht im Dauerzug (Olekranon-Drahtextension) oder aber im Thorax-Oberarm-Abduktionsgipsverband. Bis zur knöchernen Konsolidierung sind ca. 6–8 Wochen erforderlich.

Die operative Behandlung durch Osteosynthese ist die Ausnahme.

Frakturen des Schulterblattkörpers

Sie entstehen sowohl durch indirekte Gewalteinwirkung (Schlag, Stoß, Überfahrung usw.) als auch durch indirekte, wobei Abrißfrakturen an den Ansätzen der kräftigen Muskelzüge vorkommen. Die Frakturformen reichen von der bloßen Fissur bis zu Splitter- und Trümmerbrüchen. Typisch ist der einfache oder doppelte Querbruch unterhalb der Spina scapulae. Das distale Fragment kann durch Muskelzug des M. serratus anterior und M. teres major nach oben und außen disloziert werden.

Bei den Abrißfrakturen dominieren diejenigen des oberen medialen Winkels (M. levator scapulae) und des unteren (M. serratus).

Klinisch bestehen Spontan- und Bewegungsschmerz, Hämatombildung und Knochenreiben. Die Diagnose wird durch Röntgenaufnahmen gesichert, wobei die Interpretation in einigen Fällen nicht immer einfach ist.

Komplikationen

Im Vordergrund der Komplikation stehen Begleitverletzungen an Thorax, Klavikula und Schultergelenk. Bei großem Hämatom ist meist die A. suprascapularis verletzt. Die Läsion des N. suprascapularis führt zur Aufhebung der Außenrotation.

Therapie

Der Verletzte erhält für ca. 1–2 Wochen eine Mitella oder einen Desault-Verband, bis die subjektiven Beschwerden und die Symptome der begleitenden Weichteilverletzungen abgeklungen sind. Anschließend erfolgt funktionelle Behandlung durch gezielte krankengymnastische Übungstherapie. Dabei ist die frühzeitige, aktive Abduktion und die Außenrotation im Schultergelenk bis an die Schmerzgrenze wichtig. Auch die schmerzfreie Pendelbewegung in der Sagittalebene ist zu fördern. Sie kann meist zusätzlich und ohne weitere Anleitung geübt werden. Nach etwa 3−4 Wochen erfolgt Brustschwimmen im Thermalbad.

Bruch der Gelenkpfanne

Diese Frakturen entstehen ebenfalls durch Sturz auf die Schulter bei seitlich ausgestrecktem Arm. Ausbrüche des unteren Pfannenrandes gehören zu den typischen Begleitverletzungen der Schulterluxation und sind meist Ausgangspunkt und Ursache für eine habituelle Schultergelenksluxation. Die klinischen Symptome vermischen sich mit denen der Frakturen des Schulterblatthalses und des Humeruskopfes. Die genaue Diagnose kann nur durch das Röntgenbild gestellt werden. Gelegentlich ist ein Computertomogramm erforderlich.

Therapie

Da es sich um keine Belastungs-, sondern um eine Gleitpfanne handelt, ist die genaue Reposition der gelenkbildenden Fragmente − wie dies etwa an der unteren Extremität gefordert wird − nicht notwendig. Eine stärkere Arthrose wird kaum beobachtet. Die Behandlung besteht deshalb in passagerer Ruhigstellung mittels Mitella oder Desault-Verband. Häufig erfolgt somit eine spontane und gute Reposition der Pfannenfragmente infolge des allseitigen Druckes der Schultermuskelmanschette auf die gebrochene Pfanne. Gerade aus diesem Grunde kommt eine operative Versorgung kaum jemals in Betracht, da die funktionellen Resultate sehr zufriedenstellend sind. Außerdem besteht bei einer Operation eine vermehrte Gefahr für eine Verletzung des N. axillaris. Diese Komplikation würde zu einer schweren funktionellen Beeinträchtigung führen.

Fortsatzfrakturen

Das Akromion liegt dicht unter der Haut und ist somit gelegentlich der direkten Gewalteinwirkung zugänglich. Eine stärkere Dislokation ist durch die starken Bandverbindungen selten. Ist die Akromionfraktur einmal stärker disloziert, dann besteht auch Verletzungsgefahr für den N. suprascapularis mit Lähmung der Außenrotatoren.

Die Fraktur des Processus coracoideus kommt kaum isoliert vor, sondern meist als Begleitverletzung von Frakturen der Klavikula, des übrigen Schulterblattes oder auch bei der Schulterluxation. Das Trauma kann direkt durch Stoß oder Schlag erfolgen. Aber auch Abrißfrakturen (durch M. coracobrachialis, M. pectoralis minor und durch den kurzen Bizepskopf) sind bekannt.

Klinische Symptome sind lokaler Druckschmerz und Schmerzen beim Anspannen der gesamten Muskulatur zur Beugung des Ellenbogengelenkes.

Diagnose
Sie kann ausschließlich durch entsprechende Röntgenaufnahmen gestellt werden.

Therapie
Die Behandlung besteht in einer Ruhigstellung durch Desault-Verband oder Mitella für wenige Tage. Danach erfolgt aktive Bewegungstherapie und Schwimmen im Thermalbad.

Luxation des Schulterblattes
Sie ist eine seltene Verletzung. Dabei ist das Schulterblatt nach lateral verschoben und nach außen verdreht. Die Diagnose wird klinisch und röntgenologisch gestellt. Die Behandlung ist konservativ und erfolgt durch Reposition und passagere Ruhigstellung des Armes.

Verletzungen des Schultergelenkes und des Oberarmes

Vorbemerkungen
Die als Greiforgan verstandene obere Extremität verdankt ihren großzügig bemessenen Bewegungsumfang der besonderen anatomischen Konstruktion des Schultergürtels, bestehend aus vielen Einzelgelenken (Articulatio humeri, Articulationes acromioclavicularis et sternoclavicularis) und einem ausgedehnten System von Gleitspalten („Articulationes subacromialis et thoracoscapularis"). Die Klavikula nimmt in dieser Konstruktion die Schlüsselposition als Führungsstab ein (SCHENK 1982).

Das Schultergelenk (Articulatio humeri) weist besondere Baumerkmale auf:
- Mißverhältnis zwischen großem Kopf und kleiner Pfanne (Verhältnis 4:1)
- Sehr weite, nur durch wenige Bänder verstärkte Gelenkkapsel mit einem großen Recessus axillaris
- Mangelhafte passive Sicherung
- Aktive muskuläre Sicherung besonders durch Rotatorenmanschette und Verlauf der langen Bizepssehne

Durch die innige Verflechtung der Einzelelemente des Schultergürtels in funktioneller Hinsicht können Läsionen eines einzelnen Bausteines die Gesamtfunktion wesentlich beeinträchtigen.

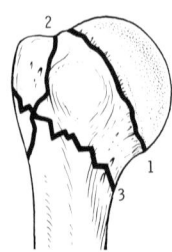

Abb. **89**   Gelenknahe Humerusfrakturen: 1 Fraktur durch
Collum anatomicum (reine Kalottenfraktur). 2 Abrißfraktur des
Tuberculum majus humeri. 3 Subkapitale Humerusfraktur
(pertuberkulär durch Collum chirurgicum).

Frakturen und **Luxationsfrakturen** am proximalen Oberarm (Abb. **89**) sind
häufige Verletzungen. Sie entstehen meist auf indirekte Weise, z. B. durch
Sturz auf den ausgestreckten Arm oder das Ellenbogengelenk. Die direkte
Gewalteinwirkung dagegen ist seltener und führt entweder zur Kontusion
mit Verletzung der Haut, der Muskulatur, des Gleitgewebes und anderer
Strukturen (Nerven, Gefäße, Sehnen, Gelenkkapsel usw.) oder aber zur
Fraktur mit und ohne Luxation.

Die Einteilung der Frakturen mit und ohne Luxationen erfolgt nach
Gesichtspunkten, welche Rückschlüsse auf Vitalität des Kopfes, Biomechanik, Weichteilbeteiligung, Therapiewahl und Prognose etc. in etwa zulassen. Bewährt hat sich hier die Klassifikation von NEER (1970), der am proximalen Humerus vier topographisch definierte, für die Funktion bedeu-
tungsvolle anatomische Areale unterscheidet (Abb. **90**).

Es sind dies:
− A = Caput humeri
− B = Tuberculum majus
− C = Tuberculum minus
− D = Corpus humeri (Schaft)

Ein wesentliches Kriterium dabei ist die Fragmentdislokation, die mindestens 1 cm betragen oder eine Achsenknickung von 45° und mehr aufweisen
muß. Frakturen, welche dieses Kriterium nicht erfüllen, werden dem **Typ I**
(Abb. **91**) zugerechnet. Hierbei spielt auch die Anzahl der Fragmente keine
Rolle. Dem Typ I sind rund 80% der proximalen Humerusfrakturen zuzu-
rechnen. Er findet sich am häufigsten beim älteren Menschen, während die
Typen II−IV bei Patienten vermehrt zwischen dem 40. und 50. Lebensjahr
angetroffen werden.

Typ II (Abb. **92**) weist 2 Fragmente auf mit entsprechender Dislokation.
Folgende Konstellationen sind möglich:
− Verschiebungen des Schaftes im Collum anatomicum (oder Luxation)
  (C/B/D)
− Verschiebungen des Schaftes im Collum chirurgicum (D)
− Dislokation des Tuberculum majus (B)
− Dislokation des Tuberculum minus (C)

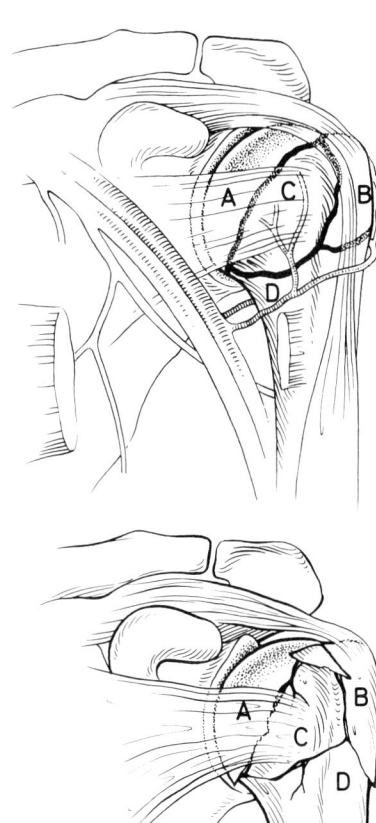

Abb. **90**   Die 4 wichtigen topographischen Areale in der Neerschen Klassifikation.

Abb. **91**   Beim Typ I können 2 oder mehr Fragmente am Humeruskopf vorhanden sein. Sie sind weniger als 1 cm disloziert oder geringer abgekippt als 45°. Der Typ I ist die häufigste Frakturform (ca. 80%).

Typ III (Abb. **93**) besteht aus 3 dislozierten Fragmenten. Dabei liegt eine nicht impaktierte Fraktur im Collum chirurgicum mit Abkippung oder Rotation des Kopfes vor (**a**) zusammen mit:
− disloziertem Schaft (D) und
− disloziertem Tuberculum majus (B) oder
− Tuberculum minus (C)

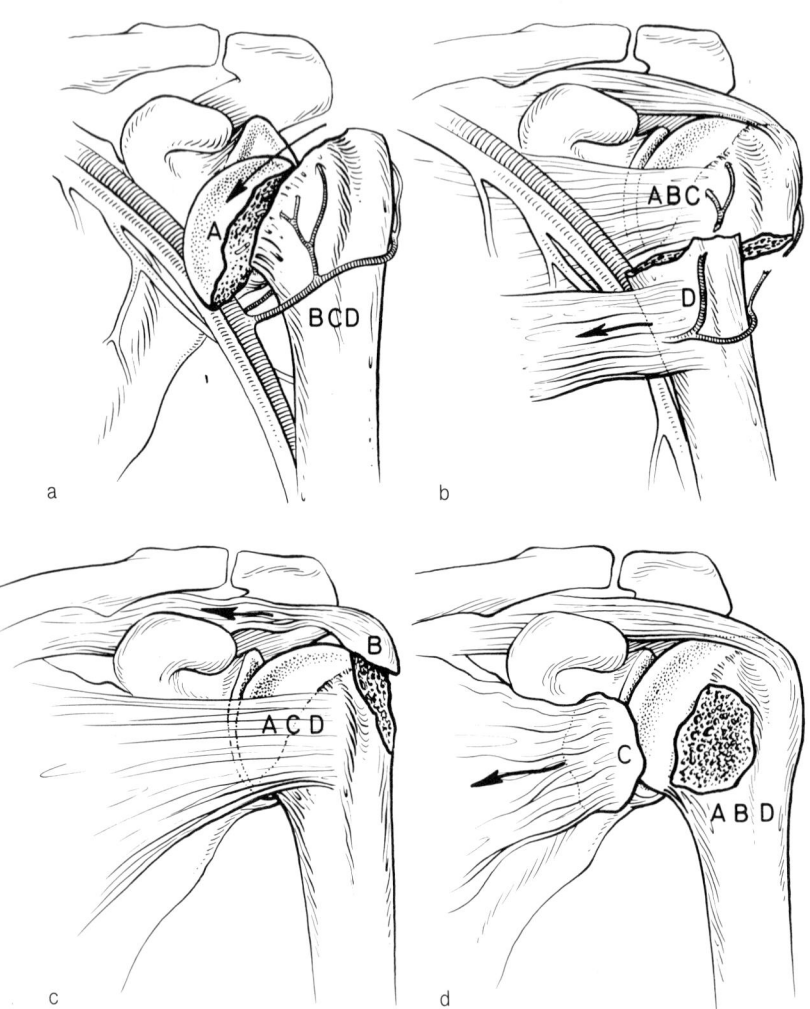

Abb. **92 a** Typ II: Fraktur im Collum anatomicum und Dislokation des Schaftes mit den Arealen C und D. Gefahr der Humeruskopfnekrose! **b** Typ II mit Fraktur und Dislokation im Collum chirurgicum; Verschiebung des Schaftes D. B und C sind in Verbindung mit dem Humeruskopf. **c** Typ II: Abrißfraktur des Tuberculum majus humeri mit erheblicher Dislokation (B). Areale C und D sind im Verband mit dem Humeruskopf geblieben. **d** Typ II: Abrißfraktur des Tuberculum minus humeri mit erheblicher Dislokation (C). Die Areale B und D sind mit dem Humeruskopf in Verbindung geblieben. Diese Konstellation ist sehr selten.

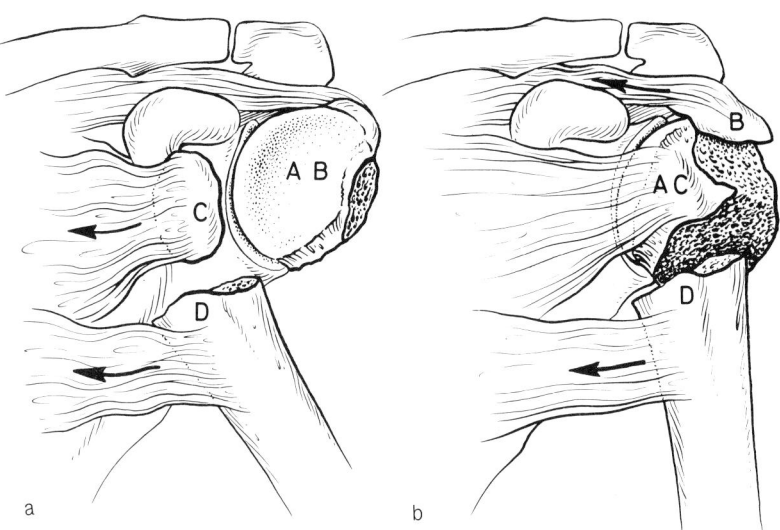

Abb. **93 a**   Typ III hat 3 Varianten. Hier liegen jeweils 3 dislozierte Fragmente vor. Das Beispiel zeigt starke Verschiebung des Schaftes (D) und des Tuberculum minus (C). Tuberculum majus (B) ist mit dem Humeruskopf in Verbindung geblieben. **b** Typ III mit Dislokation des Tuberculum majus humeri sowie des Schaftes (D) und mit Verdrehung des Kopfes (A), der mit dem Tuberculum minus (C) in Verbindung ist.

Das Röntgenbild ist also daraufhin zu analysieren, ob die proximale Humerusfraktur zusätzlich eine Tuberculum-majus- oder -minus-Fraktur aufweist.

Typ IV (Abb. **94**) ist charakterisiert durch Frakturen aller definierten Areale mit entsprechender Dislokation:
– disloziertes bzw. rotiertes Kopffragment (A)
– dislozierter Schaft (D)
– disloziertes Tuberculum majus (B)
– disloziertes Tuberculum minus (C)

Zum Typ IV werden ebenfalls alle Luxationsfrakturen (Abb. **95**) gezählt, ebenso die schweren Gelenkflächenimpressionsfrakturen (Abb. **96**).

Mit Zunahme der Anzahl der dislozierten Fragmente verschlechtert sich nicht nur die Prognose bezüglich der späteren Funktion, sondern auch die Gefahr der aseptischen Humeruskopfnekrose nimmt zu. Diese ist besonders auch zu erwarten beim Typ II, wenn die Fraktur durch den anatomischen Hals verläuft.

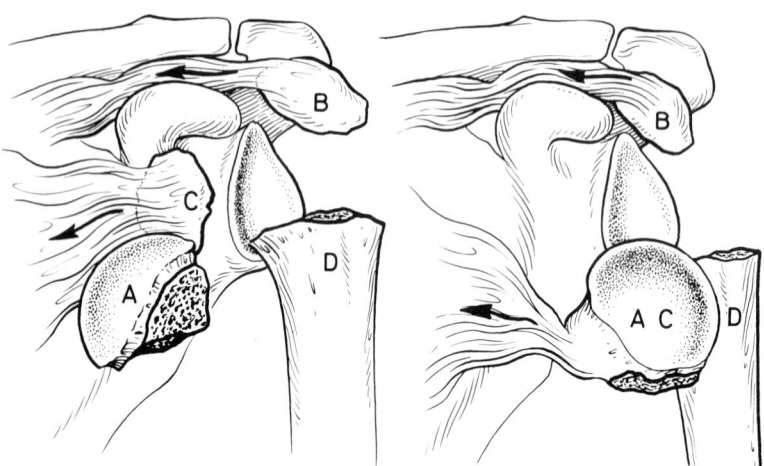

Abb. **94** Beim Typ IV sind alle 4 proximalen Humerusfragmente disloziert bzw. luxiert. Dies ist der größte Schweregrad.

Abb. **95** Typ IV: Luxationsfraktur ebenfalls mit Dislokation von 3 Hauptfragmenten, stellt eine komplikationsträchtige Form dar.

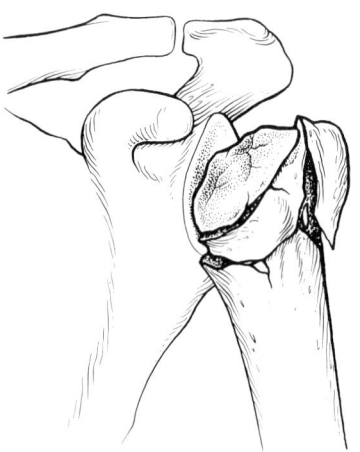

Abb. **96** Zum Typ IV werden auch die Luxationsfrakturen sowie die Frakturen mit Impression wesentlicher Areale gezählt.

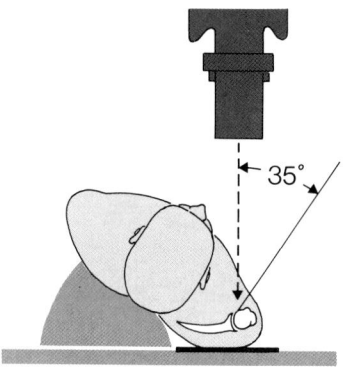

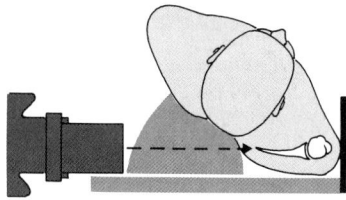

Abb. **97** Schematische Darstellung
der Röntgentechnik für die Aufnahmen
des Schultergelenkes, um exakte
Beurteilung zuzulassen.

Klinik

Die klinische Symptomatik ist für alle Verletzungen am proximalen Hume-
rusende ziemlich einheitlich mit Ausnahme der Luxationsfraktur. Im Vordergrund stehen starke Spontan- und Bewegungsschmerzen mit Ausstrahlung in den Oberarm. Die Konturen des Schultergelenkes sind infolge der
Hämatombildung und Weichteilschwellung verstrichen. Das Hämatom
breitet sich der Schwere folgend nach unten im Oberarm aus.

Da gleichzeitig vor allem bei Luxationsfrakturen Plexusläsionen oder Verletzungen der A. axillaris bestehen können, ist sofort nach neurologischen
Ausfällen bzw. nach der peripheren Zirkulation zu fahnden (Radialispuls).
Auch der N. axillaris, der den M. deltoideus und M. teres minor motorisch
und die Außen- und Rückseite der Schulter sensibel innerviert, kann
betroffen sein.

Diagnose

Die Diagnose ergibt sich aus der klinischen Untersuchung und den Röntgenaufnahmen, die stets in 2 Ebenen angefertigt werden. Während die a.-p.
Aufnahme beim Frischverletzten kaum Schwierigkeiten bereitet, kann die
seitliche bei großer Schmerzhaftigkeit auch transthorakal angefertigt wer-

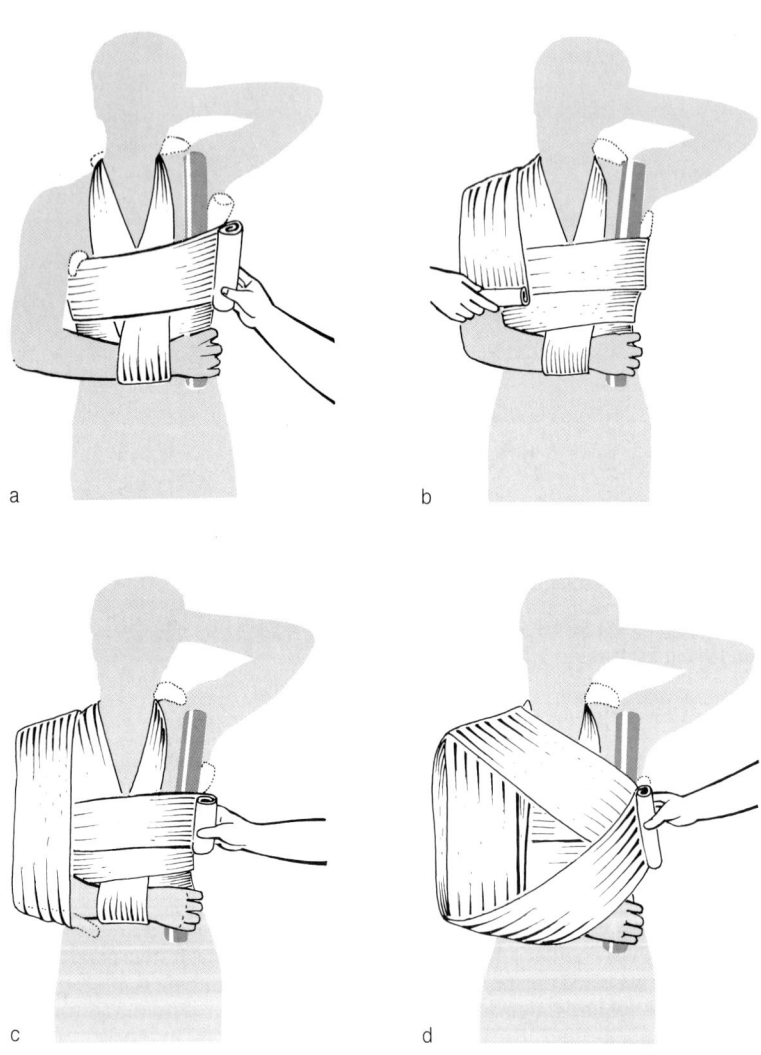

a

b

c

d

den. Um eine möglichst klare Aussage über das Ausmaß der Verletzung zu erhalten, sind aber Aufnahmen erforderlich, die das Schultergelenk jeweils im senkrechten Strahlengang abbilden. Nur so kann die richtige Klassifikation erfolgen (Abb. **97**).

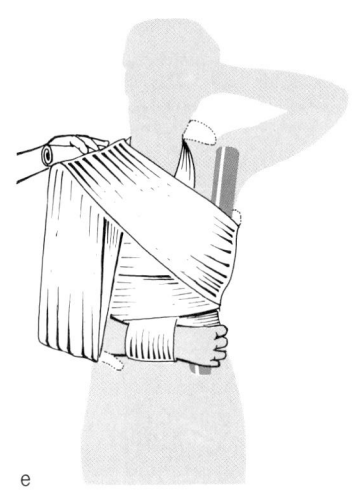

Abb. **98 a – e**   Verbandstechnik beim
Desault-Verband, der mit Stärkebinden
oder gelegentlich mit Gipsbinden verstärkt
werden kann (nach *Jahna* u. *Wittich*).   e

Therapie

Der Typ I der proximalen Humerusfraktur, bei dem keine nennenswerte
Verschiebung der Fragmente besteht, wird konservativ oder funktionell
behandelt. Für die **funktionelle Behandlung** eignen sich alle eingestauch-
ten, subkapitalen Humerusfrakturen (meist Adduktionsfraktur). Treten bei
vorsichtig geführten Bewegungen des Schultergelenkes im Sinne der Elevation und geringen Rotation keine stärkeren Schmerzen auf und zeigt das
Röntgenbild in beiden Ebenen eine nur leichte Achsenknickung bzw.
geringe seitliche Verschiebung des Schaftes, erhält der Patient für etwa
8 – 10 Tage einen Desault- (Abb. **98**) oder Gilchrist-Verband (Abb. **102**).
Nach dieser Zeit sind meist die akuten Beschwerden abgeklungen, und man
kann mit aktiver krankengymnastischer Übungsbehandlung beginnen. Mit
diesem Vorgehen können ausgezeichnete Ergebnisse erzielt werden.

Liegt eine stärkere Achsenknickung bzw. Ad-latus-Verschiebung vor (bis
40° bzw. ¹/₃ Schaftbreite), erzielt man mit der dynamischen Extensionsbehandlung in Form des Pendelgipsverbandes („Hängegips") (Abb. **99**) ebenfalls gute Ergebnisse. Er wird nach Abklingen der akuten Schmerzsymptomatik etwa 3 – 6 Tage später angelegt. Bis dahin erfolgt Ruhigstellung im
Desault- oder Gilchrist-Verband. Bei der Pendelgipsbehandlung ist vor
allem darauf zu achten, daß der Patient gehfähig sein muß, damit die Exten-
sionswirkung des Verbandes auch voll zur Geltung kommen kann!

Die konservative Behandlung kommt für alle Fälle in Frage, bei denen auch
eine stärkere Dislokation, z. B. des Schaftes (D), einer Typ-II-Fraktur vorliegt und zunächst keine Operationsindikation besteht.

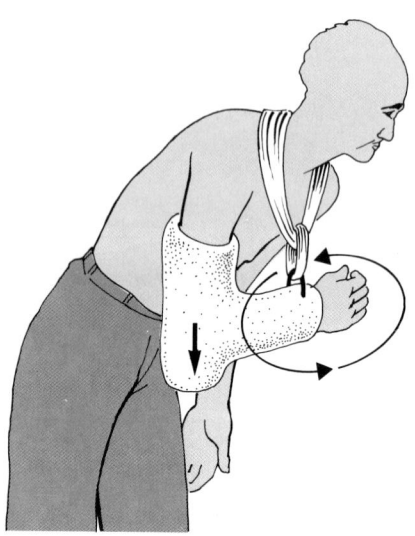

Abb. **99** Hänge- oder Pendelgips-
verband zur Behandlung der subkapitalen Humerusfraktur (vorwiegend
beim alten Menschen). Schon sehr
früh können kreisende Bewegungen weitgehend schmerzfrei durchgeführt werden. Der Verband ist
nur sinnvoll bei Patienten, die nicht
bettlägerig sind!

Die Reposition erfolgt in Narkose und Relaxation der Muskulatur. Vorteilhaft ist das Anbringen einer Olekranondrahtextension. Das eigentliche
Repositionsmanöver geschieht so, daß der Arm leicht extendiert und seit-
wärts bis 90° angehoben wird. Damit wird der Adduktionsknick beseitigt.
Der Arm wird danach um 30—40° nach vorne geführt, um auch den nach
hinten offenen Knick auszugleichen. Zur Korrektur der bestehenden
Innendrehung muß der im Ellenbogengelenk rechtwinklig gebeugte Unterarm in die Senkrechte gestellt werden. Es ist festzuhalten, daß das periphere Fragment (Schaft) zum proximalen (Kopf) hin reponiert wird und das
gesamte Repositionsmanöver ein einziger, zuvor genau überlegter harmoni-
scher Bewegungsablauf mit stärkerem Zug sein muß. Am Ende befindet
sich der Arm in folgender Stellung im Thoraxabduktionsgipsverband:

Oberarm um 30° abduziert und um 30° nach vorne geführt. Die Hand ist bei
rechtwinklig gebeugtem Ellenbogengelenk um 30° nach dorsal extendiert
(30-30-30-Regel) (s. a. Abb. **111**).

Die Dauer der Immobilisierung im Thorax-Oberarm-Abduktionsgipsverband beträgt in der Regel etwa 4—5 Wochen. Danach kann der Gipsverband so geschalt werden, daß aus der Schiene heraus aktiv geübt werden
kann. Nach etwa einer Woche wird er ganz entfernt. Es schließt sich die
aktive krankengymnastische Übungsbehandlung sowie Thermalbadschwimmen an, wobei zunächst Elevation und Abduktion geübt werden, später
auch die Rotationsbewegungen.

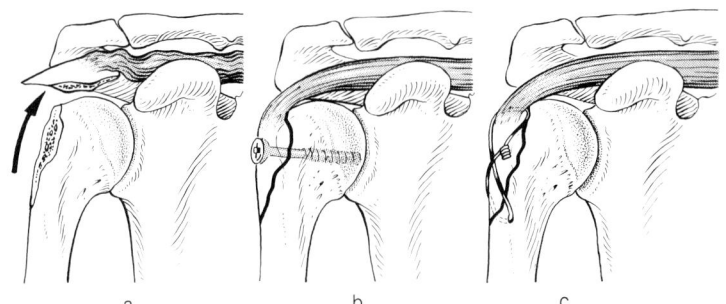

Abb. **100 a**   Ausrißfraktur des Tuberculum majus humeri zusammen mit der Supra-spinatussehne und Interposition, **b** exakte Verschraubung bzw. **c** Zuggurtungs-osteosynthese.

Kontraindikationen

Für die konservative Behandlung im Thorax-Oberarm-Abduktionsgipsver-band stellen pulmonale und kardiale Insuffizienz eine absolute Kontraindi-kation dar. Dies gilt auch für stark adipöse Patienten. Falls eine funktio-nelle Behandlung nicht möglich ist, bietet die stabile Osteosynthese eine ausgezeichnete Alternative („T"-Platte, Endoprothese). Voraussetzung ist allgemeine Operabilität.

Komplikationen

Unter den Frühkomplikationen der Luxationsfrakturen ist der große Blut-verlust zu nennen, wenn die A. circumflexa humeri verletzt ist. Die Läsion des N. axillaris (meist nur passager) fällt durch Funktionsausfall des M. del-toideus auf und durch eine Sensibilitätsstörung an der Außen- und Rück-seite der Schulter. Plexuslähmungen sind etwa gleich häufig. Zusammen betragen die Nervenläsionen 20%, während die Gefäßverletzungen ledig-lich 1,2% betragen. Hier kommt vor allem die gefährliche Intimaeinrollung vor, die nicht übersehen werden darf!

Die meist doppelseitige Impressionsfraktur des Humeruskopfes nach Elek-trounfall ist selten, ebenso die Frakturen bei der früher durchgeführten Elektroschockbehandlung.

Beim **Typ II** ergibt sich für die Abrißfraktur des Tuberculum majus humeri (Abb. **100**) (isolierte Fraktur des Tuberculum minus äußerst selten) sowie für die Fraktur im Collum anatomicum eine absolute Operationsindikation. Dabei muß eine exakte Reposition erfolgen und eine übungsstabile Osteo-synthese durchgeführt werden. Je früher die Operation erfolgt, desto besser die spätere Funktion.

Bei der Fraktur durch das Collum anatomicum hindurch besteht die große Gefahr der aseptischen Humeruskopfnekrose, so daß auch hier notfallmä-

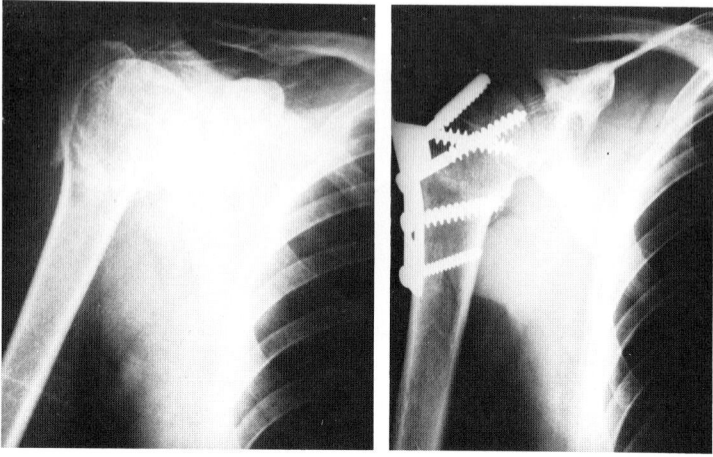

a   b

Abb. 101 a Unfallröntgenaufnahme bei subkapitaler Humerusfraktur mit Abriß des Tuberculum majus humeri. Typ III (neben der subkapital verlaufenden Fraktur ist auch das Tuberculum majus frakturiert und stark disloziert). **b** Knöcherne Heilung nach T-Platten-Osteosynthese 12 Wochen post operationem.

ßig die Indikation zur Operation besteht. Die anderen Konstellationen können konservativ reponiert und im Desault- bzw. Gilchrist-Verband ruhiggestellt werden. Gelegentlich ist auch der Thorax-Oberarm-Abduktionsgipsverband angezeigt.

Die lange Bizepssehne kann ein Repositionshindernis sein, so daß in diesem Falle ebenfalls die blutige Reposition durchgeführt werden muß mit anschließender stabiler oder auch adaptierender Osteosynthese („T"-Platte oder Bohrdrähte).

Der **Typ III** (Abb. **101**) läßt sich kaum konservativ behandeln, da die Muskelansätze M. supraspinatus, infraspinatus, teres minor bzw. M. subscapularis) die Dislokation der Fragmente aufrechterhalten. In diesen Fällen besteht die Indikation zur Operation und zur stabilen bzw. adaptierenden Osteosynthese. Bei sehr alten Patienten ist davon abzusehen und besser die funktionelle Behandlung durchzuführen, gelegentlich in Form eines Hänge- oder Pendelgipsverbandes. Sind die Fragmente jedoch eingestaucht, so genügt für einige Tage der Desault- bzw. Gilchrist-Verband (Abb. **102**).

In speziellen Fällen, wenn das artikulierende Kopffragment stark zerstört ist, kann auch einmal die Oberarmkopfendoprothese in Frage kommen. Hierbei ist die Erhaltung und Fixation der Rotatorenmanschette von allergrößter Bedeutung.

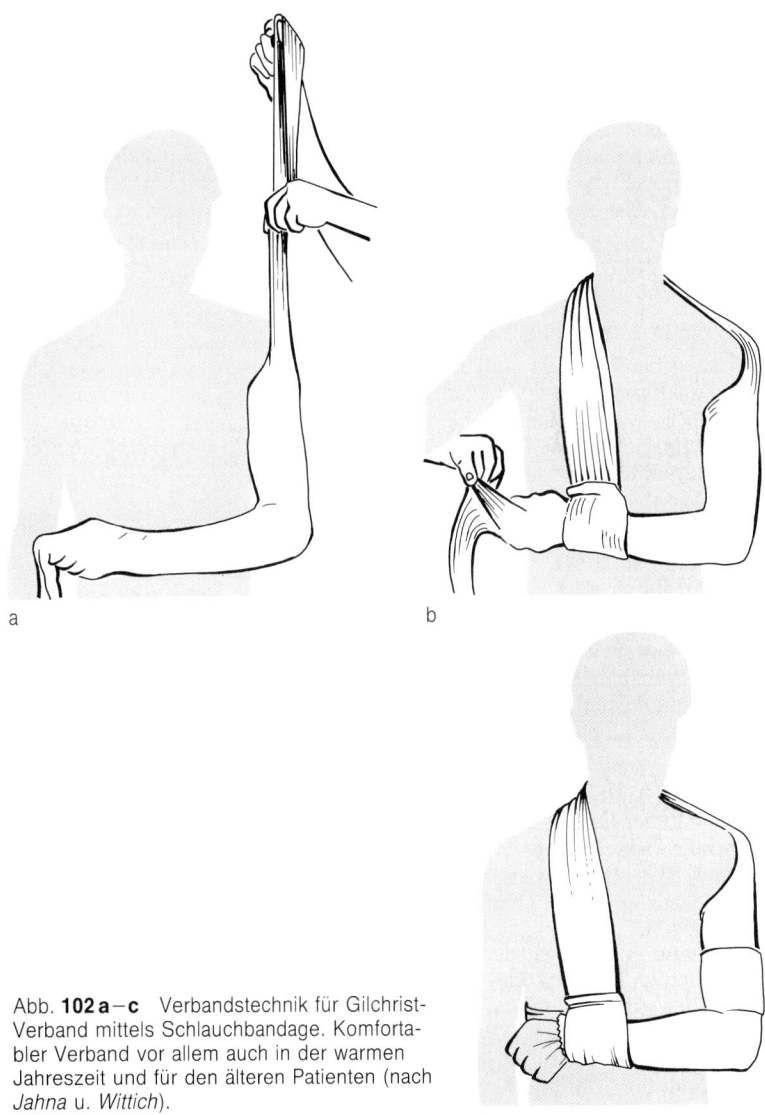

a

b

Abb. **102 a–c**   Verbandstechnik für Gilchrist-
Verband mittels Schlauchbandage. Komforta-
bler Verband vor allem auch in der warmen
Jahreszeit und für den älteren Patienten (nach
Jahna u. *Wittich*).

c

Der **Typ IV** hat bezüglich der Wiedererlangung einer befriedigenden Funktion die schlechteste Prognose, gleichgültig welches Behandlungsverfahren
angewandt wird. Gerade bei der Luxationsfraktur ist die Gefahr der Hume-

ruskopfnekrose außerordentlich hoch (ca. 90%). Bei jüngeren Patienten kann ein operativer Rekonstruktionsversuch ins Auge gefaßt werden. Dabei zeigen die einfachen, nur mit Bohrdrähten durchgeführten adaptierenden Osteosynthesen mit anschließender Ruhigstellung im Thorax-Oberarm-Abduktionsgipsverband noch annehmbare Resultate. Neben der Oberarmkopfendoprothese kommt auch die Resektionsplastik (subperiostal), wie sie VON LANGENBECK bereits 1873 beschrieben hat, zur Anwendung. Bei sehr alten Patienten kann nach Beseitigung der Luxation auch einmal konservativ-funktionell behandelt werden (Hängependelgips, Desault-Verband u. ä.).

Besonderheiten bei Kindern

Nach morphologischen Gesichtspunkten finden sich bei Kindern vier Verletzungsformen:
– reine Epiphysenlösungen
– Lysefrakturen vom Typ Aitken I
– Tuberkulumabrißfraktur
– subkapitale Fraktur

Die Verletzungen entstehen auch hier in der Regel durch indirekte Gewalteinwirkung bei Sturz auf den abduzierten, gestreckten Arm bzw. Ellenbogen oder durch starken, plötzlichen Zug am Arm bei der Entwicklung des Kindes unter der Geburt (selten).

Klinisch bestehen Schwellung der Schulterregion, Dysfunktion bis Functio laesa (sogenannte Pseudoparalyse des Armes). Passive Bewegung ist auch beim Neugeborenen äußerst schmerzhaft. Eine Mitbeteiligung des Plexus brachialis ist möglich.

Die Interpretation des Röntgenbildes ist bis zum 15. Lebensmonat sehr schwierig (Auftreten der Knochenkerne in Epiphyse) und auch noch bis zum 4. Lebensjahr (Apophysenkerne), so daß Vergleichsaufnahmen der unverletzten Seite angefertigt werden müssen. Bei älteren Kindern und Jugendlichen bestehen kaum Schwierigkeiten.

Therapie
Nicht oder kaum dislozierte Lysefrakturen (Aitken I) werden für ca. 3 Wochen im Desault- oder Gilchrist-Verband ruhiggestellt. Besteht Dislokation, so erfolgt die Reposition in Narkose und Relaxation, wobei das Kind in Rückenlage liegt und der Zug am gestreckten Arm nach oben und hinten gerichtet ist. Im allgemeinen besteht aber das Problem weniger in der Reposition, die meist gelingt, als vielmehr in der Retention. Bewährt hat sich hier der Thorax-Oberarm-Abduktionsgipsverband in sogenannter „Salutierstellung".

Bestehen bezüglich der Reposition Schwierigkeiten, so ist meist die interponierte lange Bizepssehne das Repositionshindernis (Abb. **103**). In diesen

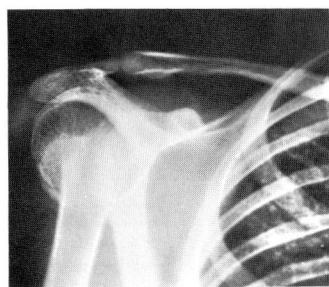

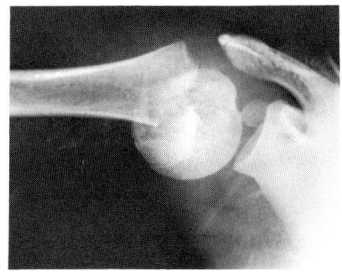

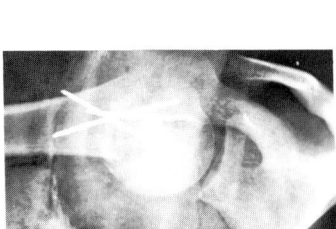

Abb. **103 a–b**   Subkapitale Humerusfraktur mit Interposition der langen Bizepssehne. Typ II (Dislokation beträgt mehr als 1 cm und die Abwinkelung ist größer als 45°). 15jähriger Pat. **c** Operative Reposition und Adaptationsosteosynthese mit Bohrdrähten. Postoperativ: Thoraxabduktionsgipsverband erforderlich.

Fällen und wenn die Retention nicht möglich ist, kann operativ mit Hilfe von 2–3 Kirschner-Drähten das Problem gelöst werden. Ein Thorax-Oberarm-Abduktionsgipsverband ist dann ebenfalls erforderlich für ca. 3–4 Wochen. Die Entfernung der Drähte erfolgt nach etwa 6 Wochen.

Indikation zur Operation besteht bei:
– offener Lysefraktur mit Verletzung von Gefäßen und Nerven (Plexus)
– irreponibler Fraktur sowie
– Luxationsfraktur

Luxationen im Schultergelenk

Die Verrenkung des Schultergelenkes ist die häufigste traumatische Luxation überhaupt. Sie macht 40–50% aller Verrenkungen aus. Verantwortlich dafür ist der anatomische Aufbau des Gelenkes, der die große Bewegungsfreiheit erst ermöglicht. Das Verhältnis zwischen der Größe der Gelenkfläche des Humeruskopfes und der wesentlich kleineren und flachen Pfanne beträgt 3:1. Die Stabilität des Gelenkes muß daher durch Bänder, Gelenkkapsel und einstrahlende Sehnen sowie vor allem auch durch die Muskulatur gewährleistet werden. Die Weichteile spielen also eine ganz entscheidende Rolle, so daß im Falle der Verrenkung immer mit einer Zerreißung der Gelenkkapsel und des Bandapparates gerechnet werden muß.

Die Schultergelenkluxation entsteht durch den Sturz auf den ausgestreckten

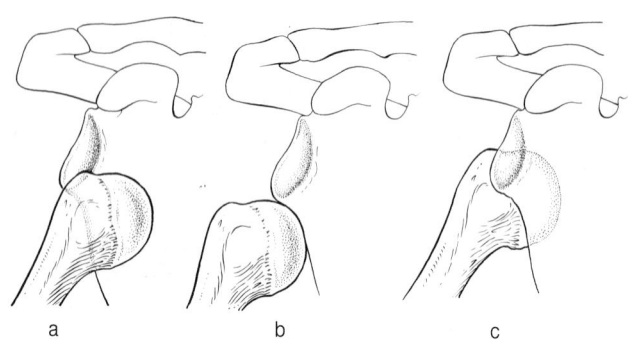

a   b   c

Abb. **104** Luxationsformen des Schultergelenkes: **a** Luxatio subcoracoidea (infraclavicularis); **b** Luxatio axillaris; **c** Luxatio posterior (infraspinata).

Arm, den Ellenbogen oder direkt auf die Schulter. Dabei spielt gleichzeitig die Stellung des Armes im Sinne der Abduktion und Außenrotation eine nicht unerhebliche Rolle. Durch die Einwirkung der Gewalt von unten nach oben wird das Tuberculum majus humeri unter das Akromion gestoßen, so daß der Oberarmkopf aus der Pfanne herausgehebelt wird. Dabei zerreißen Kapsel und Bänder. Am häufigsten ist die Luxation zur Achselhöhle mit einer Läsion des Labrum glenoidale verbunden.

Man unterscheidet 3 bzw. 4 **Luxationsformen** (Abb. **104**):
– Luxatio axillaris
– Luxatio subcoracoidea (infraclavicularis)
– Luxatio posterior (infraspinata)
– Luxatio axillaris erecta (Sonderform) (Abb. **105**)

Klinik
In der klinischen Symptomatologie kennt man drei unsichere und drei sichere Verrenkungszeichen. Die **unsicheren Luxationszeichen** sind
– Schmerzhaftigkeit
– Schwellung (Hämatom, posttraumatisches Ödem, Dislokationszustand)
– Funktionseinschränkung (Functio laesa)

Die **sicheren Luxationszeichen** sind
– federnde Fixation (Stupor der Muskulatur)
– Deformierung der Gelenkkontur
– leere Gelenkpfanne (laterale Delle)

Komplikationen
Bei der Schultergelenkluxation können infolge Überdehnung oder Druck Läsionen an der A. axillaris auftreten. Im Vordergrund steht dabei die periphere Mangeldurchblutung mit Fehlen des Pulses der A. radialis. Auch die

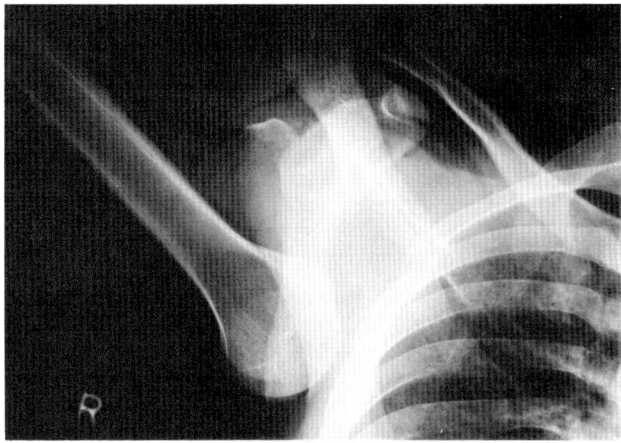

Abb. **105**   Röntgenbild der seltenen Luxatio erecta mit Abrißfraktur des Tuberculum majus humeri rechts (Cave: A. axillaris, V. axillaris, Nervenfaszikel!).

Hautblässe gibt einen sofortigen Hinweis auf diese schwere Komplikation. Das lokale Hämatom kann bei der **Intimaeinrollung** mit Verlegung des Lumens fehlen! Auch Parästhesien, besonders im Versorgungsgebiet des N. ulnaris, deuten auf eine schwerwiegende Komplikation hin. Nach kurzer orientierender neurologischer und zirkulatorischer Untersuchung erfolgt schnellstens die Beseitigung der Luxation. Kehrt danach nicht **sofort** die normale Zirkulation zurück, handelt es sich mit großer Wahrscheinlichkeit um eine Intimaeinrollung. Auch die Gefahr der venösen Stauung besteht, wenn die V. axillaris verletzt ist. Gefährdet ist bei der Schulterluxation auch der N. axillaris, der über die Sehne des M. subscapularis in die laterale Achsellücke einzieht und den M. deltoideus innerviert. Seine Läsion führt zur Lähmung des M. deltoideus mit Ausfall der Hebung des Armes und Sensibilitätsverlust über der lateralen Schulterwölbung. Vor und nach Beseitigung einer Schulterluxation ist stets hier die Sensibilität zu prüfen und das Ergebnis in den Krankenunterlagen festzuhalten! Eine weitere Komplikation bei der Schultergelenkluxation ist die Luxationsfraktur. Die Fraktur selbst verläuft meist im chirurgischen Hals. Oft deuten die ergebnislosen Repositionsversuche bei scheinbar unkomplizierter axillärer Verrenkung auf diese Komplikation hin.

Spätkomplikationen bei Schulterluxation sind
− habituelle Schulterluxation
− Schultersteife
− Sudeck-Dystrophie

Diagnose

Sie bereitet meist keine Schwierigkeiten, da die klassischen und sicheren sowie unsicheren Luxationszeichen leicht zu erkennen sind. Trotzdem ist immer eine Röntgenuntersuchung durchzuführen.

Therapie

Die Beseitigung der Luxation sollte so früh als irgend möglich erfolgen. Dies gilt besonders, wenn Nerven- bzw. Gefäßläsionen vorliegen. Aber auch im Hinblick auf die Reposition gilt diese Forderung, da sonst erhebliche Schwierigkeiten auftreten können.

Es sind verschiedene Repositionsmöglichkeiten bekannt. Schonend und ohne jegliche Betäubung kann sie nach der **Methode von ARLT** vorgenommen werden. Dabei sitzt der Verletzte auf einem Stuhl und der luxierte Arm wird über die mit einer Decke abgepolsterte Stuhllehne gelagert. Zur besseren Entspannung im Schulterbereich wird der Arm im Ellenbogengelenk rechtwinkelig gebeugt und langsam in der Richtung der Oberarmschaftachse eine zunehmende kontinuierliche Extension ausgeübt. Ohne wesentliche Schmerzen zu verursachen, tritt der Humeruskopf in die Pfanne ein.

Weitere Repositionsverfahren sind die **nach HIPPOKRATES** und die nach KOCHER. Das einfachste Verfahren beschrieb HIPPOKRATES. Hierbei wird der Patient entweder auf einen Operationstisch gelagert oder auf eine am Boden ausgebreitete Decke. Der Arzt umfaßt mit seinen beiden Händen die Hand auf der verletzten Seite des Patienten, abduziert den Arm leicht und stemmt seine unbeschuhte Ferse gleichsam als Hypomochlion in die Achselhöhle unter gleichzeitiger Extension am gestreckten Arm. Hierbei wird der Humeruskopf über den Pfannenrand gehebelt und kann nun in die Pfanne zurückkehren. Das Repositionsverfahren **nach KOCHER** eignet sich besonders für die subkorakoidale Luxation oder für schwierige Fälle. Das Repositionsmanöver besteht aus verschiedenen Schritten, die aber in einer einzigen, homogen und harmonisch ablaufenden Bewegung vollzogen werden (Abb. **106**).

Der Patient liegt auf dem Operationstisch. Allgemeinnarkose und Relaxation sind erforderlich. Der Arzt faßt den Unterarm der verletzten Seite des Patienten mit der einen und den rechtwinkelig gebeugten Ellenbogen mit der anderen Hand. In einem ersten Schritt wird der Arm des Patienten unter leichtem Zug an den Thorax adduziert. Daran schließt sich unmittelbar unter Beibehaltung der Adduktion eine Außenrotationsbewegung mit gleichzeitiger Elevation des Armes an (2. und 3. Schritt). Auf dem Höhepunkt der Elevation erfolgt die rasche Innenrotation (4. Schritt), wobei der Oberarmkopf spür- und hörbar in die Pfanne reponiert. Beim Ausbleiben der Reposition kann dieses Manöver wiederholt werden. Das Prinzip der Kocher-Reposition beruht darauf, daß mit dem Humeruskopf passiv der gleiche Weg zurück beschritten wird, der zuvor zur Luxation geführt hat.

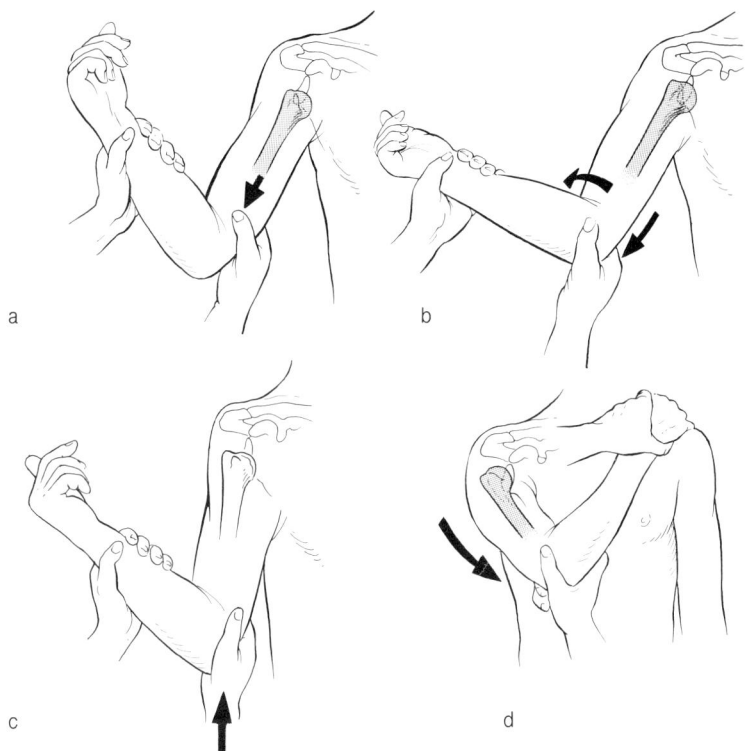

Abb. **106**   Repositionsmanöver nach Kocher mit **a** geführter Elevation, **b** Außenrotation, **c** Innenrotation sowie **d** Adduktion.

Im Falle der Unmöglichkeit zur Beseitigung der Luxation muß an eine Luxationsfraktur (sie kann gelegentlich übersehen worden sein) gedacht werden, oder es sind Kapsel- bzw. Bandanteile (lange Bizepssehne) die Ursache, welche als Repositionshindernis wirken. In diesen seltenen Fällen muß die Einrichtung auf operativem Wege vorgenommen werden. Auch hier ist der Zeitpunkt so früh als irgend möglich zu wählen. Nach erfolgter Reposition wird immer eine Röntgenkontrolle in zwei aufeinander senkrecht stehenden Ebenen durchgeführt. Außerdem wird die Sensibilität im Ausbreitungsgebiet des N. axillaris nochmals überprüft.

Die weitere Behandlung einer reponierten Schulterluxation hat zum Ziel, Reluxation bzw. eine spätere habituelle Schulterluxation zu verhindern und den rupturierten Kapsel-Band-Apparat so zur Heilung zu bringen, daß später volle Funktion des Gelenkes gewährleistet ist. Deshalb wird beim jüngeren Patienten (unter 50 Jahren) zunächst für 2−3 Tage im Desault-Verband ruhiggestellt. Nach Abklingen der akuten Phase erfolgt die Immobilisierung im Thorax-Oberarm-Abduktionsgipsverband für etwa 3−4 Wochen. Dadurch allein kann der posttraumatischen Schultersteife entgegengewirkt werden, die unweigerlich auftritt, wenn in Adduktionsstellung (Mitella, Desault-Verband) die reparativen Vorgänge am Kapsel-Band-Apparat mit Schrumpfung und Verlötung zum Abschluß kommen.

Nach Ablauf von ca. 3−4 Wochen wird der Gipsverband so geschalt, daß zunächst aus dem Verband heraus eine aktive krankengymnastische Übungsbehandlung für etwa 1 Woche durchgeführt werden kann. Erst danach wird der Verband vollständig entfernt. Weitere gezielte Gymnastik und Thermalbadschwimmen schließen die Behandlung ab.

Die habituelle Schulterluxation

Von der frischen, traumatisch bedingten Schultergelenkluxation ist die sog. habituelle oder gewohnheitsmäßige Verrenkung abzugrenzen. Dieser Erkrankung kann eine anlagemäßige Dysplasie der Gelenkpfanne mit Abflachung der unteren Gelenklippe − Labrum glenoidale − zugrunde liegen oder aber ein Limbusabriß als Folge der ersten traumatischen Luxation: sog. Bankart-Läsion. Sie wird in etwa 80% der Fälle nachgewiesen. Hinzu kommt eine besondere Deformität des Oberarmkopfes. Dabei handelt es sich um den sog. „typischen Defekt" im dorsolateralen Anteil des Humeruskopfes. Er wird in mehr als 50% der Fälle bei habitueller Schulterluxation gefunden und ist die Folge einer Impressionsfraktur nach vorausgegangener Luxation.

Bei dieser Konstellation genügen alltägliche Bewegungen ohne Unfallcharakter, um eine Reluxation herbeizuführen (Hochheben und Außenrotation des Armes, Bewegungen im Schlaf, beim Sport usw.).

Die Reposition gelingt den Patienten meist selbst und gelegentlich leicht, jedoch sind sie durch die bestehende Unsicherheit im Alltag außerordentlich beeinträchtigt.

Klinik

Das klinische Bild bei der habituellen Schulterluxation gleicht dem der frischen, traumatisch bedingten, nur daß die Schmerzhaftigkeit meistens nicht so stark ausgeprägt ist. Die Anamnese allein zusammen mit der vom Verletzten selbst durchführbaren Einrenkung legen den Verdacht auf eine anlagemäßige Pfannendysplasie nahe. Im Röntgenbild sind bei spezieller Technik (Innenrotation) der „typische Defekt" und die Bankart-Läsion zu erkennen (Abb. **107**).

Therapie

Die Behandlung der aktuellen Situation bei habitueller Schulterluxation besteht zunächst ebenfalls in der Beseitigung der Luxation durch eines der

genannten Repositionsverfahren. Die definitive Sanierung der Luxationstendenz kann aber nur auf operativem Wege erfolgen. Die Indikation
hierzu besteht spätestens nach der dritten Luxation. − Zahlreiche Operationsverfahren wurden angegeben. Ihre Leistungsfähigkeit wird an der
Rezidivhäufigkeit gemessen. Danach kommen vor allem zwei Operationsmethoden in Betracht. Es sind die Operation nach EDEN-HYBINETTE und die
nach PUTTI-PLATT. Außerdem kann in einigen Fällen die Rotationsosteoto-
mie nach WEBER in Frage kommen. Das Verfahren nach EDEN-HYBINETTE
beruht im Prinzip auf der Verriegelung durch Einfügen eines Knochenspanes im unteren, geschädigten Pfannenrandanteil, während das Verfahren
nach PUTTI-PLATT eine Doppelung der Gelenkkapsel als Ersatz für das abgerissene Labrum glenoidale darstellt bei gleichzeitiger Verkürzung der Sub-
skapularissehne.

Posttraumatische Schultersteife

Sie bedroht die Mehrzahl der Patienten nach einer Schultergelenkverlet-
zung gleich welcher Art. Die Hauptursache hierfür liegt in der Anatomie
dieses Gelenkes mit der kleinen Pfanne, dem großen Kopf, der lockeren,
großen und flächenhaften Gelenkkapsel, die von zahlreichen Muskeln, Sehnen und Bändern umgeben ist. Vor allem das bradytrophe Gewebe der Sehnen, Bänder und Gelenkkapsel, das im normalen Alterungsprozeß seine
Elastizität einbüßt, neigt besonders bei Inaktivität zu starker Schrumpfung.
Bestehen zudem lokale, traumatisch bedingte Schäden, wie Einrisse,
Hämatome, Abrisse oder knöcherne Verletzungen, so ist die Gefahr besonders groß. Zusätzliche Ruhigstellung, besonders in Adduktion (Mitella,
Desault, Velpeau u. ä.), führt über die lokale Schädigung hinaus zur
Schrumpfung der verletzten Gelenkkapsel und Bänder. Außerdem bewirkt
das intraartikuläre Hämatom eine zusätzliche Schädigung des Gelenkknor-
pels.

Der Prophylaxe dieser Schädigungen gilt das Hauptaugenmerk. Die Ruhigstellung bei allen Verletzungen des Schultergelenkes darf in Adduktionsstellung nur kurzfristig sein. Ganz in den Vordergrund rückt die frühfunktionelle Therapie. Besonders bewährt hat sich dabei die Thermalbadebe-
handlung.

Besteht dagegen bereits eine Schultersteife, so muß mit großer Geduld vor-
gegangen werden. Die lokale Eisbehandlung, aktive krankengymnastische
Übungstherapie und die Anwendung anderer Verfahren können eine allmähliche Besserung herbeiführen. Besonders zu erwähnen sind Komplex-
bewegungen bzw. die Technik der **PNF**-Behandlung (propriozeptive neuro-
muskuläre Fazilitation). Dabei werden die **Propriozeptoren**, d. h. die sensiblen Endorgane der Sehnen, der Haut und Skelettmuskeln, gereizt. Der
spezifische Reiz für die Endorgane sind Spannungsänderungen durch Zug,
Stretch, Druck, Bewegung und Berührung der Haut. **Neuromuskulär**
bezieht sich auf das Zusammenspiel von Nerv und Skelettmuskel als funk-

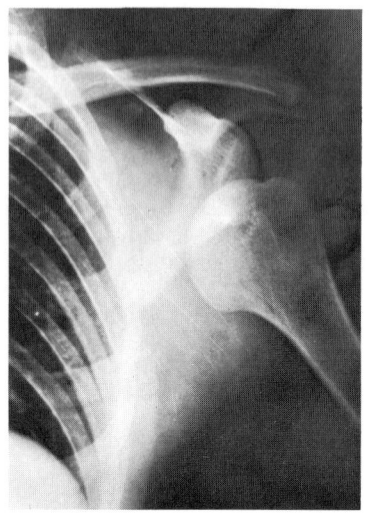

a

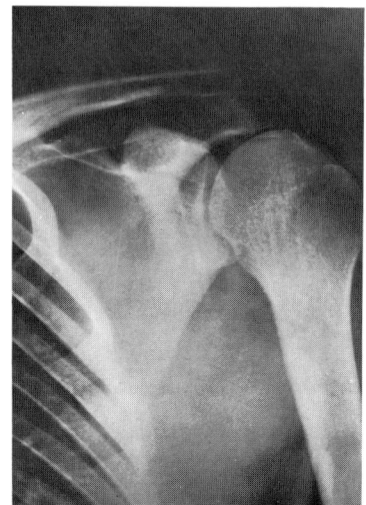

b

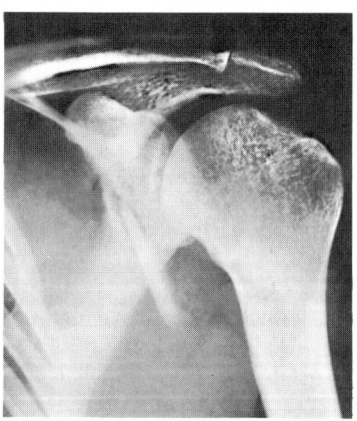

c

Abb. **107** Gewohnheitsmäßige −
habituelle − Schulterluxation:
a Luxatio subcoracoidea; **b** Repositionsresultat; **c** 2 Wochen nach
der Operation nach Eden-Hybinette
mit ventrokaudaler Verriegelung
durch extraartikulär eingebolzten
Knochenspan (Pat. 28 J., bisher re-
zidivfrei).

tionelle Einheit. Es entstehen unwillkürliche Impulse, welche im Sinne
einer Bahnung (**Fazilitation**) den Muskel zur Kontraktion bringen. So wird
eine willkürliche Bewegung gebahnt. Die Entwicklung dieses Verfahrens
geht auf KABAT (1946−1951) zurück.

Die Mobilisation der Schulter in Narkose stellt eine Ultima ratio dar und
darf nur sehr vorsichtig und vom Erfahrenen vorgenommen werden.
Anschließend erfolgt die Lagerung auf einer Abduktionsschiene oder besser im Thorax-Oberarm-Abduktionsgipsverband.

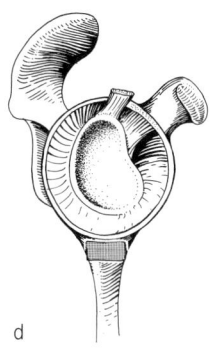

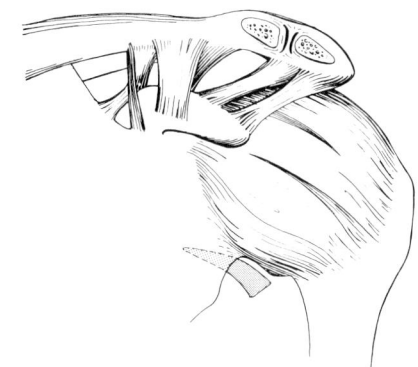

d

Verletzungen des Oberarmes

Weichteile

Neben den offenen Verletzungen mit Beteiligung der Oberarmmuskulatur sind häufiger gedeckte, stumpfe Traumen zu beobachten. Vor allem Unfälle im Straßenverkehr oder bei der Arbeit am Förderband und anderen Maschinen, die zu schweren Quetschungen führen können, sind zu erwähnen.

Unter den **Sehnenrupturen** spielt vor allem die der Bizepssehne eine bedeutende Rolle. Betroffen ist vorwiegend der lange Kopf der Bizepssehne. Aber auch am distalen Ansatz (Tuberositas radii) kann ein Ausriß vorkommen. Rupturen im muskulären Anteil dagegen sind selten.

Während für die Ruptur der Supraspinatussehne beim jüngeren Menschen und für den seltenen Abriß des M. deltoideus am Ansatz ein echtes Trauma angeschuldigt werden muß, ist die Beurteilung bezüglich der Ursache der Bizepssehnenruptur kritisch vorzunehmen. Vor allem die Zerreißung der langen Bizepssehne muß in den meisten Fällen auf vorbestehende degenerative Veränderungen zurückgeführt werden (Histologie). Der Bizepssehnenausriß am distalen Ansatz dagegen ist in der Regel traumatisch bedingt. Die Beurteilung ist versicherungsrechtlich von großer Bedeutung.

Ruptur der langen Bizepssehne

Die Ruptur der langen Bizepssehne führt im allgemeinen zu einer geringen Beeinträchtigung der Funktion. Dagegen ist der Funktionsausfall bei distalem Ausriß beträchtlich größer. Bei der Inspektion und vor allem beim Versuch, den Muskel anzuspannen, kommt es zu einer kosmetisch unschönen Wulstbildung im Bereich des Muskelbauches (Abb. **108**).

Therapie: Die konservative Behandlung ist für den Fall der Ruptur der langen Bizepssehne angezeigt, vor allem wenn nicht gerade ein körperlich

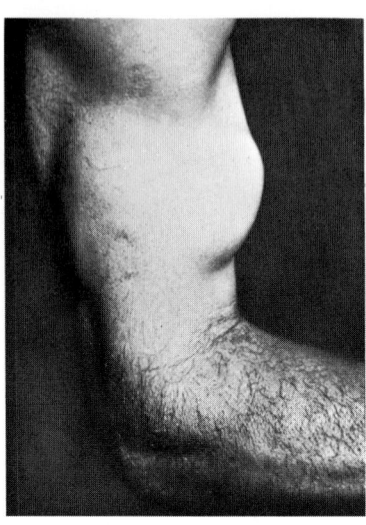

Abb. **108** Abriß der langen Bizepssehne bei 52jährigem Patienten. Plötzlicher Schmerz beim Anheben einer
schweren Last. Funktioneller Ausfall
gering. Behandlung in der Regel konservativ. Ursache meist degenerative
Veränderungen.

schwer arbeitender Patient betroffen ist. Auch der veraltete Sehnenriß wird
konservativ behandelt. Im Falle der Operation ist die orthotope Reinsertion der abgerissenen langen Bizepssehne nicht durchführbar. Auch die
degenerativen Veränderungen in der Sehne selbst stehen dagegen. Bewährt
hat sich aber das Aufsteppen des langen Bizepskopfes auf den kurzen oder
besser die subperiostale Insertion am Processus coracoideus.

Der distale Abriß der Bizepssehne an der Tuberositas radii bedarf im frischen Stadium unbedingt der Operation, damit keine Funktionsbehinde-
rung und Kraftminderung besonders bei der Beugung im Ellenbogengelenk
und der Supination des Vorderarmes auftreten.

Ruptur der Supraspinatussehne (Abb. **109**)
Die Ruptur der Supraspinatussehne ist vor dem 40. Lebensjahr auf ein echtes Trauma zurückzuführen. Jenseits davon müssen ursächlich degenerative
Veränderungen angenommen werden, weil in der Regel die geringe All-
tagsbelastung genügt, um die Kontinuität zu trennen. Charakteristisch für
die erfolgte Supraspinatussehnenruptur ist ein starker Schmerz beim seitlichen Armheben auf etwa 60°. Der Arm kann aktiv nicht über die Horizontale erhoben werden („Pseudoparalyse"). Wird er dagegen passiv unterstützt, geht die Schmerzhaftigkeit zurück. Punctum maximum des Schmerzes liegt genau am Tuberculum majus humeri.

Die Diagnostik umfaßt den klinischen, charakteristischen Befund und wird
ergänzt durch Standardröntgenaufnahmen (evtl. knöcherner Ausriß) und
ein Arthrogramm.

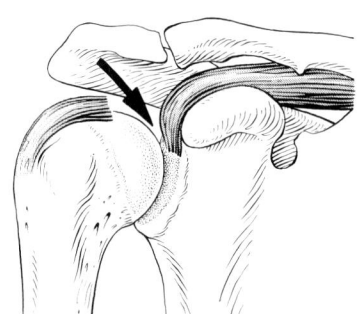

Abb. **109**   Abriß der Supraspinatussehne und Gelenkinterposition. Als echte Traumafolge vor dem 40. Lebensjahr möglich.

Therapie: Die Behandlung ist operativ und besteht in der Sehnennaht und späteren Entlastung im Thorax-Oberarm-Abduktionsgipsverband. Liegt die Ruptur beim älteren Patienten jedoch länger als 4 Wochen zurück, erfolgt lediglich funktionelle Behandlung (s. „Rotatorenmanschettenruptur" S. 185).

Nervenverletzungen am Oberarm

Vor allem bei der übermäßigen Extension im Schultergelenk kann der Armplexus in Mitleidenschaft gezogen werden. Bei der nicht seltenen Förderbandverletzung werden der Reihenfolge nach der N. ulnaris, N. medianus und schließlich N. radialis geschädigt. Die Schädigung durch offene Verletzungen ist selten.

Radialislähmung

Der N. radialis ist besonders gefährdet bei Frakturen oder auch stumpfen Traumen, welche den mittleren und unteren Oberarmbereich betreffen. Hier verläuft er von dorsal kommend spiralig lateralwärts nach ventral. Besondere Vorsicht ist deshalb auch geboten bei Transportlagerung oder auf dem Operationstisch (zur Lagerung für die Dauertropfinfusion!).

Das **klinische Bild** der Radialislähmung ist charakterisiert durch den muskulären Ausfall der Hand- und Fingerstrecker (Fallhand). Sensibler Ausfall besteht an der Streckseite über den Grund- und Mittelgliedern der $2\frac{1}{2}$ radialen Finger.

Medianusschädigung

Der N. medianus wird verletzt bei den stumpfen und offenen Traumen, die den distalen Abschnitt des Oberarmes im Bereiche der Ellenbeuge treffen. Ein weiterer Prädilektionspunkt für die Medianusschädigung liegt im Bereich seines Übertrittes in die Hohlhand, dem sog. **Karpaltunnel** (Karpaltunnelsyndrom).

Der N. medianus verläuft hier in einer unnachgiebigen Umscheidung, welche dorsal durch die knöcherne Handwurzel und palmar durch das Retinaculum flexorum gebildet wird. Plötzliche Druckerhöhung durch Quetschung, Blutungen, Ödembildung, Radiusfraktur, Handwurzelluxationen und Kallusbildung können zu einer Schädigung des Nervs führen. Auch Tumoren, chronische Sehnenscheidenerkrankungen usw. können dieses Bild hervorrufen.

Klinische Symptomatik: Zunächst klagen die Verletzten über Taubheitsgefühl, Parästhesien im Ausbreitungsgebiet des N. medianus (Palmarseite der Finger I−III). Motorische Ausfälle der Daumenballenmuskulatur (Mm. lumbricales I u. II) werden erst in Spätstadien beobachtet („Schwurhand").

Therapie: Die Behandlung besteht in der entlastenden Operation, wobei das Retinaculum flexorum durchtrennt und um etwa 2 mm reseziert wird. Narbige Verwachsungen werden gelöst und kantige, knöcherne Vorsprünge (arthrotische Veränderungen, veraltete Lunatumluxation usw.) geglättet.

Ulnarislähmung

Ulnarisverletzungen werden im Zusammenhang mit Traumatisierungen, vor allem wenn sie den medialen Anteil des Ellenbogengelenkes betreffen, gefunden. Hierfür verantwortlich ist der exponierte Verlauf unmittelbar subkutan im Canalis nervi ulnaris dorsal am Condylus medialis humeri.

Das klinische Bild der Ulnarislähmung ist gekennzeichnet durch die Atrophie der Kleinfingerballenmuskulatur und der Mm. lumbricales III u. IV sowie einem Sensibilitätsausfall am 5. Finger und auf der Ulnarseite des 4. Fingers.

Die Behandlung besteht in der Beseitigung der Ursache (Ellenbogenfrakturen, narbige Einengungen usw.).

Offene Nervenverletzungen werden je nach Situation primär oder sekundär mikrochirurgisch spannungslos durch Naht versorgt oder durch ein autologes Transplantat (meist sekundär) überbrückt. **Gedeckte Nervenverletzungen** werden dann operativ angegangen, wenn eindeutige motorische Ausfälle eingetreten sind und/oder die Funktion im Ausbreitungsgebiet nicht zeitgerecht wiederkehrt. Als grobe Faustregel gilt: Wachstumsgeschwindigkeit der peripheren Nerven beträgt 1 mm pro Tag. Beträgt der Abstand von der Verletzungsstelle des Nervs bis zum Muskel 12 cm, so werden ca. 120 Tage für die Reinnervation nötig sein.

Frakturen des Oberarmschaftes

Die getrennte Abhandlung der diaphysären Humerusfraktur ist vor allem im Hinblick auf die Therapie und die möglichen Komplikationen sinnvoll. Frakturen des Humerusschaftes können quer, schräg oder spiralförmig konfiguriert sein. Zusätzliche Fragmente im Sinne eines Biegungs- oder Drehkeiles sind nicht selten. Liegt die Fraktur im oberen oder mittleren Drittel, so fällt die Kontinuitätstrennung zwischen den Ansatz des M. deltoideus und M. pectoralis major. Der Zug des Pectoralis major bewirkt die Innenrotation und Adduktion des proximalen Fragmentes.

Humerusschaftfrakturen entstehen meistens durch Einwirkung direkter Gewalt. Deshalb kommen auch Stück- und Trümmerbrüche neben allen anderen Frakturformen vor (quer, schräg, spiralig). Außerdem können unkoordinierte und mit großer Kraft durchgeführte Bewegungsabläufe (Wurf- bzw. Schleuderbewegung) zu einer Fraktur führen. Eine ganz typische Fraktur ist die des Drachenfliegers. Dabei findet man im distalen Metaphysenbereich eine Biegungsfraktur mit Biegungskeil als drittem Fragment (Biegung des Oberarmes über dem Rahmen des Haltebügels). Fraktur entsteht meist beim Start.

Klinik

Die klinische Symptomatik wird beherrscht durch die Deformierung, die abnorme Beweglichkeit, den starken Schmerz sowie Schwellung mit Blauverfärbung der Haut. Das sichere Frakturzeichen des Knochenreibens sollte unter keinen Umständen provoziert werden, da sonst zusätzliche Läsionen (N. radialis!) gesetzt werden können. An Begleitverletzungen, die sofort unmittelbar im Anschluß an die Fraktur auftreten können, sind die Läsion des N. radialis und die Verletzung der A. brachialis zu nennen. Die Arterienverletzung kann auch in einer **Intimaeinrollung** bestehen, so daß eine größere Hämatombildung fehlen kann.

Komplikation

Die Komplikation der primären Radialislähmung wird in etwa 8% der Frakturen im mittleren Humerusschaftdrittel angetroffen. Liegt die Fraktur im distalen Drittel, so steigt die Quote auf 15% an. Die Häufigkeit einer offenen Fraktur beträgt am Oberarm rund 6% (Abb. **110**).

Um die Sofortkomplikationen nicht zu übersehen bzw. ihr zeitliches Auftreten festzuhalten, darf die orientierende neurologische Untersuchung vor jeder therapeutischen Maßnahme **niemals** unterlassen werden. Gleichzeitig müssen die peripheren Durchblutungsverhältnisse kontrolliert werden (Radialispuls!).

Therapie

Bei der Behandlung der geschlossenen Oberarmschaftfraktur sind einige Besonderheiten zu berücksichtigen, die für den Einzelfall wichtig sind. Eine unvollständige Reposition, mit Ausnahme stärkerer Rotationsfehler, kann leicht durch den großen Bewegungsumfang im Schultergelenk und auch im Ellenbogengelenk wieder kompensiert werden. Deshalb spielt eine mäßige Verkürzung nur beim Kauf eines Jacketts eine Rolle. Die Arthrosegefahr fällt auch bei der stärkeren Achsenfehlstellung weg, da die obere Extremität nicht belastet ist. Die Behandlung des geschlossenen Humerusschaftbru-

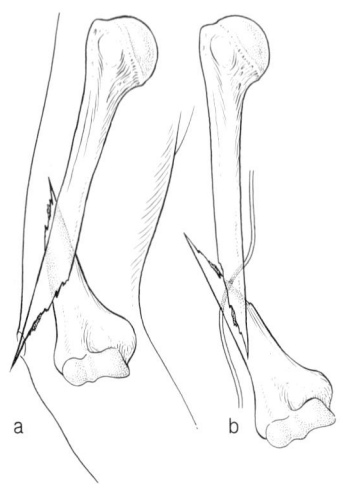

Abb. **110**　Komplikationsmöglichkeiten bei Humerusschaftfraktur im mittleren/unteren Drittel: **a** Perforation des Weichteilmantels von innen nach außen = offene Fraktur Schweregrad I; **b** Läsion des N. radialis durch Überdehnung, Quetschung bzw. Ruptur; Gefäßverletzung (evtl. Intima-Einrollung!).

ches ist deshalb in der Regel **konservativ** und später funktionell. Die Reposition erfolgt entweder in Narkose und mit Hilfe einer Olekranondrahtextension sowie der anschließenden Retention im Thorax-Oberarm-Abduktionsgipsverband (Abb. **111**) oder aber auch durch eine dynamische Reposition ebenfalls mittels Olekranon-Draht- und Vertikal-Extension. Daran schließt sich später die Pendelgipsbehandlung oder die Behandlung im Thorax-Oberarm-Abduktionsgipsverband an. Am einfachsten ist die Behandlung mit Adduktionsverbänden (Desault-Verband mit Stärke- oder Gipsbinden). Nach etwa 2 Wochen kann eine Brace angelegt werden, der bereits zu diesem Zeitpunkt die funktionelle Behandlung im Sinne der krankengymnastischen Übungsbehandlung, besonders des Ellbogen- und Schultergelenkes, erlaubt. Sie führt im allgemeinen auch zu den besten Resultaten.

Die **Indikation zur Operation** ist gegeben bei:
− offener Fraktur II. und III. Grades
− Frakturen mit knöchernem Defekt
− Läsionen der A. brachialis
− primärer und sekundärer Radialislähmung
− Intensivbehandlung beim Polytrauma
− Schädel-Hirn-Trauma mit Erregungszuständen
− gleichzeitig bestehenden Rippenfrakturen
− Herzinsuffizienz, Ateminsuffizienz
− irreponiblen Frakturen (mit Interponat)
− Pseudarthrosen
− Adipositas
− Morbus Parkinson usw.

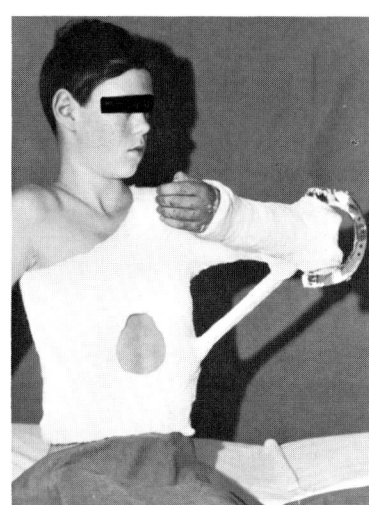

Abb. **111** Thorax-Oberarm-Abduktionsgipsverband mit Extensionsbügel zur konservativen Behandlung einer Humerusschaftfraktur.

Als **Operationsverfahren** haben sich die Plattenosteosynthese und die Bündelnagelung bewährt. Die Marknagelung nach KÜNTSCHER scheidet aus anatomischen Gründen aus (ungleiche Markraumweite, ungünstige Nageleinschlagstelle, keine Rotationsstabilität).

Bei der Plattenosteosynthese, bei der der gesamte Frakturbereich freigelegt werden muß, ist die Möglichkeit der Verletzung des N. radialis gegeben. Es besteht deshalb unbedingte **Aufklärungspflicht!** Mit einer späteren Entfernung des Osteosynthesematerials ist man aus diesem Grunde sehr zurückhaltend. Wenn keine besonderen Gründe vorliegen (Lysen, Infekte, Instabilitäten, Pseudarthrose usw.), wird auf die Entfernung gänzlich verzichtet.

Neben den primären Komplikationen spielt am Oberarm die verzögerte Knochenbruchheilung mit nachfolgender Pseudarthrose eine Rolle. Etwa 8% aller Oberarmfrakturen gehen mit dieser Komplikation einher. Die Oberarmpseudarthrose erfordert stets die operative Behandlung. Für die Wahl des Verfahrens ist wesentlich, ob eine biologisch reaktionsfähige oder biologisch reaktionsunfähige, avitale Pseudarthrose vorliegt. Besteht gleichzeitig eine Infektion (Osteitis), so kompliziert sich dadurch die Behandlung ganz wesentlich (S. 84f.).

Die biologisch reaktionsfähige Pseudarthrose heilt allein durch eine stabile Plattenosteosynthese aus. Für die reaktionsunfähige Pseudarthrose ist

zusätzlich die Dekortikation und Anlagerung autologer Spongiosa erforderlich. Bei Infektpseudarthrosen erfolgt zunächst die Sequestrotomie und ein
ausgiebiges Débridement sowie anschließend die Stabilisierung (evtl. mit
Fixateur externe) und schließlich im blanden Stadium die autologe Spongiosaplastik.

Frakturen am distalen Humerus

Die Frakturen am distalen Humerus werden in extra- und intraartikuläre
unterteilt. Darüber hinaus bestehen einige Unterschiede zwischen diesen
Frakturen im Erwachsenen- und Kindesalter, so daß eine getrennte
Abhandlung notwendig ist. Beim Erwachsenen sind in Anlehnung an L.
BÖHLER (1951) insgesamt 10 verschiedene Bruchformen zu unterscheiden
(Abb. **112**):
− suprakondyläre Fraktur
− perkondyläre Fraktur
− Abrißfraktur des Epicondylus medialis (ulnaris)
− Abrißfraktur des Epicondylus lateralis (radialis)
− Fraktur des Condylus medialis
− Fraktur des Condylus lateralis
− Fraktur des Capitulum humeri (ventral)
− Trochleafraktur
− intraartikulärer „Y"-Bruch
− intraartikulärer Trümmerbruch

Die extraartikulären distalen Humerusfrakturen entstehen durch Sturz auf
die Hand bei leicht gebeugtem oder gestrecktem Ellenbogengelenk. Aber
auch der Sturz direkt auf das Ellenbogengelenk kann zu solchen Frakturen
führen. Man unterscheidet den selteneren Überstreckungsbruch von dem
häufigeren Beugungsbruch, wobei der Überstreckungsmechanismus eher
zu einer hinteren Ellenbogenluxation führt.

Für die intraartikulären Frakturen vom „Y"-Typ oder Trümmerfrakturen
ist die Längsstauchung verantwortlich, während Kondylenbrüche bzw.
Frakturen der Trochlea durch Abscherung und Frakturen der Epikondylen
durch Abriß zustande kommen.

Frakturen im Bereich des Ellenbogengelenkes gehen meist mit einer erheblichen Anschwellung durch Hämatom und Ödem einher, so daß die eigentliche Diagnostik mit Hilfe des Röntgenbildes in zwei Ebenen erfolgt
(Abb. **113**).

Klinik

Klinisch ist vor allem die Prüfung der peripheren Zirkulation, Motorik und
Sensibilität wesentlich, um Gefäß- und Nervenverletzungen sofort zu
erkennen (Radialispuls, Hautfarbe, Hauttemperatur, Fingerbeweglichkeit
und Gefühl!).

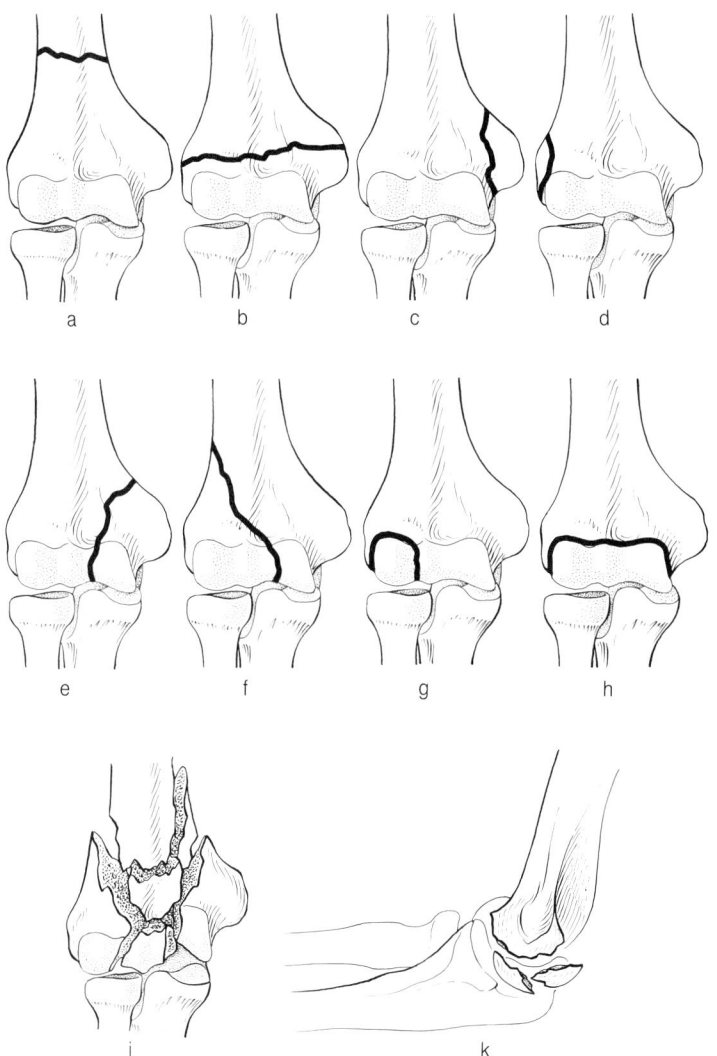

Abb. **112**   Die verschiedenen Frakturformen am distalen Humerus: **a** suprakondylär, **b** perkondylär, **c** Abrißfraktur des Epicondylus medialis (ulnaris), **d** Abrißfraktur des Epicondylus lateralis (radialis), **e** Fraktur des Condylus medialis, **f** Fraktur des Condylus lateralis, **g** Fraktur des Capitulum humeri, **h** Trochleafraktur, **i** intraartikuläre „Y"-Trümmerfraktur, **k** Gelenkflächen-Trümmerfraktur.

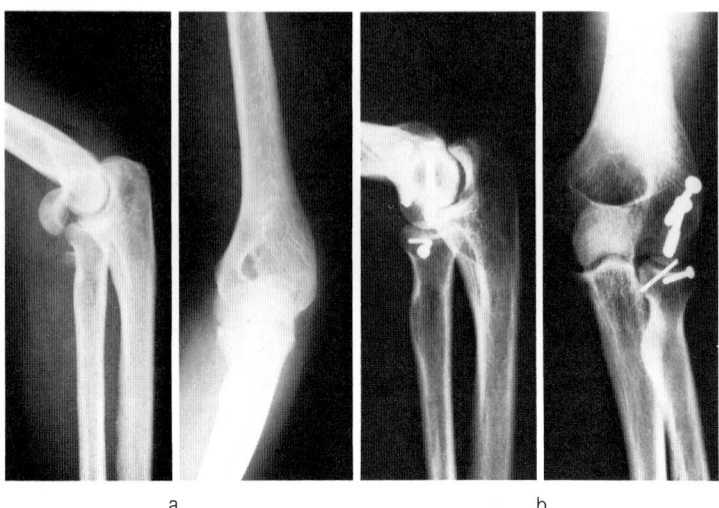

a   b

Abb. **113a** Fraktur des Capitulum humeri und Caput radii nach Sturz auf Ellenbogen. **b** Knöcherne Heilung nach Schraubenosteosynthese (bzw. Bohrdraht) beider
gelenkbildender Anteile in anatomisch exakter Stellung. Freie Funktion.

Therapie

Für die Behandlung von Frakturen im Bereich des distalen Humerus kommen konservative und operative Maßnahmen in Frage. Für die **konservative Behandlung** eignen sich der gering verschobene perkondyläre Hume-
rusbruch und die nicht dislozierte intraartikuläre Fraktur. Die Ruhigstellung wird im aufgeschnittenen Oberarmgipsverband durchgeführt, wobei
man eine Rechtwinkelstellung im Ellenbogengelenk für 3−4 Wochen
anstrebt. Danach ist aktive krankengymnastische Übungsbehandlung
zunächst aus einer geschalten Gipsschiene heraus erforderlich. Diese
Behandlung wird durch Thermalbadschwimmen und andere kräftigende
physikalische Maßnahmen ergänzt.

Auch die schwere, intraartikuläre Trümmerfraktur wird beim älteren Menschen besser konservativ behandelt. Dabei hat sich die Vertikalextension
mittels Olekranondraht bewährt.

Die **Indikation zur Operation** besteht bei
− offenen Frakturen II. und III. Grades
− Frakturen mit zusätzlichen Gefäß- und/oder Nervenläsionen
− intraartikulären Frakturen mit größerer Stufenbildung und größeren
  Fragmenten (Abb. **114**)

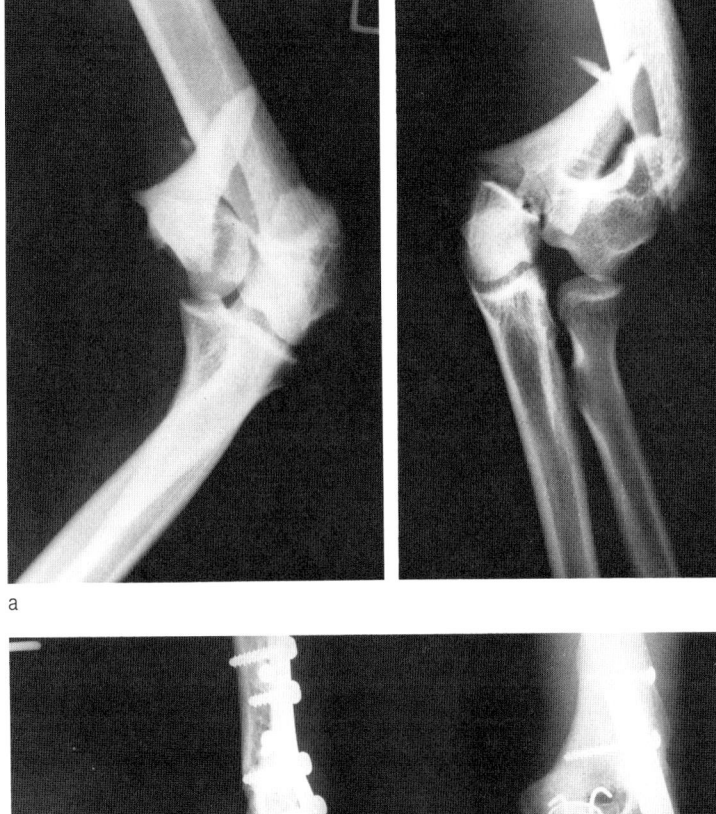

a

b

Abb. **114**   15jähr. Pat.; Sturz vom Fahrrad. **a** Unfallröntgenaufnahmen: intraartikulärer „Y"-Stückbruch links distaler Humerus. **b** Ausheilungsbild nach übungsstabiler
Osteosynthese. Volle Funktion.

Kontraindikationen sind
- zu starke Zertrümmerung
- Bohrdrahtinfektion bei vorausgegangener konservativer Behandlung
- Osteoporose
- hohes Lebensalter
- Allgemeinerkrankungen

Als Osteosyntheseverfahren haben sich die interfragmentäre Verschraubung und Plattenosteosynthese (meist von dorsal) bewährt. Die stabile Osteosynthese gestattet die Aufnahme der aktiven Übungsbehandlung bereits am ersten postoperativen Tag. Passive Übungen und Massagebehandlungen sind in jedem Fall **kontraindiziert!**

Frakturen am distalen Humerus beim Kind

Die Verletzungen des distalen Humerus beim Kind unterscheiden sich vom Erwachsenen dadurch, daß sie entweder das Wachstumsorgan selbst betreffen oder aber in unmittelbarer Nähe lokalisiert sind. Es kommt hinzu, daß die Beurteilung des Röntgenbildes eines distalen Humerus aufgrund von 4 Knochenkernen (Kapitulum, Trochlea, Epicondylus medialis et lateralis) Schwierigkeiten bereiten kann. Die direkte Traumatisierung des Wachstumsknorpels oder fehlerhafte Reposition können zu einer bleibenden Deformierung mit teilweisem Funktionsverlust führen.

Im wesentlichen kommen 3 verschiedene Frakturformen bzw. Lokalisationen vor. Diese sind die **suprakondyläre Humerusfraktur**, die **Fraktur des Condylus radialis** und die **Abrißfraktur des Epicondylus medialis (ulnaris) humeri.**

Die Fractura supracondylica humeri ist die häufigste Fraktur im Bereich des Ellenbogens beim Kind und macht rund 60% aus. Die Fraktur entsteht durch Sturz auf die Hand bei nahezu rechtwinkelig gebeugtem Ellenbogengelenk. Dabei wirken Schub- und Scherkräfte auf den unteren Humerusabschnitt ein, und es entsteht die typische Extensionsfraktur. Die Fraktur vom Flexionstyp ist dagegen viel seltener. Sie wird lediglich in etwa 10% der Fälle angetroffen und entsteht durch Sturz nach rückwärts. Das männliche Geschlecht ist weitaus häufiger betroffen. In der Altersverteilung findet sich ein Gipfel zwischen dem 6. und 10. Lebensjahr.

Die suprakondyläre Humerusfraktur liegt extraartikulär. Man unterscheidet drei Schweregrade nach BAUMANN (1965). Sie ergeben sich durch das Ausmaß der Fragmentverschiebung und sind für die einzuschlagende Therapie von Bedeutung.

Grad I: Fissuren oder Frakturen ohne wesentliche Verschiebung. Sie erfordern keine oder nur geringe Einrichtungsmaßnahmen.

Grad II: Verschiebungen bis Schaftbreite mit Achsenknick, Verdrehung und Verkürzung. Die Bruchstücke haben untereinander Kontakt.

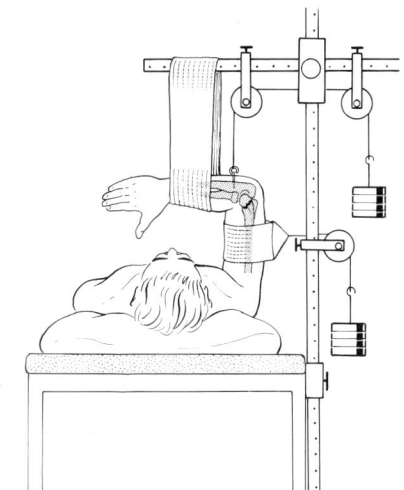

Abb. **115**   Vertikalextension in stabiler
Gleichgewichtslage zur Behandlung
der suprakondylären Humerusfraktur.
Beachte die Pronationsstellung der
Hand (Daumen zeigt zum Mund).

Grad III: Starke Verschiebung mit völligem Verlust des Kontaktes der Bruchstücke untereinander.

Die klinische Untersuchung muß bei allen Frakturen im Ellenbogenbereich und besonders bei der suprakondylären Humerusfraktur gewissenhaft erfolgen. Besonderes Augenmerk muß auf die periphere Zirkulation und die nervale Versorgung der Hand gerichtet werden (Radialispuls, N. medianus → Daumenballen/Hohlhand, „Schwurhand").

Die schwerste Komplikation im Zusammenhang mit der suprakondylären Humerusfraktur ist die von v. VOLKMANN 1881 beschriebene ischämische Kontraktur. Ursache sind schnürende Verbände oder auch Läsionen des N. medianus und der A. brachialis mit Irritation des periarteriellen Sympathikusgeflechtes.

Therapie: Die Behandlung der suprakondylären Humerusfraktur berücksichtigt den jeweiligen Schweregrad und vor allem die möglichen begleitenden Verletzungen. Für die konservative Behandlung stehen drei bewährte Verfahren zur Verfügung:
- Vertikalextension in stabiler Gleichgewichtslage mit Gegenzug (Abb. **115**)
- Reposition in Narkose und Immobilisierung im Thorax-Oberarm-Abduktionsgipsverband
- Reposition in Narkose und Beugefixation mittels Manschette und Kragen (collar and cuff band) (Abb. **116**)

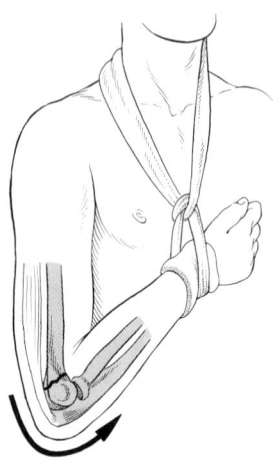

Abb. **116**   Fixation des Ellenbogengelenkes in Beugestellung (collar and cuff band). **Beachte** stets die **Zirkulation** der Hand und der Finger.

Für die Beurteilung des Repositionsresultates ist vor allem das streng seitliche Röntgenbild von Bedeutung, weil nur dieses mit großer Sicherheit über einen verbleibenden Drehfehler Auskunft gibt. Charakteristisch für den typischen Rotationsfehler bei der suprakondylären Humerusfraktur ist die Spornbildung an der Vorderseite durch das proximale Hauptfragment. Dieser Sporn entspricht dem Condylus medialis humeri, dessen distale Fortsetzung infolge der Kontinuitätstrennung nach hinten disloziert ist. Im a.-p. Röntgenbild ist auf den sog. Baumann-Winkel zu achten. Er ergibt sich aus der Schaftachse des Humerus und einer Geraden entlang der Epiphysenfuge des Capitulum humeri. Er beträgt ca. 70° (Abb. **117**).

Unter den Fehlstellungen spielt auch die **Varusdeformität** nach suprakondylärer Humerusfraktur eine Rolle. In der Literatur werden Zahlen zwischen 33 und 65% angegeben. Ursache ist nahezu ausschließlich ein Repositionsfehler. Die Entstehung aufgrund von Wachstumsstörungen beträgt demgegenüber 1:500. Wegen der bekannten Häufigkeit und der großen Bedeutung für das Gesamtresultat muß auf die Entstehung und die Maßnahmen, die zur Vermeidung führen, näher eingegangen werden.

Steht ein Gelenk in Mittelstellung, herrscht im allgemeinen zwischen Agonisten und Antagonisten Gleichgewicht, wobei die Summe der Spannungen der beteiligten Muskeln am geringsten ist. Diese Gesetzmäßigkeit gilt auch für die Rotatoren am Humeruskopf im Bereich des Schultergelenkes. Die Gleichgewichtslage zwischen Ein- und Auswärtsrotatoren kann nur durch Zwang des gebeugten Vorderarmes verändert werden. Ist die Kontinuität des Humerus dagegen unterbrochen, wird der Vorderarm in der Regel auch beim Notverband vor dem Körper in Beugestellung fixiert. Dabei muß das

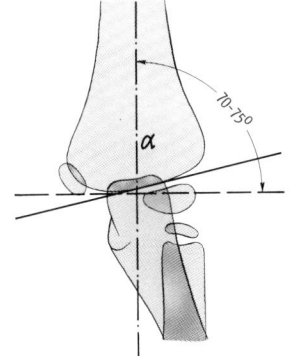

Abb. **117**   Der sog. Baumann-Winkel ist für die
Beurteilung des Repositionsresultates wichtig.
Er beträgt im Normalfall 70–75°.

periphere Bruchstück durch Einwärtsdrehung folgen. Das zentrale Fragment dagegen behält immer die Tendenz bei, in seine mittlere Drehstellung zurückzukehren. Selbst der Oberarmgipsverband kann darauf keinen Einfluß ausüben. Die Folge ist, daß das periphere Humerusfragment in einer Einwärtsfehlstellung verbleibt.

Auch für die Rotatoren des Vorderarmes ist die Mittellage zur Retention eines Repositionsresultates am besten geeignet. Die extreme Supination, früher schulmäßig bei der Behandlung der suprakondylären Humerusfraktur geübt, muß zwangsläufig zum Cubitus varus führen. Die Mittelstellung der Vorderarmrotatoren liegt nämlich näher bei der Pronationsstellung. So sind also zwei Komponenten für die Varusdeformität verantwortlich. Dies ist einmal der Innendrehfehler, der durch die Außenrotation des Humerus im Schultergelenk zustande kommt, und zum anderen die fehlende Pronation, die den Einwärtsknick erzeugt. Auf der ulnaren Seite verbleibt deshalb der proximale Pfeiler vor dem distalen Pfeilerfragment. Die Drehverschiebung ist gleichzeitig der Wegbereiter für eine zusätzliche Adduktion. Dadurch wird die Varusdeformität komplettiert. Im Seitenbild ist der vorspringende Sporn also identisch mit dem proximalen und medialen Kondylenpfeiler. Je stärker der Sporn ausgebildet ist, desto größer ist der Innendrehfehler (Abb. **118**).

Diese Erkenntnisse haben für die **Behandlung** die Konsequenz, nach der Reposition entweder die Immobilisierung in Abduktionsstellung vorzunehmen (Thorax-Oberarm-Abduktionsgipsverband) oder in der Vertikalextension mit stabiler Gleichgewichtslage, wobei die Pronationsstellung des Vorderarmes streng beachtet werden muß.

Die Bedeutung des Cubitus varus liegt darin, daß er erst dann in seinem vollen Ausmaß erkannt wird, wenn die Fraktur bereits fest knöchern verheilt ist und eine gute Streckung wieder erlangt werden kann. Die Eltern und der

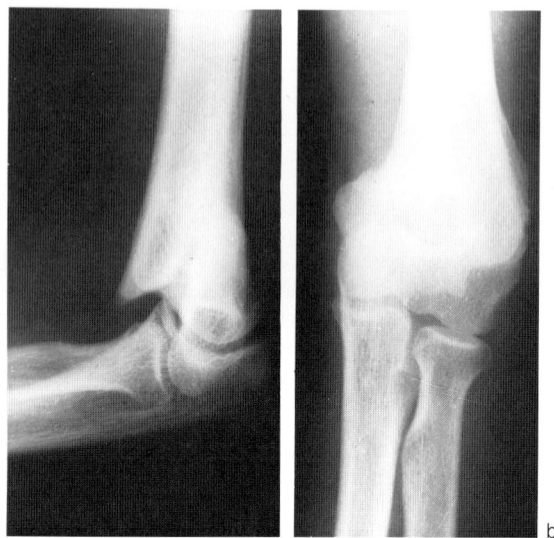

Abb. **118a** Starker Innendrehfehler und Varusdeformität bei knöchern verheilter suprakondylärer Humerusfraktur. Erhebliche Bewegungseinschränkung besonders bei Beugung. **b** Stark sichtbare Fehlform des Armes bei 12jährigem Mädchen. Ursache: Repositionsfehler!

kleine Patient, besonders wenn es sich um ein Mädchen handelt, sehen jetzt, relativ spät, das häßliche kosmetische Ergebnis. Selbst ein Kleid mit langem Arm kann dies nicht verdecken. Ist der ventromediale Sporn stark ausgebildet, kann er ein unüberwindliches Hindernis für die volle Beugung sein. Da der Cubitus varus die Folge einer Drehverschiebung ist, wird er unverändert auf Dauer bestehen bleiben. Eine spontane Rückbildung oder Verminderung im Zuge des Wachstums kann nicht erwartet werden.

Für die **operative Behandlung** der frischen suprakondylären Humerusfraktur ergeben sich folgende Indikationen:
− gleichzeitig bestehende Durchblutungsstörungen und/oder Nervenläsionen
− offene Frakturen vom Schweregrad II und III
− irreponible Frakturen

Als Osteosyntheseverfahren hat sich die Adaptation mit Kirschner-Bohrdrähten bewährt. Dabei werden nicht mehr als zwei Bohrdrähte verwendet. Ihre Lage ist möglichst senkrecht durch die Epiphysenfuge. Mehrfache Bohrungen können zu Wachstumsstörungen führen. Zusätzlicher Gipsverband und frühzeitige Implantatentfernung sind erforderlich.

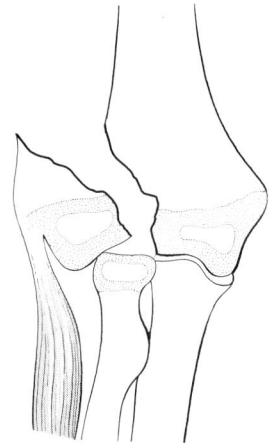

Abb. **119** Radiale Kondylenfraktur mit Läsion der Wachstumsfuge Typ Aitken III. Durch die Streckmuskulatur oft erhebliche Dislokation mit Verdrehung. Indikation zur Operation.

Fraktur des Condylus humeri radialis

Sie kommt in etwa 18% aller Ellenbogenfrakturen vor. Die Fraktur wird in ihren Folgen leicht unterschätzt. Fehldiagnosen sind nicht selten. Sie entsteht durch einen ähnlichen Verletzungsmechanismus wie die suprakondyläre Humerusfraktur, wobei vermehrt Scher- und Biegekräfte wirksam werden.

Klinik

Die Klinik kann bei der lateralen Kondylenfraktur gelegentlich verwirrend sein, weil die geklagten Beschwerden verhältnismäßig rasch abklingen können und die Ausheilung einer Verletzung dadurch vorgetäuscht wird. Neben diagnostischen Schwierigkeiten kommt der Frakturform und der Lokalisation größte Bedeutung zu. Man muß davon ausgehen, daß es sich immer um einen Gelenkbruch handelt und die Wachstumsfuge im Sinne einer Aitken-III(II)-Fraktur durchtrennt ist. Die Bruchfläche verläuft dabei meist vom lateralen Rand der Humerusmetaphyse schräg oder fast senkrecht durch die Mitte der Trochlea, wobei sie die Fossa olecrani streift. Das Fragment umfaßt die Epiphysenzone des Capitulum humeri mit seinem Kern. Im allgemeinen ist nahezu die Hälfte des Gelenkkörpers abgebrochen. Die Dislokation kann unterschiedlich groß sein. Eine Verdrehung um 180° und gleichzeitige Luxation ist keine Seltenheit. Bei der operativen Versorgung ist man immer wieder von der Größe des Fragmentes überrascht.

Therapie

Die Behandlung der Fractura condyli humeri radialis ist konservativ, wenn keine Dislokation vorliegt oder durch Reposition eine exakte anatomische

Stellung erreicht werden kann. In allen anderen Fällen – und diese sind in der Mehrzahl – kann nur die Operation ein befriedigendes Resultat ergeben (Abb. **119**). Dabei ist wichtig, daß die **Operation in den ersten Stunden** nach der Verletzung erfolgt und die Reposition absolut stufenfrei ist. Die Fixation wird mit 2 dünnen Bohrdrähten vorgenommen und ein zusätzlicher Gipsverband angelegt. Der Gipsverband kann nach 3 Wochen, die Bohrdrähte nach 4 Wochen wieder entfernt werden.

Komplikationen

Als Komplikation im Zuge der Behandlung bzw. Heilung der radialen Kondylenfraktur sind zu nennen:
– Pseudarthrose
– Spätlähmung des N. ulnaris
– sog. Fischschwanzdeformität

Das Ausbleiben der knöchernen Heilung ist gar nicht so selten. Die Ausheilung kann operativ herbeigeführt werden durch die Anwendung der allgemein gültigen Behandlungsprinzipien bei der Pseudarthrosenbehandlung (S. 83 ff.).

Die Spätlähmung des N. ulnaris entsteht durch allmähliche Überdehnung des Nervs infolge der Ausbildung eines Cubitus valgus auf dem Boden einer Wachstumsstörung. Als Ergebnis dieser Wachstumsstörung kann eine sog. Fischschwanzdeformität auftreten. Sie besteht in einer stärkeren Betonung der Taillenform der Trochlea, die in schweren Fällen gabelförmig und nicht selten mit einem Cubitus valgus verbunden ist. Ursache ist die ungenügende Reposition der Fraktur und die Kallusbildung in der Wachstumsfuge selbst, wodurch es schließlich zur Epiphysiodese kommt.

Fractura epicondyli medialis

Die Fraktur des Epicondylus medialis wird in etwa 8 % der Fälle von Ellenbogenfrakturen gefunden. Der Apophysenabriß kommt seltener isoliert vor. Meistens besteht zusätzlich eine Luxation. Ursache ist die plötzliche, gewaltsame und übermäßige Valgusstellung des Gelenkes. So führt z. B. der Sturz auf den gestreckten Arm zu einer gewaltsamen Zugwirkung der Beuger und über das Lig. collaterale ulnare zum Aus- bzw. Abriß des Epikondylus aus der Humerusmetaphyse. Jetzt erst wird die Luxation ermöglicht, sofern die einwirkende Gewalt noch nicht erschöpft ist. Nicht selten wird die Apophyse mit dem Kapsel-Band-Apparat in das Gelenk hineingezogen, so daß es zu einer Verdrehung des Fragmentes um 90° oder gar 180° kommen kann.

Klinik

Klinisch besteht vorwiegend auf der ulnaren Seite des Ellenbogengelenkes eine stärkere Schwellung mit Spontan- und Bewegungsschmerz. Das Gelenk ist aufklappbar.

Diagnose

Sie wird durch Röntgenaufnahmen in 2 Ebenen gesichert. Manchmal sind Vergleichsaufnahmen mit der unverletzten Seite erforderlich.

Therapie

Da es sich bei dieser Fraktur um einen Distraktionsbruch handelt, ist die Retention auf konservativem Wege nicht möglich. Deshalb ist die Indikation zur Operation und Fixation gegeben, wenn stärkere Dislokation vorliegt. Bei geringfügiger Verschiebung kann konservativ durch Ruhigstellung im Oberarmgipsverband behandelt werden (Abb. **120**).

Komplikationen

Als Komplikation ist die primäre Ulnarisschädigung zu nennen. Ursache ist die abrupte Überdehnung bei der Luxation des Ellenbogengelenkes. Auch eine sekundäre Schädigung ist möglich durch narbige Einscheidung. Therapeutisch kommen dann die Neurolyse und die Verlagerung auf die Beugeseite in Frage. Eine weitere Komplikation kann die pseudarthrotische Fixation des Epikondylus sein. Im allgemeinen bereitet dies kaum nennenswerte Beschwerden, es sei denn, daß er direkt unter der Haut liegt, beweglich ist und die Gelenkfunktion beeinträchtigt. Die Behandlung besteht in der Exstirpation.

Traumatische Myositis ossificans

Die Myositis ossificans nach Verletzungen tritt bevorzugt im Bereich des M. brachialis, aber auch an anderen Stellen der Oberarmmuskulatur auf. Sie kann so hochgradig sein, daß völlige Versteifung des Ellenbogengelenkes vorliegt. Die Ursache dieser Metaplasie des Muskelgewebes ist noch nicht geklärt. Angeschuldigt werden unsachgemäße Nachbehandlung (Massagen, passive Bewegungstherapie, mehrfache Repositionsmanöver u. ä.) sowie schwere Traumatisierung mit ausgedehntem Hämatom, Muskelfaserzerreißung und Quetschung sowie evtl. konstitutionelle Faktoren. Wie bei der Knochenbruchheilung entsteht im Muskelhämatom ein unreifes Keimgewebe mit pluripotenten Bindegewebszellen, welche die Funktion der Osteoblasten übernehmen.

Klinik

Die klinische Symptomatik entwickelt sich allmählich. Nach Wochen und Monaten entstehen Schwellung und Deformierung im ehemaligen Verletzungsbereich. Im Röntgenbild erkennt man Kalkeinlagerungen zwischen den einzelnen Muskelbündeln, so daß eine Fiederung zustande kommt. In den meisten Fällen aber handelt es sich um **periartikuläre Verkalkungen,** welche die Funktion des Gelenkes einschränken und mit einer Myositis ossificans nichts zu tun haben.

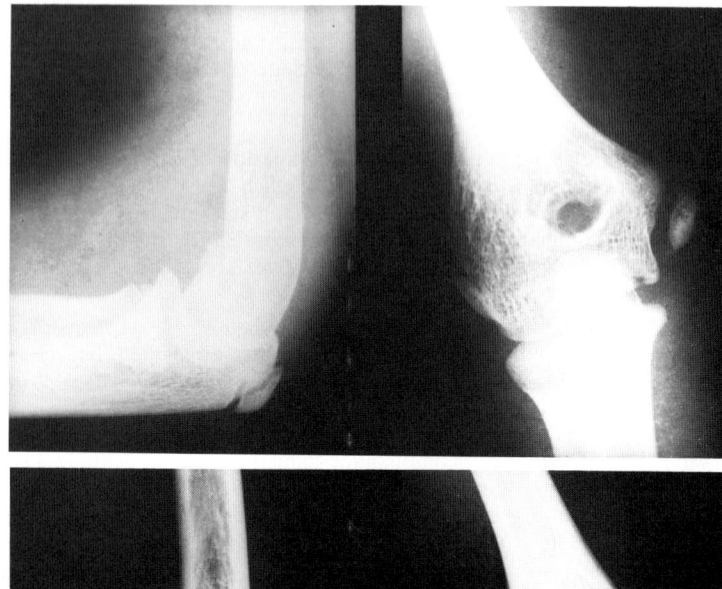

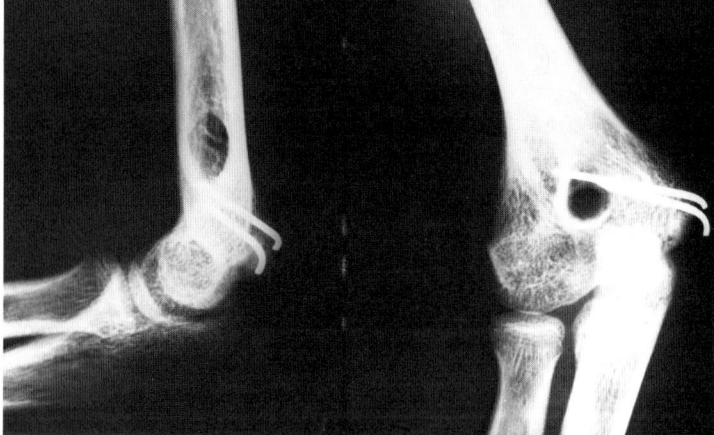

Abb. **120 a**   Abrißfraktur des Epicondylus ulnaris humeri. Durch Ansatz der Beuger oft stärkere Dislokation. **b** Bei stärkerer Dislokation Indikation zur Osteosynthese mit parallelen Bohrdrähten und zusätzlichem Gipsverband.

Therapie

Die Behandlung beginnt bei der Prophylaxe. Dabei ist wichtig, daß brüske Repositionsmanöver und mehrfache Manipulationen unterlassen bleiben und statt dessen lieber die gekonnte, atraumatisch durchgeführte Operation vorgenommen wird. Im übrigen können Versuche mit Röntgenbestrahlung oder medikamentös mit Diphosphonat (Diphos) unternommen werden. Schließlich kann eine Arthrolyse noch eine Funktionsverbesserung bringen. Die Rezidivgefahr ist groß.

Verletzungen des Ellenbogengelenkes

Bursitis olecrani

Das Olekranon, welches dorsal am Ellenbogen direkt unter der Haut liegt, ist durch einen Schleimbeutel geschützt. Geringgradige Verletzungen der Haut, aber auch fortwährender Druck (Arbeiten am Schreibtisch usw.) können zu einer akuten oder chronischen Entzündung führen. Oft aber ist die Ursache unbekannt (Bagatelläsionen).

Klinik

Das klinische Bild der Bursitis olecrani ist charakterisiert durch eine Anschwellung und Rötung der Haut mit Überwärmung und Schmerzhaftigkeit. Gelegentlich läßt sich auch Fluktuation nachweisen. Vor allem die chronische Entzündung zeigt eine prall elastische Vorwölbung über dem Olekranon bei kaum wesentlich eingeschränkter Beweglichkeit.

Therapie

Die chronische Entzündung der Bursa und auch die akute − sofern es sich nicht um eine bakterielle Infektion handelt − können konservativ behandelt werden. Dies gilt auch für das Bursahämatom. Wichtig dabei ist die Punktion auf langem Wege, d. h. vom Rand her mit Entfernung der Flüssigkeit. Das Punktat wird stets zur bakteriologischen Untersuchung und Keimaustestung eingesandt. Ein Kompressionsverband und die Ruhigstellung des Armes mittels Gipsschienenverband sind erforderlich. Die akute, bakteriell bedingte Bursitis olecrani erfordert die operative Freilegung und am besten die radikale Exstirpation des Bursa.

Luxationen des Ellenbogengelenkes

Die Verrenkungen im Ellenbogengelenk machen etwa $20-25\%$ aller Luxationen aus. Am häufigsten dabei ist die Luxation beider Unterarmknochen nach hinten (Luxatio antebrachii posterior).

Die dorsale Luxation entsteht durch Sturz auf den ausgestreckten Arm, wobei das Olekranon aus der Fossa olecrani herausgehebelt wird. Nicht selten ist damit eine Fraktur des Processus coronoideus verbunden. Bei der hinteren Luxation zerreißt die vordere Gelenkkapsel, während die Seitenbänder intakt bleiben können (Abb. **121**).

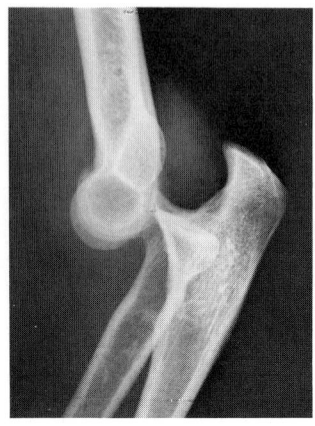

Abb. **121** Verrenkung des Ellenbogengelenkes (Luxatio antebrachii posterior) bei
43jährigem Patienten.

Klinik

Klinisch findet man eine erhebliche Deformierung im Bereich des Ellenbo-
gengelenkes mit einer starken Weichteilschwellung sowie äußerster
Schmerzhaftigkeit des in Streckstellung verbleibenden Armes. In all diesen
Fällen ist regelmäßig die **periphere Durchblutung** zu überprüfen sowie die
Funktion der Nerven (N. medianus, N. ulnaris). Auf eine Röntgenauf-
nahme darf in keinem Fall verzichtet werden.

Therapie

Die Behandlung besteht in einer möglichst sofortigen Beseitigung der Luxation durch Reposition in Narkose. Dies bereitet in der Regel keine Schwierigkeiten, wenn für eine ausreichende Erschlaffung der Muskulatur gesorgt
wird. Durch Zug am Unterarm und allmähliche Beugung im Ellenbogengelenk wird der Processus coronoideus über die Trochlea geführt. Hier rastet
er spürbar ein. Anschließend werden Röntgenkontrollaufnahmen angefertigt.

Die Immobilisierung im Gipsverband wird nur für wenige Tage vorgenommen, wobei die Stellung im Ellenbogengelenk eher zur Streckung hin (140°)
tendieren sollte. Der frühen aktiven krankengymnastischen Bewegungstherapie kommt für die Wiedererlangung der vollen Funktion die entscheidende Bedeutung zu.

Das Bild der „Myositis ossificans" oder vor allem aber die periartikulären
Verkalkungen treten auf, wenn muskuläre Ansätze (vor allem M. brachialis) im Zusammenhang mit dem Periost ausgerissen sind und so ein „Frak-
turmilieu" zustande kommt. Weitere Ursachen sind passive Bewegungsübungen, Massagen usw., die unbedingt zu unterlassen sind.

Die Luxation beider Unterarmknochen nach vorne ist nur möglich bei

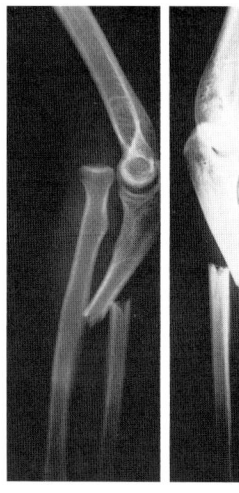

Abb. **122**   Monteggia-Fraktur = Fraktur der proximalen Ulna und gleichzeitige Luxation des Radiusköpfchens.

gleichzeitiger Olekranonfraktur. Hier ist die operative Versorgung angezeigt.

Die Fraktur des Processus coronoideus kann auch isoliert, d. h. ohne Luxation, vorkommen. Der Entstehungsmechanismus ist der gleiche wie bei der hinteren Luxation.

Klinisch stehen vor allem die Beugehemmung bei großer Schmerzhaftigkeit und die Subluxation im Vordergrund.

Monteggia-Fraktur

Diese Frakturform ist charakterisiert durch den Bruch der Ulna im proximalen Drittel mit gleichzeitiger Luxation des Radiusköpfchens. Die Verletzung entsteht durch Sturz auf den gebeugten Vorderarm oder durch Schlag gegen die ellenbogengelenknahe Ulna. Häufig findet sich ein zusätzliches 3. Fragment im Sinne eines Biegungskeiles. Das Lig. anulare ist dabei ebenfalls zerrissen (Abb. **122**).

Klinik

Klinisch findet man eine typische Achsenknickung im Bereich der proximalen Ulna sowie eine Deformierung des Ellenbogengelenkes, wobei das Radiusköpfchen in der Ellenbeuge getastet werden kann, sofern noch keine stärkere Schwellung und Hämatombildung vorliegt. Als primäre Komplikation ist eine Druckschädigung des N. radialis durch das dislozierte Radiusköpfchen möglich. Darüber hinaus ist auch der N. medianus verletzbar, und es können periphere Zirkulationsstörungen auftreten.

Therapie

Die Behandlung kann konservativ oder operativ sein. Beim Kind wird die konservative Behandlung bevorzugt. Die Reposition erfolgt in Streckstellung und am leicht supinierten Vorderarm. Das Radiusköpfchen kann direkt durch Druck reponiert werden. Gelingt die Reposition nicht auf Anhieb, dann müssen Interponate (Gelenkkapsel, Lig. anulare usw.) angenommen werden. In diesen Fällen ist die Behandlung operativ.

Die Monteggia-Fraktur des Erwachsenen wird am besten primär operativ behandelt, da durch dieses Vorgehen das Behandlungsresultat wesentlich verbessert werden kann. Dabei erfolgt zunächst die Reposition des Radiusköpfchens und danach die stabile Plattenosteosynthese der Ulna. Die Naht des Lig. anulare ist nicht in jedem Falle erforderlich. Sie wird nur dann durchgeführt, wenn nach erfolgter Plattenosteosynthese der Ulnafraktur das Radiusköpfchen spontan bei Bewegung (Beugung, Rotation) eine Luxationstendenz aufweist.

Nachbehandlung

Die Nachbehandlung besteht in vorsichtiger aktiver Krankengymnastik, die schon sehr früh aus der postoperativ dorsal angelegten Oberarmgipsschiene heraus begonnen wird. Dabei ist vor allem auf die Unterarmdrehung zu achten.

Subluxation des Radiusköpfchens beim Kleinkind (Chassaignac)

Eine typische Verletzung im Bereich des Ellenbogengelenkes stellt die Subluxation des Radiusköpfchens, die sog. Chassaignac-Verletzung, dar. Bevorzugt sind das 2. bis 6. Lebensjahr. Die Subluxation ereignet sich durch plötzlichen Zug am gestreckten Arm des Kindes bei gleichzeitiger Pronation. Dabei rutscht das Speichenköpfchen unter den oberen Teil des Lig. anulare, wobei dieses zwischen dem Radiusköpfchen und dem Capitulum humeri eingeklemmt wird.

Klinik

Das klinische Bild wird beherrscht durch eine erhebliche Schmerzhaftigkeit und Schonhaltung in mäßiger Beugestellung („Lähmung"). Charakteristisch ist ferner, daß im Röntgenbild keine krankhaften Veränderungen erkennbar sind.

Therapie

Die Behandlung besteht in einer ruckartigen Extension bei gleichzeitiger Supination des Unterarmes. Dabei kommt es unter einem fühlbaren Einschnappen zur Reposition. Das Kind ist meist sofort beschwerdefrei. Gelegentlich erfolgt die Reposition auch spontan, wenn das Kind etwas abgelenkt wird. Rezidive sind möglich.

Unterarmfrakturen

Proximale Unterarmbrüche

Olekranonfraktur

Am Unterarm sind Frakturen im proximalen, mittleren und distalen Drittel zu unterscheiden. Unter den proximalen Unterarmbrüchen überwiegt der Häufigkeit nach die **Olekranonfraktur.** Diese Verletzung erfolgt meist als Abrißfraktur, seltener durch direktes Trauma. Die Frakturform entspricht einem glatten Quer- oder Schrägbruch. Durch den Ansatz der Trizepssehne an der Olekranonspitze kommt es zu einer erheblichen Dislokation (Distraktionsbruch).

Klinik
Das klinische Bild zeigt ein lokales Hämatom mit schmerzhafter Bewegungseinschränkung im Ellenbogengelenk. Die Streckfähigkeit kann erhalten sein, wenn der seitliche Kapsel-Band-Apparat nur teilweise mitzerrissen ist.

Therapie
Die Behandlung ist, da es sich sowohl um eine intraartikuläre Fraktur wie auch um einen Distraktionsbruch handelt, operativ. Am besten hat sich dabei die Zuggurtungsosteosynthese bewährt, welche eine frühfunktionelle Behandlung erlaubt (Abb. **123**).

Frakturen am Radiusköpfchen

Frakturen am **proximalen Ende des Radius** betreffen vorwiegend das Radiusköpfchen. Hier sind 3 Formen zu unterscheiden:
– die Meißelfraktur
– die Trümmerfraktur
– die subkapituläre Fraktur

Meißelfraktur

Die Meißelfraktur entsteht meist durch Sturz auf die ausgestreckte Hand, wobei die Gewalteinwirkung über den Radius auf das Ellenbogengelenk übergeleitet wird. Am Capitulum humeri kommt es dann zur Abstauchung und zur Längsfraktur am Radiusköpfchen (Abb. **124**). Wirkt die Gewalt zentral, entsteht entweder ein Trümmerbruch oder aber eine Querfraktur im Bereich des Radiushalses mit mehr oder weniger starker Dislokation im Sinne eines Abkippens des Radiusköpfchens.

Klinik
Die klinische Symptomatik umfaßt eine stark ausgeprägte Schmerzhaftigkeit mit mäßigem Hämatom, aber starker Bewegungseinschränkung,

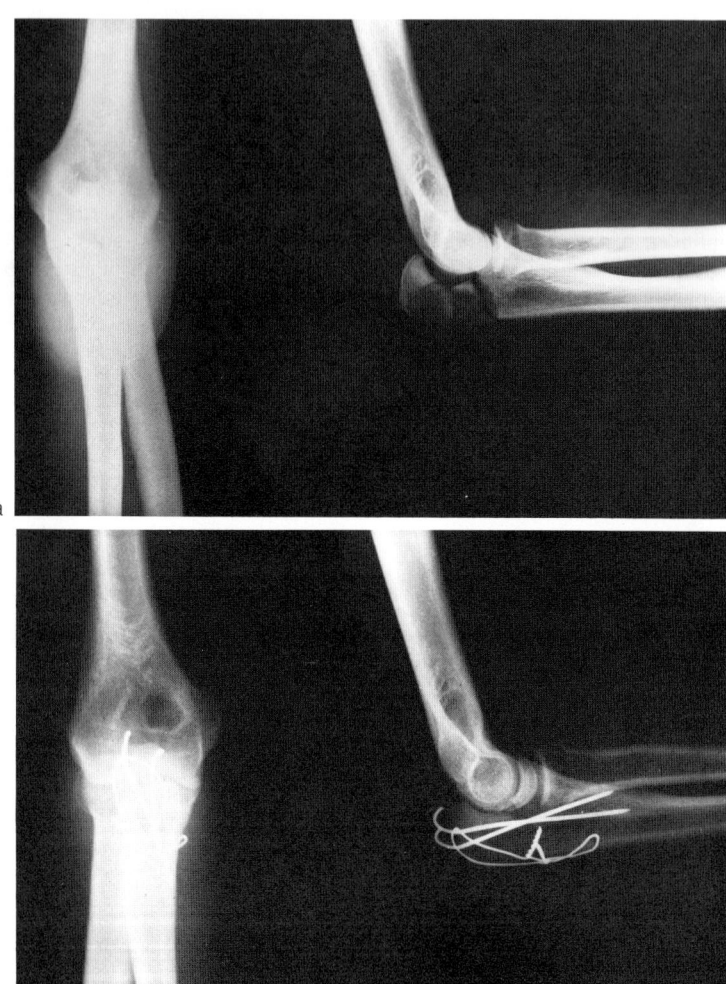

a

b

Abb. **123 a** Olekranonfraktur = Distraktionsbruch (Ansatz der Trizepssehne). **b** Indikation zur Osteosynthese mittels Zuggurtung. Funktionsstabile Osteosynthese.

besonders für Pronation und Supination. Beugung und Streckung dagegen sind weniger stark eingeschränkt. Über dem Radiusköpfchen selbst besteht ein umschriebener Druckschmerz. Röntgenologisch ist die Fraktur im allgemeinen gut zu erkennen. In schwierigen Fällen helfen Tomogramme weiter.

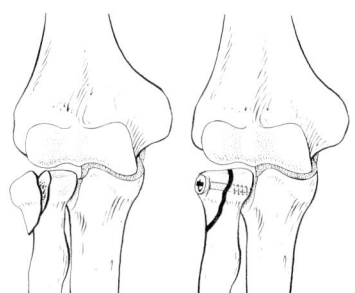

Abb. **124** Radiusköpfchenfraktur mit
großem, gelenkbildendem Fragment. Indikation zur Osteosynthese mit kleiner
Kompressionsschraube.

Therapie

Die Behandlung besteht bei der Meißelfraktur, wenn keine oder nur gering-
fügige Dislokation vorliegt, in der Immobilisierung für etwa 2−3 Wochen.
Danach wird vorsichtige aktive Bewegungstherapie durchgeführt. Auch die
Radiushalsfraktur mit geringer Dislokation wird gleichermaßen behandelt.

Bei stärkerer Dislokation der Meißelfraktur kann das Fragment mit einer
Minischraube fixiert werden. Frühfunktionelle Behandlung ist danach möglich.

Trümmerfraktur

Bei der Trümmerfraktur ist die Radiusköpfchenresektion angezeigt. Dies
gilt aber nur für die Fraktur des Erwachsenen. Beim Kind darf das Radiusköpfchen unter keinen Umständen entfernt werden, da es sonst in der Folge
des Wachstums zu einer erheblichen Fehlstellung im Bereich des Handgelenkes (Manus radioflexa) kommt, wobei das ungestörte Wachstum der
Ulna diese Deformierung verursacht.

Subkapituläre Radiushalsfraktur

Die stärkere Dislokation der subkapitulären Radiushalsfraktur bedingt
ebenfalls die Operation. Dabei gelingt die Reposition meist sehr gut.
Schwierigkeiten ergeben sich bei der Fixation (Abb. **125**). Bewährt hat sich
die transartikuläre Fixation nach WITT. Dabei besteht aber die Gefahr, daß
selbst im Gipsverband der verwendete Bohrdraht abbrechen kann. Aus diesem Grunde sollte die Transfixation sehr frühzeitig durch Entfernung des
Bohrdrahtes aufgehoben werden (spätestens nach 3 Wochen).

Radius- und Ulnaschaftfrakturen

Der anatomische Aufbau des Unterarmes als zweiknochiger Skelettabschnitt mit der Möglichkeit für die Umwendebewegung der Hand im Sinne
von Pronation und Supination ist eine beispiellose Besonderheit der Natur
beim Menschen. Die beiden Unterarmknochen sind ihrer ganzen Länge

nach umeinander beweglich. Wesentliche Bedeutung kommt dabei der Membrana interossea zu, welche einerseits eine stabilisierende und koordinierende Fesselung beider Unterarmknochen bewirkt, andererseits aber gleichzeitig Ursprungsfläche einer hochdifferenzierten Muskulatur für die Hand darstellt. Diese komplexen topographischen Beziehungen von Radius, Ulna und Membrana interossea machen deutlich, daß jede noch so geringe Fehlheilung oder Fehlstellung zu einer Störung des komplizierten Funktionsablaufes führen muß.

Ulnaschaftfraktur

Schaftfrakturen der Unterarmknochen kommen sowohl isoliert an Radius wie Ulna als auch gleichzeitig an beiden Unterarmknochen vor. Die Schaftfrakturen der Ulna entstehen vorwiegend durch direkte Gewalteinwirkung auf den schützend erhobenen Unterarm: **Parierfraktur.** Entsprechend der Gewalteinwirkung entsteht die Fraktur am Übergang vom proximalen zum mittleren Drittel oder im mittleren Drittel.

Klinik

Das klinische Bild der isolierten Ulnafraktur ist gekennzeichnet durch eine mehr oder weniger stark schmerzhafte Weichteilschwellung im Bereich der ulnaren Seite des Unterarmes. Eine Verkürzung fehlt, da die Länge des Unterarmes durch den intakten Radius vorgegeben ist. Das Röntgenbild vervollständigt die diagnostischen Maßnahmen.

Therapie

Die Behandlung der isolierten Ulnafraktur ist am besten operativ durch die Plattenosteosynthese. Nur so ist es möglich, die frühfunktionelle Behandlung durchzuführen und die Gefahr der Pseudarthrosenbildung infolge Sperrwirkung durch den intakten Partnerknochen auszuschließen. Bei Kindern kann die Behandlung konservativ sein.

Radiusschaftfraktur

Die isolierte Schaftfraktur des Radius entsteht ebenfalls durch direkte Gewalteinwirkung oder aber beim Sturz auf die ausgestreckte Hand. Der Radius übt am Unterarm vorwiegend Stützfunktion aus. Liegt die Fraktur im proximalen Drittel des Radius, so kommt es zur stärkeren Dislokation des proximalen Fragmentes nach der Beugeseite, weil hier der M. biceps ansetzt. Liegt die Fraktur dagegen am Übergang vom mittleren zum distalen Drittel, so wird das periphere Fragment im wesentlichen durch den M. pronator quadratus zur Ulna disloziert. Durch die Abwinkelung des Radius kommt es zu einer Radialabweichung im Handgelenk mit sichtbarer Verkürzung des Unterarmes und gleichzeitigem Ellenvorschub.

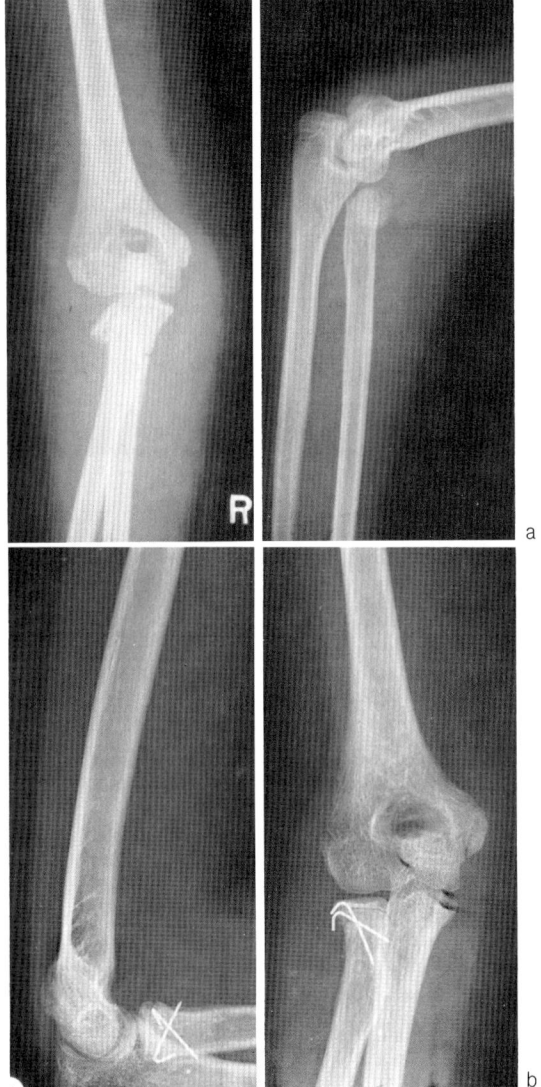

Abb. **125 a**   Subkapituläre proximale Radiusfraktur bei einem Kind nach Sturz auf die ausgestreckte Hand. Das Radiusköpfchen ist um mehr als 60° abgekippt = Operationsindikation (bereits ab 10°). **b** Nach anatomischer Reposition erfolgte Fixation mittels zweier gekreuzter dünner Bohrdrähte.

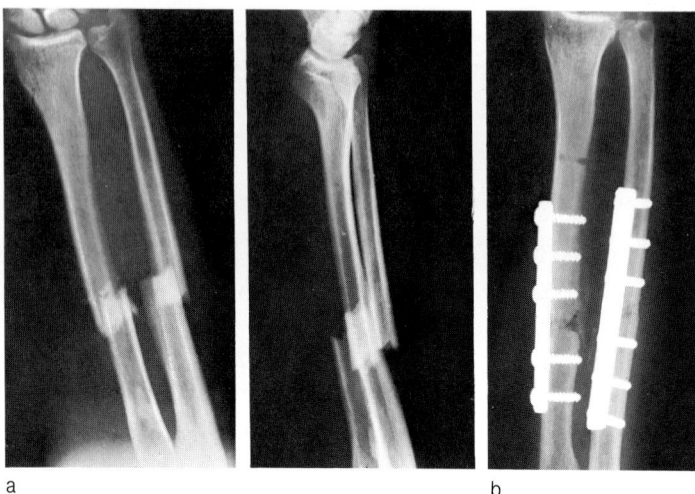

a   b

Abb. **126 a** Unterarmschaftfraktur im mittleren Drittel. **b** Plattenosteosynthese an Radius und Ulna mit je einer Kompressionsplatte. Vollständige Wiederherstellung von Funktion und Anatomie.

Klinik

Das klinische Bild ist durch die eben beschriebene Dislokation im Handgelenk gekennzeichnet. Darüber hinaus besteht starke Weichteilschwellung, Schmerzhaftigkeit, Hämatombildung und Functio laesa.

Therapie

Die Behandlung der isolierten Radiusschaftfraktur ist wiederum eher operativ durch Plattenosteosynthese, wobei aber auch auf die Gefahren einer Radialisschädigung besonders im proximalen Drittel hingewiesen werden muß.

Schaftfrakturen beider Unterarmknochen

Schaftfrakturen beider Unterarmknochen sind meist Folge von direkter Gewalteinwirkung. Seltener tritt die Unterarmschaftfraktur durch Sturz auf die ausgestreckte Hand ein. Nach einem solchen Sturz kommt es zur Kontinuitätstrennung an der schwächsten Stelle. Diese liegt am Radius etwa in Schaftmitte und an der Ulna am Übergang vom mittleren zum distalen Drittel. Bei der direkten Gewalteinwirkung wird die Lokalisation und Fehlstellung durch die einwirkende Gewalt bestimmt (Abb. **126**).

Klinik

Das klinische Bild ist gekennzeichnet durch ein ausgedehntes Hämatom sowie durch die typischen Frakturzeichen (Deformierung, falsche Beweglichkeit, Knochenreiben). Röntgenbilder in zwei Ebenen lassen die Fehlstellung, den Entstehungsmechanismus des Bruches und auch die notwendigen Repositionsverfahren erkennen.

Therapie

Die Behandlung der Fraktur beider Unterarmknochen ist beim Erwachsenen im allgemeinen operativ und erfolgt durch Plattenosteosynthesen. Nur so ist es möglich, eine anatomische Wiederherstellung zu erreichen und die Funktion auch in der Peripherie zu sichern. Die konservative Behandlung ist der kindlichen Unterarmfraktur vorbehalten.

Pseudarthrose

Unter den Komplikationen der isolierten Ulna- bzw. Radiusschaftfraktur oder aber auch bei der Fraktur beider Unterarmknochen rangiert die **Pseudarthrosenbildung** (Abb. **127**) an erster Stelle. Sie kommt in einem hohen Prozentsatz vor. Dies gilt besonders für die konservative Behandlung. Die Hauptursache für das Ausbleiben der knöchernen Heilung ist vorwiegend mechanischer Natur und liegt vor allem in der Instabilität mit Fehlen der notwendigen Ruhe am Frakturherd. Weitere Ursachen können Interposition von Muskulatur und Sehnen sowie ungenügender Knochenkontakt der Fragmente untereinander sein. Auch die inadäquate Osteosynthese (z. B. intramedulläre Fixation) muß als Ursache in Betracht gezogen werden.

Medikamentös wirken sich Kortison, Zytostatika, Immunsuppressiva sowie Dicumarole und Heparin (Liquemin) nachteilig auf die Frakturheilung aus. Eine besondere Rolle kommt der Sperrwirkung des intakt gebliebenen Partnerknochens bei den isolierten Frakturen an Radius bzw. Ulna zu. Die infektbedingte Unterarmpseudarthrose macht etwa 7% der Fälle aus.

Klinisch steht bei der Unterarmpseudarthrose vor allem die Kraftlosigkeit des Armes und die mögliche Fehlstellung im Vordergrund.

Therapie

Für die Behandlung der Pseudarthrose muß zwischen den biologisch reaktionsfähigen und den biologisch reaktionsunfähigen, d. h. avitalen Pseudarthrosen unterschieden werden. Eine weitere Berücksichtigung verlangt das Vorliegen einer lokalen Infektion. Die biologisch reaktionsfähige Pseudarthrose am Unterarm wird durch eine Plattenosteosynthese sicher zur Ausheilung gebracht. Dabei ist es gleichgültig, ob es sich um eine isolierte Radius- oder Ulnaschaftpseudarthrose oder aber um eine solche beider Vorderarmknochen handelt. Um eine avitale Pseudarthrose, die nicht infiziert ist,

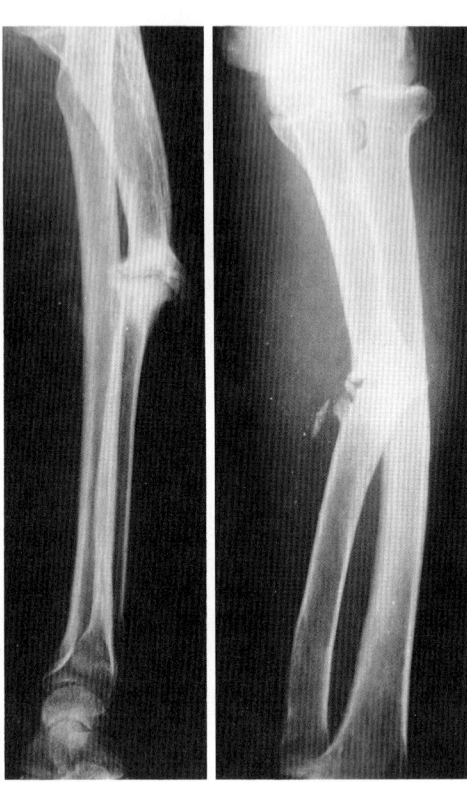

Abb. **127**   Hypertrophe Ul-
napseudarthrose als Folge
einer „Parierfraktur" und anschließender konservativer
Behandlung.

zur Ausheilung zu bringen, bedarf es neben der Stabilisierung durch eine
Osteosynthesenplatte der gleichzeitigen Dekortikation und der Anlagerung
von autologer Spongiosa. Im Falle der Infektpseudarthrose ist neben der
Erzeugung von Stabilität, evtl. mit dem Fixateur externe, die Entfernung
allen toten Gewebes (Sequester) sowie die Säuberung und die Anlagerung
autologer Spongiosa vorrangig (S. 85 f.).

Brückenkallusbildung

Eine weitere Komplikation bedeutet die Brückenkallusbildung im Zuge der
Heilung einer Vorderarmfraktur. Der Brückenkallus, welcher die Mem-
brana interossea überschreitet und mit dem Partnerknochen in Kontakt
gelangt, verhindert komplett die Umwendebewegung des Unterarmes. Die
Funktion ist damit ganz wesentlich beeinträchtigt. Die Minderung der
Erwerbsfähigkeit beträgt in einem solchen Fall 20–40%.

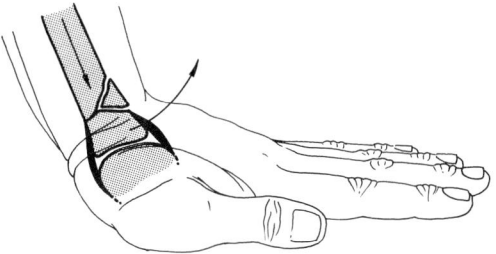

Abb. **128** Schematische Darstellung der Frakturent-stehung am distalen Radius = Fractura radii in loco classico (Colles-Fraktur). Typisch ist die Abkippung des peripheren Fragmentes nach dorsal.

Therapeutisch kommt die operative Entfernung des Brückenkallus in Frage. Rezidivgefahr besteht jedoch weiter.

Frakturen am distalen Unterarm

Die Fractura radii in loco classico (Abb. **128**) gehört zu den häufigsten Frakturen überhaupt und beschäftigt den Arzt sowohl in der Praxis als auch in der Klinik. Sie wurde von ABRAHAM COLLES im April 1814 erstmals beschrieben und trägt seinen Namen (Colles' fracture). Es handelt sich dabei um eine **Extensionsfraktur**, welche in dieser Dislokation in etwa 90% der Fälle gefunden wird. Die **Flexionsfraktur** wurde von ROBERT SMITH 1847 beschrieben. Sie ist seltener. Für die Entstehung der einen oder anderen Bruchform ist die Stellung der Hand im Moment des Auftreffens beim Sturz entscheidend. Bei der Radiusfraktur in loco classico liegt der Winkel zwischen Hand und Unterarm bei 40–90° Dorsalextension (Überstreckungsbruch).

Die typische Frakturstelle am Radius findet sich etwa 1,5–2 cm proximal der Gelenkfläche. In diesem Bereich ist die Kompakta außerordentlich dünn, so daß man fast wie bei einem Pkw von einer vorgegebenen „Knautschzone" sprechen kann. Nicht selten kommt es hier zu einer erheblichen und irreversiblen Impaktierung von spongiöser Knochensubstanz. Gleichzeitig kann auch der Processus styloideus ulnae frakturiert sein, oder es kann gleichzeitig eine Luxation im distalen Radioulnargelenk mit Zerreißung des Kapsel-Band-Apparates bestehen. Neben den klassischen Bruchformen werden vor allem auch intraartikuläre Frakturen sowie Mehrfragment- und Trümmerbrüche gefunden.

Für das Zustandekommen eines Speicherbruches an typischer Stelle sind Untersuchungen interessant, die zeigen, daß im Experiment für das männliche Skelett 285 kp und für das weibliche lediglich 195 kp zur Erzeugung dieser Fraktur erforderlich sind. Die klinische Erfahrung bestätigt diese Besonderheit, indem die distale Radiusfraktur in ca. 80% der Fälle Frauen

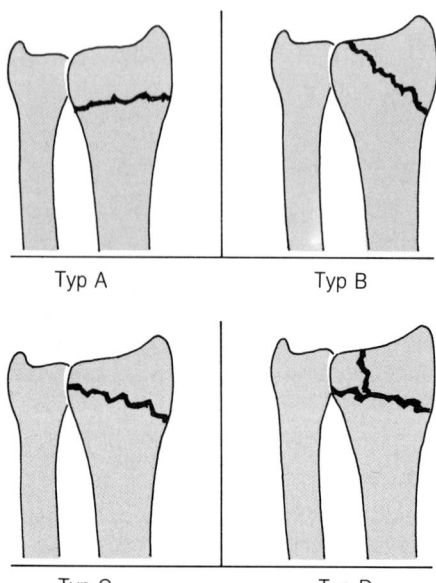

Typ A   Typ B

Typ C   Typ D

Abb. **129** Systematisierung der Frakturen am distalen Unterarm in Anlehnung an Frykman: Typ A = extraartikulär, Typ B = radiokarpale Gelenkfraktur, Typ C = radioulnare Gelenkfraktur, Typ D = komplexe Gelenkfraktur.

betrifft. Zwei Drittel dieser Patienten sind 50 Jahre und älter. Der Osteoporosefaktor spielt ebenfalls eine Rolle.

Für die Verfahrenswahl und die Prognose hat sich die Systematisierung von FRYKMAN (1967) bewährt. Dabei wird besonders zwischen extra- und intraartikulären Frakturen unterschieden und die Frakturform berücksichtigt. Die weitere Differenzierung in Frakturen mit und ohne Abriß des Processus styloideus ulnae ist u. E. nicht erforderlich, da diese Begleitverletzung wahrscheinlich keinen so entscheidenden Einfluß auf das Spätresultat hat. Somit lassen sich 4 Typen unterscheiden (Abb. **129**):

- Typ A (38%): extraartikuläre Fraktur
- Typ B (24%): radiokarpale Gelenkfraktur
- Typ C (22%): radioulnare Gelenkfraktur
- Typ D (16%): radiokarpale und radioulnare Gelenkfraktur

Diese Einteilung entspricht dem Schweregrad der Verletzungsform, so daß die Prognose von Typ A bis Typ D immer ungünstiger wird. Dabei spielt nicht nur die Beteiligung der Gelenkflächen eine Rolle, sondern ganz besonders die gestörten Beziehungen zwischen Radius und Ulna, die einmal durch Sprengung der Bandverbindungen zustande kommen und andererseits durch die Fehlstellung der Fraktur (Dissoziation).

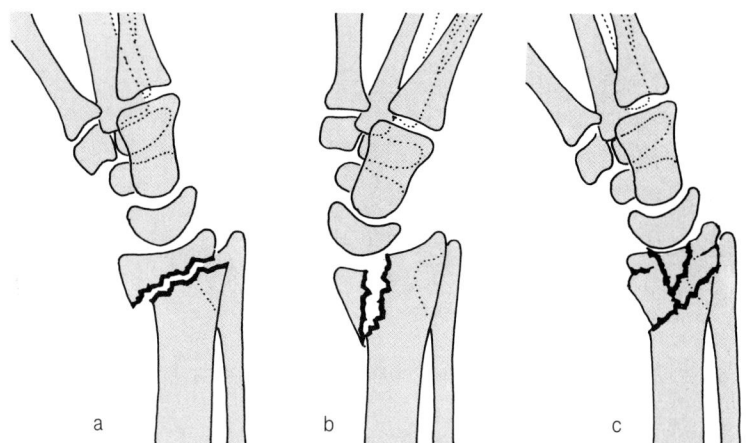

Abb. **130**   Smith-fracture: **a** Typ I: Palmardislokation des intakten peripheren Radiusgelenkfragmentes. **b** Typ II: Luxationsfraktur mit Beteiligung der distalen Radiusgelenkfläche. **c** Typ III: Trümmerfraktur der distalen Radiusgelenkfläche und gelegentliche Luxation.

Für die selteneren **Flexionsbrüche** (ROBERT SMITH 1847) hat THOMAS (1957) eine Einteilung (Abb. **130**) erarbeitet, welche sich ebenfalls bei der Wahl des Therapieverfahrens bewährt hat.

Diese Frakturform entsteht durch Sturz oder Gewalteinwirkung auf die flektierte Hand, so daß die Dislokation des peripheren Fragmentes nach palmar erfolgt. Beim Typ I handelt es sich um einen Querbruch mit stärkerer Abkippung des peripheren Fragmentes nach palmar, ohne daß die Gelenkfläche selbst verletzt ist. Beim Typ II und III handelt es sich um Verrenkungsbrüche, bei denen ein kleinerer bzw. großer Teil der Gelenkfläche nach palmar disloziert bzw. mehrfach in sich selbst gebrochen ist.

Bei beiden Frakturformen (Colles und Smith) spielen bezüglich der Prognose vor allem folgende Begleitverletzungen eine Rolle:
– Luxationsfraktur
– Ruptur der Sehne des M. extensor pollicis longus
– mechanische Irritation des N. medianus (Karpaltunnelsyndrom)

Primäre arterielle Durchblutungsstörungen sind selten. Den venösen Abflußstörungen muß jedoch im Zuge der Behandlung große Aufmerksamkeit geschenkt werden. Das Auftreten der Sudeck-Dystrophie kann Ausdruck eines abgelaufenen Kompartmentsyndroms sein.

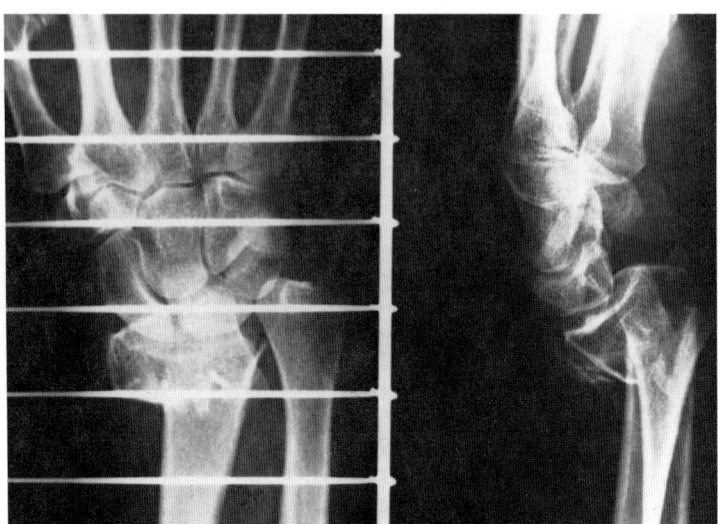

Abb. **131** Radiusfraktur in loco typico. Typische Bajonettstellung und Dorsalabkippung des peripheren Fragmentes. Ulnavorschub = Ruptur der radioulnaren Syndesmose. Sehr häufige Fraktur!

Klinik

Das klinische Bild ist im Falle der Radiusfraktur loco classico durch die typische Fehlstellung charakterisiert, die in einer Dorsalabkippung und Radialverschiebung des peripheren Fragmentes (Bajonett- oder Fourchette-Stellung) besteht (Abb. **131**). Der verletzte Unterarm wird in schmerzbedingte Schonhaltung gebracht. Man findet Hämatombildung und Weichteilschwellung. Bei starker Dislokation ist u. U. die Läsion des N. medianus möglich. Sie kommt aber eher als Spätfolge einer in Fehlstellung verheilten Radiusfraktur vor mit den Zeichen des Karpaltunnelsyndroms (S. 260). Dieses äußert sich zunächst durch Parästhesien in den 3 radialen Fingern mit Ausstrahlung in den Unterarm und in die Schulter. Später folgen objektivierbare Ausfälle der Sensibilität (Hypästhesie) und der Motorik (Thenaratrophie).

Diagnose

Die Röntgenuntersuchung bei der distalen klassischen Radiusfraktur wird immer in 2 Ebenen durchgeführt. Dabei kann die Fraktur leicht analysiert und klassifiziert werden, so daß die Therapiewahl erleichtert wird.

Therapie

Die Behandlung der typischen distalen Radiusextensionsfraktur (Colles' fracture) ist konservativ, wenn es sich um die extraartikuläre Querfraktur

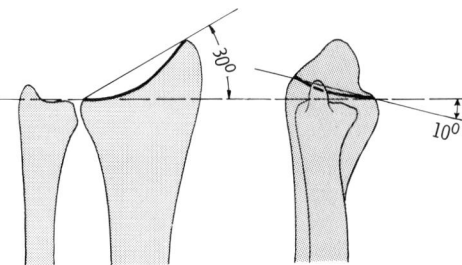

Abb. **132** Die normalen Ge-
lenkwinkel am distalen Radius
in a.-p. und seitlicher Ebene.
Sie sind bei der Reposition
möglichst genau wiederherzustellen. Die Funktion im Handgelenk ist davon weitgehend
abhängig.

(Typ A) sowie um nicht verschobene Frakturformen des Types B, C und D
handelt. Die Durchführung erfolgt nach den noch heute gültigen Regeln
der Böhler-Schule. Diese heißen: **„Einrichten, Ruhigstellen, Schmerzen
vermeiden, Üben".** Behandlungsziel ist also die anatomische Wiederherstellung der distalen Gelenkfläche durch Reposition. Dabei ist wichtig zu
wissen, daß diese in der a.-p. Ebene 30° nach radial ansteigend beträgt und
im seitlichen Röntgenbild eine Palmarneigung von 10° aufweist (Abb. **132**).

Für die Anästhesie kommt bei der distalen Radiusfraktur in loco typico ausnahmsweise auch die lokale Bruchspaltanästhesie in Frage (10–15 ml
2%iges Novocain o. ä.) oder aber die Plexusanästhesie bzw. eine allgemeine
Kurznarkose. Die eigentliche Reposition (Abb. **133**) erfolgt am besten mittels Fingerextension durch sog. „Mädchenfänger". Der Patient liegt dabei
auf dem Operationstisch in Rückenlage, und der Oberarm wird seitlich
horizontal abgespreizt, der Unterarm ist im Ellenbogengelenk senkrecht
abgewinkelt. Über eine gepolsterte Manschette am distalen Oberarm kann
durch Gewichte die Extension verstärkt werden (Anhängen eines Wasserei-
mers mit 6–8 l). Besonders ist darauf zu achten, daß der Hauptzug über
den 1. und den 2. Fingerstrahl erfolgt (Abb. **133**).

Nach etwa 10–15 Minuten andauernder Extension wird durch manuellen
Druck (Palmarflexion und Ulnarabduktion) die Reposition vervollständigt
und in Mittelstellung des Handgelenkes eine breite dorsale Gipslonguette
angewickelt. Sie darf nicht zu stark gepolstert sein und sollte Unterarm und
die Mittelhand gut umfassen. Bei Trümmerfrakturen muß gelegentlich
sogar ein Oberarm-Rundgipsverband angelegt werden. Er wird **immer**
längsgespalten. Der Verband reicht in allen Fällen genau bis zu den Grund-
gelenken der Finger II–V (Abb. **134**).

Eine andere, nicht ganz so schonende Repositionsmöglichkeit ist die
direkte manuelle, wobei auch hier wiederum das Prinzip von Zug und
Gegenzug verwirklicht wird. Der Gegenzug wird bei rechtwinklig gebeugtem Ellenbogen am Oberarm oberhalb des Ellenbogengelenkes ausgeübt.
Dies erfolgt entweder durch eine breite Tuchschlaufe, die an der Wand mittels Haken befestigt ist, oder aber durch die Hände eines Helfers. Der Arzt

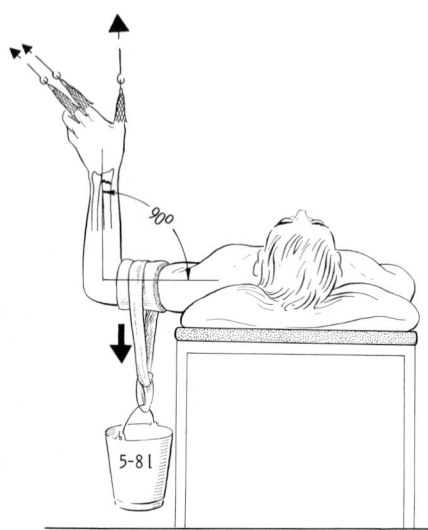

5-8 l

Abb. **133** Repositionsmanöver bei distaler Radiusfraktur in Lokalanästhesie oder Allgemeinnarkose. Aufhängung mittels „Mädchenfänger" und Gewichtsbelastung = Extension.

umfaßt mit einer Hand den Daumen der verletzten Extremität und mit der anderen die Finger II und III. Unter kräftigem Längszug und Palmarbeugung der Hand wird im allgemeinen die Reposition der Bruchstücke erreicht. Zusätzlicher direkter Druck von der Streckseite her ist meist notwendig. Einfach ausgedrückt, gliedert sich das Repositionsmanöver in 4 Phasen:
– Extension
– Palmarflexion
– Ulnarabduktion
– Pronation

Die distale Radiusfraktur neigt besonders beim älteren Menschen, wenn dorsal ein Biegungskeil besteht oder aber auch die häufige starke Impression vorliegt, zum erneuten sekundären Abweichen noch dorsal. Deshalb ist die klinische und röntgenologische Überwachung erforderlich. Für die Beurteilung der seitlichen Röntgenaufnahme ist wichtig, daß sich der 2. und der 5. Mittelhandstrahl genau übereinander projizieren. Denn nur so kann die Stellung korrekt beurteilt werden. Obwohl während der Reposition im allgemeinen der Röntgenbildverstärker verwendet wird, müssen nach Abschluß des Repositionsmanövers und nach erfolgter Ruhigstellung im Gipsverband stets Röntgenbilder in 2 Ebenen angefertigt werden. Sie dienen nicht nur der Beurteilung der momentanen Stellung, sondern können den Arzt auch vor ungerechtfertigten Vorwürfen schützen. Eine weitere

Abb. **134a**   Distale Radius-
fraktur als Flexionsbruch
(Smith-fracture). Typische
Abwinkelung des peripheren
Fragmentes nach palmar.
b Röntgenbild nach Reposi-
tion und Immobilisierung im
Gipsschienenverband. Gute
Fragmentstellung.

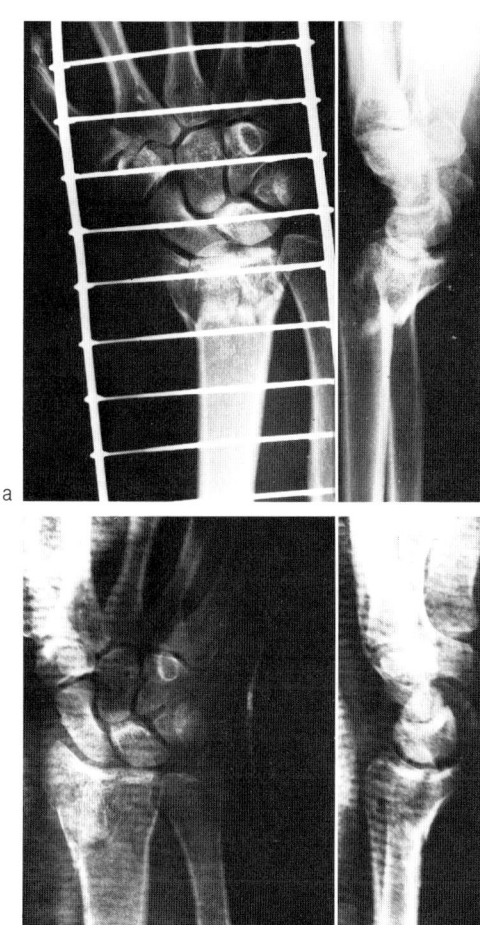

a

b

Röntgenkontrolle wird routinemäßig zwischen dem 6. und 8. Tag erforderlich, wenn die Abschwellung weitgehend abgeschlossen ist. Bei guter Frak-
turstellung kann dann der Gipsschienenverband zirkulär geschlossen, oder
aber es muß eine Nachreposition durchgeführt werden. In diesen Fällen ist
zu überlegen, ob eine sog. perkutane Spickung mit 2 Bohrdrähten nach
erneuter Reposition indiziert ist.

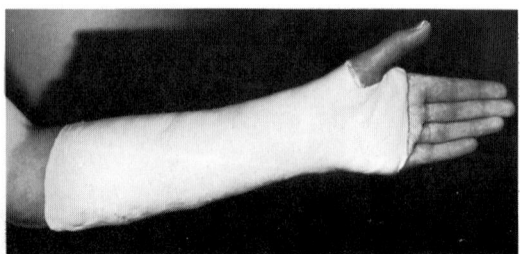

Abb. **135** Typischer Unterarmgipsverband zur Retention einer distalen Radiusfraktur. Der Gipsverband muß nach Anlegen sofort in ganzer Länge bis auf den letzten Faden gespalten werden. Bewährt hat sich für die erste Woche die dorsale Gipslonguette. Danach erfolgt Abänderung des Verbandes in einen zirkulären Gipsverband.

Für die knöcherne Konsolidierung der Fraktur wird in aller Regel eine Zeit zwischen 4 und 6 Wochen benötigt. Der Gipsverband wird nach dieser Zeit entfernt und eine gipsfreie Röntgenkontrolle vorgenommen. Sie gibt über den knöchernen Heilungszustand Auskunft. Jetzt schließt sich eine intensive und regelmäßige Physiotherapie mit aktiver krankengymnastischer Bewegungstherapie, eventuell Eisbehandlung sowie Thermalbadschwimmen an. Lokale Massagen sind unbedingt zu vermeiden. Der Verletzte ist während der gesamten Dauer der Immobilisation anzuhalten, auch das Schultergelenk mehrfach täglich durchzubewegen. Der primären Weichteilschwellung wird am besten durch Hochlagerung begegnet.

Handelt es sich um konservativ schlecht reponierbare Frakturen vom Typ Frykman B−D bzw. Thomas II und III, so ist die Indikation zur Osteosynthese zu stellen. In Frage kommen einfache adaptierende Bohrdrahtosteosynthesen oder aber Osteosynthese mit Abstützplatte und Defektauffüllung durch autologe Spongiosa usw. Trümmerfrakturen eignen sich für derartige Osteosynthesen nicht. In solchen Fällen kann mit dem kleinen Fixateur externe oft ein befriedigendes Ergebnis erzielt werden.

Die **notfallmäßige Osteosynthese** einer distalen Radiusfraktur loco classico ist selten. Eine Indikation ergibt sich bei der offenen Fraktur und bei Zirkulations- und Sensibilitätsstörungen. Es hat sich auch bewährt, primär irreponible oder instabile Frakturen umgehend operativ zu versorgen.

Luxationsfraktur im distalen Radioulnargelenk (Galeazzi-Läsion)
(Abb. **137**)

Bei dieser komplexen Verletzung des Unterarmes handelt es sich um die Fraktur des Radiusschaftes im distalen Drittel, den Abbruch des Processus

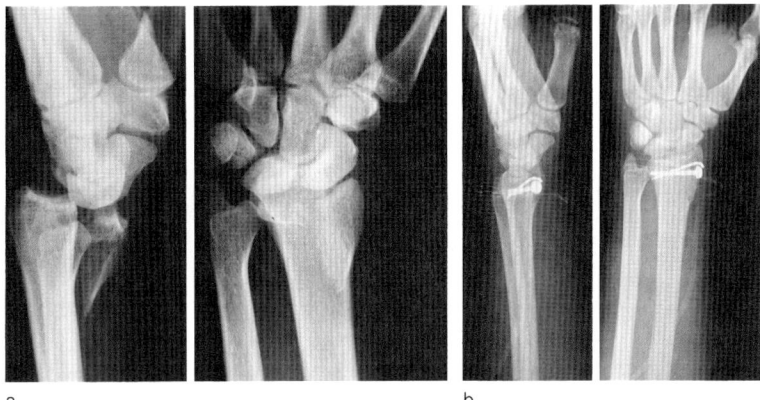

a   b

Abb. **136 a**   Flexionsgefahr distaler Radius = „Smith-fracture"; Typ II nach Thomas.
b Nach operativer Einrichtung und Fixation mittels Zugschraube und Bohrdraht perfekte anatomische Wiederherstellung.

styloideus ulnae sowie die Luxation im distalen Radioulnargelenk (Gegenstück zur Monteggia-Fraktur).

Therapie
Die Behandlung besteht in der Wiederherstellung normaler anatomischer Gelenkverhältnisse. Diese werden am besten auf operativem Wege erreicht, indem die Radiusfraktur nach exakter anatomischer Reposition durch eine stabile Plattenosteosynthese versorgt wird. Dadurch wird die bestehende Verkürzung des Radius behoben, und in aller Regel reponiert sich die Luxation im Radioulnargelenk von selbst. Der abgerissene Processus styloideus ulnae kann mit einer Minischraube an anatomischer Stelle nach Reposition fixiert werden. Gleichzeitig sind die syndesmalen Bänder zu adaptieren und der Discus articularis zu fixieren. Eine Immobilisation sollte für ca. 3 Wochen durchgeführt werden. Danach ist Bewegungstherapie durchzuführen.

Komplikationen

Morbus Sudeck
Eine der schwersten Komplikationen nach distaler Radiusfraktur ist der Morbus Sudeck (Sudeck-Syndrom). Dabei handelt es sich um eine pathologisch gesteigerte Heilentzündung, die schließlich in Dystrophie bzw. Atrophie der Weichteile und der Knochen übergeht.

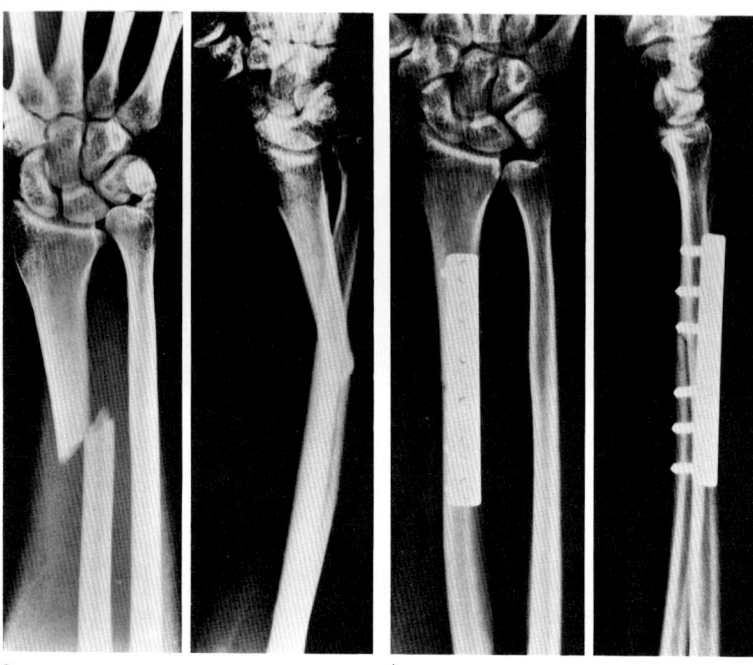

a   b

Abb. **137a** Galeazzi-Fraktur = Fraktur im distalen Radiusschaftdrittel mit gleichzeitiger Luxation im distalen Radioulnargelenk (s. Monteggia-Fraktur). **b** Durch anatomisch exakte Reposition der Radiusfraktur reponiert sich in der Regel die Luxation von selbst. Funktionelle Behandlung ist möglich.

Pathogenetische Faktoren sind vielgestaltig (neurogen, neurovaskulär, neurohumoral, vaskulär, biochemisch, mechanisch). Die Gefahr des Auftretens eines Morbus Sudeck besteht vor allem dann, wenn mehrfache Repositionsmanöver durchgeführt werden.

Das Leitsymptom des Morbus Sudeck ist der Schmerz. Man unterscheidet drei Stadien. Die Behandlung richtet sich nach der Ursache und berücksichtigt das vorliegende Stadium (S. 57 ff.).

Karpaltunnelsyndrom

Eine weitere Komplikation stellt das Karpaltunnelsyndrom dar, wobei der N. medianus in Mitleidenschaft gezogen ist. Dies äußert sich vorwiegend in nächtlichen Parästhesien in den drei radialen Fingern und Ausstrahlung in den Unterarm. Objektiv findet man Hypästhesien und eine Thenaratrophie. Die Diagnose wird durch Elektromyographie gesichert. Therapeutisch wird die Spaltung des Retinaculum flexorum vorgenommen.

Offene Radiusfraktur

Die offene Radiusfraktur ist selten. Meist handelt es sich dabei um eine kleine Durchspießung im Sinne des I. Schweregrades. Erstgradig offene Frakturen werden in der Regel nach entsprechender Wundversorgung so behandelt wie geschlossene Frakturen.

Unterarm- und handgelenknahe Frakturen im Kindesalter

Handgelenknahe Frakturen im Kindesalter sind nicht selten. Unterarmfrakturen machen insgesamt etwa 20% aller Verletzungen der oberen Extremität aus. Drei Viertel davon aber sind im distalen Drittel lokalisiert und können isoliert den Radius, die Ulna oder beide Unterarmknochen betreffen. Dabei kann es sich sowohl um **Wulst- oder Grünholzfrakturen** handeln als auch um die komplette Kontinuitätstrennung (Abb. 17).

Die Ursache ist in der Regel der Sturz nach vorne oder seitlich auf die ausgestreckte Hand. Je nach Winkelstellung im Handgelenk und Größe der einwirkenden Kraft entsteht entweder eine distale Radiusepiphysenlösung − ähnlich dem Mechanismus, der beim Erwachsenen zur Radiusfraktur loco classico (Colles' fracture) führt − oder aber es resultiert eine Fraktur, die entweder den Radius alleine betrifft oder beide Unterarmknochen. Bei dem seltenen Sturz auf die palmarflektierte Hand kommt es entweder zu Frakturen im distalen Drittel mit entgegengesetzter Abwinkelung oder auch zur Epiphysenlösung bzw. sogar zu Epiphysenfrakturen vom Typus Aitken II oder III mit Palmardislokation. Dies würde der Form der Smith-fracture entsprechen. Bei einer isolierten Ulnafraktur im proximalen Drittel muß die Monteggia-Verletzung ausgeschlossen werden, ebenso bei der isolierten distalen Radiusfraktur die Galeazzi-Läsion. Neben den indirekten Frakturen kommen auch direkte, besonders an der Ulna die sogenannte **Parierfraktur** vor.

Wodurch unterscheiden sich nun die distalen Vorderarmbrüche bei Kindern von denen der Erwachsenen?

Sie unterscheiden sich nicht hinsichtlich der Schwierigkeiten, die sich aus der Zweiknochigkeit des Unterarmskeletts sowie den komplexen topographischen Beziehungen zwischen Radius, Ulna und Membrana interossea ergeben, und auch nicht durch den Verlauf einzelner Muskelgruppen, die interponiert sein können. Der Unterschied liegt vielmehr im Vorhandensein eines dicken, kräftigen Periostschlauches, der vielfach nur unvollständig zerreißt, so daß eben nur bei Kindern **Wulst- oder Grünholzfrakturen** vorkommen können. Ganz wesentlich kommt hinzu, daß das Wachstum noch nicht abgeschlossen ist und jede Fraktur, auch wenn die Wachstumsfuge in keiner Weise traumatisch geschädigt wurde, in irgendeiner Form

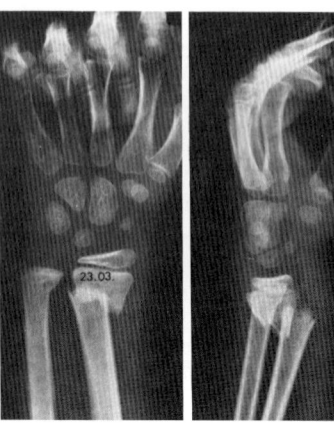
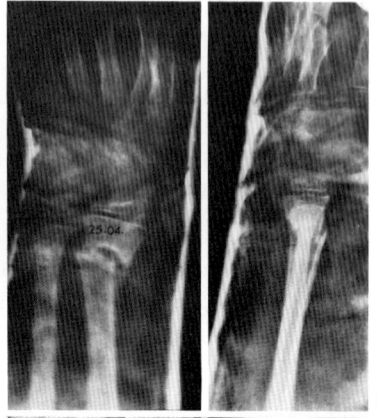

a

b

Abb. **138a** Distale Radius- und Ulnafraktur eines 7jährigen Jungen nach
Schulsportunfall. Erhebliche Dislokation
des distalen Radiusfragmentes nach radial und dorsal mit Abkippung. **b** Nach
anfänglich guter Reposition ergibt die
Kontrolle etwas mehr als 4 Wochen später deutlich sichtbare Radialverschiebung
und -abkippung. Auf der Radialseite ist
bereits Kallusbildung erkennbar. Im
Anschluß an diese Aufnahme erfolgt
Gipsentfernung und funktionelle Weiterbehandlung. **c** 6¹/₂ Monate nach Unfall
ist die Achse vollständig aufgerichtet,
und die seitliche Verschiebung ist anatomisch egalisiert. Wachstumsfugen offen.
Objektiv und subjektiv perfektes Resultat.
Der Junge kann zu diesem Zeitpunkt
nicht mehr angeben, an welchem Arm er
die Verletzung hatte.

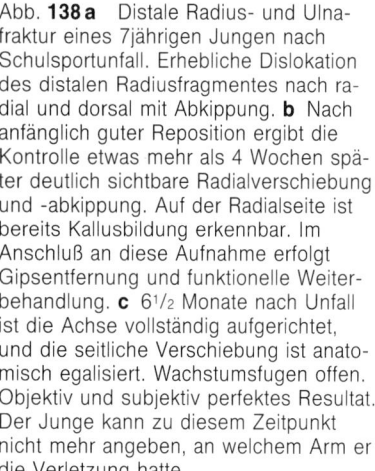
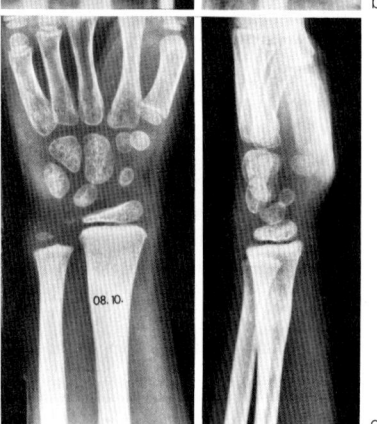

c

Störungen und Beeinträchtigungen verursachen kann. Vermehrtes Längenwachstum eines Partnerknochens kann zu Funktionsstörungen im Handgelenk führen. Und schließlich ist festzustellen, daß bis auf die Rotation eine
ganz exakte Reposition nicht erforderlich ist, da mit einem exzellenten
Remodelling gerechnet werden kann. Dieses ist um so vollständiger, je jünger das Kind ist. So kommt der konservativen Therapie die führende Rolle
zu, weil auch Immobilisationsschäden nahezu unbekannt sind (Abb. **138**).

Als Indikation zur operativen Behandlung können folgende Situationen
gelten:

– Epiphysenfraktur Typus Aitken II und III (sehr selten)
– offene Frakturen vom Schweregrad 2 und 3
– irreponible Meta- und Diaphysenfrakturen
– doppelstöckige Frakturen
– Kompartmentsyndrom, Medianusläsionen etc.

Diagnostik

Für die Planung der durchzuführenden Behandlung steht an erster Stelle
die umfassende klinische und röntgenologische Untersuchung. Die klinische Untersuchung erstreckt sich auf Anamnese und allgemeine Diagnostik
und speziell auf den Lokalbefund. Dabei sind Schwellungszustand und Verletzungen der Haut zu beurteilen sowie Sensibilität und periphere Durchblutung. Auf die Prüfung der Motorik kann wegen der Schmerzhaftigkeit
verzichtet werden.

Die Analyse der Röntgenaufnahmen ist wesentlicher Bestandteil für die
Planung der Behandlung. Folgende Fragen müssen beantwortet werden:
1. In welcher Höhe findet sich die Fraktur?
  – proximales Drittel 7%
  – mittleres Drittel 18%
  – distales Drittel 75%
2. Welche Frakturart liegt vor?
  – Wulstfraktur
  – Grünholzfraktur
  – vollständige Kontinuitätstrennung
3. Welcher Skeletteil ist betroffen?
  – Radius isoliert
  – Ulna isoliert
  – beide Vorderarmknochen
  – Luxationen (Monteggia/Galeazzi)

Therapie

Die konservative Behandlung besteht bekanntlich aus schmerzfreier Reposition und anschließender Retention für die Dauer der Heilung. Die Reposition erfolgt am besten in Allgemeinnarkose oder Plexusanästhesie. Komplette Schaftfrakturen beider Unterarmknochen werden vorteilhaft durch
Extension mittels „Mädchenfänger" mit 6–12 kg über 15–20 Minuten distrahiert und anschließend manuell reponiert. Dabei ist wichtig, daß einer
der Unterarmknochen mit seinen Hauptfragmenten achsengerecht aufein-
andergestellt werden kann, damit die anatomische Länge sichergestellt ist.
Als ausreichendes Repositionsresultat gilt, wenn:
– die Hauptfragmente von Radius oder Ulna aufeinanderstehen,
– Achsenknickungen beseitigt sind,
– kein Rotationsfehler vorliegt.

Die Dislokation des Partnerknochens um Schaftbreite kann toleriert werden. Rotationsfehler sind die häufigste Ursache für unbefriedigende Stel-

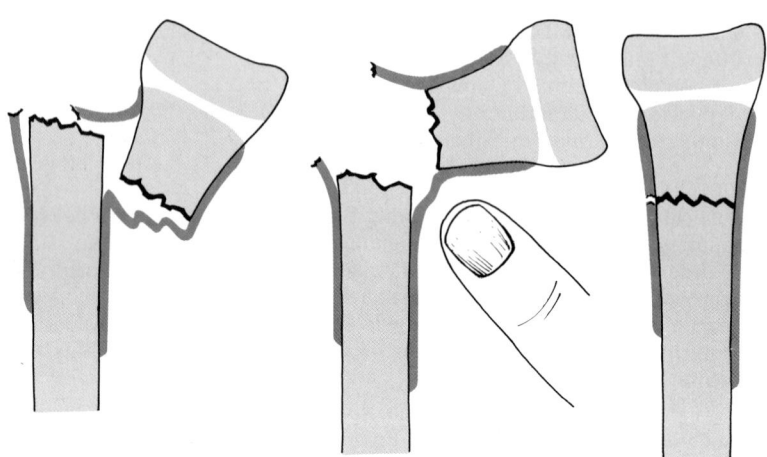

Abb. **139** Repositionsmanöver bei eingeschlagenem M. pronator quadratus.

lung. So ist festzuhalten, daß Frakturen im proximalen Drittel wegen der dort ansetzenden Supinatormuskulatur in Supinationsstellung, Frakturen im mittleren Drittel in Neutralstellung und solche im distalen Drittel wegen des M. pronator quadratus in Pronationsstellung in einem primär längs aufgeschnittenen Oberarmgipsverband immobilisiert werden müssen.

Wie erwähnt, sind die Frakturen im distalen Drittel mit 75% aller Unterarmfrakturen die häufigsten. Das Verhältnis von isolierten Radiusfrakturen zu Frakturen beider Unterarmknochen beträgt hier 2:1. Während Wulstfrakturen nur bezüglich der Röntgendiagnostik einmal Schwierigkeiten bereiten können, kommt es vor, daß Grünholzfrakturen bezüglich der Reposition gelegentlich problematisch sind.

Fast immer wird eine typische Dislokation des peripheren Fragmentes nach der Dorsalseite festgestellt. Während das Periost auf der Beugeseite und seitlich rupturiert ist, ist es meist auf der Streckseite intakt, so daß die zur Reposition notwendige Distraktion unmöglich ist. Es hat deshalb keinen Sinn, mit Gewalt die Reposition zu versuchen. Sie gelingt nur dann einfach, wenn das distale Fragment bis auf 90° abgewinkelt wird, so daß die dorsalen Frakturkanten in Berührung kommen. Durch langsame Palmarabbiegung bei dorsalem Daumendruck auf die Fraktur mit Hypomochlionwirkung, kann die Reposition vervollständigt werden (Abb. **139**).

Entscheidend für die Retention ist jetzt die extreme Pronationsstellung mit leichter Palmarflexion der Hand. Der Gipsverband sollte drei Abstützareale aufweisen, wobei auf der Dorsalseite je eines knapp ober- und unterhalb der Fraktur liegt und eines auf der Palmarseite direkt auf Frakturhöhe.

Während einige Autoren sekundär auftretende Dislokationen im Sinne der Abwinkelung dem auf der einen Seite intakten Periost zuschreiben und die Vervollständigung der Fraktur als therapeutisches Prinzip ansehen, vertreten andere die Auffassung, daß dies immer Rotationsfehler sind, die ausschließlich durch maximale Pronationsstellung verhindert werden können. Das „Frakturrezidiv" wird ebenfalls auf die unterlassene Vervollständigung der Grünholzfraktur zurückgeführt.

Die Ruhigstellung erfolgt in allen Fällen im Oberarmgipsverband, der primär längs aufgeschnitten wird. Die Rotationsstellung entspricht der dargelegten Höhenlokalisation. Die Immobilisierungszeiten betragen je nach Alter der Kinder 6 bzw. 8 Wochen und sind verhältnismäßig lange. Die Ergebnisse der konservativen Behandlung sind sehr zufriedenstellend.

Unter den Verletzungen im distalen Unterarmdrittel machen die reinen Epiphysenlösungen (Abb. **140**) etwa ein Viertel aller Fälle aus. Etwa 70% dieser Kinder sind um 12 Jahre alt. Für die Reposition ist Allgemeinnarkose oder Plexusanästhesie notwendig. Wenig dislozierte Epiphysenlösungen lassen sich gut durch manuellen dorsalen Druck bei palmar abgewinkelter Hand reponieren. Stärker dislozierte Lysen sind am besten über 15−20 Minuten mittels „Mädchenfänger" zu extendieren. Erst danach lassen sie sich durch dorsalen manuellen Druck reponieren. Die Immobilisierung erfolgt im leicht palmar flektierten, aufgeschnittenen Unterarmgipsverband. In etwa 8% kommen Redislokationen vor. Begleitende Grünholzfrakturen der Ulna sind ebenfalls bekannt. Vorsicht mit einer Nachreposition später als 10 Tage ist geboten, da zu diesem Zeitpunkt die reparativen Vorgänge soweit fortgeschritten sind, daß eventuell Wachstumsstörungen in Kauf genommen werden.

Die operative Behandlung von Frakturen im Unterarmbereich des Kindes ist nur selten indiziert. Liegt eine Indikation vor, so werden Frakturen im Schaftbereich durch Plattenosteosynthese stabilisiert, im Bereich der Epiphyse kommen ausschließlich Bohrdrähte zur Anwendung.

Es ist noch darauf hinzuweisen, daß zu Beginn der Behandlung die Eltern vollständig über Ausmaß und Schwere der Verletzung, die geplanten therapeutischen Maßnahmen sowie Behandlungsdauer und mögliche Komplikationen bzw. bleibende Schäden aufgeklärt werden. Gerade in der heutigen Zeit kommt diesem Gespräch mehr denn je Bedeutung zu. Trotzdem sollte nicht in Schwarzmalerei verfallen werden, sondern die Prognose nach seriösen Studien und Ergebnissen abgegeben werden. Kind und Eltern dürfen nicht unnötig ohne Hoffnung auf ein gutes Ergebnis gelassen werden.

Luxation im distalen Radioulnargelenk

Eine Dislokation des peripheren Radiusfragmentes bei der typischen Radiusfraktur führt automatisch auch zu einer Subluxation im distalen Radioulnargelenk. Die Hand ist radialwärts gekippt (Manus radioflexa), und das

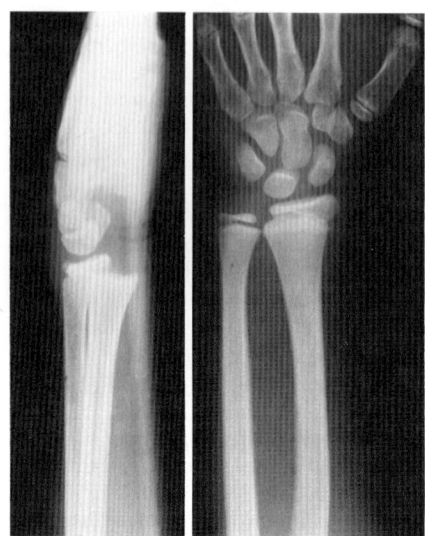

Abb. **140** Radiusepiphysenlösung distaler Radius. Besonders
gut zu erkennen im seitlichen
Röntgenbild. Verschiebung um
etwa halbe Fugenbreite.

distale Ulnaende springt dorsal vor. Wird diese Verschiebung des distalen
Radiusfragmentes beim Kind nicht behoben, dann können Wachstumsstörungen im Bereich der distalen Radiusepiphyse auftreten und ein der **Madelung-Deformität** ähnliches Bild entstehen. Darunter versteht man ein Fehlwachstum der distalen Radiusenden ulnar und palmar mit Verschiebung des
Karpus nach palmar und einer Luxation der Ulna nach dorsal bei gleichzeitigem Ulnavorschub. Die Madelung-Deformität selbst dagegen ist nicht
Verletzungsfolge, sondern möglicherweise durch fehlerhafte Keimanlage
bedingt und häufig doppelseitig.

Therapeutisch kommt im Spätstadium dann entweder die Verkürzung der
Ulna durch Osteotomie in Frage oder die Verlängerung des Radius.

Eine isolierte Luxation im distalen Radioulnargelenk ohne gleichzeitig
bestehende Radiusfraktur ist eine Seltenheit.

Handverletzungen

Die menschliche Hand, ein Organ für höchste Präzision, ist für Verletzungen besonders stark exponiert. Jede Behandlung von Handverletzungen
muß deshalb eine möglichst vollständige Funktionserhaltung zum Ziel
haben. Unsachgemäße Erstversorgung von Handverletzungen, gleich, ob
nur Weichteile oder Sehnen, Nerven, Gefäße und Skelettanteile verletzt

sind, kann einen schwerwiegenden Funktionsverlust für die Hand bedeuten. Daher sollten Verletzungen vor allem solchen Kliniken zugewiesen werden, die über eine eigene handchirurgische Abteilung oder Sektion verfügen. Nur dort lassen sich durch besonders ausgebildete und geschulte Fachchirurgen beste Resultate erzielen.

Besondere Zurückhaltung ist zunächst bei frischen Verletzungen an der Hand geboten, wenn die Frage der Amputation diskutiert wird. Gerade in diesen Fällen hat sich das Verfahren der sog. „aufgeschobenen Dringlichkeit" bewährt. Darunter versteht man zunächst lediglich die Wundsäuberung und das Anlegen eines mit antiseptischen Lösungen getränkten Verbandes (z. B. Betaisodona u. ä.). Danach besteht genügend Zeit, um den Verletzten in ein entsprechendes Zentrum zu verlegen. So können viele zunächst irreparabel erscheinende Verletzungen vor einer allzu schnell durchgeführten Amputation bewahrt werden.

Weichteilverletzungen

Weichteilverletzungen an der Hand bedürfen einer besonders gewebeschonenden Operationstechnik. Die Wundrandexzision erfolgt sparsam. Alles nekrotische, stark verschmutzte Gewebe und Fremdkörper werden entfernt. Die Verletzungswunde, vor allem wenn sie auf der Beugeseite der Finger lokalisiert ist, darf nie unter Spannung verschlossen werden, weil hier sehr leicht narbige Kontrakturen auftreten. Eine erhebliche Bewegungseinschränkung der einzelnen Finger wäre die Folge. Von der primären Wundnaht ausgeschlossen sind alle Bißverletzungen von Tieren und besonders auch von Menschen. Ebenso Schußwunden.

Infektionen an der Hand

Panaritium

Unter den Infektionen an der Hand und den Fingern kommt dem Panaritium besondere Bedeutung zu. Ursache ist meist eine unbemerkte Bagatellverletzung im Bereich eines Fingers mit Einschleppung pathogener Keime. Die Besonderheit eines Panaritiums liegt darin, daß der Ablauf der Fingerinfektion (bzw. auch an Zehen) durch die sehr widerstandsfähige und kräftige Haut, vor allem auf der Beugeseite der Finger, bestimmt wird. Sie setzt der spontanen Perforation und dem damit ermöglichten Eiterabfluß großen Widerstand entgegen, so daß sich die Infektion in die Tiefe entwickeln, d. h. entlang der Sehnen bzw. in die Fingergelenke hinein oder gar auf den Knochen übergreifen kann. Je nach Lokalisation und Ausbreitung unterscheidet man folgende Formen:

- Paronychie
- subunguale Paronychie
- Panaritium subcutaneum (Sonderform Kragenknopf-Panaritium)
- Panaritium ossale
- Panaritium articulare
- Panaritium tendinosum

Als schwere Komplikation bedroht die Ausbreitung der Infektion entlang der Sehnenscheiden des 4. und 5. Fingers mit der Ausbildung der sog. V-Phlegmone die Funktion der Hand.

Klinik

Klinisch findet man beim Panaritium alle Zeichen der Entzündung mit Rötung, klobiger Auftreibung (Schwellung), Überwärmung, pulssynchronem Klopfschmerz, der sich beim Herunterhängenlassen der Hand verstärkt, sowie eine schwere Funktionseinbuße. Während das Panaritium cutaneum sich wie eine intrakutane Eiterblase darstellt und relativ harmlos ist, besteht das sog. Kragenknopf-Panaritium gleichsam aus zwei Etagen. Dabei liegt die eine sehr oberflächlich und ist mit dem Eiterherd in der Tiefe in Verbindung. Diese Form kommt besonders bei stark beschwielter Haut vor. Die Paronychie dagegen äußert sich in einer schmerzhaften Rötung und Schwellung des Nagelwalles. Die Infektion geht meist von einer Bagatellverletzung oder aber auch von einer Verletzung bei der Maniküre aus. Die Eiterung kann den gesamten Nagelbereich einnehmen. Im Volksmund wird diese Form der Fingereiterung auch als „Umlauf" bezeichnet.

Das Panaritium subunguale zeichnet sich durch einen Eiterherd unmittelbar im Nagelbett, also unter dem Nagel, aus. Nicht selten besteht hier schon eine Nagelbettnekrose, die dann später auch Ursache für die daraus resultierende Nageldeformierung ist.

Diagnostik

Die Diagnose der Fingereiterung ergibt sich aus Anamnese, Inspektion und Röntgenbild. Durch die dichte, nervale Versorgung der Hand und der Finger, besonders auf der Beugeseite, besteht schon sehr früh eine starke Schmerzhaftigkeit. Die Ausbreitung des Eiterherdes läßt sich mit Hilfe der vorsichtig durchgeführten Knopfsondenpalpation abgrenzen. Das Röntgenbild gehört grundsätzlich zur Diagnose des Panaritiums und sollte bereits vor Einleitung der Therapie angefertigt werden. Obwohl in dem sehr frühen Stadium röntgenologisch keine Veränderungen zu erwarten sind, selbst wenn ein Panaritium ossale vorliegt, so kommt dieser Aufnahme bezüglich der Dokumentation und für den späteren Vergleich die entscheidende Bedeutung zu. Röntgenologische Veränderungen am Knochen im Falle der ossären Infektion lassen sich frühestens nach 2–3 Wochen erkennen.

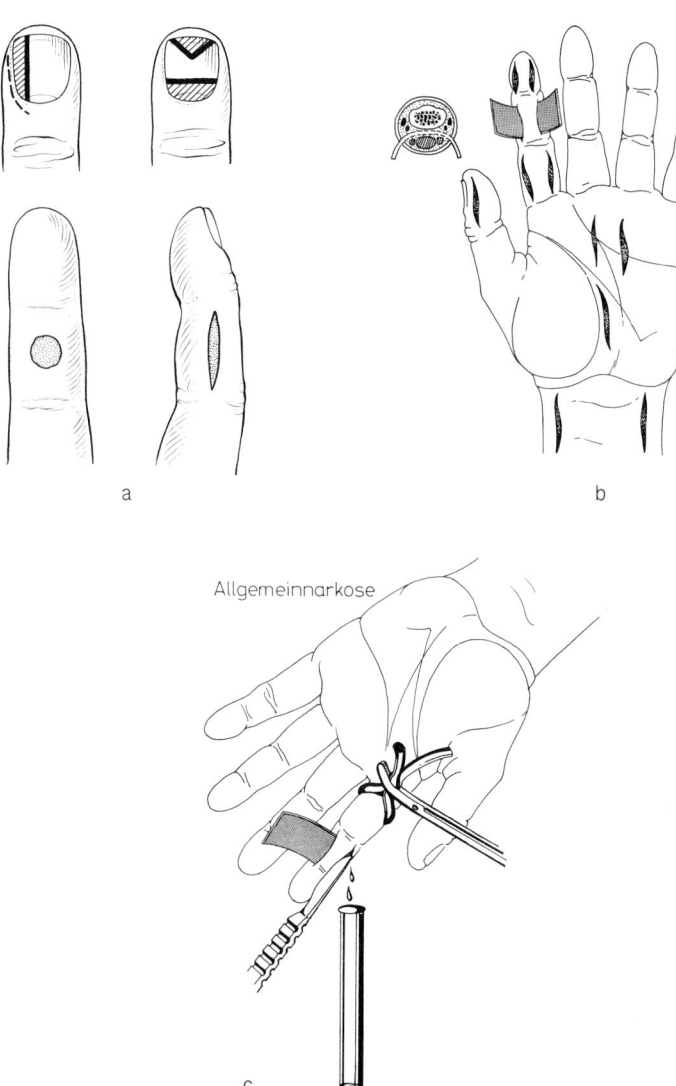

Abb. **141 a – b**   Schematische Darstellung der Inzisionsmöglichkeiten an den Fingern und der Hand bei Eiterung (Panaritium etc.). **c** Die Inzision erfolgt in Allgemeinnarkose oder Plexusanästhesie sowie in Blutsperre (nicht Blutleere!). Die Inzision wird durch eine Lasche offengehalten.

Therapie

Die Behandlung des Panaritiums beruht auf den alten chirurgischen Regeln:

- Eröffnung des Eiterherdes und Ausräumung allen nekrotischen Materials
- Offenhalten der Wunde und sekundäre Wundheilung

Die Inzision ist großzügig und berücksichtigt dabei die Besonderheiten des Fingers und der Hand (Abb. **141**).

Die Inzision erfolgt stets in allgemeiner Kurznarkose oder Plexusanästhesie. Die örtliche Infiltrationsanästhesie und auch die örtliche Leitungsanästhesie sind gefährlich und verboten, da durch sie eine Keimverschleppung eintreten und eine Hohlhandphlegmone provoziert werden kann! Bewährt hat sich die Inzision in örtlicher Blutsperre über der Basis des entsprechenden Grundgliedes.

Nach Ablassen des Eiters und Ausräumen der Nekrosen mit dem scharfen Löffel wird zum Offenhalten der Wunde eine Gummilasche eingelegt. Vielfach ist eine Gegeninzision notwendig. Unerläßlich ist die anschließende Immobilisierung durch eine Unterarmgipsschiene.

Die antibiotische Behandlung kommt u. E. nur in Frage, wenn eine schwere Form des Panaritiums vorliegt (Panaritium tendinosum, ossale bzw. articulare). Für die Behandlung des Panaritium subcutaneum ist die alleinige chirurgische Therapie völlig ausreichend.

Im Falle der chronischen Paronychie ist auch an eine Pilzinfektion zu denken, die eine spezielle lokale Chemotherapie notwendig macht. Die chronische subunguale Eiterung ist auch verdächtig auf Melanom (Histologie!).

In der Nachbehandlung, besonders wenn die akute Entzündung abgeklungen ist, werden Handbäder (z. B. mit Kamille, Kalipermanganatlösung) verordnet.

Das Panaritium ossale ist nichts anderes als eine Osteomyelitis des Fingers. Es kommt zur Osteolyse und zur Sequesterbildung. Diese Veränderungen sind röntgenologisch erkennbar. Die Behandlung besteht ebenfalls in der breiten Eröffnung des Osteomyelitisherdes, der Ausräumung von Sequestern und nekrotischen Gewebsteilen. In schweren und hartnäckigen Fällen ist die Amputation gelegentlich nicht zu umgehen. Das gleiche gilt auch für das Panaritium articulare. Hier kann nach Zerstörung der Gelenkfläche und bei Beherrschung der Infektion jedoch noch eine Arthrodese möglich sein.

Es ist besonders darauf hinzuweisen, daß bei jeder Operation eines Panaritiums der Eiter zur bakteriologischen Untersuchung eingesandt werden muß, so daß im Falle einer notwendig werdenden antibiotischen Therapie diese gezielt durchgeführt werden kann.

Schwielenabszeß

Eintrittspforten sind meistens Rhagaden oder unbemerkte kleine Stichverletzungen. Unter der Handschwiele bildet sich eine Abszedierung mit Einschmelzung, ohne daß es zu einer spontanen Perforation kommt.

Klinisch findet man starke und umschriebene Druckschmerzhaftigkeit mit Schwellung und eingeschränkter Funktion. Die Behandlung besteht auch hier in großzügiger Inzision, Ausräumung des Eiters und Entfernung der Nekrosen sowie Offenhalten des Eiterherdes durch Gegeninzision und Einlegen einer Gummilasche. Anschließend erfolgt Immobilisierung durch einen Schienenverband.

Sehnenverletzungen

Unter den Weichteilverletzungen der Hand nehmen die Sehnenverletzungen einen breiten Raum ein. Die außerordentlich fein abgestimmten Bewegungsabläufe der Finger und der Hand sind nur durch intakte Sehnen und ihre Gleitlager möglich. Sehnenverletzungen an der Hand sind fast ausnahmslos mit anderen Weichteilwunden kombiniert. Als Ursache kommen kleine Stich- und Schnittverletzungen in der Hohlhand bzw. im Bereich der Finger, aber auch am Unterarm in Frage.

Diagnose
Die Diagnose der **Beugesehnenverletzungen** ergibt sich eindeutig durch den Funktionsausfall. Bei Beugesehnenverletzungen ist zu berücksichtigen, daß die Verletzung der tiefen Beugesehnen durch den alleinigen Ausfall der Endgliedbeugung bei erhaltener Beugungsmöglichkeit in den übrigen Gelenken angezeigt wird. Der Verlust der Beugung in allen Gelenken dagegen weist auf die Kontinuitätstrennung beider Beugesehnen hin. Besondere Beachtung ist den begleitenden Verletzungen an der Haut und an den Knochen zu schenken.

> **Merke:** Ist die Profundussehne durchtrennt, kann das Fingerendglied bei fixiertem Mittelglied nicht gebeugt werden. Ist die Superfizialissehne durchtrennt, kann das Mittelgelenk bei fixiertem Grundglied nicht gebeugt werden. Ist sowohl die Profundussehne als auch die Superfizialissehne gleichzeitig durchtrennt, kann weder im Mittel- noch im Endgelenk gebeugt werden. Die Beugung im Grundgelenk dagegen ist möglich.

Der **Strecksehnenabriß** am Endglied eines Fingers ist im allgemeinen eine gedeckte Verletzung durch Gewalteinwirkung auf den im Endglied gebeugten Finger. Der Ausriß kann entweder knöchern erfolgen oder aber direkt am sehnigen Ansatz. Die Diagnose ergibt sich aus dem Funktionsverlust im

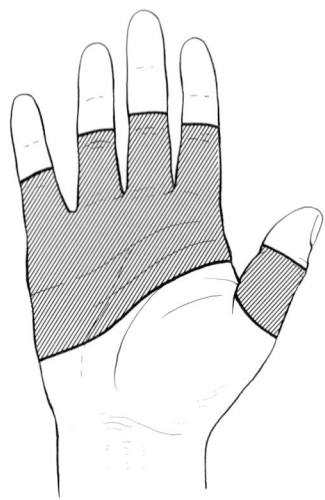

Abb. **142**   Schematische Darstellung des sog. „Niemandslandes" nach Bunnell. Dies bedeutet, daß eine primäre Beugesehnennaht im Sehnenscheidenbereich nicht erfolgen sollte. Sekundär ist eine freie Sehnentransplantation hier möglich.

Bereich des Endgliedes. Dieses bleibt in einer Beugestellung von etwa 140−150° stehen, kann aber passiv leicht bis auf 180° gestreckt werden.

Therapie

Die chirurgische Behandlung von Sehnendurchtrennungen erfordert eine spezielle Schulung, Erfahrung und das Vorhandensein eines entsprechend feinen Instrumentariums. Die atraumatische Operationstechnik mit Hilfe des Operationsmikroskopes ist die Voraussetzung für eine erfolgreiche Wiederherstellung.

Liegt eine glatte Durchtrennung einer oder beider Beugesehnen eines Fingers vor, kann die primäre Naht durchgeführt werden, wobei nur die tiefe Beugesehne berücksichtigt wird. Der Begriff des **„Niemandslandes"** gilt für den Bereich zwischen distaler Hohlhandbeugefalte und Mittelgliedbasis (Abb. **142**). In diesem Bereich verlaufen die beiden Beugesehnen in einem engen, osteofibrösen Kanal dicht beieinander. Hier ist im Falle der Primärnaht die Gefahr der Verwachsung der Sehnen untereinander besonders groß.

In entsprechend ausgerüsteten handchirurgischen Zentren, welche die spezielle Operationstechnik beherrschen, wird heute auch in diesem Bereich die primäre Beugesehnennaht durchgeführt. Wichtig ist in diesen Fällen die Durchführung einer geeigneten Nachbehandlung.

Der Verzicht auf die primäre Naht gilt auch für andere Verletzungen im Bereich der Hand, vor allem wenn schwere Gewebeschäden, wie Quet-

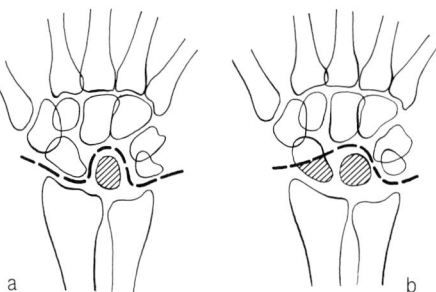

Abb. **143a** Schematische Darstellung der perilunären Handwurzelluxation. Merke: Das Os lunatum bleibt an gehöriger Stelle! **b** Perilunäre Luxationsfraktur de Quervain = zusätzliche Fraktur des Os naviculare.

schungen, Frakturen, Hautdefekte (z. B. durch Kreissäge, Heißmangel u. ä.) vorliegen. Im Zuge der sekundären Versorgung bei der Wiederherstellung der Beugesehnenkontinuität hat sich ganz besonders die passagere Implantation eines Silastik-Stäbchens als Platzhalter bewährt. Nach kompletter Abheilung kann die Sehnenkontinuität durch Transplantation (Palmaris-longus-Plastik) wiederhergestellt werden.

Die offenen Verletzungen der Strecksehne werden entweder verzögert primär oder gelegentlich bei sauberen Wunden auch primär durch End-zu-End-Naht versorgt. Im Falle des knöchernen Ausrisses der Strecksehne an der Basis des Endgliedes erfolgt die Immobilisierung in Überstreckstellung für etwa 4 Wochen. Dadurch besteht die Möglichkeit der Wiedereinheilung des abgerissenen Knochenfragmentes und damit die Wiederherstellung der Strecksehnenfunktion.

Alle Operationen an den Sehnen erfordern grundsätzlich postoperativ die Ruhigstellung im Gipsverband. Dabei ist auf eine Entlastungsstellung der Sehnennaht zu achten. Für die Beugesehnennähte wird die Hand nicht in der üblichen Funktionsstellung (leichte Dorsalflexion), sondern in einer Beugestellung im Handgelenk und in den Fingergelenken ruhiggestellt. Für Strecksehnenanastomosen muß sowohl im Handgelenk wie in den Fingergelenken gestreckt werden, um die Sehnennaht zu entlasten. Die Ruhigstellung ist für etwa 4−5 Wochen beizubehalten. Erst danach kann mit aktiver krankengymnastischer Übungstherapie u. ä. begonnen werden.

Luxation im Handwurzelbereich

Luxationen im Handgelenk sind seltene Verletzungen. Die Bänder dieser Gelenke zwischen den Handwurzelknochen und dem distalen Radius sowie der Ulna sind kräftig, so daß auch bei starker Gewalteinwirkung eher die typische distale Radiusfraktur entsteht. Die häufigste Luxationsform im Bereich des Handgelenkes ist die **perilunäre Handwurzelluxation** (Abb. **144**). Bei dieser Verletzung ist die Handwurzel unter Aussparung

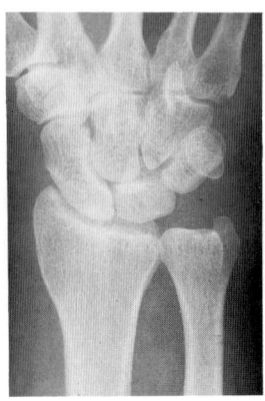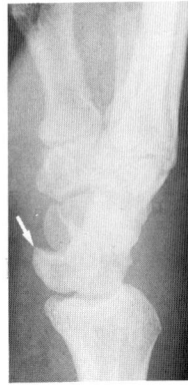

Abb. **144** Röntgenaufnahme einer perilunären Handwurzelluxation bei 42jähri-
gem Pat. Die Reposition hat
sofort und in Narkose oder
Plexusanästhesie zu erfolgen.

des Mondbeines nach dorsal verrenkt. Gleichzeitig kann auch eine Fraktur
des Os naviculare vorliegen, so daß das Lunatum und das proximale Navikularefragment in anatomischer Position verbleiben, das distale Navikularefragment dagegen zusammen mit den übrigen Handwurzelknochen nach
dorsal luxiert. Diese Form der perilunären Luxationsfraktur nennt man
auch **De-Quervain-Fraktur** (Abb. **143 b**).

Klinik
Das klinische Bild der perilunären Handwurzelluxation mit und ohne
zusätzlicher Navikularefraktur ist charakterisiert durch die deutliche Fehlstellung und die lokale starke Druckschmerzhaftigkeit mit Weichteilschwellung im distalen Handgelenkbereich. Die Fehlstellung ist in Form einer
angedeuteten Bajonettstellung sichtbar. Die Beweglichkeit im Handgelenk
ist stark schmerzhaft eingeschränkt.

Diagnose
Die Diagnose ergibt sich aus der Klinik und dem Röntgenbild, wobei nicht
selten zusätzliche Röntgenaufnahmen in verschiedenen Ebenen erforderlich sind.

Therapie
Die Behandlung der perilunären Luxation besteht in der sofortigen Beseitigung der Verrenkung. Diese erfolgt in Allgemeinnarkose oder Plexusanästhesie. Denn nur so ist die erforderliche Muskelentspannung gewährleistet,
die für die Reposition unbedingt erforderlich ist. Gelingt die Reposition
nicht sofort, oder handelt es sich um eine veraltete Luxation (nach 24 Stunden oder später), so erfolgt die Einrichtung auf operativem Wege. Bei
gleichzeitiger Navikularefraktur (De-Quervain-Luxationsfraktur) hat sich
die Kompressionsverschraubung des Os naviculare bewährt. Denn nur so

ist eine funktionelle Behandlung nach bereits etwa 2−3 Wochen möglich. Besteht keine Navikularefraktur, wird die Immobilisierung im Unterarm-gipsverband für etwa 3 Wochen durchgeführt.

Navikularefraktur

Der Kahnbeinbruch (Fraktur des Os naviculare bzw. Os scaphoideum) ist die häufigste knöcherne Verletzung im Bereich der Handwurzel. Die Frak-tur entsteht durch Sturz auf die ausgestreckte, ulnar abduzierte Hand oder durch direkte Traumatisierung des distalen Gelenkabschnittes (frühere Autokurbelrückschlagverletzung beim Motoranlassen).

Klinik
Das klinische Bild zeigt eine leichte Weichteilschwellung im Handgelenk, besonders radial und in der Tabatiere. Hier besteht eine umschriebene Druckempfindlichkeit sowie Zug- und Stauchungsschmerz am Daumen. Außerdem ist die ruckartig und passiv durchgeführte Radialabwinkelung der Hand äußerst schmerzhaft. Zur Sicherung der Diagnose ist eine Rönt-genuntersuchung notwendig, wobei in vielen Fällen Röntgenaufnahmen in 4 verschiedenen Ebenen angefertigt werden müssen (sog. „Navikularequar-tett"). Im wesentlichen kommen 3 verschiedene Frakturlokalisationen vor. Die häufigste ist die Querfraktur im mittleren Drittel (ca. 70%). Im peri-pheren Drittel findet man die Navikularefraktur in etwa 10% der Fälle und im proximalen Drittel in etwa 20%.

Komplikationen
Die 4 Hauptkomplikationen bei der Navikularefraktur sind
− verzögerte Frakturheilung
− Pseudarthrosenbildung
− Nekrose des proximalen Fragmentes
− Arthrose im radialen Handgelenkbereich

Am meisten komplikationsgefährdet sind die Frakturen im proximalen Drittel, wobei das körpernahe Fragment relativ klein ist. Die Ernährung spielt hierbei die entscheidende Rolle (Abb. **145**).

Zu den Komplikationen der Navikularefraktur und insbesondere der peri-lunären Luxationen gehört das Auftreten des sog. Karpaltunnelsyndroms; durch Raumforderung im palmaren Bereich des Handgelenkes kommt es zur Schädigung des N. medianus (S. 254 u. 260).

Therapie
Die Behandlung der Navikularefraktur erfordert die exakte Reposition und die ununterbrochene Ruhigstellung im Gipsverband für 12 Wochen. Diese lange Immobilisierung ist wegen der heiklen Gefäßversorgung und der lang-

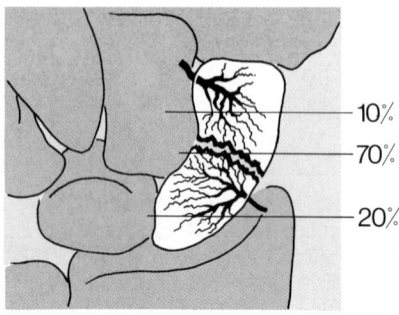

Abb. **145** Schematische Darstellung der heiklen Gefäßversorgung des Os naviculare sowie Häufigkeit der Frakturlokalisation. Die Fraktur im proximalen Anteil wird in etwa 20% der Fälle gefunden. Die Nekrosegefahr für das kleine Fragment ist groß!

samen Knochenbruchheilung notwendig. Der Gipsverband wird als sog. Schwurhandgipsverband angelegt, wobei die Finger I–III in den Verband miteinbezogen werden. Es ist darauf zu achten, daß eine leichte Radialabduktion und Dorsalflexion im Handgelenk zustande kommt. Für die ersten 6 Wochen wird auch der Oberarm mit in den Verband eingeschlossen, um die absolute Ruhigstellung zu garantieren (Verhinderung der Umwendebewegung der Hand). Danach kann der Oberarmteil abgenommen oder aber ein neuer Unterarmschwurhandgips für weitere 6 Wochen angelegt werden.

Ist eine Reposition mit gutem Fragmentekontakt und ohne wesentliche Stufenbildung nicht möglich, so kann bei der Querfraktur die Verschraubung angezeigt sein (Abb. **146**). Dadurch wird eine stabile Osteosynthese erzielt, so daß bereits nach Abschluß der Wundheilung lediglich noch eine palmare Gipsschiene notwendig ist, aus der heraus mit aktiver Bewegungstherapie begonnen werden kann.

Navikularepseudarthrose (Skaphoidpseudarthrose)

Da die Navikularefraktur gelegentlich mit einer diskreten Symptomatik einhergehen kann, die von einer einfachen Handgelenksdistorsion oder Prellung ohne Knochenverletzung nur schwer zu unterscheiden ist, wird die Fraktur öfters verkannt. Aus diesem Grunde ist die verzögerte Bruchheilung des Os naviculare mit Ausbildung einer Navikularepseudarthrose eine der häufigsten Falschgelenkbildungen überhaupt. Die Navikularepseudarthrose ihrerseits führt zur sekundären Arthrose des Handgelenkes mit Deformierung infolge Ausziehung des Processus styloideus radii. Diese Veränderung geht besonders auf die Frakturkante des Os naviculare zurück, welche hier zu einer Gelenkknorpelschädigung am distalen Radius führt (Abb. **147**).

Therapie
Für die erfolgreiche Behandlung der Navikularepseudarthrose ist Voraussetzung, daß diese nicht länger als 2–3 Jahre besteht und noch keine

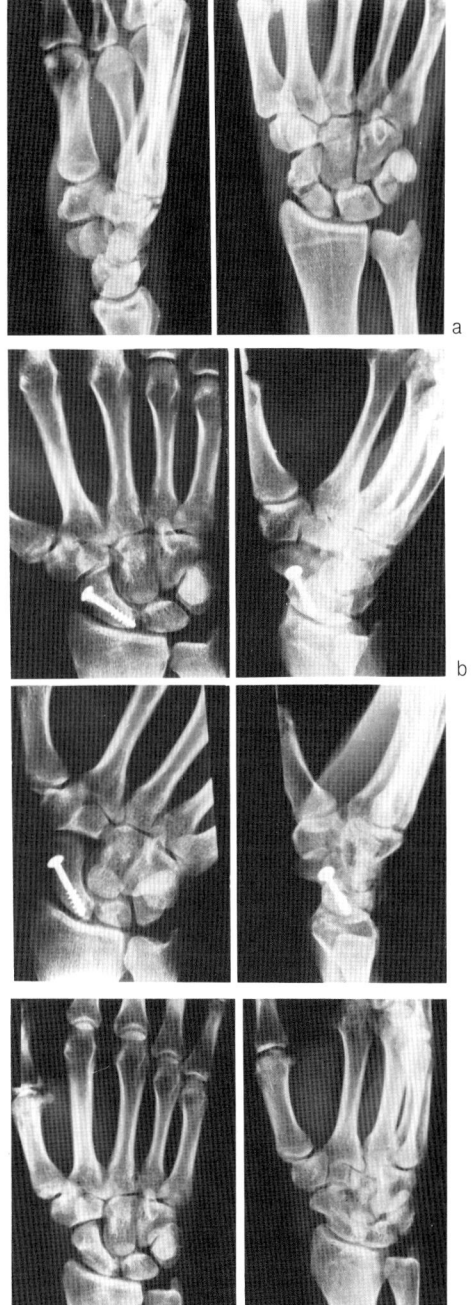

Abb. **146 a** Fraktur des Os scaphoideum nach Sturz auf die rechte Hand bei einem Oberprimaner kurz vor dem schriftlichen Abitur. **b** Navikulare-Quartett-Röntgenaufnahmen: Sofortversorgung durch Kompressionsschrauben-osteosynthese, so daß postoperativ ohne zusätzlichen Gipsverband weiterbehandelt werden konnte. Pat. war schreibfähig. **c** 16 Monate nach Operation erfolgt Entfernung der Schraube. Fraktur in anatomischer Stellung und bei völlig normaler Funktion des Handgelenkes ausgeheilt.

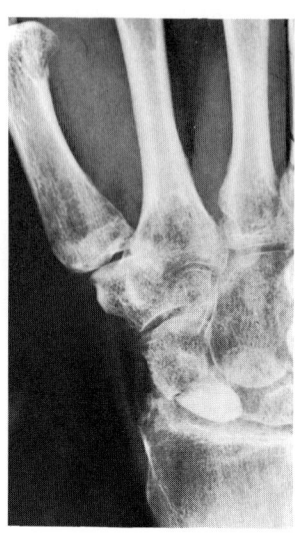

Abb. **147**   Navikularepseudarthrose mit Nekrose des proximalen Fragmentes. Die Nekrose erkennt man an der starken Verdichtung und dem Wegfall der Knochenstruktur.

wesentliche Arthrose vorliegt. Für die Behandlung kommen zwei Methoden in Betracht. Die eine besteht in der **Kompressionsverschraubung** mittels kleiner Spongiosaschraube. Voraussetzung hierfür ist, daß die Kontinuitätstrennung quer verläuft und etwa in der Mitte des Navikulare liegt. Außerdem muß gewährleistet sein, daß das proximale Navikularefragment keine Sklerosierung (Nekrose) aufweist. Für alle anderen Fälle hat sich die **Matti-Russe-Plastik** (Abb. **148**) bewährt. Sie besteht in der Aushöhlung der beiden Fragmente mit nachfolgender satter Ausfüllung durch autologe Spongiosa, welche im allgemeinen dem Beckenkamm entnommen wird. Die Ausheilungsquote nach dieser Operation ist hoch. Sie stellt deshalb die Methode der Wahl dar. Nach der Matti-Russe-Plastik ist wiederum eine Immobilisierung im Oberarm-Schwurhandgips für 12 Wochen erforderlich. Daran schließt sich die intensive krankengymnastische Bewegungstherapie mit Thermalbadschwimmen und evtl. Eisbehandlung an.

Im Falle der hochgradigen Arthrose im Bereich des Handgelenkes scheiden diese beiden genannten Verfahren zur Behandlung der Navikularepseudarthrose aus. Bewährt hat sich in solchen Fällen die Abmeißelung des Processus styloideus radii. Der Sinn dieser Operation liegt in der Verringerung des mechanischen Kontaktes zwischen Radiusgelenkfläche und Navikulare. Außerdem kommt der Durchtrennung der hier einstrahlenden Nervenfasern eine gewisse Bedeutung zu. Postoperativ wird in diesen Fällen sofort mit aktiver Bewegungstherapie begonnen. Die Resultate sind in Anbetracht der vorliegenden Verhältnisse zufriedenstellend.

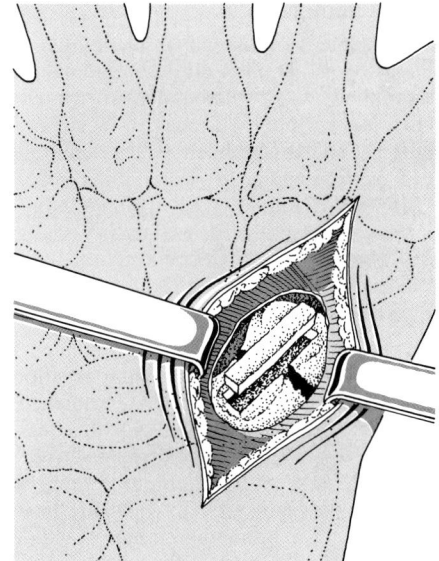

Abb. **148** Operationsprinzip nach Matti-Russe: Entfernen des sklerosierten Knochens aus beiden Fragmenten des Os naviculare (Skaphoid) und Überbrückung des Defektes mit einem paßförmigen kortikospongiösen Span.

Gelingt es nicht, mit Hilfe der dargelegten operativen Maßnahmen die Navikularepseudarthrose entweder zur knöchernen Ausheilung zu bringen oder die Beschwerden zu mindern, kann noch versucht werden, mit Hilfe einer stützenden Handgelenksledermanschette Linderung zu erzielen. Andernfalls ist die Arthrodese des Handgelenkes angezeigt.

Verletzungen der übrigen Handwurzelknochen

Verletzungen der übrigen Handwurzelknochen sind selten. Meist kommen sie zusammen mit anderen Verletzungen der Hand vor und bestehen in kleinen knöchernen Absprengungen oder aber auch Frakturen. Die Symptomatik ist unterschiedlich stark ausgeprägt. Eine Röntgenuntersuchung ist immer bei begründetem Verdacht angezeigt. Auch hier sind Spezialaufnahmen oder Kontrollaufnahmen nach 8–12 Tagen gelegentlich notwendig.

Therapie
Die Behandlung besteht in der Immobilisierung im Gipsverband für etwa 3 Wochen. Danach erfolgt aktive Bewegungstherapie. Zu beachten ist, daß Verletzungen im Bereich der Hand ebenfalls eine sog. Sudeck-Dystrophie zur Folge haben können (S. 57).

Lunatummalazie

Unter den Verletzungen und besonders Veränderungen im Bereich der Handwurzel ist auch die Lunatummalazie (Abb. **149**), die sog. Kienböck-Krankheit, zu erwähnen. Dabei handelt es sich um eine aseptische Knochennekrose ohne erkennbare Ursache. In einigen Fällen findet man auch eine Pseudarthrose nach nicht erkannter Lunatumfraktur. Die Entstehung der Lunatummalazie (Lunatumnekrose) wird begünstigt durch die sog. „Minus-Variante" der Elle. Man glaubt, daß der Beweis für diese Theorie dadurch erbracht wird, weil nach Verlängerung der Ulna (oder Verkürzung des Radius) diese Erkrankung zur Ausheilung gebracht werden kann. Bekannt ist ferner, daß Arbeiter am Preßlufthammer gehäuft von dieser Erkrankung betroffen sind.

Liegen bereits stärkere Veränderungen im Sinne der Arthrose vor, dann kommt auch die Verlängerungsoperation von Ulna bzw. Verkürzung des Radius nicht mehr in Frage. In solchen Fällen hat sich die Denervation bewährt, wobei die kleinen Nervenäste, die das Handgelenk und die Interkarpal- sowie Karpometakarpalgelenke sensibel versorgen, an anatomisch genau definierten Punkten durchtrennt werden. Damit wird eine deutliche Schmerzlinderung erzielt. Bewährt hat sich auch in einigen Fällen der Ersatz des Lunatums durch eine Plastik (Silastikprothese).

Frakturen der Mittelhandknochen

Die wichtigsten Formen der Mittelhandfrakturen sind:
- Frakturen von Metakarpale II−V
- Biegungsfraktur an der Basis von Metakarpale I, extraartikulär (Winterstein)
- Bennett-Luxationsfraktur (Metakarpale I)

Frakturen von Metakarpale II−V

Frakturen der Mittelhandknochen II−V kommen als Querbrüche im Schaftteil mit einem nach palmar offenen Winkel oder aber als Drehbruch mit mehr oder weniger deutlicher Verkürzung vor. Auch Frakturen im Halsbereich der Metakarpaleköpfchen können bestehen, wobei hier die Abkippung des Köpfchens nach palmar und radial vorliegt. Die Fraktur entsteht durch Schlag mit geschlossener Faust auf harte Unterlage oder aber als Folge schwerer offener Verletzungen (Kreissäge, Förderband und andere Maschinen). Gelegentlich tritt eine solche Mittelhandfraktur oder Mittelhandbasisluxation auch durch Sturz auf die Hand mit ausgestreckten Fingern auf.

Therapie

Die Behandlung der Metakarpalefrakturen richtet sich nach der Lokalisation und dem Dislokationsgrad. Fehlt eine Dislokation, so ist bei den proxi-

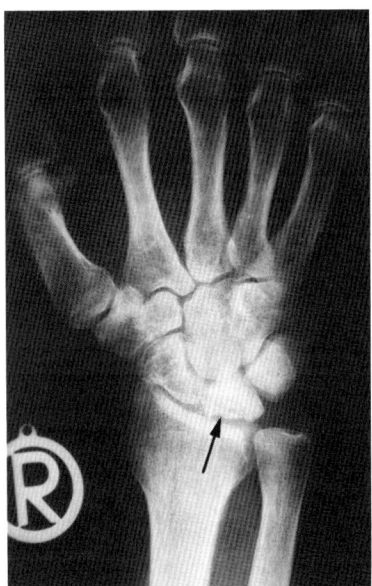

Abb. **149** Lunatummalazie: Verdichtung, Verkleinerung des Os lunatum.
Durch Nekrose unregelmäßige Begrenzung.

malen wie bei den distalen Metaphysenfrakturen ebenso wie bei den Diaphysenfrakturen lediglich die Ruhigstellung im Unterarm-Faust-Gipsver-
band in Funktionsstellung der Finger für etwa 3−4 Wochen erforderlich. Es
ist dabei darauf zu achten, daß die Finger nicht in Streckstellung fixiert werden, da die Kollateralbänder der Fingergelenke nur bei Beugestellung
angespannt sind. Ein weiteres Augenmerk ist darauf zu richten, daß die
Rotationsstellung der Mittelhandknochen exakt beachtet wird. Dabei ist
hilfreich, daß sich beim Faustschluß sämtliche Finger II−V auf den Dau-
menballen einstellen. Bleibt eine Rotationsdislokation bestehen, dann tritt
eine störende Kollision mit dem Nachbarfinger auf (Abb. **150**).

Bennett-Luxationsfraktur

Die operative Knochenbruchbehandlung bei Frakturen der Mittelhandknochen ist indiziert, wenn eine Fraktur des Metakarpale I, II und V irreponi-
bel ist bzw. wenn Gelenkfrakturen vorliegen. Hier ist besonders die sog.
Bennett-Luxationsfraktur zu erwähnen (Abb. **151**). Bei ihr handelt es sich
um eine Fraktur durch die Basis des I. Mittelhandknochens mit Luxation im
Karpometakarpalgelenk I. Die Fraktur entsteht durch Sturz auf die ausgestreckte Hand bei abduziertem Daumen. Die Bruchlinie verläuft schräg

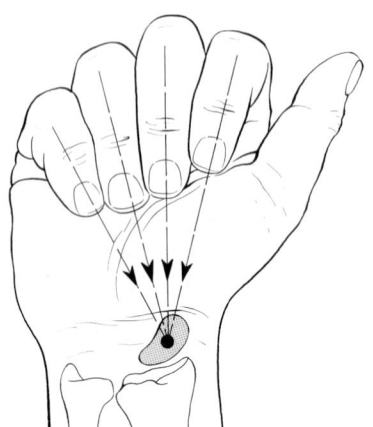

Abb. **150** Bei korrekter Rotationsstellung der Mittelhandknochen zeigen sämtliche Finger beim Faustschluß in die Richtung des Os naviculare.

oder senkrecht in die Gelenkfläche von Metakarpale I, wobei ein mehr oder weniger großes, ulnares, gelenkbildendes Basisfragment stehen bleibt und das Metakarpale I nach radial luxiert oder subluxiert.

Klinik

Das klinische Bild zeichnet sich durch starke spontane Bewegungsschmerzhaftigkeit mit Funktionsausfall aus. Meist besteht eine stärkere Weichteilschwellung mit Hämatombildung im Bereich des Daumenballens. Die Röntgenaufnahmen zeigen das Ausmaß der Verletzung. Eine besondere Form der intraartikulären Metakarpale-I-Fraktur ist die sog. Rolando-Fraktur, bei der es sich um eine Y-Fraktur an der Basis des I. Mittelhandknochens handelt.

Therapie

Die Behandlung der Bennett-Luxationsfraktur kann konservativ oder operativ sein. Bei der konservativen Behandlung ist wichtig, daß die Reposition in starker Extension und Abduktion des Daumens erfolgt. Besondere Schwierigkeiten bereitet meist die dauerhafte Retention über die gesamte Dauer der Heilung. Die Immobilisierung geschieht mittels Unterarmgipsverband unter Einschluß des Daumens sowie der Finger II und III. In Einzelfällen kann eine perkutane Kirschner-Draht-Spickung hilfreich sein.

Bewährt hat sich für die Behandlung der Bennett-Fraktur besonders die Osteosynthese durch interfragmentäre Kompression mit einer kleinen Schraube (Abb. **151 b**). Dabei wird die Gelenkfläche exakt wiederhergestellt, so daß eine perfekte Artikulation des Metakarpale I mit dem Os trapezium erreicht wird. Auch im Falle der operativen Behandlung wird vor-

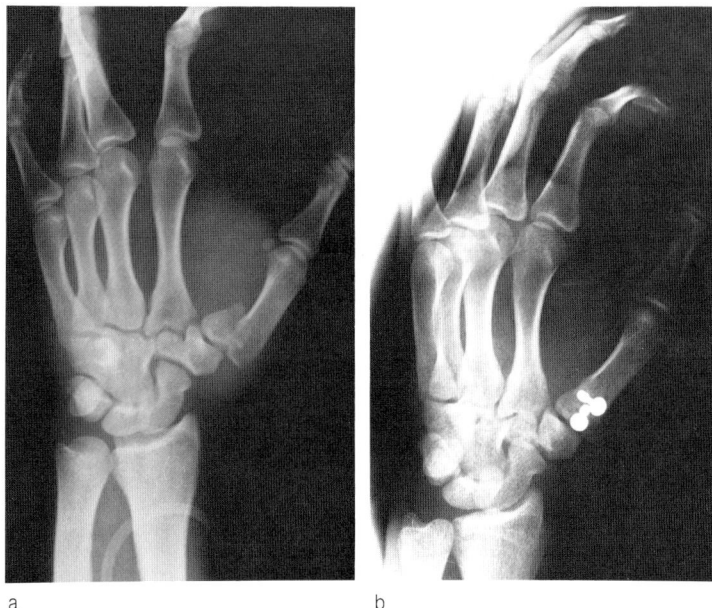

a   b

Abb. **151 a**   Bennett-Fraktur (19jähr. Pat.), Sturz auf die Hand. Die Bennett-Fraktur ist die Luxationsfraktur von Metakarpale I. **b** Osteosynthese und knöcherne Heilung nach Verschraubung.

übergehend ein Gipsschienenverband angelegt, aus dem heraus jedoch schon sehr frühzeitig mit aktiver Bewegungstherapie begonnen werden kann.

Luxation in den Fingergelenken

Die Verrenkung in den Fingergelenken entsteht durch direkte oder indirekte Gewalteinwirkung. Klinisch findet man dabei eine Fehlstellung sowie federnde Fixation. Das Ausmaß der Verletzung wird röntgenologisch dokumentiert. Die Reposition der reinen Fingerluxation erfolgt unter Zug und ist meist einfach. Liegt eine Luxationsfraktur vor, so kann sowohl die Reposition selbst als auch die Retention erhebliche Schwierigkeiten bereiten. Sind größere gelenkbildende Fragmente abgeschert, sollte das Gelenk durch eine Osteosynthese exakt wiederhergestellt werden. Gelegentlich sind hier nur Adaptationsosteosynthesen mit Bohrdrähten möglich. Ein zusätzlicher Gipsverband ist erforderlich.

Bei der reinen Luxation (Abb. **152**) wird die Immobilisierung in Beugestellung durchgeführt, wobei das I. Interphalangealgelenk etwa um 90°, das Endgelenk um 45° gebeugt ist. In dieser Stellung sind die Seitenbänder der Fingergelenke ausgespannt und können nicht schrumpfen. Durch diese Stellung kann ein bleibender Funktionsausfall vermieden werden. Die Dauer der Ruhigstellung ist relativ kurz und beträgt 1−2 Wochen. Im Falle der Luxationsfraktur beträgt die Ruhigstellung dagegen 3−4 Wochen. Danach wird wiederum eine intensive krankengymnastische Übungsbehandlung eingeleitet, um die vollständige Wiederherstellung der Funktion zu erreichen.

Frakturen der Finger

Frakturen der einzelnen Fingerknochen entstehen meistens durch direkte Gewalteinwirkung. Man findet Quer-, Schräg- und Längsfrakturen; aber auch Trümmerbrüche kommen vor. Häufig handelt es sich dabei um offene Frakturen.

Therapie

Die Behandlung besteht wiederum in der Reposition in funktionsgerechte Stellung und Immobilisierung für die Dauer der Heilung. Dies gelingt oft durch eine palmar angelegte Gipsschiene. Manchmal sind perkutane Kirschner-Draht-Fixationen unter temporärer Ruhigstellung der benachbarten Gelenke notwendig. Die Heilungsdauer für diese Verletzung beträgt ebenfalls 3−4 Wochen. Gelenkfrakturen an den Phalangen zeigen häufig den Abbruch eines radialen oder ulnaren gelenkbildenden Fragmentes mit deutlicher Fehlstellung. Diese führen, wenn die Reposition nicht exakt erfolgt, zu einer erheblichen Störung der Fingerbeweglichkeit. Oft ist eine operative Reposition und Fixation mittels Minischraube erforderlich (Seitenbandstabilität!). Trümmerfrakturen der Endglieder entstehen ebenfalls durch direkte Gewalteinwirkung (Quetschung, Hammerschlag, Maschinenverletzungen). Dabei handelt es sich nicht selten ebenfalls um offene Frakturen. Oft ist auch der Fingernagel mit verletzt. Diese Verletzungen bedürfen der sorgfältigen Wundversorgung und einer angemessenen Ruhigstellung.

Replantationschirurgie

Replantationen sind möglich geworden durch Verwendung des Operationsmikroskopes und ein Training, feinste Strukturen durch Naht wiederherzustellen. Die Osteosynthese spielt dabei ebenfalls eine zentrale Rolle. Je nach dem Schweregrad unterscheidet man

− totale Amputation
− subtotale Amputation
− erhaltene Basisdurchblutung

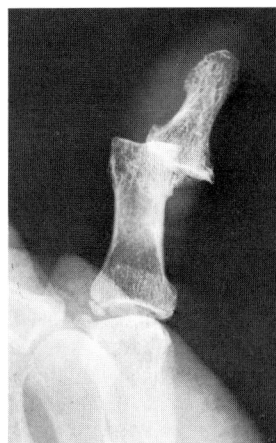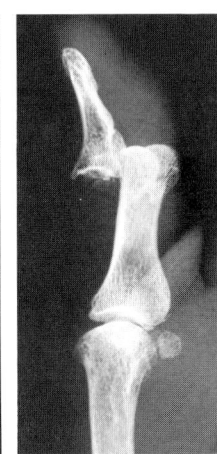

Abb. **152** Luxation des
Daumenendgliedes nach
radial und dorsal.

Als absolute Indikationen zur Replantation gelten
− der Daumen
− mehr als 1 Langfinger
− die gesamte Hand
− Verletzungen im Kindesalter

Relative Indikationen liegen vor bei
− Verlust nur eines Langfingers
− Amputationsverletzungen der unteren Extremität, wenn diese gut pro-
  thetisch versorgt werden kann

Für die Erfolgsaussichten einer Replantation ist der Verletzungsmechanismus von großer Bedeutung. Nicht geeignet sind demnach Amputate, die
schwere Zerstörungen aufweisen (Quetschungen, Ablederung, Ausriß
etc.). Der Zeitfaktor spielt ebenso eine Rolle wie ein in mikrochirurgischer
Technik trainiertes Operationsteam.

Erstbehandlung eines zur Replantation vorgesehenen Amputates

Die Sicherung des Amputates an der Unfallstelle ist neben der Blutstillung
am Stumpf, die nicht traumatisierend sein darf, das wichtigste. Das komplette Amputat soll zwar kühl aufbewahrt werden, darf aber nicht unter
+4°C abgekühlt werden. Keinesfalls darf es tiefgefroren werden. Am
besten hat sich bewährt das Amputat trocken in einen Plastikbeutel zu
legen und diesen verschlossen in einen zweiten zu verbringen, in dem sich
Eiswürfel befinden. Das Amputat darf unter keinen Umständen direkt mit
dem Eis in Kontakt kommen. Der Transport in ein Zentrum erfolgt auf
schnellstem Wege (Hubschrauber).

Bei inkompletter Amputation darf *keine* Kühlung erfolgen!

Für die Replantation von Fingern und Zehen ist eine warme Ischämiezeit von 4 Stunden und eine kalte von 8−10 Stunden tolerabel.

Verletzungen der Wirbelsäule

Die Wirbelsäule ist das Achsenorgan des menschlichen Körpers. Sie hat im Hinblick auf den aufrechten Gang eine funktionelle Anpassung erfahren. Ihre Aufgabe ist einmal die zentrale Stützfunktion beim aufrechten Gang, zum anderen aber stellt die Wirbelsäule mit dem Spinalkanal den knöchernen Schutz für das Rückenmark und die austretenden Nervenbahnen (Spinalnervenwurzeln) dar.

Die Wirbelsäule setzt sich aus einzelnen Elementen zusammen, die eine funktionelle Einheit bilden. Es sind dies: Wirbelkörper, Bandscheiben, Bandverbindungen, Gelenke, Muskulatur. Die Form der knöchernen Bestandteile ist auf die Funktion als Stützorgan gleichermaßen ausgerichtet wie auch als Schutzorgan. Entsprechend der kraniokaudal zunehmenden Druckbelastung weisen die Wirbelkörper nach kaudal eine Zunahme der Masse auf. Der Wirbelkanal stellt die Gesamtheit der aufeinanderfolgenden Wirbellöcher (Canalis vertebralis) dar. Die vor allem im seitlich oder schräg aufgenommenen Röntgenbild halbmondförmig abgebildeten Zwischenwirbellöcher (Foramina intervertebralia) werden von den Pediculi, dem Hinterrand der Zwischenwirbelräume sowie den kleinen Wirbelgelenken gebildet. Sie sind die Austrittsöffnungen der jeweiligen Nervenwurzeln (Radices nn. spinalium). Die den Wirbelkanal bildenden Wirbelbögen (Pediculi) sind entsprechend der Ausdehnung des Rückenmarkes geformt und geben den physiologischen Auftreibungen im Hals- und oberen Brustbereich genügend Raum. Die weite Lichtung ist regionär deshalb verschieden. Ein zuverlässiges Maß für die Breite des Spinalkanals ist der Abstand der Bogenwurzeln (Abb. 153). Er kann auf einem a.-p. Röntgenbild leicht ausgemessen und mit den Nachbarwirbeln verglichen werden.

Die Wirbelsäule weist in der exakt seitlichen Ansicht eine doppelte „S"-förmige Krümmung auf mit einer Antekurvation − **Lordose** − im Bereich der unteren Hals- und oberen Brustwirbelsäule und einer zweiten im Bereich der mittleren Lendenwirbelsäule. Dazwischen liegt die **Kyphose** der Brustwirbelsäule. In der Frontalebene besitzt die gesunde Wirbelsäule keinerlei Verbiegung. Krankhafte Verkrümmungen in dieser Ebene, wie sie posttraumatisch oder idiopathisch auftreten können, nennt man **Skoliose**, wobei man ja nach der Richtung der Ausbiegung von einer rechts- bzw. linkskonvexen Form spricht.

Die gesunde Wirbelsäule ist mit einer großen Bewegungsfreiheit ausgestattet. Sie stellt in der Regel eine Komplexbewegung in verschiedenen Ebenen dar: Flexion/Extension, seitliche Biegung und Rotation. Anatomische Vor-

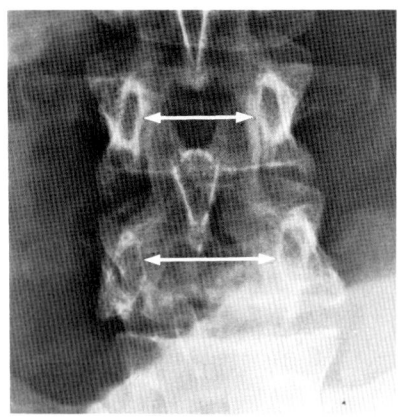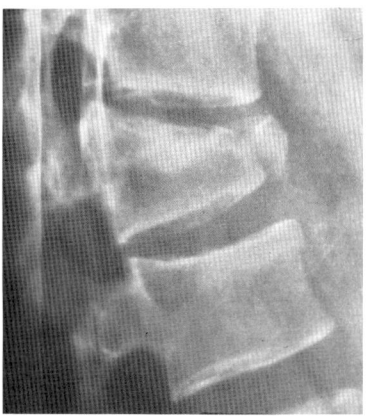

a   b

Abb. **153**   A.-p. (**a**) und seitliche (**b**) Röntgenaufnahme Übergang BWS/LWS mit unvollständigem Berstungsbruch von LWK 2. Beachte im a.-p. Bild die starke Verbreiterung des Abstandes der beiden Bogenwurzeln gegenüber LWK 1, wo sich normaler Abstand findet.

aussetzung dafür wird durch das sogenannte „**Bewegungssegment**" − die kleinste Bewegungseinheit der Wirbelsäule − geleistet. Es besteht aus zwei benachbarten Wirbeln, der dazwischenliegenden Bandscheibe mit einem straffen Faserring und dem als „Wasserkissen" wirkenden Nucleus pulposus sowie den kleinen Wirbelgelenken, den Bandverbindungen und den auf das Segment wirkenden Muskeln. Die neuere Forschung (LOUIS 1985) geht davon aus, daß die Bewegungsmechanik der mit Zwischenwirbelscheiben versehenen Wirbel (C_3-S_1) für jedes Bewegungssegment (Abb. **154**) von drei Gelenken abhängig ist: dem Diskus und den beiden Wirbelgelenken.

Die reine Seitwärtsneigung ist in den gesamten Wirbelsäulenabschnitten gleichmäßig möglich, während Beugung und Streckung oder auch die Kreiselung in den einzelnen Abschnitten unterschiedlich ausfallen. So sind Flexion/Extension im Bereich der Brustwirbelsäule stark eingeschränkt, dafür aber hat der Rippenkorb eine wichtige stabilisierende Funktion für die thorakale Wirbelsäule. Starke Ausschläge für Beugung und Streckung werden mühelos im Hals- und Lendenwirbelsäulenbereich erzielt (v. LANZ u. WACHSMUTH 1982).

Die Beweglichkeit der Wirbelsäule z. B. für gutachterliche Stellungnahme oder bei Beschwerden (nicht frischen Traumen!) wird nach der **Neutral-Null-Methode** geprüft. Dabei ist die **Neutral-O-Stellung** die **aufrechte Haltung.** Bezugspunkte sind: Dornfortsatzreihe, am Thorax: Sternum und Rippenbogen, am Becken: Beckenkamm und Spina iliaca posterior superior sowie Os sacrum.

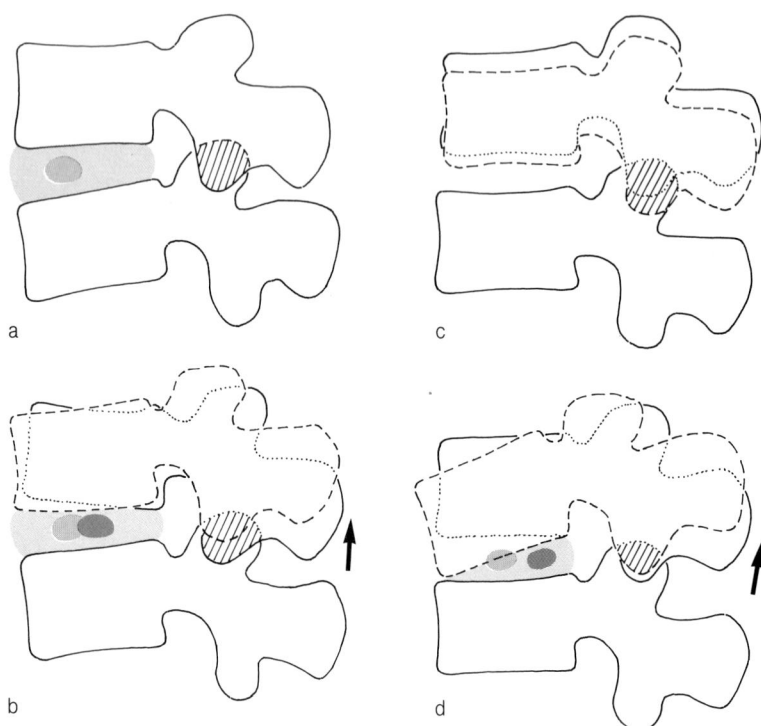

a   c

b   d

Abb. **154** Verhalten des Bewegungssegmentes bei Vor- und Rückneigung, wobei sich der Gallertkern in Lordose etwas ventral (**a**) und bei Aufrichtung aus der Lordose nach dorsal (**b**) verschiebt. Eine Bandscheibenverschmälerung wirkt sich auch auf die kleinen Gelenke aus (**c**). In kyphotischer Stellung verschiebt sich der Gallertkern stark nach dorsal (**d**), und es kommt zu einer Verformung der Bandscheibe (nach *v. Lanz* u. *Wachsmuth*).

An der Halswirbelsäule werden Vor- und Rückneigung in Winkelgraden oder als Abstand zwischen Kinn und Jugulum gemessen sowie Seitneigen in Winkelgraden oder ebenfalls als Abstand zwischen Ohrläppchen und Schulter in Zentimetern. Beim Messen ist Schulterheben zu vermeiden. Die Rotation wird in Winkelgraden angegeben (Abb. **155**).

Die Beweglichkeit der Gesamtwirbelsäule im Sinne der Vorwärtsneigung wird durch die Feststellung des Fingerspitzen-Boden-Abstandes geprüft (in Zentimetern gemessen). Es ist darauf zu achten, daß dabei die Kniegelenke gestreckt bleiben.

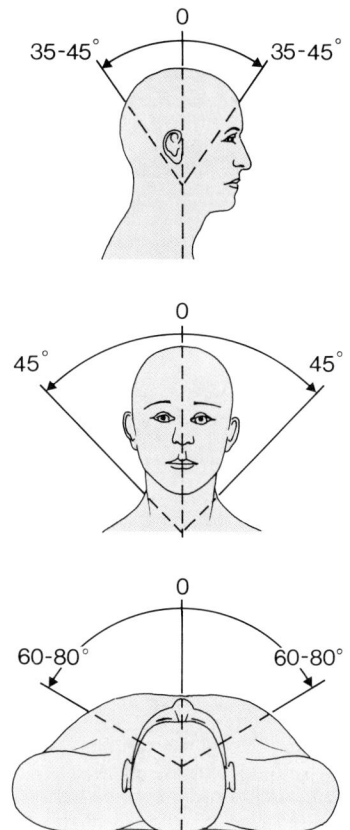

Abb. **155** Normalwerte der Beweglichkeit der Halswirbelsäule für Vor- und Rückneigung, Seitneigung und Rotation.

Das **Schober-Zeichen** (Abb. **156**) dient zum Nachweis verminderter Beweglichkeit der Wirbelsäule in bestimmten Abschnitten. Für die Untersuchung der Lendenwirbelsäule wird eine erste Hautmarke über dem Dornfortsatz S_1 gesetzt und eine zweite 10 cm weiter kranial davon. Beim Vorneigen vergrößert sich die Distanz zwischen beiden Marken auf ca. 15 cm. Im Protokoll wird festgehalten: „Schober LWS 10/15 cm".

Analog wird an der Brustwirbelsäule verfahren. Es wird der Dornfortsatz von C_7 markiert und ein zweiter Punkt 30 cm kaudal davon festgelegt. Beim Vorneigen verändert sich der Abstand um beispielsweise 8 cm. Protokoll lautet: „Schober BWS 30/38 cm".

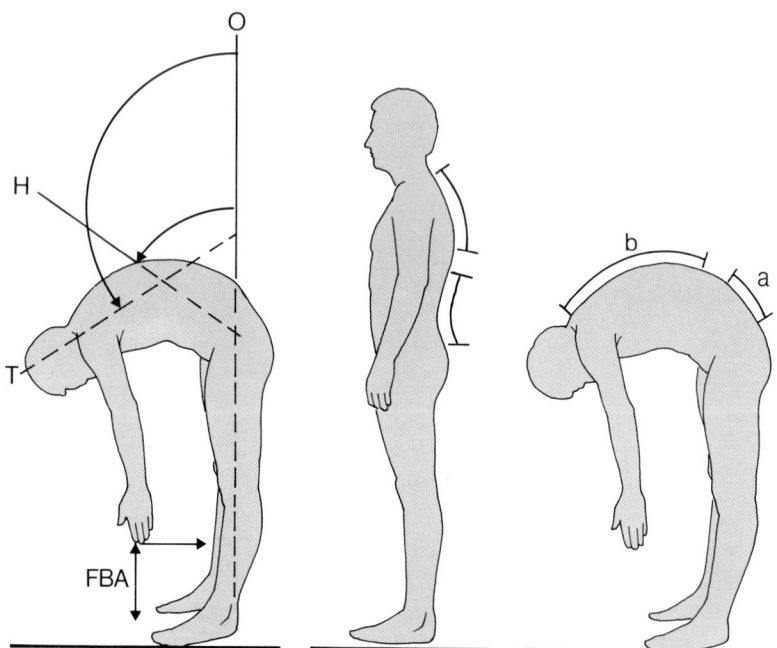

Abb. 156 Mit dem „Schober"-Zeichen wird die Beweglichkeit der LWS bzw. BWS objektiviert. Für die *Lendenwirbelsäule*: Eine erste Hautmarke wird über dem tastbaren Dornfortsatz von S_1, eine zweite 10 cm kranial davon aufgetragen. Beim Vorneigen verschieben sie sich auseinander bis zu einer Distanz von ca. 15 cm. Im Protokoll wird eingetragen: *Schober LWS 10/15 cm*. Für die *Brustwirbelsäule*: Markierung von Dornfortsatz C_7, zweite Marke 30 cm distal davon. Beim Vorneigen vergrößert sich der Abstand um ca. 8 cm. Protokoll: *Schober BWS 30/38 cm*. In analoger Weise kann auch die Überstreckung gemessen werden.

0 Null-Achse
H Bewegung im Hüftgelenk
T totaler Bewegungsausschlag von Hüftgelenk und ganzer Wirbelsäule zusammen
FBA Fingerspitzen-Boden-Abstand
a Verschiebung der Hautmarke an der Lendenwirbelsäule
b Verschiebung der Hautmarke an der Brustwirbelsäule

Die Möglichkeit zur Überstreckung wird an der Verringerung der jeweiligen Abstände abgelesen.

Die **Stabilität der Wirbelsäule** − statisch und dynamisch − wird durch die Unversehrtheit aller am Aufbau beteiligten Strukturen gewährleistet. Den einzelnen Elementen kommt dabei jedoch eine unterschiedliche Bedeutung zu. Nach heutiger Kenntnis kann man sagen, daß sich die Frage der Stabilität der Wirbelsäule nach einer Verletzung am Ausmaß der Läsionen an den mittleren und hinteren Strukturen entscheidet. Dieses sind: Hinterwand des Wirbelkörpers, Wirbelbogen mit Gelenkfortsätzen, dorsaler Bandkomplex (Lig. longitudinale dorsale, Lig. flavum, Lig. interspinosum, Lig. supraspinale), Diskus.

Bei Verletzungen der Wirbelsäule müssen immer zwei wesentliche Aspekte berücksichtigt werden. Es sind diese einmal die mögliche **Schädigung des Rückenmarkes** und zum anderen **Läsionen der osteodiskoligamentären Strukturen**. Während erstere anhand der klinischen Untersuchung und des Röntgenbildes festgestellt wird, kommt für die osteodiskoligamentäre Läsion im wesentlichen die Standardröntgenaufnahme und die Computertomographie in Frage.

Man hat versucht, anhand von bestimmten Röntgenzeichen eine Klassifikation deskriptiver Art oder aber bezüglich einer erhaltenen oder verlorenen Stabilität zu finden (LOB 1954, NICOLL 1949). Sie konnte jedoch für die Klinik nicht ganz befriedigen. Basierend auf der Computertomographie haben DENIS (1982, 1983) sowie MCAFEE et al. (1983) Klassifikationen vorgelegt, die noch immer diskutiert werden. Die Klassifikation von MCAFEE et al. (1983) gibt Hinweise auf Druck- oder Zugfestigkeit der Verletzung, indirekt lassen sich Kriterien finden für Stabilität gegenüber Flexion und Extension sowie Rotation. Diese Einteilung beruht hauptsächlich auf der Analyse der Ätiopathomechanik, die anhand von Standardröntgenaufnahmen und gleichzeitiger Computertomographie möglich wird. Bestimmte Verletzungsmechanismen führen zu typischen Bruchformen (MAGERL 1985).

Dabei wird die Wirbelsäule in drei osteoligamentäre Säulen unterteilt (Abb. **157**). Die vordere Säule wird von den ventralen drei Vierteln des Wirbelkörpers, der Bandscheibe und dem vorderen Längsband (Lig. longitudinale anterius) gebildet, die mittlere Säule von den hinteren Anteilen des Wirbelkörpers und der Bandscheibe sowie dem hinteren Längsband (Lig. longitudinale posterius) und schließlich die hintere Säule, die aus den Wirbelbögen, den Gelenken, den Dornfortsätzen und den dorsalen Bändern (Lig. flavum, Lig. interspinosum et supraspinale) besteht.

Der Verletzungsmodus bestimmt den Verletzungstypus, wobei der mittleren Säule die größte Bedeutung zukommt. Aufgrund der Gewalteinwirkung im Sinne der axialen Kompression, der axialen Distraktion sowie einer möglichen Verschiebung in der Transversalebene unterscheiden MCAFEE et al. (1983) so 6 Verletzungstypen (Abb. **158**):
− Impressionskeilbruch
− inkompletter Berstungsbruch
− kompletter Berstungsbruch
− Chance-Fraktur

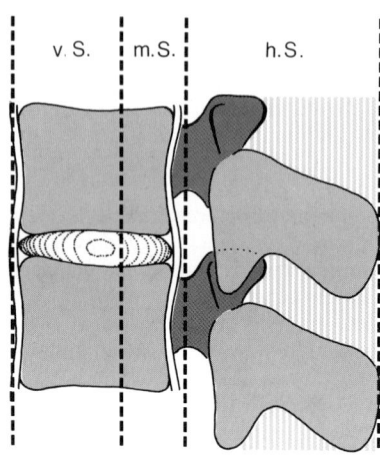

v. S.   m.S.   h. S.

Abb. **157**   Die osteoligamentären Säulen des Achsenorganes (Wirbelsäule):
v. S. = vordere Säule;
m. S. = mittlere Säule;
h. S. = hintere Säule.

– Flexionsdistraktionsverletzung
– Translationsverletzung

Für die Therapie ist die Frage der Stabilität von entscheidender Bedeutung. KAUFER (1975) unterscheidet die akute von der chronischen Instabilität. Danach ist die Wirbelsäule **akut instabil**, wenn nach einem Trauma für das Rückenmark bedrohliche Gefahr einer Läsion besteht, sei es durch Verlagerung von Fragmenten in den Spinalkanal, durch verstärkte Achsenknickung oder durch Verschiebung in der Transversalebene. Der Grad der Instabilität verringert sich mit zunehmender Heilung knöcherner und diskoligamentärer Strukturen.

Die **chronische Instabilität** zeichnet sich durch die über Monate und Jahre zunehmende Deformierung (Gibbus-Bildung) meist im Sinne der Kyphosierung aus, so daß auch spät noch neurologische Komplikationen auftreten können.

Es ist wichtig zu wissen, daß die Prognose auch abhängig ist vom Gewebetyp, der in der Hauptsache betroffen ist. Reine **ossäre Läsionen** (Frakturen) bzw. Instabilitäten sind in der Regel nur vorübergehend instabil, da durch die Knochenbruchheilung eine feste Verbindung der Kontinuitätstrennung erwartet werden kann. Ein typisches Beispiel ist die seltene Chance-Fraktur (CHANCE 1948).

Dagegen ist die Prognose der vorwiegend **diskoligamentären Instabilität** ungünstiger, da das Gewebe der Bandscheibe und des Bandapparates bradytroph sind und nur langsam durch minderwertige Narbenbildung heilen. Typisches Beispiel ist die Wirbelluxation (LOUIS 1985, MAGERL 1985).

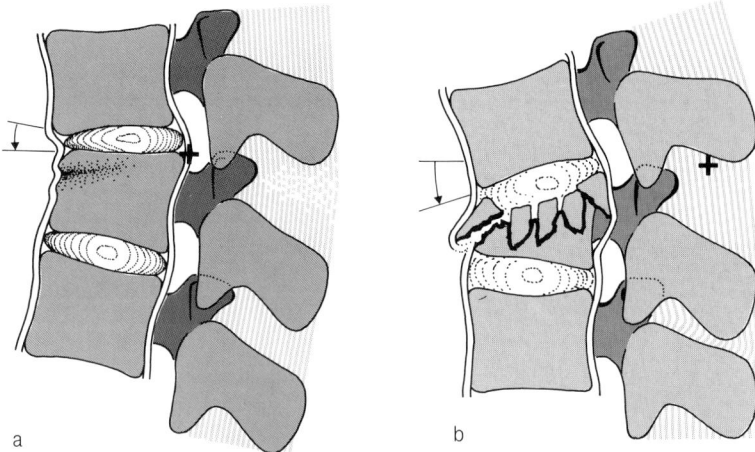

a   b

Abb. **158 a–b**   Typ I: Impressionskeilbruch. Isolierte Verletzung der vorderen Säule mit keilförmiger Deformierung. Mittlere und hintere Säule stabil: stabile Frakturform. **b** Typ II: inkompletter Berstungsbruch. Vordere und mittlere Säule sind durch Kompressionskräfte stark verletzt. Hintere Säule weitgehend intakt. Stabilität unsicher.

Verletzungen der Wirbelsäule können zu unterschiedlichen **Stabilitätsgraden** führen. Diese sind: stabil – bedingt stabil – instabil.

Anamnese und **klinische Untersuchung** können nur dann sichere Hinweise liefern, wenn eindeutige neurologische Symptome (Querschnittssymptomatik) festgestellt werden. Alle diese Fälle müssen in die Gruppe **instabile Wirbelverletzung** eingereiht werden. Die Tatsache, daß ein Patient nach dem Unfallereignis noch aufgestanden und umhergegangen ist, darf nicht überbewertet werden.

Die **Röntgenuntersuchung** (Abb. **159**) des verletzten Wirbelsäulenabschnittes besteht aus Standardaufnahmen a.-p. und exakt seitlich. Bestimmte Kriterien weisen auf eine instabile Wirbelsäule hin:
Standardröntgenaufnahmen:
a.-p.:
– Translation/Luxation
– Fraktur der oberen **und** der unteren Deckplatte
– Abstandvergrößerung der beiden Bogenwurzeln (s. Abb. **153**)
– Deformierung
seitlich
– Translation/Luxation
– Keilwirbelbildung > 20°

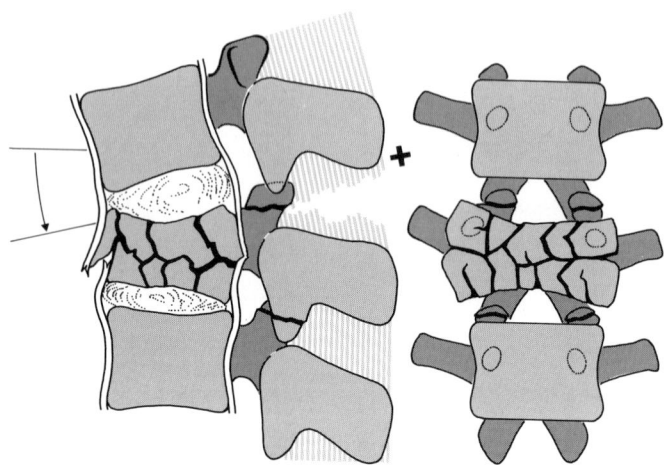

Abb. **158 c**   Typ III: kompletter Berstungsbruch. Alle 3 Säulen sind verletzt. Bogenfragmente aus Wirbelkörperhinterwand ausgerissen. Ruptur des vorderen Längsbandes. Fragmentdislokation in den Spinalkanal. Stabilität verloren.

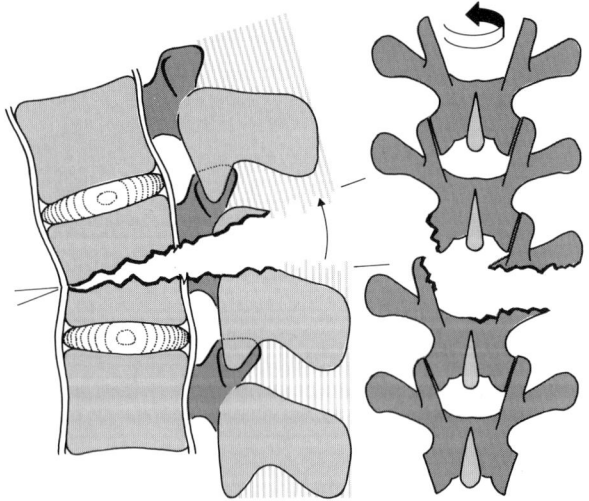

Abb. **158 d**   Typ IV: Chance-Fraktur. Die klassische Fraktur verläuft horizontal durch den gesamten Wirbel. Entstehung durch Flexion um eine vor der Wirbelsäule liegende Achse. Vorkommen z. B. durch reinen Beckengurt („lap belt fracture"). Frakturiert sind vordere und mittlere Säule, kombiniert verletzt ist die hintere Säule. Instabile Fraktur.

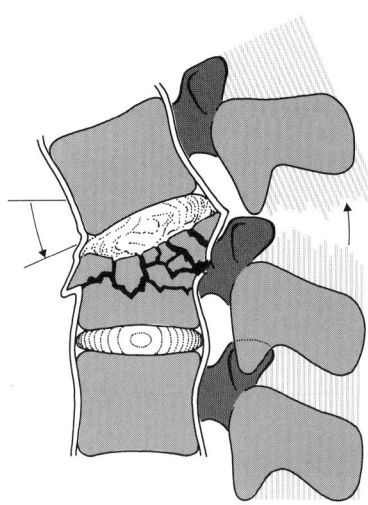

Abb. **158 e** Typ V: Flexionsdistraktionsfraktur. Es sind alle 3 Säulen verletzt. Die vordere ist komprimiert, die mittlere und hintere sind distrahiert (luxiert). Ein Fragment der Hinterwand kann in den Spinalkanal disloziert sein. Völlige Instabilität.

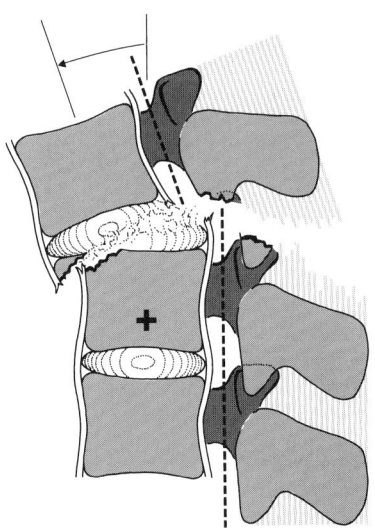

Abb. **158 f–h** Typ VI: Translationsverletzung. Luxationsfraktur. Alle 3 Säulen sind verletzt. Die Achse des Spinalkanals ist versetzt. Absolute Instabilität (Querschnittslähmung) (**f** Typ VI a, **g** Typ VI b, **h** Typ VI c) nach *Magerl*).

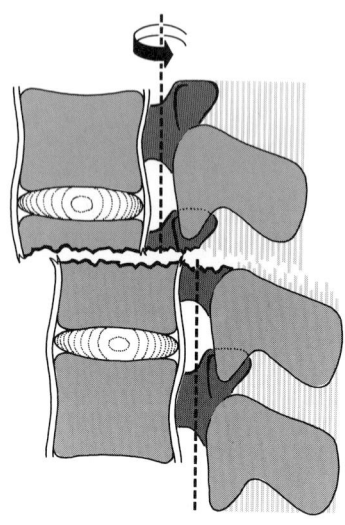

Abb. **158 g**   Typ VI b.

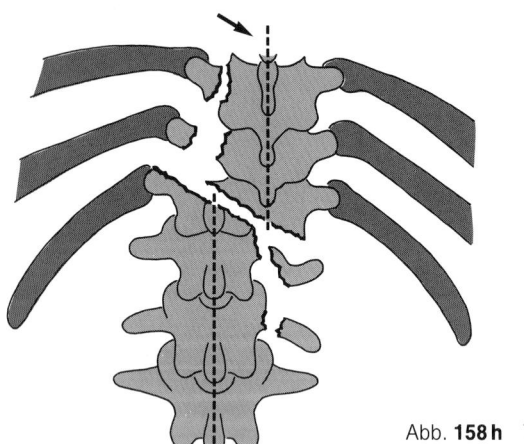

Abb. **158 h**   Typ VI c.

− Fraktur der oberen **und** der unteren Deckplatte
− Ausbruch der Wirbelkörperhinterwand

Die **Computertomographie** liefert die dritte Ebene und klärt auch zweifel-
hafte Fälle sicher auf. Insbesondere können die Hinterwand des Wirbelkörpers und etwaige Fragmentverlagerungen in den Spinalkanal eindeutig
nachgewiesen werden.

Merke: Jede Reposition einer Wirbelfraktur führt zumindest vorübergehend zu einer Instabilität (iatrogen) (LOUIS 1985).

Grundzüge der Wirbelsäulenverletzung mit Rückenmarksbeteiligung

Das Besondere und auch Problematische der Verletzungen an der Wirbelsäule ist die Tatsache, daß sie mit einem unvollständigen oder vollständigen Querschnittssyndrom einhergehen können. Die Häufigkeit neurologischer Komplikationen nimmt von der kranialen zur kaudalen Lokalisation der Läsion ab. So findet MAGERL (1980) bei Verletzungen der Halswirbelsäule in 37%, der Brustwirbelsäule in 22% und der Lendenwirbelsäule in 8% eindeutige neurologische Komplikationen. Dadurch werden Verletzungen der Wirbelsäule auf eine Ebene gehoben, die einer ganz dringlichen und peniblen diagnostischen Abklärung in klinisch-neurologischer und röntgenologischer Hinsicht bedürfen. Bei der **Aufnahmeuntersuchung** ist nicht nur die neurologische Höhenlokalisation der Schädigung festzustellen, sondern es muß auch die Richtdiagnose – **zervikale, thorakale oder lumbale Läsion** – gestellt werden. Außerdem muß die sichere Abgrenzung zwischen **Tetraplegie** und **Paraplegie** sowie zwischen **kompletter** (Abb. **160**) und **inkompletter Lähmung** getroffen werden.

Die bei Wirbelsäulenverletzungen vorkommenden neurologischen Schäden lassen sich in 3 Schweregrade einteilen:
1. Schmerzsymptome
2. radikuläre Symptome
3. medulläre Symptome

Schmerzsymptome
Der lokale Spontan- und Druckschmerz über der Verletzungsstelle ist nicht zu den neurologisch bedeutsamen Störungen zu rechnen. Er klingt meist nach Ruhigstellung und abschwellenden Maßnahmen rasch ab. Gemeint sind vielmehr typische Schmerzen und Myogelosen der paravertebralen Muskulatur – Nacken-, Rücken-, Lenden- und Kreuzschmerzen. Im Lendenbereich ist die **Lumbago** typisch. In der Regel besteht ein Circulus vitiosus, wobei Druck auf eine Nervenwurzel zur Verspannung der Muskulatur führt, die ihrerseits den Druck erhöht.

Radikuläre Symptome
Sie reichen vom alleinigen Schmerz über zusätzliche Sensibilitätsstörungen (Hyperpathie, Hypästhesie, Hypalgesie) bis zu gleichzeitig auftretenden Paresen der segmentalen Muskelgruppen. Handelt es sich um ein reines Schmerzsyndrom, spricht man vom sog. Muskelreizsyndrom, bestehen dagegen neurologische Ausfälle, liegt ein Wurzelkompressionssyndrom vor.

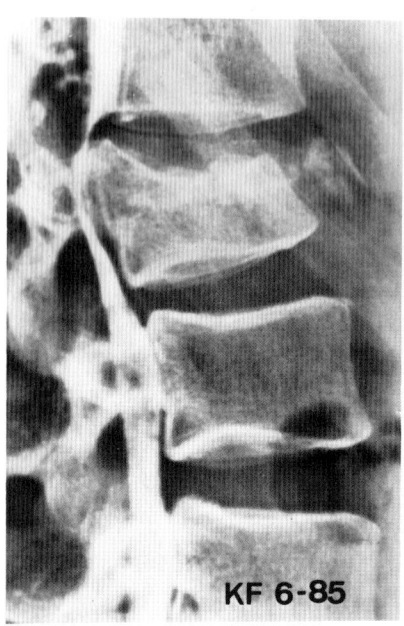
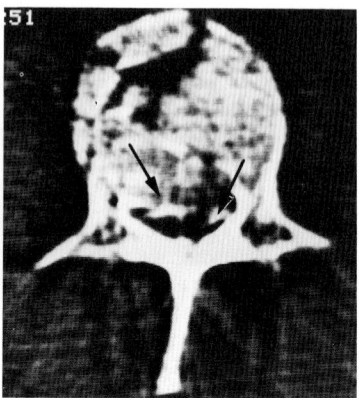

Abb. **159a** Kompletter instabiler Berstungsbruch LWK 2 mit inkompletter, rechts-betonter Querschnittslähmung. Sturz aus 6 m Höhe. Myelographie zeigt subtotale Einengung des Spinalkanals bzw. des Duralsackes. **b** Computertomographie offen-bart kompletten Berstungsbruch von LWK 2 mit Verlagerung von Hinterwandanteilen in den Spinalkanal (CT ersetzt Myelographie).

Typische Syndrome sind beispielsweise das „Schulter-Arm-Syndrom" durch Alteration des R. ventralis der Spinalnerven im HWS-Bereich sowie das „Ischiassyndrom" im LWS-Bereich.

Medulläre Symptome

Der schwerste Grad einer neurologischen Störung bei Wirbelsäulenverlet-zung ist zu erwarten, wenn das Rückenmark direkt betroffen ist. Ursache hierfür sind z. B. traumatisierte Bandscheibe oder Hinterwandfragmente eines Wirbelkörpers, die in den Spinalkanal verlagert sind, oder aber Quet-schungen bzw. Durchtrennung des Rückenmarkes infolge Translation.

Es werden 3 Schweregrade unterschieden:
1. **Commotio spinalis** = Rückenmarkserschütterung (reversibel)
2. **Contusio spinalis** = Rückenmarksprellung (nicht vollständig reversibel)
3. **Compressio spinalis** = Rückenmarksquetschung (in der Regel irreversi-bel)

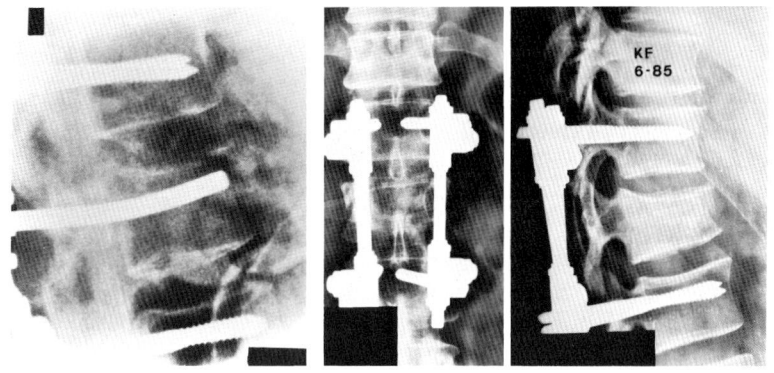

c   d

Abb. **159 c**   Intraoperative seitliche Röntgenaufnahme: LWK nach Fixateur-interne-Instrumentation und transpedunkuläre Aufrichtung mit autologer Spongiosaplastik. Zufriedenstellende anatomische Form (in situ gebogener Spongiosastößel zur Aufrichtung und Spongiosaverdichtung). Angedeutet ist das intraoperative Myelogramm erkennbar, das einen normalweiten Spinalkanal zeigt. **d** Postoperatives Röntgenbild mit Aufrichtungs- und Fixationsergebnis. Korrekter Sitz des Fixateur interne.

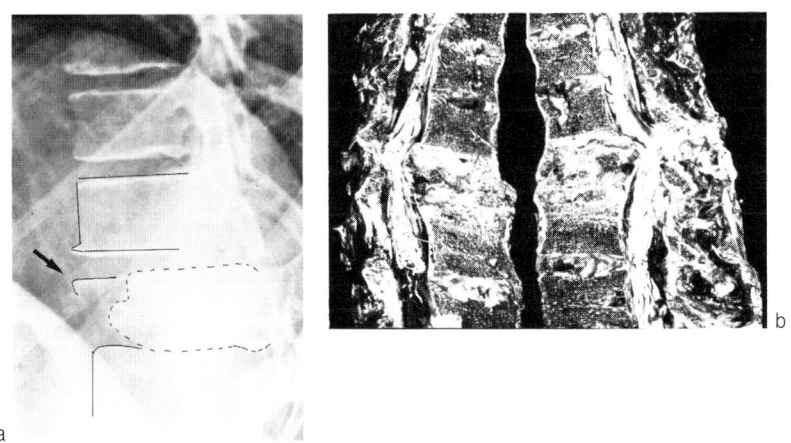

a

Abb. **160 a – b**   Luxationsfraktur des 12. BWK mit kompletter Querschnittslähmung. 47jähr. Pat.; landwirtschaftlicher Unfall. Exitus 5 Wochen nach Unfall. Das Obduktionspräparat der Wirbelsäule zeigt die schwere Kompressionsverletzung des Rückenmarkes.

Die **neurologischen Zeichen** einer **Querschnittslähmung** können unter dem Bild des „**spinalen Schocks**" auftreten. Sie umfassen eine Trias der sensiblen, motorischen und vegetativen Qualitäten, kommen aber auch als inkomplette Querschnittslähmung vor.

Beim **kompletten Querschnittssyndrom** findet man:

sensibel: Totalausfall aller Qualitäten unterhalb der Läsion, oft mit Hyperpathie und Kausalgie (Wurzelsymptomatik) verbunden

motorisch: schlaffe Lähmung, Babinski negativ, Areflexie, fehlender BHR, Cremaster positiv

vegetativ: Blasenatonie, paralytischer Ileus, respiratorische Störungen, vasomotorische Störungen (Blutdruckabfall), Temperaturregulationsstörungen (zentral bedingtes Fieber), trophische Störungen, Ausfall bzw. Störung der Genitalfunktion

Je höher die Läsion liegt, desto ausgeprägter sind die Symptome des spinalen Schocks. Es kann ein bedrohliches Krankheitsbild entstehen, das durch einen gleichzeitig bestehenden hämorrhagischen Schock (Polytrauma) noch verstärkt wird. Bei einer Läsion unterhalb des 1. Lendenwirbelkörpers (reiner Cauda-equina-Querschnitt) fehlt der spinale Schock.

Da der Widerstand der Gewebe im Lähmungsbereich herabgesetzt ist, besteht große Gefahr eines Dekubitalgeschwüres (cave Gipsverbände bei Frakturen der unteren Extremität). Der Magen und der Darm sind atonisch überdehnt als Folge des paralytischen Ileus bedingt durch das retroperitoneale Hämatom. Streßulkus kann zur großen Magenblutung führen. Aufgrund der vasomotorischen Störung ist die Funktion der Nieren eingeschränkt. Es besteht Hypotonie und Bradykardie. Gefahr der Übertransfusion (-infusion), Lungenödem! Der spinale Schock kann unterschiedlich lange andauern.

Für die Beurteilung der Verletzungshöhe am Rückenmark wird die segmentale Innervation herangezogen (C_1-C_8, Th_1-Th_{12}, L_1-L_5, S_1-S_5). Die Lähmung wird auf das letzte noch erhaltene Rückenmarksegment bezogen. Man spricht deshalb von „Lähmung unterhalb von…".

Halsmark

Zu jeder Lähmung in diesem Abschnitt gehört die vollständige oder zumindest weitgehende Lähmung der Interkostalmuskulatur. Dies ist das Leitsymptom und kann auch beim Bewußtlosen an der reinen „Bauchatmung" erkannt werden. **Verletzungen zwischen C_1 bis C_4** verursachen Lähmung des N. phrenicus (C_3/C_4) und damit des Zwerchfells. Diese so Verletzten erreichen eine Klinik lebend nur, wenn nach dem Unfall sofort intubiert und beatmet wird. Wird diese Verletzung überlebt, ist die dauernde künstliche Beatmung notwendig. Es bestehen zudem Tetraplegie und alle Zeichen des spinalen Schocks. Die Läsion im **mittleren Halsmark** läßt die

Zwerchfellinnervation intakt, die Interkostalmuskulatur ist aber ausgefallen. Bis auf die Schultermuskulatur besteht Tetraplegie bzw. Tetraparese.

Die untere **Halsmarkläsion** ist charakterisiert durch das positive Horner-Syndrom (C_8) (Miosis, Ptosis, Enophthalmus). Die Prognose quoad vitam ist nicht ungünstig, da das Zwerchfell und die Kraft der Atemhilfsmuskulatur ausreichen, die gelähmte Interkostalmuskulatur zu kompensieren.

Das Querschnittssyndrom am **zervikothorakalen Übergang** ist dadurch charakterisiert, daß an der oberen Extremität lediglich noch Lähmungen der kleinen Handmuskeln (C_8/Th_1) nachzuweisen sind.

Brustmark
Die thorakale Querschnittslähmung weist eine Paraplegie bzw. Paraparese beider Beine auf. Die Arme sind intakt. Bei dieser Lokalisation muß in etwa 50% der Fälle mit einer späteren Spastik gerechnet werden.

Lähmungen oberhalb Th_5 können mit einem spinalen Schock einhergehen.

Lendenmark
Beim lumbalen Querschnitt (unterhalb von L_1) betrifft die schlaffe Lähmung hauptsächlich die Fußheber. Bauchhaut- und Achillessehnenreflexe sind erhalten bzw. sie können gesteigert sein. Der Patellarsehnenreflex fehlt. In Höhe des 1. Lendenwirbelkörpers endet das Rückenmark als Conus medullaris. Er enthält die sakralen Elemente. In den meisten traumatisch bedingten Fällen sind die am Konus vorbeiziehenden Nervenwurzeln der Cauda equina mitverletzt, so daß es zu einer kompletten schlaffen Lähmung kommt. Da ausschließlich radikuläre Elemente betroffen sind, handelt es sich um eine periphere Lähmung, die schlaff bleibt und zu Muskelatrophie führt. Ferner besteht Areflexie und Ausfall der Sensibilität.

Durch Ausfall der sakralen Fasern resultieren Störungen der Blasen- und Mastdarmfunktion und beim Manne auch der Erektion und Ejakulation. Sensibel wird eine sog. „Reithosen"-Anästhesie gefunden.

Es ist darauf hinzuweisen, daß auch teilweise, also inkomplette Lähmungen, sog. Mischformen und gekreuzte Lähmungen vorkommen können.

Abgrenzung der Tetraplegie und der Paraplegie
Neurologisches Kontrolldreieck nach ZÄCH (1980): Die beidseitige Überprüfung der Sensibilität über dem Daumen (C_6), dem Kleinfinger (C_8) und dem Ellenbogen (Th_1) erlaubt zwischen Tetraplegie und Paraplegie exakt zu unterscheiden. Einfache Funktionsprüfungen wie Fingerspreizen, Faustschließen zeigen den Funktionsausfall an. Der Tetraplegiker kann die hingehaltene Hand nicht fassen.

Zur Orientierung und Feststellung der **Höhenlokalisation** für sensible und motorische Ausfälle geben folgende Dermatome und Myotome wichtige Hinweise:

Dermatom:

C_2	oberer Halsteil, Nacken
C_4	Schultergürtel
C_6	Daumen
C_7	Mittel- und Zeigefinger
C_8	Ring- und Kleinfinger
Th_6	Processus xiphoideus
Th_{10}	Nabelregion
L_1	Leistenregion
L_3/L_4	Vorderseite Oberschenkel/Knie
L_5	Großzehe
S_1	Ferse, Kleinzehe

Myotom:

C_3/C_4	Zwerchfell
C_5	Schultermuskeln
C_6	Armbeuger
C_7	Armstrecker
C_8	Beuger Unterarm und Thenar
Th_1	Hypothenar
Th_6/Th_{12}	anterolaterale Bauchwand
L_1/L_3	Beuger und Adduktoren Hüfte
L_3/L_4	M. quadriceps
L_5	Extensoren des Fußes, Großzehe und Peronealmuskeln
L_4/S_1	Gesäßmuskeln
S_1	M. triceps surae
S_1/S_2	Muskeln der Ischiasgruppe
$(C_1-S_3$	Rückenmuskulatur)

Verlauf und Prognose traumatisch bedingter Rückenmark-schädigungen

Eine vollständige Querschnittslähmung, die innerhalb von 24–48 Stunden keinerlei Anzeichen einer beginnenden Rückbildung erkennen läßt, bleibt in der Regel unverändert bestehen und hat demnach eine schlechte Prognose unabhängig von den primären Behandlungsmaßnahmen. Dagegen zeigen primär unvollständige Lähmungen eine günstigere Rückbildungstendenz. In diesen Fällen kann mit einer Rückbildung bzw. Besserung der neurologischen Symptome im Falle der Tetraplegie in einem Zeitraum von 6 Wochen, im Falle der Paraplegie von 3 Wochen und bei unvollständiger Lähmung (Tetraparese, Paraparese) von 6 Monaten gerechnet werden.

Eine anfänglich fehlende oder unvollständige Lähmung, die sich allmählich oder rasch verschlechtert, kann ödembedingt oder aber durch eine Thrombose von Spinalvenen bzw. -arterien verursacht sein – A.-spinalis-anterior-Syndrom bzw. Unterbrechung der A. radicularis magna (ADAMKIEWICZ 1882) – oder auch durch eine Hämatomyelie zustande kommen.

Für die Beurteilung des Verlaufes und des Behandlungsergebnisses hat sich die Einteilung nach FRANKEL et al. (1969) in 5 Kategorien bewährt. Kriterien sind die eingetretenen bzw. ausgebliebenen Veränderungen gegenüber dem Ausgangsbefund unter Berücksichtigung des praktischen Nutzens für den Verletzten:

- **Typus A:** Die Schädigung ist unverändert und vollständig geblieben sowohl im motorischen als auch im sensiblen Bereich. Auch keine Änderung in der Höhe, die von Bedeutung wäre.
- **Typus B:** Besserung nur der Sensibilität, so daß unterhalb der Verletzungshöhe einige Sinnesempfindungen wahrgenommen werden. Die motorische Paralyse ist komplett geblieben.
- **Typus C:** Besserung der Motorik, jedoch ohne praktischen Nutzen für den Patienten.
- **Typus D:** Wiederkehr nützlicher motorischer Kraft unterhalb der Verletzungshöhe (z. B. Wiederherstellung der aktiven Beweglichkeit der unteren Extremität bis hin zur Gehfähigkeit mit und ohne Hilfsmittel).
- **Typus E:** Vollständige Rückbildung der Läsion, wobei keine neurologischen Symptome mehr nachweisbar sind; d. h., es bestehen keine Muskelschwäche, keine sensiblen Ausfälle und keine Störung der Sphinkteren. Abnormes Reflexverhalten dagegen kann vorliegen.

> **Merke:** Die Segmenthöhe der Rückenmarksschädigung ist mit der Höhe des verletzten Wirbels **nicht** identisch! Die Wirbelsäule eilt dem Rückenmark im Wachstum voraus. Das Rückenmark endet bereits auf Höhe von LWK 1/LWK 2.

Allgemeine Diagnostik

Im Vordergrund stehen immer die Beurteilung von Kreislauf, Atmung sowie die Suche bzw. Feststellung von schweren lebensbedrohlichen Verletzungen (SHT, Thorax, Abdomen usw.).

Die **Anamnese** erfaßt auch frühere Verletzungen der Wirbelsäule sowie Fehlbildungen und speziell den Unfallhergang (wichtig für Klassifikation).

Die **klinische Untersuchung** orientiert sich beim bewußtseinsklaren Patienten an der Schmerzlokalisation, der Schmerzintensität und der Art der Schon- bzw. Zwangshaltung. Vorsichtige Palpation, Prüfung auf Klopfschmerz und gegebenenfalls auch Stauchungsschmerz geben weitere Hinweise. Äußerlich sichtbare Verletzungsmarken am Rücken oder eine sichtbare Achsenknickung (Gibbus) sind sichere Zeichen für das Vorliegen einer Wirbelsäulenverletzung.

Zur klinischen Untersuchung gehört die orientierende aktive Funktionsprüfung von Kopf, Interkostalmuskulatur, Armen und Beinen sowie der Eigenreflexe (im Frühstadium fehlend) und der Dermatome (s. S. 302). Bei Vorliegen eines pathologischen Befundes muß möglichst rasch eine kompetente fachneurologische Untersuchung durchgeführt werden. Besonders wichtig sind in der Anfangsphase engmaschige Kontrollen, um möglichst früh eine sich abzeichnende Verschlechterung oder Befundbesserung zu erfassen. Daneben ist bei Verletzungen im unteren Brust- und oberen Lendenwirbelsäulenbereich auf die häufig begleitende Nierenkontusion, reflektorische Darmparalyse (retroperitoneales Hämatom mit Infiltration der Mesenterialwurzel) mit Meteorismus (Auskultation!) sowie Retentionsblase besonders zu achten.

Wichtigste diagnostische Maßnahme ist die **Röntgenuntersuchung.** Sie kann im Schockraum (beim Polytrauma) orientierend mit dem Röntgenbildverstärker durchgeführt werden, im Mittelpunkt aber stehen zunächst die Röntgenstandardaufnahmen in 2 Ebenen − a.-p. und exakt seitlich. Schwierigkeiten bereitet regelmäßig die Übergangsregion C_6-Th_1 in seitlicher Richtung, da es durch die Schulterweichteile zu dichter Überlagerung kommt. Spezielle Handgriffe sind nötig, um auch hier zu guten Röntgenaufnahmen zu kommen.

Die a.-p. Abbildung von C_1/C_2 erfolgt stets durch den geöffneten Mund (Abbildung des Dens epistrophei). Durch Schrägaufnahmen können sehr gut die Zwischenwirbellöcher (Foramina intervertebralia) und die kleinen Wirbelgelenke zur Darstellung gebracht werden.

Besteht in der Beurteilung Unsicherheit, bringt die konventionelle Tomographie Klarheit.

Die **Computertomographie** (CT) schafft hervorragenden Einblick in die dritte Dimension. Sie ist in der Lage, eindeutig Einengungen des Spinalkanals, Verlagerung von Fragmenten in den Spinalkanal sowie wichtige Hinweise auf das Vorliegen einer instabilen Wirbelfraktur zu geben. Für die Indikation zur Verfahrenswahl ist sie heute oft unentbehrlich.

Die **Lumbalpunktion** hat bei der frischen Verletzung der Wirbelsäule ohne neurologische Symptome keine Indikation. Blutiger Liquor als Befund für sich alleine hat keine weitergehenden Konsequenzen.

Ein **pathologischer Queckenstedt** (bei Druck auf die Halsgefäße kommt ein eindeutiger Liquordruckanstieg zustande) dagegen kann eine extramedulläre Kompression z. B. durch Blutung anzeigen, seltener durch ein disloziertes Knochenfragment oder eine Bandscheibe. Meist jedoch handelt es sich um ein Rückenmarksödem, das regelmäßig posttraumatisch auftritt.

> **Merke:** Der Nachweis eines pathologischen Queckenstedt-Versuches bedeutet absolute Indikation zur operativen Dekompression und **gleichzeitigen** Stabilisierung der Wirbelsäule.

Die Computertomographie macht den Queckenstedt-Versuch überflüssig.

Myelographie: Durch Injektion von Kontrastmittel kann der direkte Nachweis einer Einengung des Spinalkanals durch Fragment oder Bandscheibe ebenfalls erbracht werden. Diese Untersuchung kommt in der Diagnostik zur Anwendung, wenn neurologische Symptome zusammen mit unklaren Röntgenstandardaufnahmen für eine Verlegung sprechen. Wird sie durchgeführt, ist der Liquor zu beurteilen und der Queckenstedt-Versuch durchzuführen. Steht ein Computertomograph zur Verfügung, ist diese Untersuchung vorzuziehen, da sie ohne Seitlagerung vorgenommen werden kann, die immer ein gewisses Risiko beinhaltet, besonders wenn Instabilität besteht (s. Abb. **159 a**).

Grundzüge der Behandlung von Wirbelsäulenverletzungen

Die sog. **Distorsion** der Halswirbelsäule und das Schleudertrauma sowie die stabilen Frakturen werden konservativ behandelt und durch einen Schanz-Kragen aus Schaumstoff oder besser aus Kunststoff (Polyäthylenzervikalstütze) immobilisiert. Der Kunststoffkragen besteht aus einem vorderen und einem hinteren Teil (two parts). Sie lassen sich genau anpassen und werden mit Klettverschluß fixiert. Analgetika und Muskelrelaxanzien werden bei Bedarf in den ersten Tagen verordnet. Die Fixationsdauer richtet sich nach Maßgabe der Beschwerden. Später ist Physiotherapie erforderlich. Sie dient der Prophylaxe der Gelenksteife und der Muskelatrophie.

Die **instabile HWK-Fraktur** bzw. **-Luxation** wird sofort reponiert und entweder in der Crutchfield-Extension oder aber durch Halo-Fixateur-externe-Weste bzw. Kopf-Brust-Gipsverband (Minerva-Gipsverband) immobilisiert.

Operationsindikation ist die zunehmende Querschnittssymptomatik, die instabile Subluxation mit subjektiven Beschwerden (chronische Instabilität) sowie die Densfraktur, die sich nicht korrekt reponieren und retinieren läßt.

Als **Operationsverfahren** kommen die ventrale Spondylodese (mit autologem Knochenspan und Osteosyntheseplatte), die dorsale Spondylodese sowie bei der Densfraktur die Verschraubung unter Kompression in Frage.

Die **stabilen Frakturen** der **oberen BWS** werden im allgemeinen funktionell behandelt. Sie benötigen keine äußeren ruhigstellenden Maßnahmen.

Frakturen der **unteren BWS** und der **LWS**, die zusammen etwa 60% aller Wirbelfrakturen ausmachen, können funktionell, konservativ oder in bestimmten Fällen auch operativ behandelt werden. Die Untersuchungen von PLAUE (1973) über die Mechanik des Wirbelkompressionsbruches zeigen, daß ein frischer Kompressionsbruch (Typ I nach McAFEE et al. 1983) des Erwachsenen bis zum 50. Lebensjahr noch 60−70% der ursprünglichen Tragfähigkeit besitzt und daß ein auf die Hälfte seiner früheren Höhe komprimierter Wirbelkörper einem unversehrten annähernd ebenbürtig ist (Abb. **161**). Dies gilt für die statische und axiale Druckbelastung, so daß es das Bestreben sein muß, andere Krafteinwirkungen bis zur endgültigen Heilung auszuschalten.

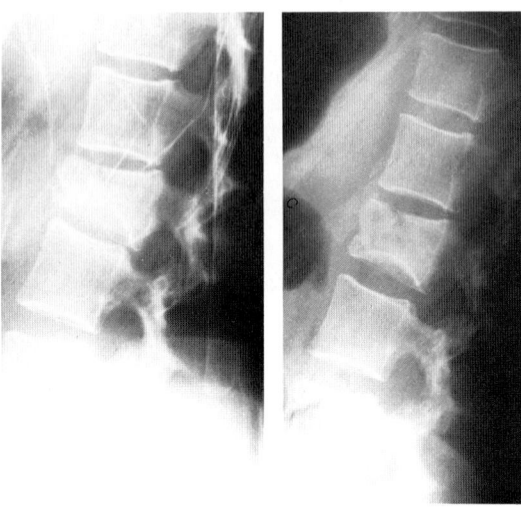

Abb. **161** Kompressionsfraktur des 1. LWK (**a**) bei 29jähriger Pat. Durch lordosierende Lagerung im Wirbelbett ist bereits nach 2 Wochen eine gute Aufrichtung des Wirbelkörpers eingetreten (**b**).

a   b

Gering komprimierte Wirbelkörper dieser Abschnitte können ebenfalls funktionell behandelt werden, wenn der Verletzte eine möglichst extrem aufrechte Haltung einnimmt, in der er in der Regel auch beschwerdefrei ist. Besteht eine stärkere Keilwirbelbildung (ca. 10−15°), kann mit einem Dreipunktestützkorsett (oder Becker-Korsett) ebenfalls frühfunktionell behandelt werden (Abb. **162** und **163**). Dadurch wird eine Extensionsstellung aufgezwungen, die einem weiteren Zusammensintern entgegenwirkt, für Schmerzfreiheit bzw. -armut sorgt und überdies eine sehr frühe ambulante Behandlung erlaubt (nach etwa 4−7 Tagen)! Stärker komprimierte Frakturen verlangen die konservative Aufrichtung in Narkose im ventralen Durchhang zusammen mit einer Immobilisierung entweder in einem Gipsbett oder Gips- bzw. Kunststoffmieder.

Bestehen neurologische Störungen bis zur Querschnittslähmung oder eine starke Gibbusbildung, ist die operative Behandlung mit Wiederherstellung der Durchgängigkeit des Spinalkanals, Schaffung von stabilen Verhältnissen (z. B. Fixateur interne) und einer dorsalen Spondylodese evtl. mit intrakorporalen Spongiosaplastik angezeigt (MAGERL 1977, DICK 1984, DANIAUX 1982) (s. Abb. **159).**

Die **Ausheilung** eines Wirbelbruches ist günstig, wenn es sich in der Hauptsache um eine ossäre Läsion handelt. In diesen Fällen findet man im Zuge der Knochenbruchheilung im Röntgenbild charakteristische Veränderungen: **Kallusbildung:** Sie entsteht teils aus dem Spongiosabereich des frakturierten Wirbelkörpers, teils als periostale Knochenneubildung im Bereich des vorderen Längsbandes. Der spongiöse Kallus überwiegt meist. Für die

Abb. **162** Diese schematische Darstellung eines Wirbelsegmentes soll zeigen, wie stark sich eine 15°- bzw. 20°-Keilwirbelbildung auf die Erniedrigung der vorderen Säule auswirkt.

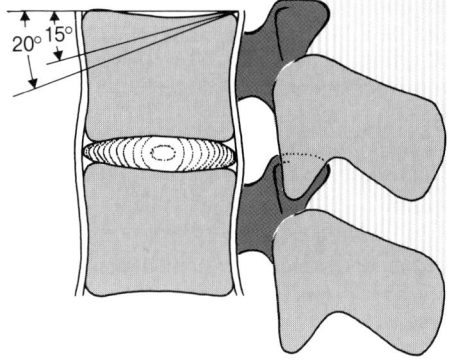

a 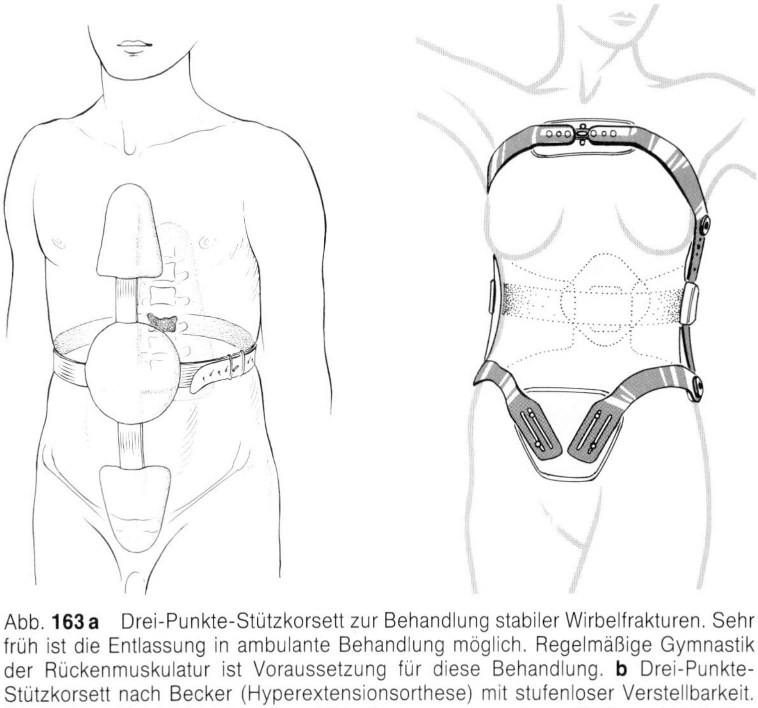   b

Abb. **163a** Drei-Punkte-Stützkorsett zur Behandlung stabiler Wirbelfrakturen. Sehr früh ist die Entlassung in ambulante Behandlung möglich. Regelmäßige Gymnastik der Rückenmuskulatur ist Voraussetzung für diese Behandlung. **b** Drei-Punkte-Stützkorsett nach Becker (Hyperextensionsorthese) mit stufenloser Verstellbarkeit. Zur funktionellen Behandlung von Wirbelfrakturen des unteren BWS- und LWS-Bereiches und zur Mobilisierung nach operativer Stabilisierung.

knöcherne Konsolidierung eines aufgerichteten Wirbelkörpers ist eine Zeit von 4–8 Monaten erforderlich, je nach Größe des Defektes, der nach der Aufrichtung verbleibt. Danach ist auch die Bälkchenstruktur der Wirbelkörperspongiosa im Röntgenbild wieder erkennbar.

Bei funktioneller Behandlung eines wenig komprimierten Wirbelkörpers verbleibt die Kompressionszone. Sie ist in den ersten Monaten an der Verdichtung des Knochengewebes erkennbar. Durch Szintigraphie können frischere Läsionen von alten abgegrenzt werden (wichtig für Begutachtung, Zusammenhangsfragen usw.).

Traumatisch bedingte Spondylodese: Sie liegt vor, wenn infolge weitgehender Zerstörung der Bandscheibe eine komplette knöcherne Zusammenheilung mit dem Nachbarwirbel zustande kommt, wodurch ein Bewegungssegment ausgeschaltet wird. Aber auch eine meist ventral liegende knöcherne Spangenbildung kann zur Ausschaltung eines Bewegungssegmentes führen, indem sie zwei Wirbel fest miteinander verbindet. Patienten mit derartigen Veränderungen sind meist völlig beschwerdefrei und haben eine absolut stabile Wirbelsäule.

Therapeutische und prophylaktische Maßnahmen bei Querschnittslähmung

Auch bei Fehlen zusätzlicher schwererer Verletzungen kommt es zum Volumenmangel durch Versacken von Blut im Splanchnikusgebiet. Subklaviakatheter, ZVD-Kontrollen, Volumensubstitution (Plasmaexpander, Blut). Übertransfusion vermeiden!

Dekubitusgefahr: zweistündliches Umlagern bei ruhiggestellter Wirbelsäule. Pflegeintensive Situation! Hautpflege: Trockenhalten von Gesäß, Rima ani, Inguinalregion. Tägliches Einreiben mit Kampferalkohol u. ä.

Blase: Die willkürliche Entleerung ist ausgeschaltet. Spinaler Entleerungsreflex fehlt. Behandlung besteht in periodischer Entleerung unter Vermeidung der Entstehung einer Überlaufblase bzw. einer Schrumpfblase und einer Harnwegsinfektion; z. B. beim Mann Entleerung alle 8 Stunden durch Katheter bei strenger Beachtung der Asepsis (besser suprapubische Blasenfistel). Bei der Frau kann Ballonkatheter gelegt werden, der alle 3–4 Stunden zur Entleerung geöffnet wird.

Urin sauer halten (tägl. pH-Kontrolle), evtl. Ansäuern mit Phosoform (3×30 Tr. in Tee). Harnwegsdesinfektion (Sulfonamide, Antibiotika).

Darm: Aufgrund des retroperitonealen Hämatoms und des spinalen Schocks besteht am Anfang ein paralytischer Ileus. Nach 24–36 Std. peristaltikanregender Maßnahmen (Dulcolax Supp., Einlauf mit hypertonischer Kochsalzlösung, Prostigmin i.m. etc.) Magensonde bei Magenatonie, Absaugen.

Darmentleerung nach festem Stundenplan, Glycerin-Supp., evtl. digitale Ausräumung der Ampulla recti.

Lagerung: Beine leicht abgespreizt, sonst wie Arme gestreckt. Polster in Hohlhand. Auf Funktionsstellung achten, Kontrakturen verhindern. Fuß in Rechtwinkelstellung (Brettchen). Bei Vorliegen von Frakturen an den Extremitäten oder Becken möglichst frühzeitige stabile Osteosynthese anstreben. Dies erleichtert Pflege außerordentlich, gestattet tägliches Durchbewegen der großen und kleinen Gelenke und ist die beste Prophylaxe verschiedenster Komplikationen. Atemtherapie obligat, ebenso Thromboembolieprophylaxe (Low-dose-Heparin, später Marcumar). Auf Streßulkus achten!

Verletzung der Halswirbelsäule (HWS)

Distorsion (Verstauchung, Verdrehung, Verwringung)

Es handelt sich dabei um eine indirekte Verletzung mit Schädigung des Kapsel-Band-Apparates. Es besteht keine Subluxation, keine Fraktur. Die Stabilität ist vollständig erhalten. Eine Sonderform ist das sog. „**Schleudertrauma**" der Halswirbelsäule (Schleuderverletzung, Peitschenschlagverletzung, „whiplash injury"; GAY u. ABBOTT 1953).

Das Schleudertrauma der Halswirbelsäule findet man beim typischen Auffahrunfall, indem der Pkw-Fahrer von hinten angefahren wird (Abb. **164**).

Klinisch fehlen äußerlich sichtbare Verletzungszeichen. Der Anfangsbefund ist – von Ausnahmen abgesehen – meist harmlos und entspricht dem Bilde der Distorsion. Im Gegensatz dazu aber kommt es nach etwa 1–3 Tagen typischerweise zu starken subjektiven Beschwerden, die in ihrer Heftigkeit unerwartet sind und ungewöhnlich prolongiert verlaufen. Es besteht also ein beschwerdefreies bzw. beschwerdearmes Intervall (ERDMANN 1973).

> **Merke: Schluckstörungen (Schmerzen)** nach HWS-Reklinationstrauma sind Leitsymptom und müssen sehr ernst genommen werden. Das morphologische Substrat für die Schluckbeschwerden ist das retropharyngeale Hämatom und Ödem.

Nur eine HWS-Reklinationsverletzung darf als Schleudertrauma angesprochen werden. Man weiß, daß die Vorwärtsbeugung beim Auffahrunfall keine so entscheidende Rolle spielt.

Bewertung von Röntgenzeichen

Die überwiegende Zahl der Schleudertraumen zeigt per definitionem im Röntgenbild keinen pathologischen Befund bis auf eine Streckstellung der Halswirbelsäule. Es muß nun nach indirekten röntgenologischen Hinweisen gesucht werden. Man unterscheidet zuverlässige, bedingt zuverlässige und unzuverlässige Hinweiszeichen.

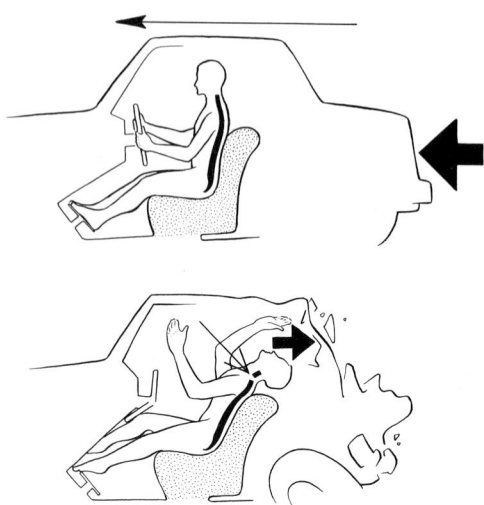

Abb. **164** Entstehungs-
mechanismus der echten
HWS-Schleuderverlet-
zung. Sie entsteht durch
Angefahrenwerden von
hinten beim Fehlen der
Nackenstütze.

Ein zuverlässiges Zeichen ist die isolierte Abstandsvergrößerung des betroffenen Zwischenwirbelraumes z. B. in der Crutchfield-Extension. Bedingt zuverlässige Zeichen erhält man durch sog. „gehaltene Röntgenaufnahmen". Diese dürfen aber wegen zu großen Risikos **niemals primär** angefertigt werden, sondern frühestens nach etwa 2–3 Wochen nach dem Unfallereignis! In diesen Fällen kann beispielsweise eine abnorme Kippbeweglichkeit eines Wirbelkörpers gegenüber dem Nachbarwirbel festgestellt werden.

Absolut unzuverlässige Hinweise sind Röntgenbildmerkmale, die keine strenge Bindung an ein bestimmtes Verletzungsmuster haben, sondern auch ohne Trauma gefunden werden können (z. B. habituelle Fehlstellung eines Wirbels gegenüber dem nächstunteren; Hypermobilität; Streck- oder Steilstellung der HWS).

Luxation

Es muß zwischen der vollständigen und der einseitigen Luxation der HWS unterschieden werden. Sie entstehen durch Überbeugung, wobei eine mehr oder weniger stark ausgeprägte Rotationsbewegung zu einer einseitigen Drehverrenkung führen kann. Es handelt sich bei diesen Verletzungen meist um diskoligamentäre Läsionen mit der Gefahr dauernder Instabilität.

Klinisch findet man den Kopf nach der unverletzten Seite federnd fixiert. **Röntgenologisch** läßt sich im allgemeinen leicht feststellen, ob eine vollständige oder eine unvollständige einseitige Luxation vorliegt. Bei der vollständigen Luxation sind die kranialen Gelenkflächen des unteren Wirbels

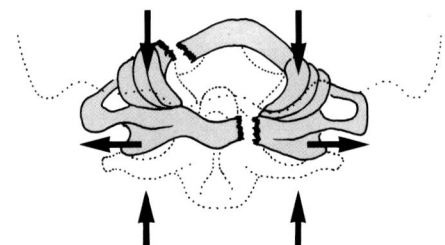

Abb. **165** Jefferson-Fraktur.
Der Ring des Atlas ist gesprengt.

komplett auf beiden Seiten nach dorsal verrenkt (exakt seitliches Röntgenbild).

Die einseitige Luxation wird wegen der oft schwer lösbaren Verhakung
auch als „reitende Luxation" bezeichnet.

Spezielle Verletzungsformen an der Halswirbelsäule

Jefferson-Fraktur (1920) ist eine reine Kompressionsfraktur, die durch
Sturz direkt auf den Kopf oder durch herabfallende schwere Gegenstände,
die auf den Kopf auftreffen, entsteht. Dabei wird der Ring des Atlas durch
die Stauchungskräfte über die schräggestellten Kondylen des Subokziputs
und die Gelenkflächen des Axis gesprengt bzw. gespalten (Abb. **165**). Der
Dens axis nähert sich mit seiner Spitze dem Hinterhaupt, da die Bogenan-
teile des Atlas auseinandergewichen sind.

> **Merke:** Beim alleinigen Bogenbruch des Atlas wird der Wirbelkanal
> nicht enger, sondern eher weiter. Das Rückenmark kann so
> unverletzt bleiben. LORENZ BÖHLER (1957) bezeichnet ihn des-
> halb als „rettenden Bogenbruch"!

„**Hangman's fracture**" (hangedman's fracture) ist eine spezielle Frakturform des Axis mit beidseitigem Bruch der Bogenwurzel (Abb. **166**). Sie
entsteht durch Erhängen bei unter dem Kinn angelegten Knoten des Seiles
oder aber auch bei Frontalkollision des nicht angegurteten Pkw-Fahrers bei
gleichzeitig fehlender Nackenstütze. Die gewaltsame Hyperextension
bewirkt den doppelseitigen Bogenbruch mit Fraktur der HKW-2-Vorder-
kante sowie Fraktur des Dornfortsatzes von C_1.

Densfraktur

Die beiden ersten Halswirbel weisen eine besondere Form und Funktion
auf. Sie heißen Atlas (C_1) und Axis (C_2). Die beiden Wirbelkörper sind
durch zwei Gelenkformationen miteinander verbunden, den beiden lateralen und einer mittleren. Diese besteht zwischen dem Dens axis, dem vorderen Atlasbogen und dem Lig. transversum oder cruciforme. Beide Wirbel
sind durch eine Gelenkkapsel verbunden, die durch Bänder verstärkt ist,

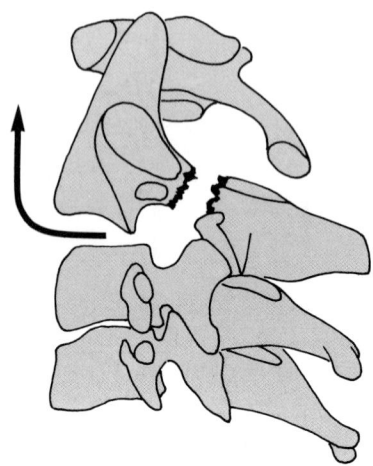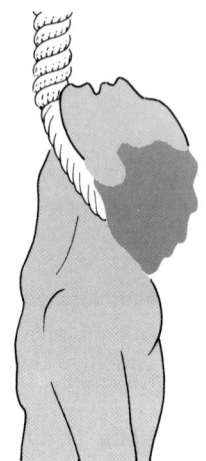

Abb. **166** Hangman's fracture: beidseitiger Bogenwurzelbruch. Gewaltsame Hyperextension. Fraktur der HWK 2 Vorderkante und Fraktur des Dornfortsatzes von C_1.

die sich in die Membrana atlantoccipitalis fortsetzen. Das Gelenk selbst ist ein Zapfengelenk, in welchem Rotationsbewegungen um die senkrechte Achse des Dens möglich sind.

Bei Flexions- und Extensionstraumen der oberen Halswirbelsäule kann es zur Fraktur des Dens kommen. Unfallursache sind große Gewalteinwirkungen auf den Kopf, beispielsweise bei Pkw-Unfällen, Sturz aus größerer Höhe oder auf Treppen.

Densfrakturen machen etwa 1−2% aller Wirbelfrakturen aus. Rückenmarksbeteiligungen sind selten, da der Spinalkanal in Höhe des 1. und 2. Halswirbelkörpers sehr weit ist. Der sagittale Durchmesser beträgt ca. 24 mm, der des Rückenmarkes 14 mm.

Im Hinblick auf Stabilität, Therapie und Prognose können drei verschiedene Frakturformen unterschieden werden. Entscheidend dabei ist die Höhenlokalisation der Fraktur − durch den Apexbereich, durch die Basis und durch das Corpus axis (Abb. **167**). Bei tiefen Frakturen sind die Ligg. accessoria noch am Densfragment fixiert. Sie sind die einzigen Bänder zwischen Atlas und Dens. Frakturen die kranial dieser Bänder verlaufen, sind instabiler. Die Pseudarthrosenrate ist hierbei höher, da es leichter zu einer Diastase kommen kann. Es wird angenommen, daß die Ursache dafür die Bandverbindungen sind, die direkt zum Okziput ziehen und nicht auch mit dem Atlas in Verbindung stehen. Als weitere Ursachen für das Ausbleiben der knöchernen Heilung (= chronische Instabilität) werden Zirkulationsstörungen im Frakturbereich, ungenügende und zu kurze Ruhigstellung sowie hohes Lebensalter angeführt.

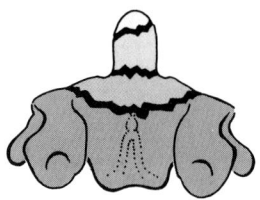

Abb. **167**   Die 3 typischen Lokalisationen der Densfraktur mit unterschiedlicher Prognose.

Diagnostik

Die klinischen Symptome sind oft nur wenig ausgeprägt. Der Patient klagt über Schmerzen im oberen Bereich der Halswirbelsäule. Bei größerer Instabilität wird diese subjektiv empfunden und der Kopf durch die Hände gestützt. Bei Verdacht auf Densfraktur erfolgt die Röntgenaufnahme a.-p., am besten mit Zielaufnahme durch den geöffneten Mund, das seitliche Bild muß ebenfalls exakt eingestellt sein. In Zweifelsfällen kommen konventionelle Tomogramme in zwei Ebenen oder die Computertomographie zur Anwendung. **Funktionsaufnahmen sind riskant!**

Frakturen mit Verschiebung des Dens nach hinten werden als Hyperextensionsverletzungen, diejenigen nach vorne als Flexionsverletzungen bezeichnet. Bei Flexionsverletzungen verläuft der Bruchspalt meist durch den Atlaskörper. In der Regel sind neben den Flexions- bzw. Extensionskräften auch Scher- bzw. Rotationskräfte wirksam.

Merke: Bei Beurteilung von Röntgenaufnahmen auf pathologische Weichteilververschattung achten! (retropharyngeales Hämatom/Ödem).

Therapie

Die Behandlung ist in der Regel konservativ. Sie besteht aus Reposition und Retention. Die Reposition bei bestehender Abknickung bzw. Dislokation nach vorne erfolgt durch Zug und dosierte Reklination bzw. bei Dislokation nach hinten in umgekehrter Richtung meist manuell und unter Durchleuchtung mit Röntgenbildverstärker. Es genügt die einfache Sedierung, um jederzeit neurologische Komplikationen sofort erkennen zu können.

Die Ruhigstellung erfolgt entweder sofort oder nach ein paar Tagen. In diesen Fällen muß der am Schädel angreifende Längszug belassen bleiben. Der Zug erfolgt entweder über **Crutchfield-Zange** oder durch **Halo-Fixateur** externe, der für die Dauer der Heilung belassen bleibt (Abb. **168**). In Frage kommt auch die Ruhigstellung im Kopf-Brust-Gipsverband (Minervagipsverband). Der Verletzte kann mit beiden Verfahren früh mobilisiert und ambulant behandelt werden, sofern keine anderweitigen Verletzungen bzw. neurologischen Komplikationen bestehen.

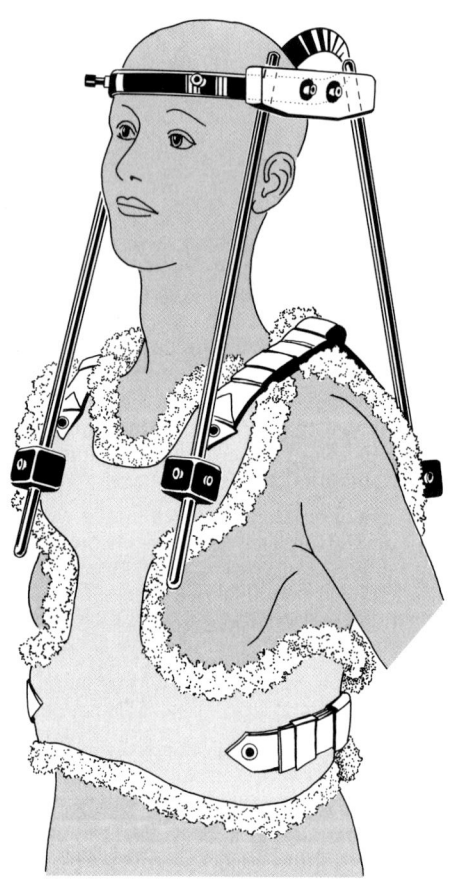

Abb. **168**   Halo-Fixateur externe zur konservativen Behandlung von Verletzungen der Halswirbelsäule. Die Metallstifte greifen direkt an der Tabula externa an und bewirken eine ausreichende Immobilisierung.

Röntgenkontrollaufnahmen sind unmittelbar nach der Reposition, dann in kürzeren Zeitabständen, später in größeren anzufertigen.

Die Dauer der Ruhigstellung ist sehr lange und beträgt bis zu 9 Monaten. In neuerer Zeit sind verschiedene Operationsmethoden für die Stabilisierung von Densfrakturen angegeben worden, so vor allem von J. Böhler (1980), durch welche die äußere Immobilisation im wesentlichen entfällt. Nach exakter Reposition wird der Dens mit Hilfe zweier Zugschrauben stabil am Corpus axis von vorne fixiert. Eine andere Möglichkeit ist die hintere

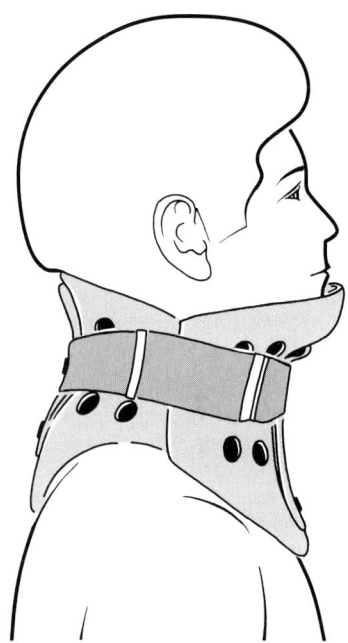

Abb. **169** Zervikalstütze (two parts)
mit Klettverschluß.

Fusion von HWK1/HWK2 mit Hilfe autologer Spananlagerung und Fixation durch Drahtzuggurtung. Indikation hierzu kann die **Denspseudarthrose** sein, die aufgrund ihrer chronischen Instabilität **lebensbedrohlich** ist.

Anerkannte Indikation zur Operation sind (J. BÖHLER 1980):
– Irreponibilität
– bestehende Diastase
– höheres Lebensalter
– fehlende Knochenbruchheilung nach 20 Wochen

Die postoperative Ruhigstellung für wenige Wochen erfolgt durch Schanz-Krawatte aus Kunststoff mit Klettverschluß (Two-parts-Krawatte) (Abb. **169**).

Crutchfield-Extension

Es handelt sich dabei um eine spezielle Extensionsvorrichtung, die direkt am knöchernen Schädel angreift (Abb. **170**).

Die Region oberhalb beider Ohren wird sorgfältig rasiert und der Bezirk am Os parietale, der am deutlichsten vorspringt, lokal mit 1%igem Novocain bis auf den Knochen infiltriert. Symmetrisch wird auf beiden Seiten die

Haut mit dem Skalpell bis auf das Periost inzidiert. Je nach Modell der Crutchfield-Zange wird die Lamina externa mit einem entsprechenden Spezialbohrer, dessen Spitze nur 2−3 mm tief eindringen kann (Arretierung!), durchbohrt. In diese Bohrlöcher wird die Crutchfield-Zange exakt eingesetzt und über die Stellschraube fest verankert. Die Belastung mit Gewichten im Sinne der Extension beträgt in der Regel 3−4 kg als Dauerzug. Das Kopfende des Bettes wird um 10−20 cm durch Unterlegen von Klötzen hochgestellt. Zu beachten sind peinliche Sauberkeit und Pflege der Fixationsstellen (Gefahr der lokalen Infektion). Im übrigen besteht noch die Gefahr des Hinterhauptdekubitus!

Zu Repositionszwecken darf die Extension kurzfristig mit 15−20 kg z. B. zur **Reposition einer Luxation im Halswirbelsäulenbereich** (Abb. **171**) belastet werden.

Für das Repositionsmanöver ist es notwendig, gedanklich und praktisch den Entstehungsmechanismus in umgekehrter Reihenfolge zu durchlaufen, und zwar Längszug − Beugung − Streckung. Nach Anlegen einer Crutchfield-Extension wird der Verletzte so im Bett gelagert, daß die Zugrichtung schräg nach oben verläuft. Man beginnt bei einem Extensionsgewicht von 4−5 kg und steigert stündlich um etwa 1 kg bis auf ca. 15 kg. Lückenlose ärztliche Kontrolle ist erforderlich! Durch Unterlegen einer Schaumstoffrolle wird eine leichte Beugestellung erzeugt. Nach etwa 18−24 Stunden ist die Verhakung soweit gelöst, daß jetzt durch mäßige Reklination die eigentliche Einrichtung erfolgt. Danach genügen zum Halten des Ergebnisses 3−4 kg für ca. 6−8 Wochen. In den meisten Fällen jedoch kann bereits nach der Einrichtung oder kurze Zeit später die Immobilisierung im **Minerva-Gipsverband** (Kopf-Brust-Gipsverband) erfolgen und die Behandlung ambulant weiter fortgeführt werden. Die Ruhigstellung beträgt ebenfalls mindestens 10−12 Wochen (vorwiegend diskoligamentäre Läsion!).

In der unteren Hälfte der Halswirbelsäule kommen vermehrt diskoligamentäre Verletzungen vor. Gerade hier ist die Röntgenbildanalyse wichtig, um die einseitige Luxation von der vollständigen und der sog. „reitenden" zu unterscheiden. Anhaltspunkte ergeben sich aus den exakt seitlichen Röntgenaufnahmen und besonders durch die Computertomographie, die im Zweifelsfalle immer zu veranlassen ist (Abb. **172**).

Konservative Behandlung der Kompressionsfrakturen der unteren Brust- und der Lendenwirbelsäule

Kompressionsfrakturen mit einer Keilwirbelbildung von 10° und mehr bedürfen der Aufrichtung. Sie erfolgt zum frühestmöglichen Zeitpunkt am besten in Allgemeinnarkose und Relaxation. Die Einrichtung selbst geschieht im sog. ventralen oder dorsalen Durchhang nach primärem Längszug (Abb. **173**). Das Prinzip besteht in einer Überstreckung der Wirbelsäule, wodurch die in der vorderen Säule des Wirbelkörpers gelegene

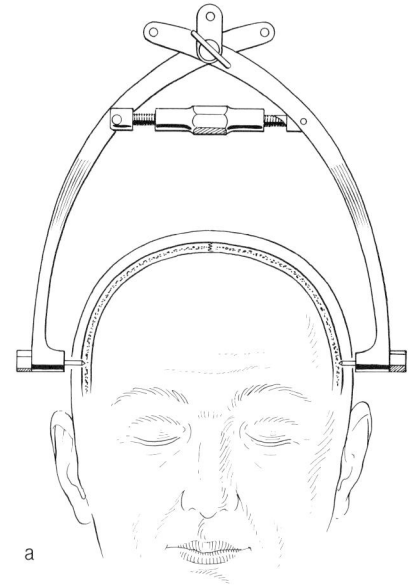

a

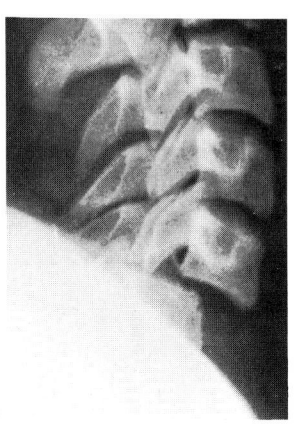

b

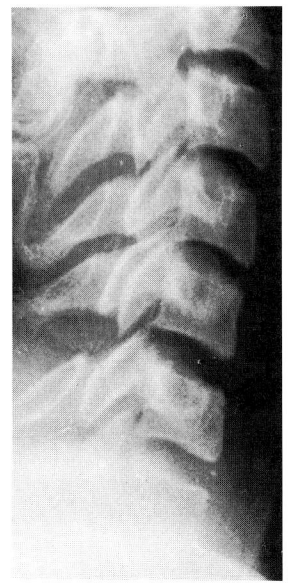

c

Abb. **170 a**   Extensionsbügel nach Crutchfield.
b–c Luxationsfraktur der Halswirbelsäule zwischen C_5 und C_6. Nach 2 Tagen Deflexionsextensionsbehandlung vollständige Reposition. Die bei der Verletzung eingetretene Querschnittslähmung war nicht rückbildungsfähig.

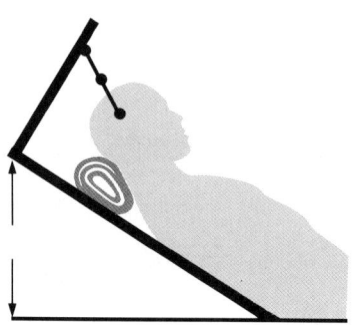

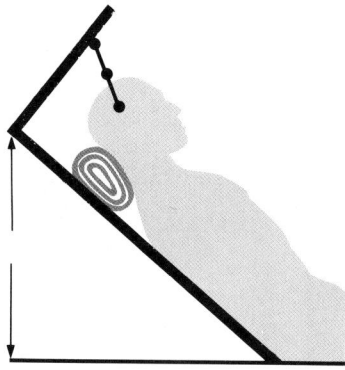

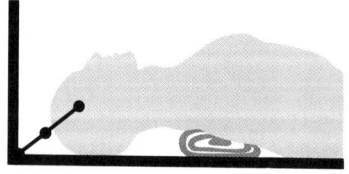

Abb. **171** Dynamischer Repositions-
vorgang bei konservativer Behandlung
einer verhakten Luxation im Halswirbelsäulenbereich.

Impressionszone infolge Straffung des intakten Lig. longitudinale ventrale
sich aufrichtet. Der Vorgang benötigt etwa 30 Minuten. Die notwendige
Immobilisierung erfolgt in einem in dieser Stellung angelegten Gips- oder
Kunststoffmieder, gelegentlich auch im Gipsbett. Die Dauer der Ruhigstel-
lung beträgt ca. 10–20 Wochen, je nach dem Ausmaß des Keilwirbels.
Nach dem Anlegen eines Gips- oder Kunststoffmieders kann der Patient

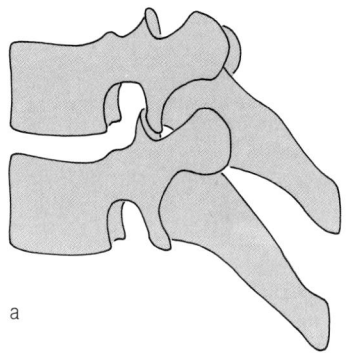
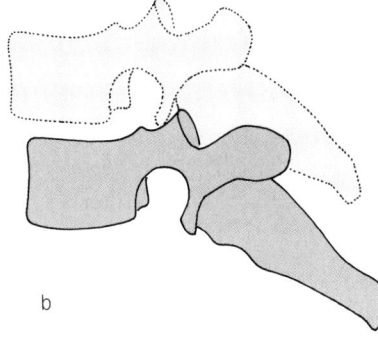

a   b

Abb. **172** Bei Wirbelluxationen im Bereich der Halswirbelsäule gibt es unterschiedliche Formen, die im exakt seitlichen Röntgenbild zu erkennen sind.
a Normale Stellung eines Wirbelsegmentes. **b** Einseitige Luxation und Rotation. Der untere Wirbelkörper ist nach
dorsal verschoben. Mäßige Einengung
des Spinalkanals. Eine Achsenknickung
besteht nicht. **c** Doppelseitige Luxation
führt immer zu einer stärkeren Einengung des Spinalkanals. Auch hier keine
stärkere Achsenknickung. Diese findet
sich bei der sog. „reitenden" Luxation
(s. Abb. 170 b).

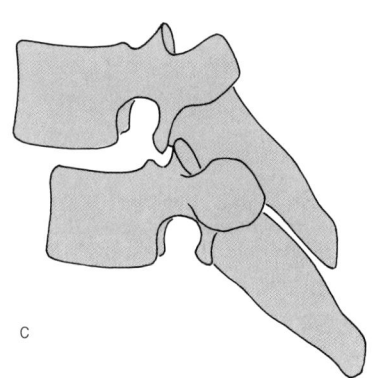

c

sofort aufstehen. Entscheidend in der weiteren Behandlung ist die Physiotherapie, die in Form einer von LORENZ BÖHLER (1951) genau festgelegten
Weise regelmäßig durchgeführt werden muß, um nicht nur der Muskelatrophie entgegenzuwirken, sondern diese sogar zu kräftigen.

Operative Behandlung von Wirbelfrakturen

Indikation zur Operation besteht immer dann, wenn damit ein eindeutig
besseres Ergebnis erzielt werden kann. Dies ist bei Wirbelfrakturen in folgenden Fällen gegeben:
− geschlossen nicht reponierbare Fraktur bzw. Luxation
− Frakturen/Luxationen mit der Gefahr der chronischen Instabilität (diskoligamentäre Läsionen)
− Kompressionsfrakturen mit großer Impressionszone der vorderen Säule
  (20°)
− primäre oder sekundäre Querschnittslähmung

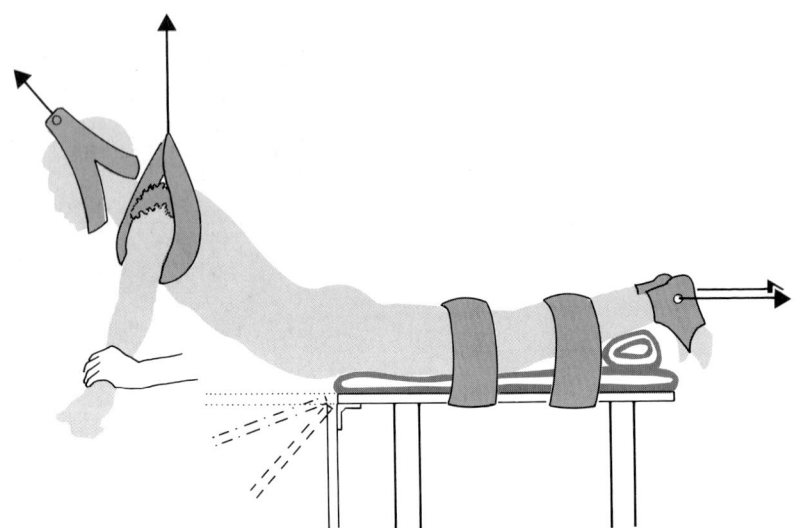

Abb. **173** Prinzip der konservativen Aufrichtung eines Wirbelkörpers (untere BWS und LWS) im sog. ventralen Durchhang nach primärer Längsextension. Diese Behandlung erfordert Narkose und Relaxation. Anschließend wird entweder im Gipsbett oder im Gipsmieder ruhiggestellt.

– SHT, motorisch unruhige Patienten, Demenz, Suchtkranke usw., bei denen eine konservative Behandlung nicht durchgeführt werden kann

Das Prinzip der operativen Behandlung – von ventral oder dorsal – besteht in der Wiederherstellung der Anatomie, besonders der lichten Weite des Spinalkanals und der anatomischen Form des verletzten Wirbelkörpers durch stabile Osteosynthese (Platten, Schrauben, Zuggurtungen [Abb. **174**], Fixateur interne [Abb. **159**] usw.), meist verbunden mit einer Spondylodese, die nur ein Segment betrifft. Vorteile der operativen Behandlung sind: sehr frühe Mobilisierung und gezielte Rehabilitation (auch beim Querschnittsgelähmten), wesentliche Erleichterung der Pflege, Verhinderung von Dekubitalgeschwüren usw.

Neue Operationsmethoden z. B. von CLOWARD (1959), J. BÖHLER (1962), ROY-CAMILLE (1976), MAGERL (1980) und DICK (1984), um nur einige zu nennen, haben das Behandlungskonzept der verletzten Wirbelsäule wesentlich verbessert, so daß auch die Sicherheit der erzielbaren Stabilität enorm gewonnen hat.

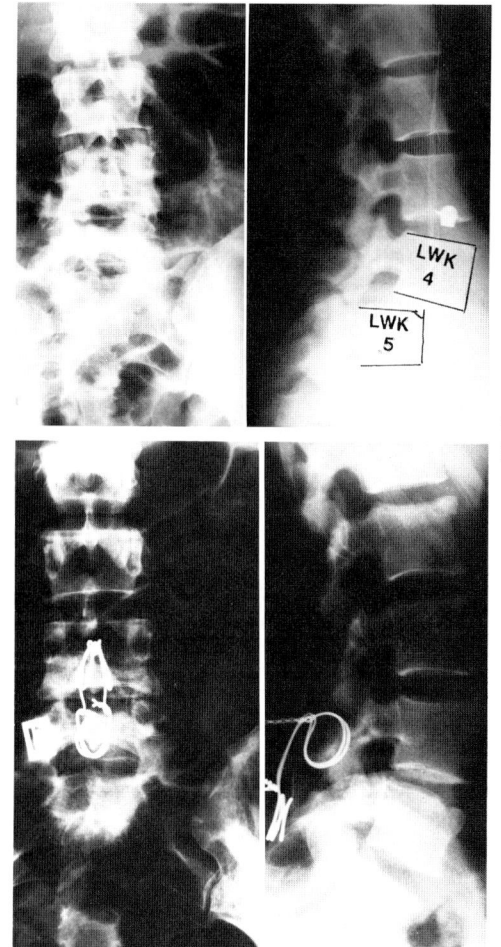

a
b

Abb. **174a** Luxationsfraktur zwischen LWK 4/5. Nur geringfügige neurologische Symptome. **b** Operative Reposition der verhakten Wirbelgelenke und Zuggurtungsosteosynthese von dorsal mit großer Spongiosaplastik im Sinne der dorsalen Fusion über 1 Segment.

Merke: Bei Vorliegen einer Querschnittslähmung ist die alleinige operative Dekompression (Laminektomie, Hemilaminektomie) heute ohne gleichzeitige Stabilisierung (Osteosynthese) kein geeignetes Verfahren mehr, da die Instabilität nur noch verstärkt wird.

Zentren für die Behandlung Querschnittsgelähmter in der Bundesrepublik Deutschland

Anlaufstelle für die Vermittlung von Betten für Querschnittsgelähmte in:
BG-Unfallkrankenhaus, Bergedorfer Str. 10, 2050 Hamburg 80

Ort	Einrichtung	Ärztl. Direktor/ ltd. Arzt	Rufnummer
Bayreuth	Krankenhaus Hohe Warte 8580 Bayreuth	Dr. *Grüninger*	(09 21) 28 01
Berlin	Krankenhaus Zehlendorf Reha- und Sonderstation für Querschnittsgelähmte 1000 Berlin-Zehlendorf	Prof. Dr. *Lerche*	(0 30) 8 10 21
Berlin (UK)	Orthop. Univ.-Klinik Oskar-Helene-Heim Clay-Allee 229 1000 Berlin	Prof. Dr. *Friedebold*	(0 30) 81 00 41
Bochum	Chir. Univ.-Klinik BG-Krankenanstalt „Bergmannsheil Bochum" Hunscheidtstraße 1 4630 Bochum	Prof. Dr. *Muhr* Dr. *Bötel*	(02 34) 30 20
Duisburg	BG-Unfallklinik Großenbaumer Allee 4100 Duisburg-Buchholz	Prof. Dr. *Hierholzer* Dr. *Turban*	(02 03) 7 68 81
Frankfurt/M.	BG-Unfallklinik Friedberger Landstraße 430 6000 Frankfurt/M.	Prof. Dr. *Contzen* Dr. *Stock*	(0 69) 47 50
Hamburg	BG-Unfallkrankenhaus Bergedorfer Straße 10 2050 Hamburg 80	Dr. *Zimmer* Dr. *Meinecke*	(0 40) 73 96 11
Heidelberg	Abteilung für die Behandlung und Rehabilitation Querschnittsgelähmter der Orth.	Prof. Dr. *Paeslack*	(0 62 21) 80 61

Ort	Einrichtung	Ärztl. Direktor/ ltd. Arzt	Rufnummer
Hess. *Lichtenau*	Univ.-Klinik Schlierbacher Landstraße 200a 6900 Heidelberg Orth. Klinik und Rehabilitationszentrum der Diakonie 3436 Hess. Lichtenau	Prof. Dr. *Blencke* Dr. *Darmstädter*	(0 56 02) 8 30
Homburg (Saar)	Orth. Univ.-Klinik 6650 Homburg/Saar	Prof. Dr. *Mittelmeier*	(0 68 41) 1 62 20
Karlsbad-Langensteinbach	Südwestdeutsches Rehabilitationskrankenhaus 7516 Karlsbad 1	Ltd. Oberarzt Dr. *Stoltze* Oberarzt Dr. *Nanasy*	(0 72 02) 6 18 13 6 18 14
Koblenz	BG-Sonderstation für Schwerunfallverletzte Ev. Stift St. Martin J.-Müller-Straße 7 5400 Koblenz	Prof. Dr. *Dürr* Dr. *Lang*	(02 61) 13 70
Ludwigshafen	BG-Unfallklinik L.-Guttmann-Straße 13 6700 Ludwigshafen-Oggersheim	Dr. *Arens*	(06 21) 6 81 01
Murnau	BG-Unfallklinik 8110 Murnau/Obb.	Prof. Dr. *Probst* Dr. *Ruidisch*	(0 88 41) 47 41
Tübingen	BG-Unfallklinik Rosenauer Weg 7400 Tübingen	Prof. Dr. *Weller* Dr. *Bilow*	(0 70 71) 60 61

Vermittlung kann außerdem vorgenommen werden an:
Hopital Pasteur, *Colmar* (Frankreich) Ruf-Nr. (00 33 89) 24 99 24 Apparat 23 64
Dr. *Baumgartner* (Neurochir.)
Dr. *Loebe* (Anästh.)
Dr. *Mole* (Traumatolog.)
oder direkt an:
Zentrum in *Mulhausen* (Frankreich) Ruf-Nr. (00 33 89) 42 50 53 Dr. *Dollfus*

Beckenverletzungen

Verletzungen des Beckens und des Hüftgelenkes werden heute vermehrt nach schweren Verkehrsunfällen beobachtet. Sie entstehen vorwiegend durch direkte Gewalteinwirkung (Überfahrenwerden, Aufprall, Verschüttung) oder auch indirekt durch fortgeleitete Gewalt, wie dies bei der Azetabulumfraktur (Dashboard injury) der Fall ist. Aber auch Abrißfrakturen kommen vor. Zuverlässiger Schutz vor schweren Beckenfrakturen bietet der 3-Punkte-Sicherheitsgurt im Pkw.

Beckenfrakturen (ohne Azetabulum)

Unter den Beckenbrüchen werden drei wesentliche Gruppen unterschieden:
- Frakturen oder Rupturen, welche den Beckenring unterbrechen (Stabilitätsverlust)
- Frakturen und Verletzungen, welche den Beckenring nicht unterbrechen (erhaltene Stabilität)
- Frakturen und Luxationen, welche das Hüftgelenk betreffen

Frakturen mit Stabilitätsverlust
- Fraktur des oberen und unteren Schambeinastes (um das Foramen obturatum herum)
- Fraktur des oberen und unteren Schambeinastes auf beiden Seiten: Schmetterlingsfraktur (Dashboard-Verletzung II nach Voigt)
- Symphysenruptur
- vertikale Alafraktur (dorsal) bzw. Sprengung des Iliosakralgelenkes
- vertikale Alafraktur und gleichseitige Fraktur des oberen und unteren Schambeinastes (Malgaigne-Fraktur, 1847)
- vertikale Alafraktur und Fraktur des oberen und unteren Schambeinastes der anderen Seite (gekreuzte Malgaigne-Fraktur bzw. gekreuzter vorderer und hinterer Beckenringbruch) (Abb. **175**)

Gemeinsamkeiten und Komplikationen
- Unterbrechung des Beckenringes:
- – vorne oder hinten
- – vorne und hinten
- – vorne und hinten, aber gekreuzt
- – Schmetterlingsfraktur vorne
- Meist großer Blutverlust infolge Mitverletzung der weitlumigen Vasa glutaea (hämorrhagischer Schock / Schocklunge / Verbrauchskoagulopathie / Fettembolie / Störung des Säure-Basen-Haushaltes usw.)
- Mitverletzung von Beckenorganen (Blase, Harnröhre, seltener Mastdarm oder Vagina)
- Mitbeteiligung (selten) von Nerven (Plexus lumbosacralis; N. obturatorius)

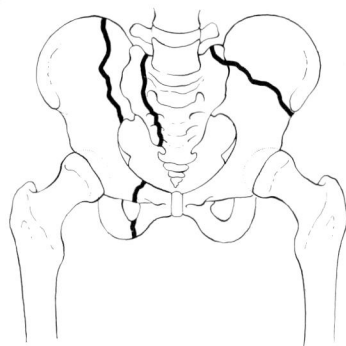

Abb. **175** Mögliche Frakturlokalisationen
am Becken mit mehr oder weniger stark
ausgeprägtem Stabilitätsverlust.

- Verletzung (selten) großer Stammgefäße (A. femoralis; A. iliaca communis)
- Gefahr der Beckenvenenthrombose und Thromboembolie
- Gefahr der Thrombosierung beider Iliacae communes und der Aorta abdominalis (selten)

Diagnostik

Wegen des oft lebensbedrohlichen Zustandes (schwerer hämorrhagischer Schock) ist Notfalldiagnostik angezeigt. Diese erfolgt unter Infusion und Transfusion, Bestimmung des zentralvenösen Druckes und der Ermittlung des Schockindexes. Besondere Vorsicht ist bei der Durchführung der Röntgendiagnostik geboten, wobei nach Möglichkeit nicht umgelagert werden soll. Die Klärung möglicher Verletzungen von Beckenorganen (blutiger Urin! Kein Urin!!) hat sofort zu erfolgen. Äußerlich sichtbar können scharfe Verletzungen sein sowie Beckendeformierung. Die Patienten klagen über spontane Schmerzen und Bewegungsschmerz (functio laesa = gestrecktes Bein kann nicht ohne wesentliche Schmerzen im Becken von der Unterlage abgehoben werden). Ferner kann Kompressionsschmerz ausgelöst werden, indem man die beiden Alae versucht mit beiden Händen gegeneinanderzudrücken.

Beckenfrakturen und -verletzungen gehen mit großen Blutverlusten 3−5 l und mehr einher. Bei ausgedehnten Beckenfrakturen droht der Tod durch Verbluten!

Merke: Trotz großen Blutverlustes, sofern es der Zustand des Verletzten zuläßt, kann die Angiographie die Entscheidung über operative Intervention zur Blutstillung erleichtern. Die Unterbindung der A. iliaca interna, evtl. sogar auf beiden Seiten, kann lebensrettend sein (WATSON-JONES 1976). Durchblutungsstörungen sind danach nicht zu erwarten. Evtl. Embolisierung.

Therapie

Wenn keine wesentliche Verschiebung der Bruchstücke vorliegt, erfolgt die Behandlung konservativ-funktionell nach Magnus (1931). Für diese Behandlung eignen sich besonders die vorderen Beckenringbrüche. Die konservativ-funktionelle Behandlung besteht aus 4- bis 6wöchiger Bettruhe. Schon frühzeitig (bereits nach wenigen Tagen) kann mit vorsichtiger aktiver Bewegungstherapie begonnen werden. Die Mobilisierung des Patienten im Gehwagen und später an Unterarmstöcken schließt sich der Liegebehandlung an. Es werden weiterhin Kräftigungsübungen, Heilgymnastik im Turnsaal und Thermalbadschwimmen verordnet. Korsett- und Stützapparate haben sich hier nicht bewährt.

Bei stark verschobenen Beckenringbrüchen, und besonders wenn es zu einem breiten Aufklappen bzw. Auseinanderweichen einer oder beider Beckenhälften gekommen ist, kann ebenfalls die konservative Behandlung in der sog. Rauchfuß-Schwebe bzw. in der Beckenschwebe nach Böhler durchgeführt werden. Hierzu wird der Verletzte mit dem Becken auf ein ca. 90 cm mal 25 cm großes und kräftiges Tuch gelagert. Es hat an beiden Schmalseiten mehrere Schlaufen, durch welche je eine Stange eingeführt werden kann. Durch eine spezielle Vorrichtung am Bett können diese über Zügel und gekreuzt mit je etwa 3–6 kg belastet werden, so daß dem Auseinanderweichen des Beckens entgegengewirkt wird. Dabei ist peinlichste Hautpflege erforderlich, damit keine Lagerungsschäden im Sinne eines Dekubitus entstehen.

Eine andere Möglichkeit besteht im Anlegen eines sog. Beckenbügels nach Richter (1963). Dabei handelt es sich um ein sog. gedecktes Operationsverfahren. In speziellen Fällen kommt auch die Behandlung mit dem Fixateur externe in Frage.

Die Behandlungsdauer beträgt ca. 8–12 Wochen.

Besteht eine stärkere Höhenverschiebung einer Beckenhälfte, muß zusätzlich und sofort zu den beschriebenen Maßnahmen an der verletzten Seite suprakondylär eine Drahtextension angelegt und mit einem Gewicht von ca. 3–6 kg extendiert werden. Eine operative Behandlung im Sinne der stabilen Osteosynthese mit Platten kann u. U. zu einem wesentlich günstigeren Resultat führen und erleichtert die Pflege des Verletzten außerordentlich. Strenge Indikationsstellung ist erforderlich.

Für die Beurteilung einer **Symphysenruptur** ist die Kenntnis der physiologischen und im Röntgenbild sichtbaren Spaltbreite wichtig. Sie ist in bestimmten Lebensabschnitten unterschiedlich weit und beträgt nach Krauss (1930):

  3. Lebensjahr   10 mm
20. Lebensjahr   6 mm
50. Lebensjahr   3 mm

Eine bleibende Diastase von mehr als 14 mm ist ein Zeichen für das Vorliegen einer gleichzeitigen Verletzung der Kreuzbein-Darmbein-Fuge, wobei mindestens die vordere Verbindung der einen oder anderen Seite rupturiert ist. Demnach handelt es sich auch bei der Symphysenruptur um eine komplexe Verletzung.

Diastasen der Symphyse von 40−80 mm hingegen können nur nach schwerer Zerreißung einer oder beider Iliosakralfugen entstehen, weil die Ligg. interossea dorsalia rupturiert sind.

Eine bleibende Symphysendiastase von 30 mm und weniger verursacht im allgemeinen keine Dauerstörung des Gefüges und kann deshalb konservativ, z.B. in der Rauchfuß-Schwebe, behandelt werden. Beträgt die Diastase mehr als 30 mm, ist die Indikation zur operativen Reposition und stabilen Plattenosteosynthese, evtl. mit Kutisplastik, gegeben. Gefahren der operativen Behandlung bestehen vor allem in der lokalen Infektion (Osteitis, Abszeßbildung, Sepsis) sowie der Beckenvenenthrombose.

Frakturen und Verletzungen, welche den Beckenring nicht unterbrechen (erhaltene Stabilität)

− isolierter oberer Schambeinbruch
− isolierter Sitzbeinbruch
− Beckenrandbruch oder Querbruch der Ala ossis ilii oder Trümmerbruch des Os ilium
− Querbruch des Os sacrum im freien, distalen Teil
− Steißbeinfraktur oder Steißbeinluxation nach vorne
− Abrißfrakturen (meist bei jugendlichen Sportlern); dabei kommen folgende Abrisse vor:
− Spina iliaca anterior superior durch den M. sartorius und M. tensor fasciae latae
− Spina iliaca anterior inferior durch den Kopf des M. rectus femoris
− Tuber ischiadicum durch die Unterschenkelbeuger (Mm. biceps femoris, semitendinosus, semimembranosus). Diese Verletzung findet man bei Spagatübungen und beim Fußballspiel (Abb. **176**)

Diagnostik
Sie erfolgt im wesentlichen durch Röntgenaufnahmen in verschiedenen Ebenen nach vorheriger klinischer Untersuchung. Bei Verdacht auf Kreuzbeinfraktur oder Steißbeinbruch sind evtl. Spezialaufnahmen erforderlich.

Therapie
Die Behandlung der vier erstgenannten Frakturen erfolgt in den allermeisten Fällen konservativ-funktionell. Nur bei starker Dislokation und wenn bei Frauen eine Einengung des Beckeneinganges eingetreten ist, kann die anatomische Reposition und stabile Fixation in Frage kommen (selten).

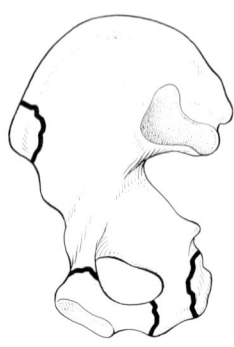

Abb. **176**   Stabile Beckenfrakturen (s. Text).

Die Steißbeinfraktur mit Dislokation nach vorne kann durch rektale, digitale Reposition eingerichtet werden. Retention dagegen ist nicht möglich. Das Verfahren ist absolut unzuverlässig.

Die Abrißfrakturen werden sowohl konservativ wie operativ behandelt. So kann die Spina iliaca anterior superior leicht mit einer Kompressionsschraube fixiert werden (kleiner Eingriff; kosmetische Bedeutung bei Frauen). Die Abrißbrüche der Spina iliaca anterior inferior werden konservativ in starker Beugestellung für etwa 2−3 Wochen immobilisiert, und der Abriß des Tuber ischiadicum wird in Streckstellung des Beines für den gleichen Zeitraum ruhiggestellt. Danach erfolgt krankengymnastische Übungsbehandlung und Thermalbadschwimmen.

Komplikationen

Pseudarthrosen und Exostosenbildung, alle übrigen Komplikationen, die durch längere Bettruhe bedingt sein können (Thrombosen, Thromboembolie, aufsteigende Harnwegsinfekte, Dekubitus u. ä.).

Frakturen und Luxationen, welche das Hüftgelenk selbst betreffen

Luxationen (Abb. **177**):
− Verrenkung nach hinten oben (Luxatio iliaca)
− Verrenkung nach hinten unten (Luxatio ischiadica)
− Verrenkung nach vorne oben (Luxatio pubica)
− Verrenkung nach vorne unten (Luxatio obturatoria)
  Sämtliche Verrenkungen können mit und ohne Fraktur des Azetabulums vorkommen.
− Zentrale Hüftgelenksluxationsfraktur (meist „Dreipfeilerfraktur")
− Azetabulumfrakturen

Luxationen im Hüftgelenk sind schwere Verletzungen. Sie entstehen durch einen unter Hebelung und Rotation einwirkenden Stoßmechanismus, wobei der Hüftkopf die Gelenkpfanne vollständig verläßt. Häufigste Ursache sind der Verkehrsunfall sowie Sportunfälle und Absturzmechanismen.

Klinik

Klinisch findet man im Falle einer hinteren Luxation das Bein im Hüftgelenk federnd fixiert und **innenrotiert**. Es besteht Beugestellung. Im Falle einer der beiden vorderen Luxationen liegt das Bein ebenfalls etwas gebeugt, aber außenrotiert und ist federnd fixiert. Es besteht außerdem eine scheinbare Verkürzung der Extremität.

Die häufigste Verrenkungsform ist die **Luxatio iliaca** gefolgt von der **Luxatio ischiadica.** Hier ist die adduzierende Komponente stärker ausgeprägt. Zum Unterschied zwischen einer vorderen Luxation und der medialen Schenkelhalsfraktur mit Dislokation, bei der man ebenfalls eine Außendrehung findet, fehlt bei der Schenkelhalsfraktur die federnde Fixation und die Beugestellung.

Bei der **klinischen Untersuchung** müssen folgende Informationen erhalten werden: periphere Zirkulation (besonders gefährdet bei der vorderen Luxation). Getastet wird die A. dorsalis pedis, die A. tibialis posterior und die A. poplitea. Nach erfolgter Reposition wird die Funktion des M. iliopsoas und M. quadriceps femoris geprüft, welche durch den N. femoralis innerviert werden. Bei der hinteren Luxation kann der N. ischiadicus mit N. peronaeus verletzt werden (Spitzfußstellung, aufgehobene Dorsalextension im oberen Sprunggelenk, Beugung im Kniegelenk).

Röntgenuntersuchung

Ausreichende Information über die vorliegende Luxation erhält man durch eine Beckenübersichtsaufnahme. Spezialaufnahmen sind bei den klassischen Luxationen selten erforderlich.

Therapie

Die Behandlung der Hüftgelenksluxation besteht in der Einrichtung der Verrenkung, die notfallmäßig und immer in Narkose in Verbindung mit Muskelrelaxation zu erfolgen hat. Bei der hinteren Luxation wird der Verletzte nach Einleitung der Narkose auf einer Decke auf dem Fußboden gelagert, und der Arzt, welcher die Reposition durchführt, führt zunächst einen Gurt unter dem Kniegelenk der luxierten Seite hindurch und legt sich diesen Gurt dann um den Nacken (Abb. **178**). Dazu begibt er sich in kniende Stellung über und vor den Verletzten und drückt mit beiden Händen gegen das Becken, wobei er sich gleichzeitig aufrichtet. Die Reposition kann auch im Stehen durchgeführt werden, wobei das Becken des Verletzten mit dem Knie fixiert wird. Wichtig ist, daß der Oberschenkel in der Hüfte gebeugt bleibt und daß das gesamte Repositionsmanöver ohne grö-

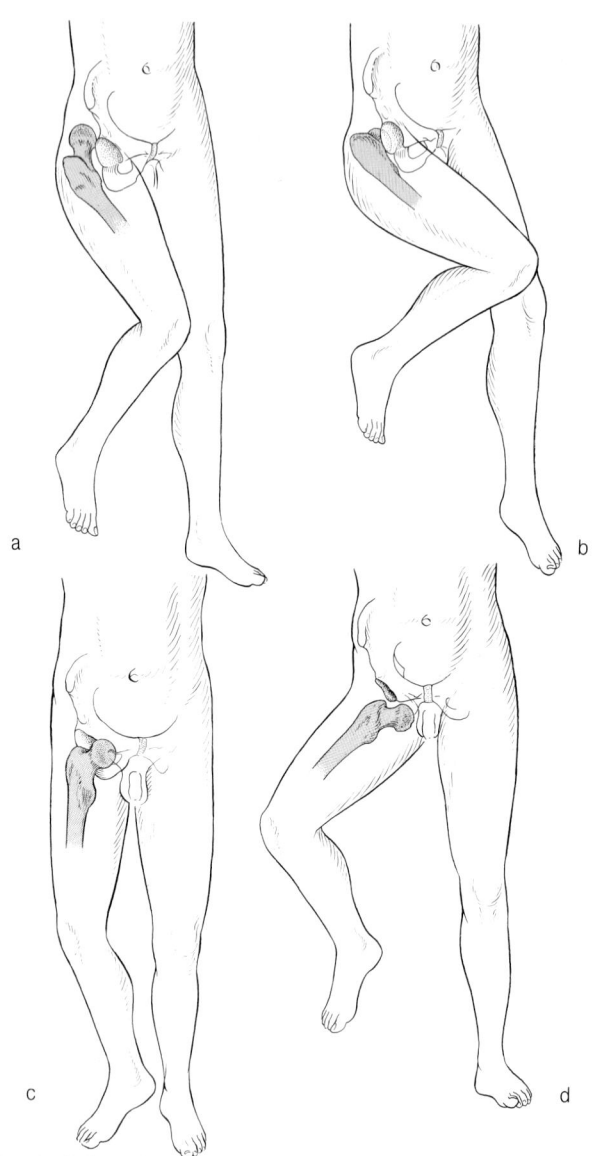

Abb. **177a–d**   Schematische Darstellung der verschiedenen Hüftgelenksluxations-
möglichkeiten. Typisch ist die jeweilige Stellung des Beines. **a** Luxatio iliaca, **b** Luxatio ischiadica, **c** Luxatio pubica, **d** Luxatio obturatoria.

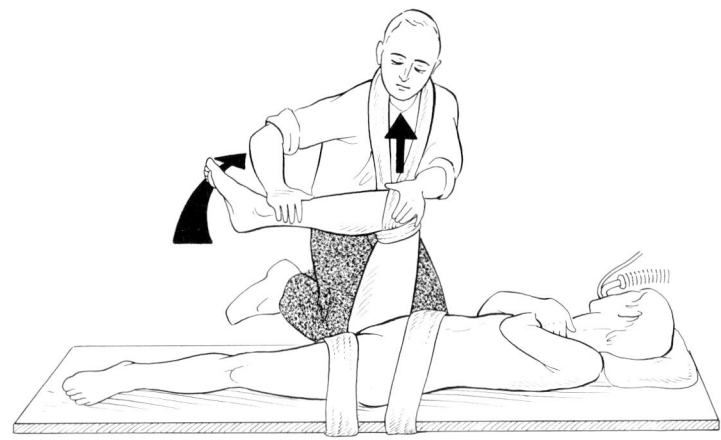

Abb. **178** Repositionsmanöver bei hinterer Hüftgelenksluxation. Wesentlich ist die Relaxation der Muskulatur.

ßere Gewalt ausgeführt wird. Die bestehende Innenrotation wird durch eine leichte Drehung der Ferse in eine Außenrotationsstellung übergeführt. Unter einem hörbaren Geräusch erfolgt dann die Beseitigung der Luxation.

Bei der vorderen Luxation geht man ähnlich vor, nur daß hier in Längsrichtung der Körperachse nach kaudal gezogen und der unbeschuhte Fuß des Arztes kräftig gegen die Symphyse gestemmt wird. Gleichzeitig wird aber auch noch ein Gegenzug ausgeübt, indem ein Gurt zwischen die Beine so gelegt wird, daß man eine Hilfsperson diese Schlinge halten lassen kann. Nach erfolgter Reposition einer vorderen Luxation sind besonders die **periphere Zirkulation** und die nervale Versorgung im Ausbreitungsgebiet des N. femoralis zu überprüfen.

Jede durchgeführte Reposition wird durch zwei Röntgenaufnahmen (in beiden Ebenen) dokumentiert, evtl. Ala- und Obturatoraufnahmen zum Ausschluß einer Pfannenrandfraktur (s. S. 335f.).

Der Verletzte bleibt für ca. 2 Wochen in stationärer Behandlung. Zuerst erfolgt die Lagerung in Streckstellung und in einer Schaumstoffschiene. Nach etwa 2–3 Tagen wird mit aktiver, schmerzfreier Bewegungstherapie begonnen. Nach etwa 1 Woche erfolgt die Mobilisierung im Gehwagen bzw. an Unterarmgehstöcken. Eine vollständige Entlastung für etwa 2 Monate kann beim jungen Patienten die Gefahr der möglichen Hüftkopfnekrose evtl. bannen. Eine Überwachung erfolgt in größeren Abständen noch für längere Zeit.

Komplikationen
– Läsion (Lähmung) des N. ischiadicus; häufiger des N. peronaeus (Spitz-
  fußstellung)
– Abbruch des dorsokranialen Pfannenrandes (Luxationsfraktur)
– Abbruch der Femurkalotte
– gleichzeitige Schenkelhalsfraktur
– gleichzeitige Oberschenkelschaftfraktur
– Läsion der A. femoralis (evtl. N. femoralis) bei vorderer Luxation

Spätfolgen
– aseptische Schenkelkopfnekrose in 10–20% der Fälle
– posttraumatische Arthrosis deformans
– periartikuläre Verkalkungen und Verknöcherungen
– posttraumatische, habituelle Hüftverrenkung (nur nach Luxationsfraktur)
– irreversible Peronäuslähmung

Hüftkopfkalottenfrakturen

Hüftkopfkalottenfrakturen (Abb. **179**) entstehen meist als Folge eines
Knieanpralltraumas bei abduziertem und im Hüftgelenk gebeugtem Oberschenkel, wobei der Femurkopf mit großer Wucht gegen den dorsokranialen Pfannenrand getrieben wird und eine Luxationsfraktur entsteht. Das
abgescherte Kopffragment bleibt in der Regel in der Pfanne liegen. Ist das
Fragment groß genug, kann die Zirkulation über das Lig. capitis femoris
(Lig. teres) gewährleistet sein.

Die für Therapie und Prognose heute gültige Klassifizierung erfolgt in
4 Schweregrade, die von PIPKIN 1957 genau definiert wurden:
– **Typ 1:** Hintere obere Hüftluxation mit Absprengung eines kleinen kaudalen Hüftkalottenfragmentes. Das Fragment bleibt stets in der Pfanne
  liegen. Die Frakturlinie endet unterhalb des Ansatzes des Lig. capitis
  femoris am Hüftkopf.
– **Typ 2:** Die hintere obere Hüftluxation ist kombiniert mit der Absprengung
  gung eines großen mediokranialen Kalottenfragmentes. Die Fraktur
  überschreitet den Ansatz des Lig. capitis femoris und verläuft so auch in
  die Belastungszone des Hüftkopfes.
– **Typ 3:** Dieser Typ stellt die Kombination von Typ 1 oder 2 dar, der
  gleichzeitig noch mit einer medialen Schenkelhalsfraktur vergesellschaftet ist. Der Verletzungsmechanismus erfordert eine gestufte Gewalteinwirkung, wobei zuerst die Luxation mit der Kalottenfraktur entsteht,
  und durch die zweite Krafteinleitung die Fraktur des Schenkelhalses am
  Pfannenrand, der als Hypomochlion wirkt.
– **Typ 4:** Er ist die Kombination des Typs 1 oder 2 zusammen mit einer dorsokranialen Pfannenrandfraktur.

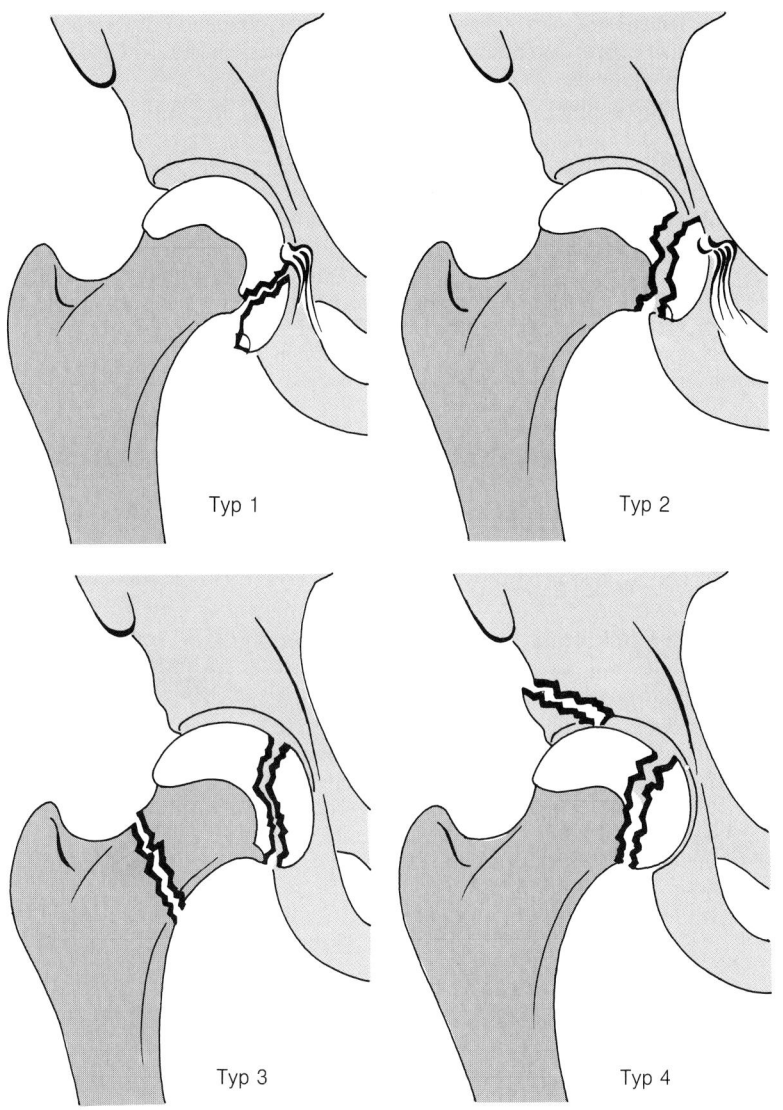

Typ 1

Typ 2

Typ 3

Typ 4

Abb. **179**   Hüftkopfkalottenfrakturen Typ Pipkin 1–4. Merke: im Schema ist die jeweils bestehende Luxation bereits beseitigt!

Für die **Diagnostik** sind neben Standardröntgenaufnahmen des verletzten Hüftgelenkes auch Computertomogramme erforderlich, um so Größe und Lage des Fragmentes zu erkennen.

Die **Therapie** besteht in der möglichst notfallmäßigen Reposition der Luxation, wenn dies geschlossen möglich ist. Bei jüngeren Patienten mit sonst gesunden Hüftgelenken ist die Osteosynthese angezeigt, wobei bei Typ 1 und 2 die Verschraubung evtl. zusammen mit der Fibrinklebung in Frage kommt, beim Typ 3 die zusätzliche Stabilisierung der Schenkelhalsfraktur durch Verschraubung oder 130°-Winkelplatte und beim Typ 4 die gleichzeitige Versorgung der dorsokranialen Pfannenrandfraktur durch Verschraubung und Neutralisationsplatte. Beim älteren Patienten kann auch überlegt werden, vor allem wenn bereits eine Koxarthrose vorliegt, ob nicht die Totalendoprothese angezeigt ist, um das Problem zu lösen. Spätfolgen sind gleich wie nach reiner Luxation, nur häufiger.

Merke: Die Pipkin-Frakturen werden leicht übersehen. Bei jeder Hüftluxation muß an die Möglichkeit einer Kopfkalottenfraktur gedacht werden, besonders wenn die Verletzung durch Pkw-Unfall entstanden ist. Die Diagnose wird nicht selten erst nach der Reposition gestellt!

Azetabulumfrakturen (nach Judet u. Letournel) (Abb. 181)

Je nach Einwirkungsrichtung und Stärke der Gewalt entstehen 4 Grundtypen von Hüftpfannenfrakturen. Jeder der Grundtypen kann auch in Kombination mit einem oder zwei anderen Typen vorkommen.

— Grundtyp **A:** Reiner hinterer Pfannenrandbruch mit Subluxation oder Luxation des Femurkopfes nach dorsolateral und kranial.
— Grundtyp **B:** Der reine dorsale Pfeilerbruch mit Subluxation oder Luxation des Femurkopfes nach dorsal-medial.
— Grundtyp **C:** Reiner ventraler Pfeilerbruch mit Subluxation oder Luxation des Femurkopfes nach ventral-medial (Abb. **180**).

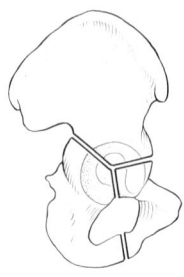

Abb. **180**   Schematische Darstellung der 3 Pfeiler des Azetabulums (ventraler, dorsaler und kranialer Pfeiler).

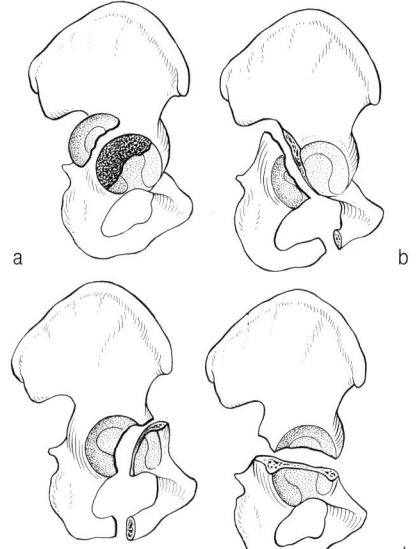

Abb. **181** Die 4 Grundtypen
der Azetabulumfraktur:
a dorsokranialer
Pfannenrandbruch;
b dorsaler Pfeilerbruch;
c ventraler Pfeilerbruch;
d transazetabulärer Querbruch.

– Grundtyp **D:** Reiner Querbruch durch den Pfannengrund mit Subluxation oder Luxation des Femurkopfes nach zentral-medial (sog. zentrale Hüftluxation) (Abb. **181**).

Kombinationstypen:
– Querbruch und Fraktur des kraniodorsalen Pfannenrandes
– Fraktur beider unterer Pfeiler (ventraler und dorsaler Pfeiler)
– Fraktur des einen Pfeilers und Querfraktur des anderen Pfeilers

Röntgenuntersuchung
Zur Erstinformation genügt in der Regel eine Becken-Übersichtsaufnahme. Zur Beurteilung der hinteren oder vorderen Begrenzung des Azetabulums müssen die sog. Ala- und Obturatoraufnahmen angefertigt werden. Diese sind für die exakte Diagnostik und einzuschlagende Therapie bei Azetabulumfrakturen unerläßlich.

Alaaufnahme
Das Becken wird auf der **gesunden Seite** um 45° angehoben. Besonders gut beurteilbar sind: dorsaler Rand des Os ilium mit Incisura ischiadica, ventraler Pfannenrand, beckenseitiger Pfannengrund, die Ala und Crista iliaca.

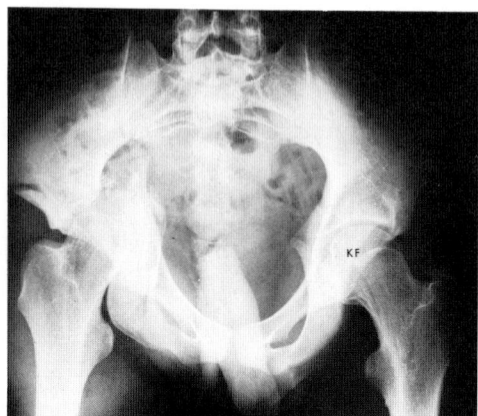

Abb. **182 a**   3-Pfeiler-Lu-
xationsfraktur bei 18jähri-
gem Pat. **b** Rekonstruktion und stabile Osteosynthese von ventral.

a

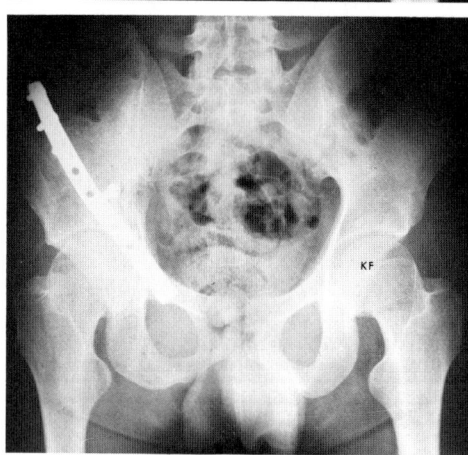

b

Obturatoraufnahme
Das Becken wird auf der **verletzten Seite** um 45° angehoben. Besonders gut
beurteilbar sind: Beckeneingang bzw. Linea terminalis, dorsaler Pfannenrand, knöcherner Rahmen des Foramen obturatum, das eigentliche Pfan-
nendach, welches durch die seitliche Ausladung des Os ilium gebildet wird.

Therapie
Die Behandlung der Azetabulumfraktur berücksichtigt, daß es sich dabei
um eine Gelenkfraktur in einem tragenden Skelettabschnitt handelt. Deshalb muß das Behandlungsziel die möglichst anatomische Wiederherstel-

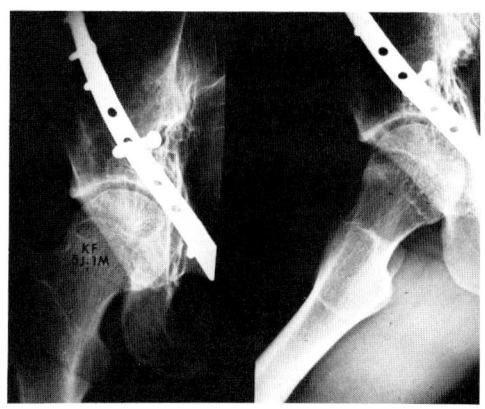

Abb. **182c**   Ala- und Ob-
turator-Röntgenaufnahmen
nach 5 Jahren und 1 Mo-
nat. Volle Funktion, Pat.
beschwerdefrei.

c

lung durch exakte Reposition sein. Dies ist nur durch die Operation möglich (Abb. **182**). Bestehen aus irgendwelchen Gründen ernste Bedenken
gegen die operative Behandlung, so werden besonders die transazetabuläre
Querfraktur, die hintere Pfeilerfraktur sowie die vordere Pfeilerfraktur und
die Fraktur des dorsokranialen Pfannenrandes konservativ durch diagonale
Extension behandelt. Dabei wird mit ca. 7 kg in Längsrichtung über eine
suprakondyläre Kirschner-Draht-Extension gezogen und mit Hilfe einer
Trochanterschraube, die bis in den Calcar femoris hineinreicht und dort
ausgezeichneten Halt findet, in Richtung der Schenkelhalsachse mit weiteren 4—5 kg für insgesamt 6 Wochen extendiert. Dabei muß das Bett auf
der verletzten Seite so angehoben werden, daß der Verletzte in der Extensionsstellung verbleiben kann, ohne daß er dem Zug folgt. Nach 6 Wochen
wird der seitliche Zug entfernt und nach weiteren 2 Wochen auch der
Längszug. Nach einer Röntgenkontrolle, wobei ebenfalls wiederum Ala-
und Obturatoraufnahmen angefertigt werden sollten, erfolgt die Mobilisierung des Hüftgelenkes durch aktive Bewegungstherapie, Gehschulung und
dann Entlastung an Stöcken für weitere 4 Monate. Die Verordnung von
Bewegungsbädern im Thermalbad unterstützt sehr wirkungsvoll die Rehabilitation.

Erfolgt dagegen die Behandlung der dislozierten Azetabulumfraktur durch
Operation und stabile Osteosynthese, kann die Frühmobilisierung sofort
beginnen und der Verletzte nach Abschluß der Wundheilung an Unterarmgehstöcken in ambulante krankengymnastische Nachbehandlung entlassen
werden (Abb. **183**). Dieses ist bei komplikationslosem Verlauf bereits nach
10—12 Tagen möglich. Auch bei Trümmerfrakturen kann der Versuch zur
Rekonstruktion unternommen werden, besonders auch unter dem Aspekt
eines möglichen späteren alloarthroplastischen Ersatzes. Dieser kann bei
älteren Patienten schon sehr früh ins Auge gefaßt werden.

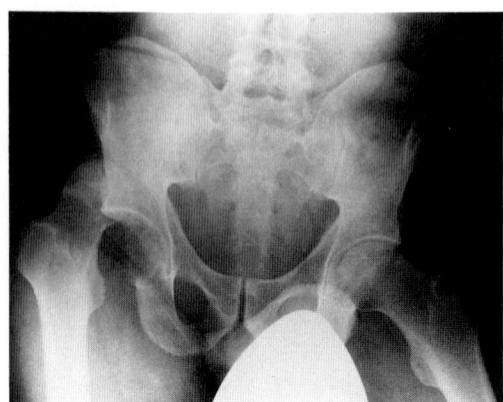

a

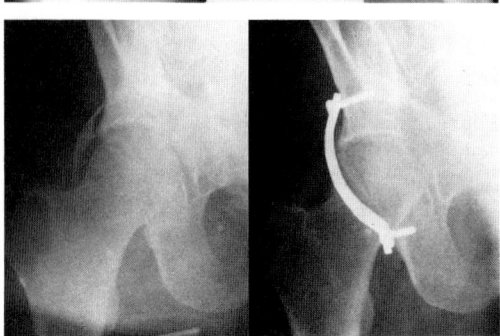

b   c

Abb. **183 a** Dorsale Luxationsfraktur mit dorsokranialem Azetabulumfragment bei 39jährigem Pat. **b** Das Fragment ist erst auf der Obturator-Röntgenaufnahme zu sehen. **c** Operative, stabile Versorgung mit hinterer Platte, die gürtelförmig das Fragment bzw. das Azetabulum umfaßt.

Komplikationen
- Läsion des N. ischiadicus (meist des N. peronaeus)
- aseptische Hüftkopfnekrose (bis zu 30% der Fälle)
- posttraumatische Arthrose (bis zu 70% der Fälle)
- periartikuläre Verkalkungen und Verknöcherungen
- lokaler Infekt (eitrige Arthritis, Ostitis, Bohrdrahtosteitis)
- Verbluten und Tod im hämorrhagischen Schock
- tiefe Beckenvenenthrombose
- Thromboembolie
- Fettembolie

Frakturen des Oberschenkels

Frakturen am koxalen Femurende

Am koxalen Femurende unterscheidet man:
– mediale Schenkelhalsfraktur
– laterale Schenkelhalsfraktur
– pertrochantäre Oberschenkelfraktur
– subtrochantäre Oberschenkelfraktur

Anatomie

Gegenüber dem Schaft ist der Schenkelhals in der Frontalebene abgewinkelt und nach ventral gedreht. Daraus ergibt sich ein Schenkelhalswinkel von durchschnittlich 126° und eine Antetorsion von etwa 15°. Die Bestimmung des Antetorsionswinkels erfordert eine spezielle Röntgentechnik.

Die Durchblutung des Hüftkopfes erfolgt weitgehend über Äste der Aa. circumflexa femoris medialis et lateralis. Diese verlaufen von der trochanteren Basis des Schenkelhalses kopfwärts und sind bedeckt von der periostalen Synovialis (Abb. **184**).

Die mediale Schenkelhalsfraktur

Die mediale Schenkelhalsfraktur entsteht meistens durch Sturz auf die betreffende Hüfte oder aber im hohen Alter auch als Spontanfraktur infolge einer starken Osteoporose. Die einwirkende Gewalt kann im Sinne der Abduktion oder Adduktion wirksam werden, so daß die Frakturfläche unterschiedlich steil verläuft. Der **Abduktionsbruch** (ca. 10% der Fälle) besitzt eine günstige mechanische Konstellation, weil der Schenkelhals in den valgisierten Hüftkopf eingestaucht ist. Im Bereich der Fraktur sind vorwiegend Druckkräfte wirksam, welche für die knöcherne Ausheilung förderlich sind.

Der **Adduktionsbruch** (ca. 90% der Fälle) zeichnet sich durch einen steileren Frakturflächenverlauf aus. Dadurch werden ungünstige mechanische Kräfte (Biege- und Scherkräfte) wirksam. Aufgrund der Steilheit des Frakturflächenverlaufes und der daraus für die Heilung resultierenden günstigen bzw. ungünstigen mechanischen Bedingungen hat PAUWELS die mediale Schenkelhalsfraktur in 3 Typen eingeteilt (Abb. **185**).
– **Typus Pauwels I:** Die Frakturfläche beträgt 30° und weniger. Bei dieser Frakturform handelt es sich um den Valgus- oder Abduktionsbruch. Die Prognose bezüglich der Heilung ist günstig. Auch die Rate der Kopfnekrose ist gering.
– **Typus Pauwels II:** Der Frakturflächenwinkel beträgt bis 50°. Es handelt sich hier um einen Abduktionsbruch.
– **Typus Pauwels III:** Die Frakturfläche beträgt 70° und mehr. Die Hüftkopfnekrosenrate liegt bei 20–30%. Bei diesem Typ sind die mechani-

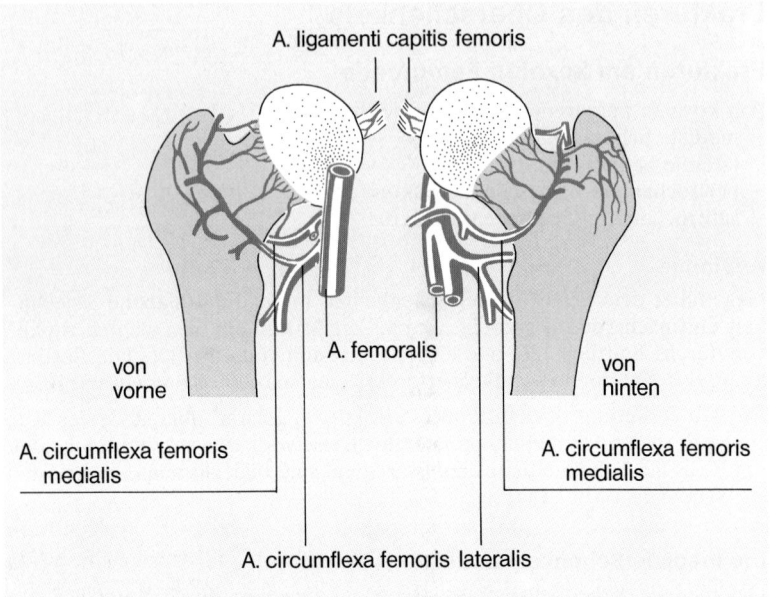

A. ligamenti capitis femoris

A. femoralis

von
vorne

von
hinten

A. circumflexa femoris
medialis

A. circumflexa femoris
medialis

A. circumflexa femoris lateralis

Abb. **184**   Darstellung der Gefäßversorgung des Hüftkopfes über die A. circumflexa medialis et lateralis. Die A. ligamenti capitis femoris hat für die Hüftkopfernährung keine nennenswerte Bedeutung.

schen Kräfte für die knöcherne Heilung am ungünstigsten, so daß sie stark verzögert ist oder gar ausbleibt. Die Pseudarthrosenrate ist ebenfalls sehr hoch und beträgt 20–30%.

Die A. lig. capitis femoris spielt für die Ernährung des Hüftkopfes eine untergeordnete Rolle. Im hohen Alter ist dieses Gefäß meist obliteriert.

Für die Beurteilung der Überlebenschancen des Hüftkopfes bewährt sich die Klassifikation der medialen Schenkelhalsfrakturen nach Garden in 4 Typen:

– **Garden I:** eingekeilter Schenkelhalsbruch (Abduktionsfraktur).
– **Garden II:** Fraktur mit geringer Verschiebung. Schenkelhalswinkel im wesentlichen erhalten.
– **Garden III:** stärkere Verschiebung der Bruchstücke. Sie haben noch Kontakt untereinander. Der Kopf erscheint in der Pfanne verdreht (Trabekelmuster verläuft in andere Richtung).
– **Garden IV:** Fraktur vollständig gelöst und erheblich disloziert. Starke Verkürzung = Femurschaft wird durch die pelvitrochantere Muskulatur

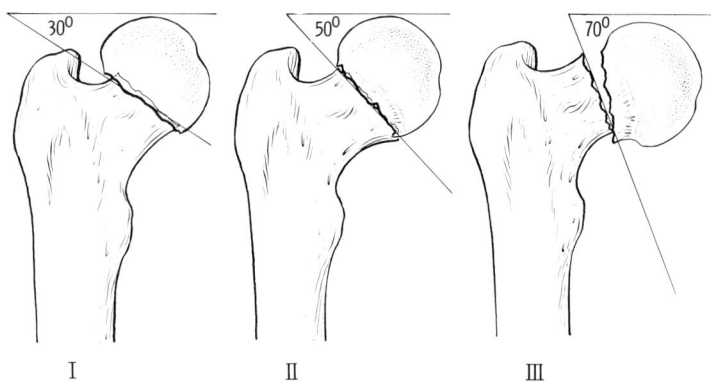

Abb. **185** Frakturflächenverlauf bei medialer Schenkelhalsfraktur in der Einteilung nach Pauwels (Typ I–III). Der Typ III hat den steilsten Frakturflächenverlauf und für die knöcherne Heilung die schlechteste Prognose.

nach kranial gezogen, starke Außenrotation (beachte Trochanter minor!).

Zur exakten Beurteilung des jeweiligen Grades sind Röntgenbilder vom Unfalltag und nach operativer Versorgung erforderlich.

Die mediale Schenkelhalsfraktur ist die Fraktur des alten Menschen. Aus dieser Tatsache ergeben sich viele Komplikationsmöglichkeiten, welche im Zuge der Behandlung, insbesondere durch die Immobilisierung, auftreten können (Pneumonie, aufsteigender Harnwegsinfekt, Dekubitus, Thromboembolie usw.).

Diagnose

Die Diagnose der medialen Schenkelhalsfraktur, insbesondere wenn es sich um den dislozierten Typus Pauwels II oder III handelt, ergibt sich schon aus dem klinischen Aspekt. Die Extremität liegt in starker Außenrotationsstellung und weist eine sichtbare Verkürzung des Beines auf. Es besteht starker Spontan- und Bewegungsschmerz im betroffenen Hüftgelenk. Eine Belastung ist nicht mehr möglich. Liegt ein Abduktions- oder Valgusbruch mit Einstauchung des Schenkelhalses in den Hüftkopf vor, dann bedeutet dies, daß stabile Frakturverhältnisse gegeben sind und die klinische Symptomatik deshalb weniger stark ausgeprägt ist. Eines der klinisch sichersten Zeichen aber ist auch hier der Stauchungsschmerz.

Die Röntgenaufnahme, als Beckenübersicht und im axialen Strahlengang (bzw. Lauenstein-Aufnahme), sichert die Diagnose und läßt die Zuordnung zu einem der 3 oben beschriebenen Typen (nach Pauwels) zu.

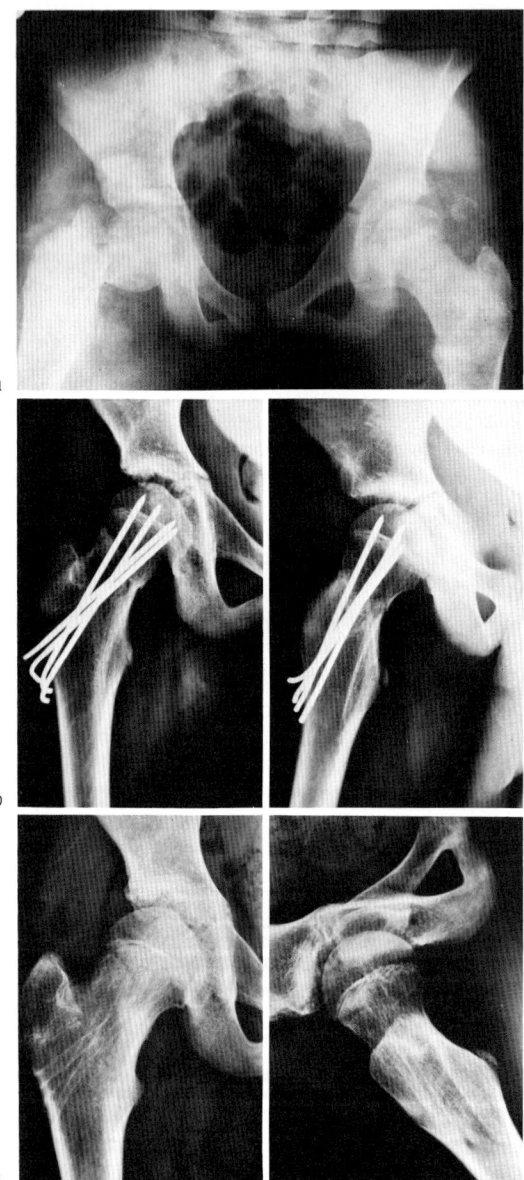

Therapie

Die Behandlung hat die Probleme, die eingangs schon erwähnt wurden, zu berücksichtigen. In diese Überlegungen sind ganz besonders auch das meist hohe Lebensalter der Verletzten miteinzubeziehen.

Im Kindesalter stellt die mediale Schenkelhalsfraktur einen chirurgischen Notfall dar (Abb. **186**). Die Therapie besteht in der sofortigen operativen Versorgung, indem eine möglichst exakte Reposition durchgeführt und die Stabilisierung der Fraktur durch eine Verschraubung vorgenommen wird. Vom 20. Lebensjahr an etwa wird man beim Vorliegen eines Typus Pauwels I konservativ-funktionell behandeln. Beim Typus Pauwels II wird dagegen bis zum 60. Lebensjahr die notfallmäßige Nagelung durchgeführt, wobei besonders auf eine gute Valgisation geachtet wird. Die Wahl des Implantates zur Stabilisierung ist dabei nicht so wesentlich (Abb. **187**).

Größere Probleme bietet der Typus Pauwels III, weil hier die sehr ungünstigen Biege- und Scherkräfte eliminiert werden müssen. Dies erfolgt in der Regel durch eine zusätzliche intertrochantere Osteotomie mit lateraler Basis des Keiles. Damit kann die steil abfallende Frakturfläche (70° und mehr) in eine etwas flacher verlaufende umgewandelt werden, so daß für die Frakturheilung die notwendigen Druckkräfte wirksam werden können.

Schenkelhalsfrakturen vom Typus Pauwels II und III bei Patienten, die 60 Jahre und älter sind, können heute sehr gut mit einer Totalendoprothese behandelt werden. Dabei wird der Hüftkopf entfernt und sowohl die Pfanne als auch der Hüftkopf alloplastisch ersetzt. Ausnahmsweise kann im höchsten Lebensalter und bei bereits bettlägerigen Patienten der alleinige Ersatz des Hüftkopfes (nach TOMPSON oder MOOR) in Frage kommen.

Das Ziel der operativen Behandlung der medialen Schenkelhalsfraktur beim alten Menschen liegt vorwiegend darin, ihn sofort mobilisieren zu können. Diese Maßnahme ist von lebensrettender Bedeutung und ohne größere Schwierigkeiten mit Hilfe der Totalendoprothese möglich. Im Falle der Schenkelhalsnagelung besteht zunächst keine belastungsstabile Osteosynthese, so daß lediglich Sitzen im Sessel und ähnliches gestattet werden kann. Die Totalendoprothese hat übrigens auch noch den Vorteil, daß die bekannten Komplikationen, nämlich Hüftkopfnekrose, Pseudarthrose und Koxarthrose als die 3 Komplikationen nach medialer Schenkelhalsfraktur von vornherein eliminiert sind (Abb. **188**).

◀ Abb. **186 a**   Beckenübersichtsaufnahme eine 12jährigen Mädchens mit medialer Schenkelhalsfraktur rechts nach Sturz aus Etagenbett im Landschulheim. Typ Pauwels III. **b** 3 Stunden nach Unfall notfallmäßige Operation mit Eröffnung der Gelenkkapsel, Entleerung des intrakapsulären Hämatomes (Druckentlastung) und Stabilisierung mittels starker Bohrdrähte in anatomischer Stellung. **c** 8 Monate post operationem Entfernung der Bohrdrähte. Vollständige knöcherne Durchbauung. Normale Funktion. Kein Hinweis auf Hüftkopfnekrose.

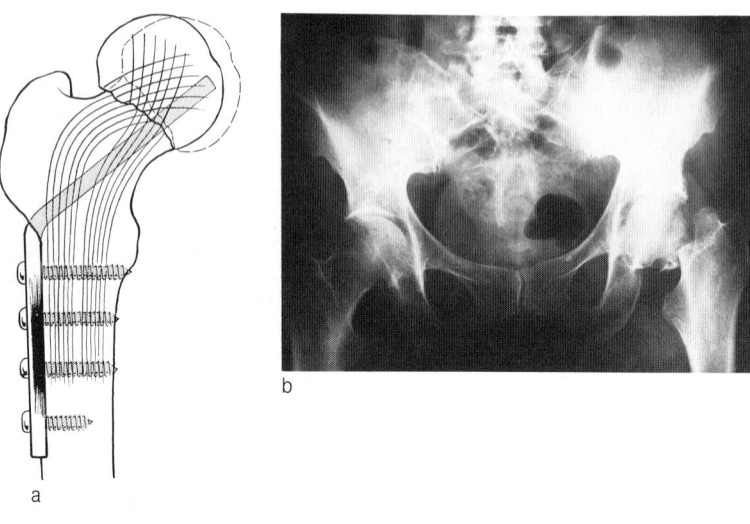

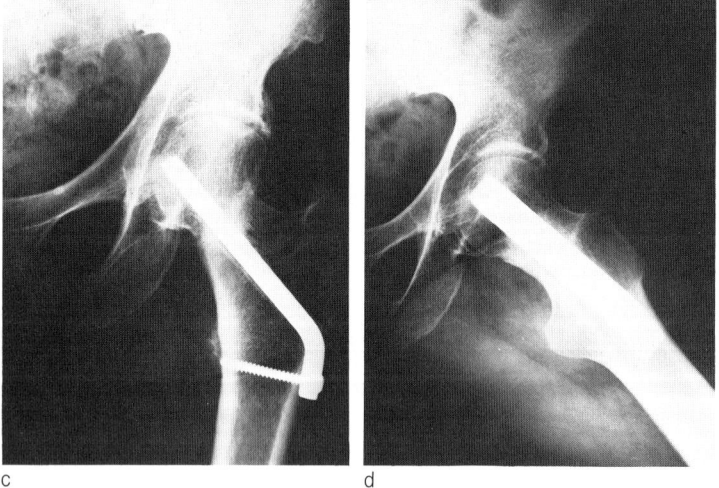

Abb. **187 a**   Schematische Darstellung der erforderlichen valgisierenden Reposition und korrekte Osteosynthese. Die Plattenklinge verläuft nahe dem Adam-Bogen und muß unterhalb der Kreuzungsstelle der Trajektorien liegen. **b** Unfallbild einer 52jährigen Pat. mit medialer Schenkelhalsfraktur links. Außenrotation und Verkürzung des Beines sind klinisch erkennbar. **c** Osteosynthese mit 130°-Winkelplatte. **d** Korrekte Position des Implantates.

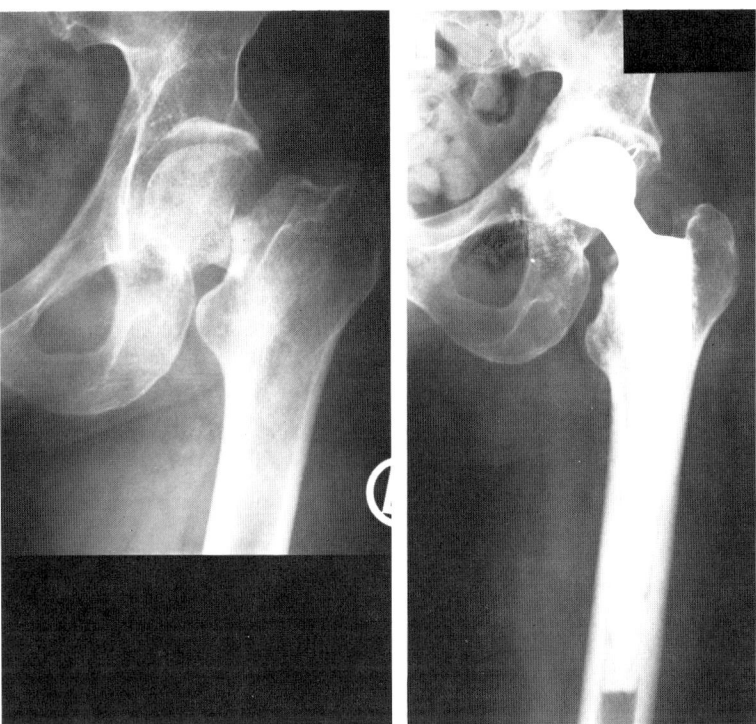

a   b

Abb. **188 a−b** 65jährige Patientin, nach häuslichem Sturz mediale Schenkelhals-
fraktur links. Operative Versorgung durch „Geradschaft-Totalendoprothese", Typ
M. E. Müller. Beurteilung: Polyäthylen-Kunststoffpfanne mit Metallmarkierung gut im
Azetabulum verankert (Zementverankerung in Pfanne). Position zum Prothesenhals
ca. 90°. Kragenloser Prothesenschaft schließt bündig mit der knöchernen Resek-
tionsfläche ab. Korrekte Valgisierung mit stellenweise direktem Knochenkontakt im
Femurschaft. Distale Zementgrenze über Prothesenschaftspitze hinaus mit scharfem
Abschluß nach unten (Spongiosaeinlagerung als „Zementstopp").

Bei Kindern, Jugendlichen und Erwachsenen bis zum 60. Lebensjahr, bei
denen die Schenkelhalsverschraubung bzw. -nagelung vorgesehen ist, hat
sich die **Sofortoperation** bewährt, um möglichst rasch die evtl. gestörte
lokale Zirkulation zu normalisieren oder aber ein ausgedehntes, intrakap-
suläres Hämatom abzulassen. Beim älteren Menschen erfolgt die Operation
spätestens nach 12−24 Stunden. Für die Zeit bis zur Operation wird ein
Extensionsverband (Tibiakopfextension) angelegt. Die vorbereitenden
Maßnahmen liegen vor allem in der Überprüfung und Stützung von Herz

und Kreislauf sowie Atmung. Außerdem wird der Wasser- und Elektrolythaushalt kontrolliert und entsprechend substituiert. Ein längeres Zuwarten jedoch hat sich nicht bewährt, da die alten Patienten die notwendige Rückenlage nur sehr schlecht tolerieren.

Die Mortalität bei Frakturen am koxalen Femurende von Patienten, die älter als 70 Jahre sind, beträgt 8,6 bzw. 10,6% (DÜMLER u. KUNER 1976). Dieses erfreuliche Resultat wird vor allem auf die Frühoperation nach kurzzeitiger Vorbereitung und die Zusammenarbeit mit einer leistungsfähigen Anästhesie zurückgeführt.

Laterale Schenkelhalsfraktur

Die laterale Schenkelhalsfraktur liegt extraartikulär. Sie verläuft meist steiler. Die Gefahr der aseptischen Hüftkopfnekrose besteht hier lediglich noch beim Kind, während sie beim Erwachsenen kaum mehr vorkommt. Die Fehlstellung entspricht derjenigen beim Adduktionsbruch des medialen Schenkelhalses und zeigt sich besonders in der Außenrotation und Verkürzung.

Für die **Diagnostik** und die **Behandlung** ergeben sich im wesentlichen die gleichen Gesichtspunkte, wie bereits dargelegt. Heute wird die laterale Schenkelhalsfraktur in der Regel operativ durch eine abgewinkelte Platte versorgt.

Pertrochantere Oberschenkelfraktur

Die pertrochantere Oberschenkelfraktur kommt in verschiedenen typischen Bruchformen vor. Die einfache Fraktur verläuft durch das Trochantermassiv hindurch und besteht im wesentlichen aus zwei Bruchstücken. Die Extremität ist dabei wiederum nach außen rotiert und etwas verkürzt. Bei einer anderen Form ist das Trochantermassiv in mehrere Fragmente zerborsten, und der Schenkelhals hat sich eingestaucht. Der Trochanter minor ist abgebrochen und weit nach kranial durch den Zug des M. iliopsoas verschoben. Es besteht eine erhebliche Varusstellung. Schließlich findet man noch eine etwas spiralig verlaufende Fraktur, bei welcher der Trochanter minor ebenfalls herausgebrochen und stark disloziert ist. Sämtliche Frakturen liegen außerhalb der Hüftgelenkkapsel. Eine Gefahr für die Ernährung des Hüftkopfes besteht im allgemeinen nicht. Im Alter erweist sich die Spongiosa als stark aufgelockert und von geringerer mechanischer Festigkeit. Dies ist bei der operativen Versorgung das Hauptproblem (Abb. **189**).

Klinik

Die klinische Symptomatik ist ähnlich wie bei den Schenkelhalsfrakturen. Die Extremität liegt ebenfalls in starker Außenrotationsstellung mit Verkürzung des Beines. Außerdem besteht große Schmerzhaftigkeit, und vor allem ist der Blutverlust größer als bei der medialen Schenkelhalsfraktur.

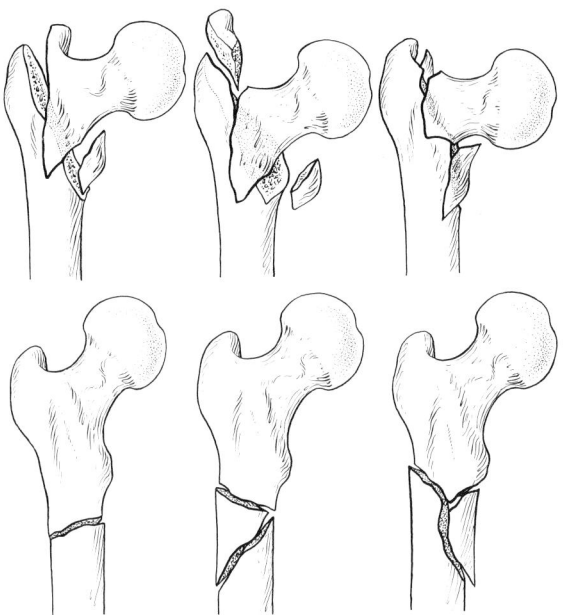

Abb. **189** Schematische Darstellung der verschiedenen Frakturformen und Lokalisationen am koxalen Femurende (per- und subtrochanter) (s. Text).

Röntgenaufnahmen als Beckenübersicht und axiale Aufnahme des entsprechenden Hüftgelenkes sichern die Diagnose.

Therapie

Die Behandlung der pertrochantären Oberschenkelfraktur (Abb. **190**) ist in aller Regel operativ und besteht in der möglichst exakten Reposition der Fraktur und Stabilisierung durch eine abgewinkelte Platte. Bei starker Osteoporose und insbesondere im hohen Lebensalter werden Defekte mit Knochenzement (z. B. Palacos) aufgefüllt. Derartige Osteosynthesen mit Zement und Metallimplantaten nennt man **Verbundosteosynthese.** Bei jüngeren Menschen werden knöcherne Defekte, insbesondere an der Innenseite, mit Spongiosa, welche dem Beckenkamm entnommen wird, aufgefüllt. Nur so ist ein rascher knöcherner Durchbau zu erzielen. Eine weitere Möglichkeit zur operativen Versorgung derartiger Brüche besteht in der Nagelung nach Simon-Weidner-Ender. Bei dieser Methode werden fernab von der Fraktur an der Innenseite des distalen Oberschenkels in der Regel 3 dünne Nägel so eingeführt, daß sie das proximale kopftragende Fragment gut fassen. Eine frühe Belastbarkeit ist damit möglich.

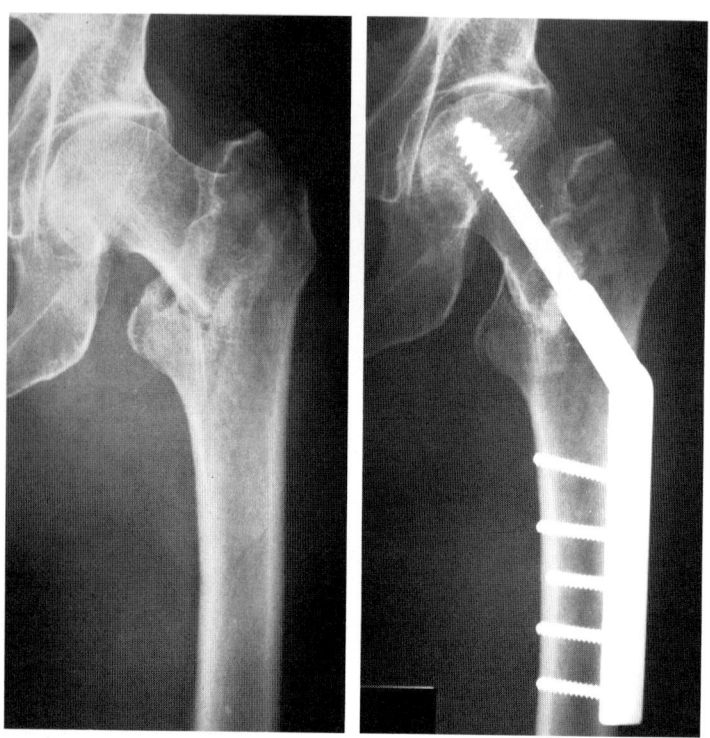

a   b

Abb. **190 a−b** 64jährige Patientin mit petrochanterer Oberschenkelfraktur links. Versorgung durch dynamische Hüftschraube. Geringe Außenrotationsfehlstellung, jedoch ausgezeichnete Kompression der Fraktur. Frühe Belastungsmöglichkeit bei korrekt sitzendem Implantat.

Subtrochantere Oberschenkelfraktur

Beim subtrochantären Oberschenkelbruch entsprechen Pathogenese, Diagnostik und Problematik im wesentlichen dem bereits Gesagten. Auch hier hat sich die stabile Osteosynthese durch eine abgewinkelte Platte bestens bewährt (Abb. **191**).

Die Nachbehandlung der stabilen Osteosynthese am koxalen Femurende besteht darin, daß unmittelbar postoperativ die Extremität möglichst in Streckstellung des Hüftgelenkes gelagert wird. Die Operationswunde wird durch Redon-Saugdrainagen abdrainiert. Sie werden 24−48 Stunden belassen und dann entfernt. Bereits am 1. postoperativen Tag wird mit Spannungsübungen und dann zunehmend mit aktiver Bewegungstherapie begonnen. Sobald die Wundheilung gesichert ist (nach 6−7 Tagen), werden

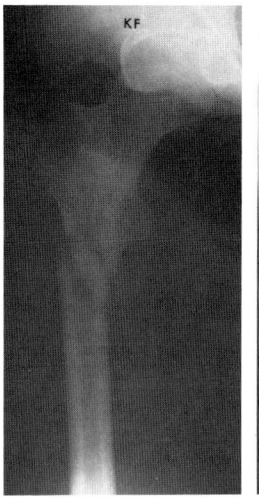
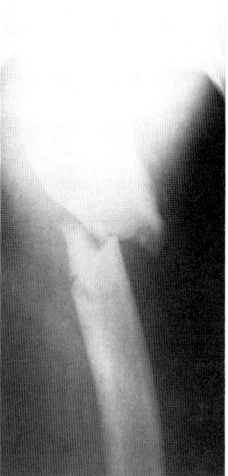

a

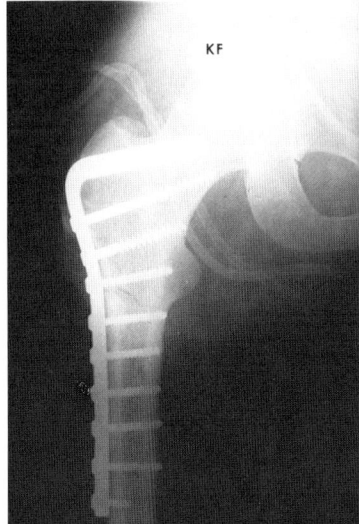
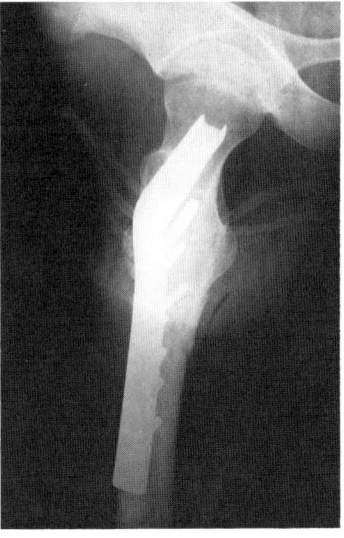

b

Abb. **191 a**   Subtrochantäre Oberschenkelfraktur bei 20jährigem Motorradfahrer.
b Stabile Osteosynthese mit Kondylenplatte in anatomisch exakter Stellung. Unmittelbar postoperativ angefertigte Röntgenaufnahme.

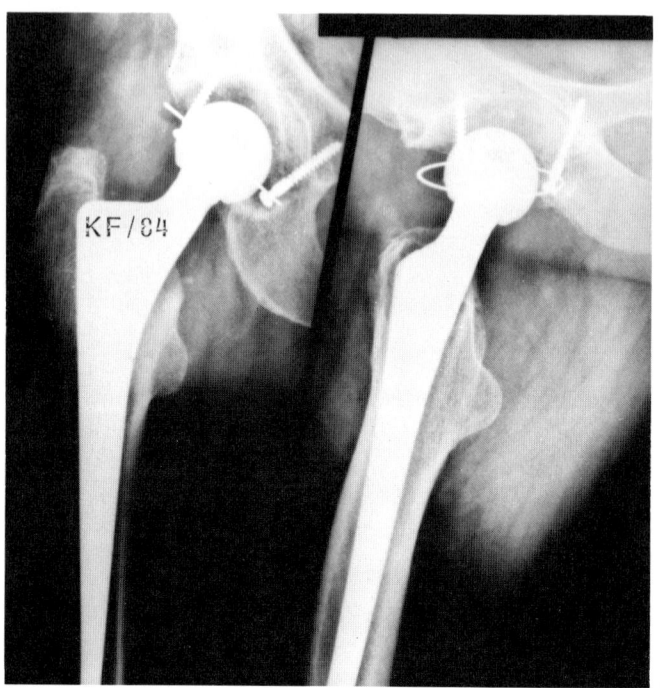

a   b

Abb. **192 a—b** Zementlose Hüftgelenkstotalendoprothese. RM-Polyäthylenpfanne,
fixiert mit 2 Schrauben. Schaftprothese Typ CLS Spotorno. Durch die konische Form
und entsprechende Präparation erfolgt Kraftübertragung in der Regio intertrochante-
rica. Indikation: Koxarthrose, Schenkelhalspseudarthrose, mediale Schenkelhalsfraktur bei Patienten unter 60 Jahren.

die Patienten an den Bettrand gesetzt, und schon nach wenigen weiteren
Tagen erfolgen die ersten Gehübungen im Gehwagen und später an Unterarmgehstöcken. Diese Behandlung eignet sich selbstverständlich nur für
Patienten, die kooperativ sind. Im hohen Lebensalter müssen geistige und
körperliche Verfassung berücksichtigt werden. Im Falle der Totalendoprothese nach medialer und lateraler Schenkelhalsfraktur ist eine sofortige
Belastung möglich. Die anderen Frakturen, welche durch eine Nagelung
bzw. Winkelplattenosteosynthese versorgt wurden, benötigen bis zur knöchernen Heilung eine Zeit von etwa 8—12 Wochen. Eine stärkere Belastung
ist hier zu vermeiden. Eine Ausnahme bildet die Nagelung nach Weidner-
Ender und die Stabilisierung mit dynamischer Hüftschraube (Abb. **190**).

Schenkelhalspseudarthrose

Die Schenkelhalspseudarthrose beim Erwachsenen unter 55 Jahren wird erfolgreich durch eine intertrochantäre, valgisierende Osteotomie behandelt. Beim älteren Menschen ist die Methode der Wahl heute die Totalendoprothese des Hüftgelenkes (Abb. **192**). Die Pseudarthrose bei per- bzw. subtrochantärer Oberschenkelfraktur erfordert, wenn sie nach konservativer Behandlung entstanden ist, die stabile Osteosynthese. Ist sie nach operativer Therapie aufgetreten, bringen die Dekortikation und die autologe Spongiosaplastik die knöcherne Heilung. Voraussetzung ist aber die stabile Osteosynthese.

Aseptische Hüftkopfnekrose

Die aseptische Hüftkopfnekrose kann nur beim jungen Menschen (bis ca. 25−30 Jahren) durch konsequente Entlastung über etwa ein Jahr positiv beeinflußt werden. Kommt es trotzdem zu einer Totalnekrose des Hüftkopfes, dann ist die Therapie der Wahl beim jüngeren Menschen im allgemeinen auch heute noch die Arthrodese des Hüftgelenkes. Beim älteren Menschen dagegen kommt die Totalendoprothese in Frage.

Oberschenkelschaftfraktur

Sie entsteht meist durch kombiniertes Einwirken von Biegung, Torsion und Stauchung. So können kurze Schräg- und lange Drehbrüche mit Biegungskeilen und unvollständigen oder vollständigen Drehkeilen vorkommen. Auch Querbrüche werden gefunden. Die Oberschenkelschaftfraktur ist eine typische Verletzung des Zweiradfahrers. Nicht selten ist sie kombiniert mit anderen schwerwiegenden Begleitverletzungen. Je nach Lokalisationshöhe ergeben sich verschiedene typische Dislokationen (Abb. **193**).

Oberschenkelschaftbrüche gehen mit großem Blutverlust einher (hämorrhagischer Schock/ZVD, Schockindex). Die Patienten sollten nach Möglichkeit nicht umgelagert werden. Gerade bei diesen Frakturen besteht in vermehrtem Maße die Gefahr der Fettembolie, insbesondere als Folge des protrahierten Schockes. Als lokale Komplikationen können verletzt sein der N. ischiadicus sowie die großen Stammgefäße (A. und V. femoralis). Die Fraktur kann offen sein.

Therapie

Die Behandlung der Oberschenkelschaftfraktur ist heute in der Regel operativ. Die Operation selbst wird dann durchgeführt, wenn die Kreislaufsituation stabilisiert ist und auch von pulmonaler Seite her keine wesentlichen Insuffizienzzeichen vorliegen.

Merke: Die Oberschenkelschaftfraktur bedarf der chirurgischen Intensivbehandlung! (PEEP-Beatmung, Schockbehandlung)

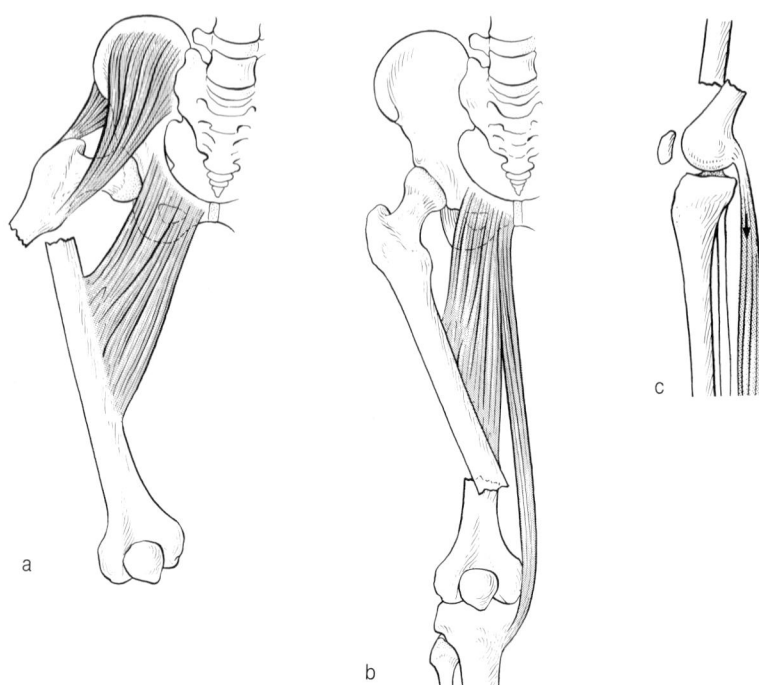

Abb. **193** Schematische Darstellung der typischen Dislokationsmöglichkeiten bei Femurfrakturen in Abhängigkeit der Lokalisation: **a** bei proximaler Fraktur wird das zentrale Fragment in Beugestellung gezogen (M. iliopsoas), **b** bei distaler Fraktur ist das zentrale Fragment adduziert, **c** das periphere nach hinten abgekippt (M. gastrocnemius).

Bis zur Durchführung der stabilisierenden Operation erfolgt die Immobilisierung im Streckverband mit Hilfe einer Tibiakopf-Drahtextension und Lagerung auf Schiene. Ein wesentlicher Faktor für die erfolgreiche Behandlung eines Schwerverletzten ist die Ausschaltung des Schmerzes.

Merke: Das schonendste und beste Schmerzmittel bei einer Fraktur ist die Immobilisierung!

Für die Wahl des Osteosynthesemittels (Marknagel oder Platte) ist die Frakturform entscheidend. Für den Marknagel eignen sich quere und kurze Schrägbrüche, besonders wenn diese etwa im mittleren Drittel des Femurs liegen (Abb. **194**). Die Marknagelung selbst kann entweder offen (d. h. unter Freilegung der Fraktur) oder aber in über 90% der Fälle gedeckt

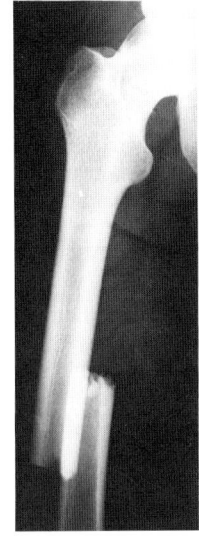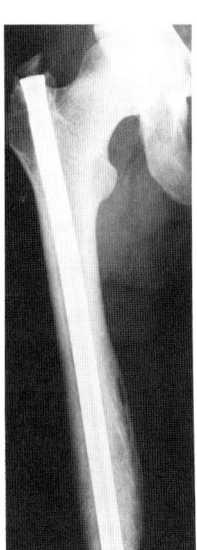

Abb. **194a** Femurschaftquerfraktur
bei 18jährigem Mopedfahrer.
b Knöcherne Heilung mit Kallusbildung nach gedeckter Marknagelung.

durchgeführt werden. Die Stabilität der Marknagelosteosynthese wird
durch Ausbohrung der Markhöhle wesentlich verbessert. Durch diese Maßnahme und auch durch statische bzw. dynamische Verriegelung kann auch
der Indikationsbereich sowohl nach kranial als auch nach kaudal erweitert
werden.

Frakturen im proximalen oder distalen Femurdrittel werden vorteilhaft mit
Plattenosteosynthese versorgt, wobei die Osteosyntheseplatte entsprechend
lang dimensioniert sein muß. Wichtig dabei ist, daß die Platte stets an die
Außenseite des Oberschenkels plaziert wird und auf der ihr gegenüber liegenden Seite eine knöcherne Abstützung durch die Bruchstücke selbst
besteht. Nur so lassen sich Materialermüdungsbrüche vermeiden. Im Falle
von Trümmerfrakturen ist unbedingt eine autologe Spongiosaanlagerung
vorzunehmen, damit es zu einer raschen Knochenbruchheilung kommt
(„assistierte Knochenbruchheilung").

Die **Nachbehandlung** einer stabil versorgten Oberschenkelschaftfraktur
besteht in der möglichst frühzeitig einsetzenden aktiven Bewegungstherapie. Die Extremität wird postoperativ zunächst auf einer Lagerungsschiene
gelagert, wobei der Grundsatz gilt, je näher die Fraktur dem Kniegelenk
benachbart ist, desto stärker muß im Kniegelenk gebeugt werden. Dies
heißt, daß bei der suprakondylären Oberschenkelfraktur das Kniegelenk im
rechten Winkel gelagert wird. In dieser Stellung ist die Streckmuskulatur
ausgespannt und kann nur so mit der darunterliegenden „Knochenwunde"

verkleben. In Streckstellung dagegen ist sie entspannt, die Fasern sind verkürzt, so daß die Wiederherstellung der Beugefähigkeit durch Narbenbildung stark erschwert ist. Bereits am 2. postoperativen Tag und nach Entfernung der Redon-Saugdrainage erfolgt die aktive krankengymnastische
Übungsbehandlung. Diese sollte wenigstens 2mal am Tage durchgeführt
werden. Die Extremität wird danach jeweils wieder in der oben angegebe-
nen Stellung gelagert. Nach etwa 5−6 Tagen kann dann der Lagerungswin-
kel vergrößert werden. Sobald die Wundheilung gesichert ist, erfolgt die
Gymnastik am Bettrand sitzend und schließlich werden Gehübungen im
Gehwagen und an Gehstöcken durchgeführt.

Die Marknagel-Osteosynthese ist in der Regel und bei Einhaltung der entsprechenden Indikationsrichtlinien schon früher belastbar (nach 2−6
Wochen). Bei der Plattenosteosynthese sind längere Entlastungszeiten notwendig. Die Dauer der Entlastung ist vor allem von der Frakturform abhängig. Meist werden 8−16 Wochen für die knöcherne Konsolidierung benötigt.

Oberschenkelschaftbrüche im Kindesalter

Oberschenkelschaftbrüche bei Kleinkindern bis etwa zum 7. Lebensjahr
werden konservativ behandelt. Die Behandlung besteht in der Vertikalextension mittels Heftpflasterverband oder aber durch Extensionsdraht (bzw.
Steinmann-Nagel). Dabei ist darauf zu achten, daß die Extension so ausge-
wichtet ist, daß das Gesäß gerade eben angehoben wird. Eine leichte Verkürzung wird angestrebt, da im Zuge der Knochenbruchheilung und des
weiteren Wachstums in der Mehrzahl der Fälle mit einem spontanen Län-
genausgleich gerechnet werden kann. Beim älteren Kind hat sich für die
Behandlung ebenfalls die Drahtextension bewährt. Besondere Aufmerksamkeit ist auf die exakte Einstellung der Rotation zu richten, da diese sich
spontan nicht korrigiert. Leichtere Achsenfehler korrigieren sich dagegen
von selbst. Sobald die Fraktur am Oberschenkel knöchern etwas abgebun-
den hat, kann im Beckengipsverband weiterbehandelt werden.

Frakturen im Kindesalter heilen schnell. Die Extensionsbehandlung ist
kaum länger als 3−4 Wochen notwendig.

Die Indikation zur Operation einer Oberschenkelschaftfraktur ist nur dann
gegeben, wenn eine starke Dislokation nicht beseitigt werden kann oder
wenn beim schwerverletzten Kind die Intensivtherapie notwendig wird. In
diesen Fällen hat sich die Plattenosteosynthese bewährt. Die Marknagelung
scheidet im allgemeinen wegen der notwendigen Schädigung der Epiphysenfuge und wegen des doch recht großen Aufwandes aus.

Distale Oberschenkelfraktur

Frakturen am distalen Oberschenkel weisen unterschiedliche Formen auf.
Dabei sind zunächst zwei große Gruppen zu trennen, nämlich die Fraktu-

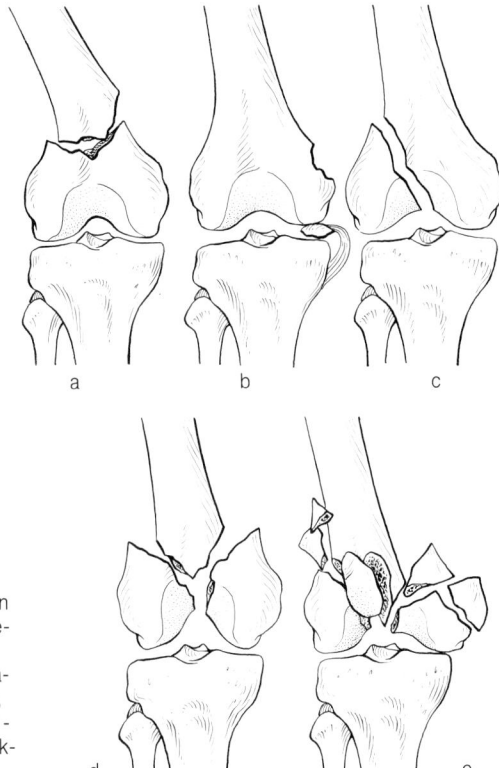

Abb. **195** Die verschiedenen Frakturformen am distalen Femurende: **a** suprakondyläre Fraktur, **b** ligamentäre mediale Fraktur, **c** monokondyläre, laterale Gelenkfraktur, **d** „Y"-Gelenkstückfraktur, **e** Gelenktrümmerfraktur.

ren, welche suprakondylär liegen, und diejenigen, welche die Kondylen überqueren und damit in das Gelenk hineinreichen (Abb. **195**).

Suprakondyläre Femurfraktur

Die Frakturen am distalen Femurende entstehen sowohl durch direkte als auch indirekte Gewalteinwirkung (Dash board injury). Bei der suprakondylären Femurfraktur ohne Kniegelenksbeteiligung wird das distale Fragment durch die Unterschenkelbeugemuskulatur in eine typische Dorsalabknikkung disloziert. Diese Dislokation ist nicht ganz ungefährlich, da dorsal die A. und V. poplitea verlaufen und der bereits in den N. tibialis und den N. peronaeus (fibularis) aufgeteilte Nervus ischiadicus. Der klinischen Untersuchung kommt deshalb große Bedeutung zu. Es genügt in der Regel die orientierende Untersuchung der Zirkulationsverhältnisse im Bereich des Fußes (A. tibialis posterior und A. dorsalis pedis) sowie der Motorik (N. peronaeus [fibularis]).

Das klinische Bild wird beherrscht durch ein meist sehr ausgedehntes lokales Hämatom. Nicht selten bestehen Hypovolämie und zusätzliche Verletzungen (Hüftgelenksluxation, Beckenfraktur u. ä.).

Therapie: Die Behandlung der suprakondylären Oberschenkelfraktur wird heute ebenfalls nach Stabilisierung der Kreislaufverhältnisse und unter Berücksichtigung der Prioritäten bei der Versorgung von polytraumatisierten Patienten mit der stabilen Osteosynthese behandelt. Bewährt hat sich hier die sog. Kondylenplatte, die einen Winkel von 95° aufweist. Damit werden übungsstabile Verhältnisse erzielt (Abb. **196**). Die postoperative Lagerung ist für die spätere Funktion entscheidend. Wie bereits erwähnt, muß in diesen Fällen im Kniegelenk rechtwinkelig gebeugt werden, da sonst die Streckmuskulatur des Oberschenkels mit der großen Knochenwunde komplett verlötet und die Beweglichkeit dadurch erheblich eingeschränkt wird. Postoperativ kann sehr früh mit aktiver Bewegungstherapie begonnen und nach gesicherter Wundheilung unter Entlastung an Unterarmgehstöcken die Behandlung ambulant fortgeführt werden.

Bei Kindern führt ein entsprechender Unfallmechanismus meist zu einer Epiphysenlösung der distalen Femurepiphyse. Dabei kommt es nicht selten zu einer erheblichen Dislokation. Im allgemeinen gelingt die Reposition konservativ. Die mit diesem Verfahren erzielten Resultate sind sehr befriedigend. Besteht aber eine Epiphysenfugenfraktur vom Typus Aitken II oder III bzw. läßt sich die reine Epiphysenlösung (auch Typus Aitken I) nicht zufriedenstellend reponieren, dann ist die **sofortige** Operation angezeigt. Sie besteht in der absolut stufenlosen Reposition und Fixation, wobei die besonderen Verhältnisse der Epiphysenfuge berücksichtigt werden müssen. Derartige Frakturen gehören heute in ein unfallchirurgisches Zentrum und bedürfen der Sofortoperation (s. S. 73 u. Abb. **36f**).

Diakondyläre Femurfraktur

Die diakondylären Femurfrakturen des Erwachsenen sind Gelenkfrakturen. Damit sind bereits Komplikationsmöglichkeiten gegeben (posttraumatische Arthrose).

Klinisch findet man wiederum im Bereich des Kniegelenkes eine starke Weichteilschwellung und einen sichtbaren Kniegelenkserguß. Die Funktion ist aufgehoben, und es besteht starke Schmerzhaftigkeit. Das Röntgenbild in zwei Ebenen läßt die Typisierung zu.

Bei einem Gelenkbruch besteht die Indikation zur operativen Versorgung. Dabei ist das Ziel der Operation die Wiederherstellung einer stufenlosen Gelenkfläche und die Schaffung stabiler Verhältnisse. Gerade bei den Gelenkfrakturen kommt der unmittelbaren postoperativen Bewegungstherapie für die Ernährung des Gelenkknorpels entscheidende Bedeutung zu.

Für die Stabilisierung der diakondylären Femurfrakturen eignet sich ebenfalls die sog. Kondylenplatte oder aber auch eine Spezialplatte, besonders

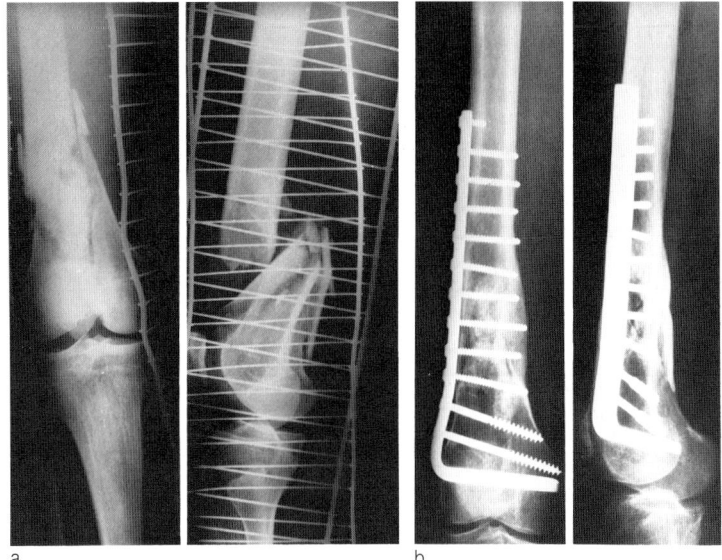

a   b

Abb. **196 a**   Distale Femurgelenktrümmerfraktur bei 34jährigem Pkw-Fahrer ohne Sicherheitsgurt. **b** Knöcherne Ausheilung nach Kondylenplattenosteosynthese und ausgiebiger autologer Spongiosaimplantation. Korrekte Wiederherstellung der Gelenkflächen.

wenn es sich um Mehrfragmentbrüche handelt. Nicht selten ist eine autologe Spongiosaplastik erforderlich, da durch Einstauchung Spongiosagewebe in der Metaphyse komprimiert wird und bei der Reposition ein entsprechender Defekt zurückbleibt.

Verletzungen des Kniegelenkes

Das Kniegelenk wird gebildet vom distalen Femur, der proximalen Tibia (Tibiakopf), der Patella, zwei Menisci sowie einem komplexen Kapsel-Band-Apparat in einer funktionellen Einheit. Der Aufbau des Gelenkes ist kompliziert. Durch starke Beanspruchung und besondere Exposition ist es verstärkt der Gefahr von Verletzungen bzw. Funktionsstörungen ausgesetzt. Je nach der einwirkenden Gewalt (direkt, indirekt) können Läsionen am Skelett oder an Bändern und Menisci bzw. Kombinationsverletzungen vorkommen.

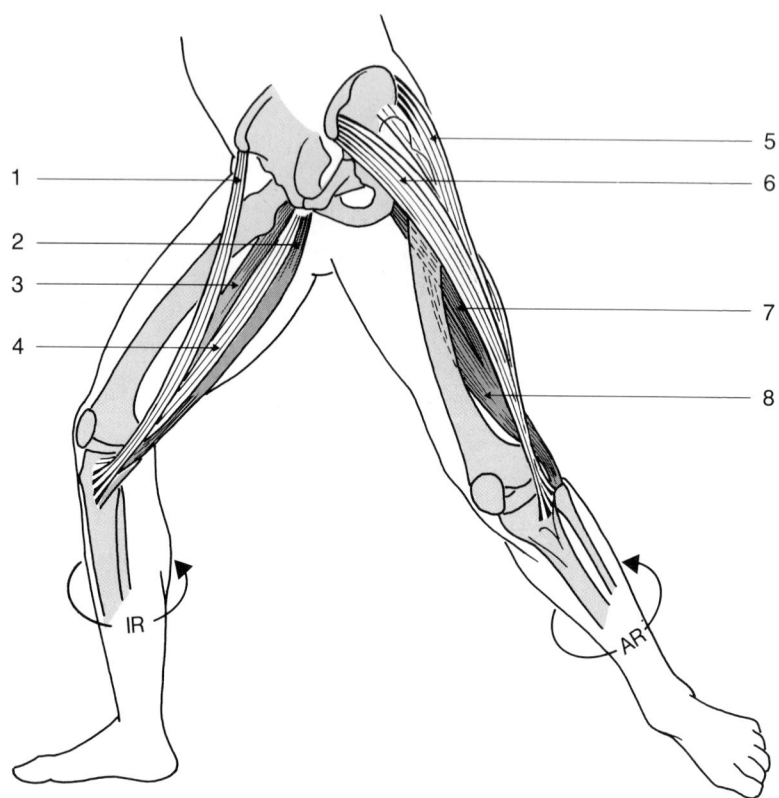

Abb. 197   Die aktiven Innenrotatoren, die auf das Kniegelenk wirken, sind dargestellt am rechten Bein: Innenrotatoren: *Sartorius* (1), *Grazilis* (4), *Semitendinosus* (2), unterstützt vom *Semimembranosus* (3). Am linken Bein sind die aktiv wirkenden Außenrotatoren dargestellt. Es sind Bizeps mit Caput longum (8) und Caput breve (7) sowie über den Tractus iliotibialis Tensor fasciae latae (6) und Glutaeus maximus (5) (nach *W. Müller*).

Kapsel-Band-Verletzungen

Der kontrollierte physiologische Bewegungsablauf des Kniegelenkes beruht auf der Intaktheit aller am Aufbau beteiligten Strukturen. Die Stabilität ist einerseits durch den Kapsel-Band-Apparat als passives Element gesichert, andererseits dynamisch durch gut tonisierte Muskulatur in unterschiedlich angeordneter Zug- und Verlaufsrichtung. Die Feinabstimmung erfolgt durch Spannungsrezeptoren, die in die Sehnenendigungen und im Kapsel-

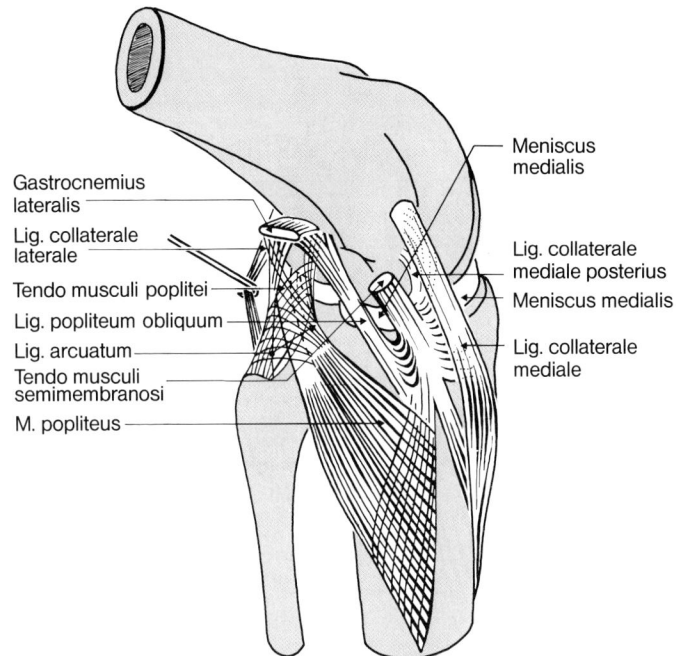

Gastrocnemius lateralis

Lig. collaterale laterale

Tendo musculi poplitei

Lig. popliteum obliquum

Lig. arcuatum

Tendo musculi semimembranosi

M. popliteus

Meniscus medialis

Lig. collaterale mediale posterius

Meniscus medialis

Lig. collaterale mediale

Abb. **198**   Die statisch und dynamisch wirkenden Strukturen im Bereich des sog. Popliteus-Eckes. Durch teilweise Vernetzung untereinander kommt es zu einer gemeinsamen Rezeption von Spannungsänderungen, die für eine reflexgesteuerte aktive Rotationskontrolle unerläßlich ist (nach *W. Müller*).

Band-Apparat lokalisiert sind und die für die aktive Steuerung notwendigen propriozeptiven Signale abgeben (Abb. **197**).

Die umschriebene isolierte Läsion eines einzelnen Elementes ist selten. Immer wird man von der Komplexität der Kapsel-Band-Verletzungen bei operativer Behandlung überrascht, so daß ganz besonders dem anatomischen Aufbau im Hinblick auf die klinische Untersuchung und der sich daraus ergebenden Therapie Rechnung getragen werden muß.

Anatomie

Zu den mediodorsalen Stabilisatoren gehören:
- mediales Seitenband (Lig. collaterale mediale)
- hinteres Innenband (Lig. collaterale mediale posterius)
- hinteres Schrägband („posterior oblique ligament")
- mediales Meniskushinterhorn (Cornu posterius menisci medialis)
- hinteres mediales Kapseleck

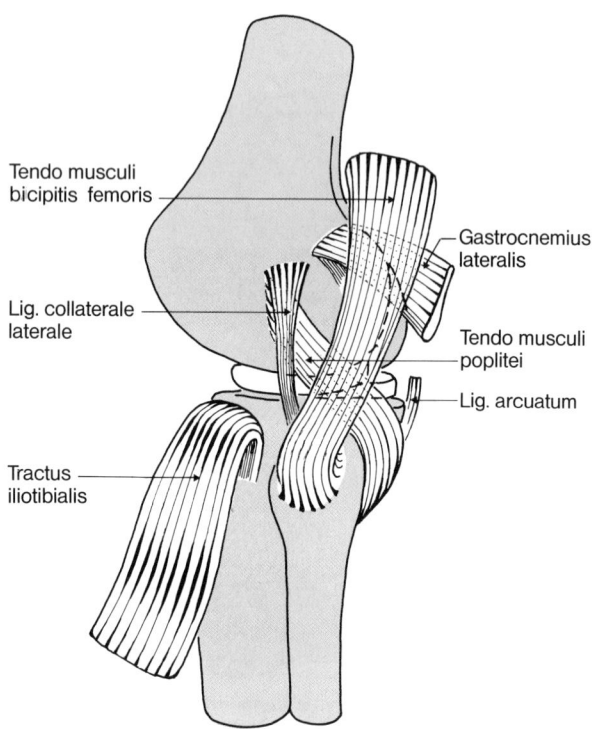

Tendo musculi
bicipitis femoris

Gastrocnemius
lateralis

Lig. collaterale
laterale

Tendo musculi
poplitei

Lig. arcuatum

Tractus
iliotibialis

Abb. **199** Wegen der großen Verschieblichkeit des lateralen Plateaus bei der willkürlichen Rotation finden sich hier verstärkt dynamisierende Strukturen wie M. biceps femoris, M. popliteus, Tractus iliotibialis (nach *W. Müller*).

Der Hauptmuskel des gesamten inneren hinteren Ecks ist der **M. semimembranosus.** Mit seinen 5 „Füßen" dynamisiert er − gleich einem Saugnapf − diesen ganzen Bereich in allen möglichen Zugrichtungen. Zusammen mit den passiven Elementen bildet er eine funktionelle Einheit. Das mediale hintere Eck ist deswegen in dem Begriff **„Semimembranosuseck"** zusammengefaßt (W. MÜLLER 1982) (Abb. **200**).

Auf der laterodorsalen Seite findet sich entsprechend das **„Popliteuseck".** Es besteht aus folgenden passiven Einzelelementen (Abb. **198**):
− Lig. popliteum arcuatum
− Lig. popliteum obliquum
− laterales Meniskushinterhorn (Cornu posterius menisci lateralis)
− Außenband (Lig. collaterale laterale)
− hinteres laterales Kapseleck

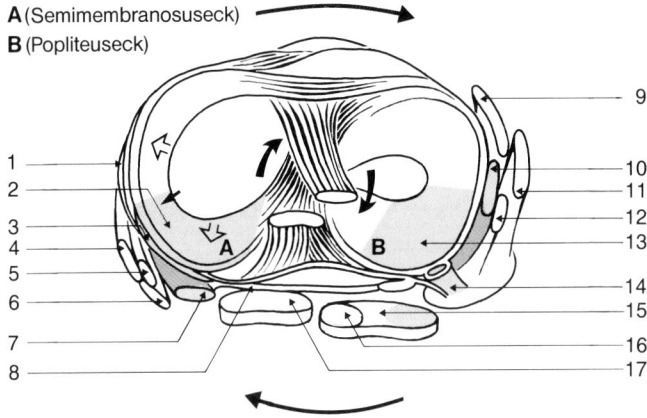

A (Semimembranosuseck)
B (Popliteuseck)

Abb. **200** Semimembranosuseck und Popliteuseck mit den entsprechenden Strukturen, Torsionsbeanspruchung zentral, Rotationsbeanspruchung, periphere Bandstrukturen, Verschiebebeanspruchung (nach *W. Müller*).

A Semimembranosuseck
B Popliteuseck
1 Lig. collaterale mediale
2 Meniscus medialis cornu posterioris
3 Lig. collaterale mediale posterius
4 M. sartorius
5 M. gracilis
6 M. semitendinosus
7 M. semimembranosus
8 Lig. popliteum obliquum
9 Tractus iliotibialis
10 Tendo m. poplitei
11 M. biceps femoris
12 Lig. collaterale laterale
13 Meniscus lateralis cornu posterioris
14 Lig. arcuatum
15 Gastrocnemius lateralis
16 M. plantaris longus
17 Gastrocnemius medialis

Das aktive Steuerungselement für das posterolaterale Gelenkeck ist der **M. popliteus.** Hinzukommen der M. biceps femoris, das Caput laterale musculi gastrocnemii sowie im weiteren Sinne das aktiv/passive Element, der Tractus iliotibialis (Abb. **199**). Er ist funktionell ein polyvalenter Stabilisator mit mehrfachen Aufgaben. Im Bewegungsablauf von 0–30° Flexion liegt er auf der Streckseite. Bei weiterer Flexion von 40–145° gleitet er über eine Drehachse nach hinten und wirkt als Kniegelenkbeuger. Zwischen 30° und 40° besteht eine Funktionslücke. Sie ermöglicht z. B., eine vordere Kreuzbandruptur oder -insuffizienz klinisch durch das Subluxationsschnappen („pivot shift sign" nach McIntosh) nachzuweisen. Der Tractus iliotibialis (Abb. **201**) ist in dieser Stellung als aktiver Stabilisator ausgeschaltet.

Die **Kreuzbänder** bilden mit den seitlichen Führungsbändern wiederum eine Funktionsgemeinschaft (Abb. **202**). Sie liegen zwar in der Mitte des Kniegelenkes, sind aber durch die Membrana synovialis von der Gelenkhöhle getrennt. Das vordere Kreuzband zeigt ein Spannungsmaximum bei

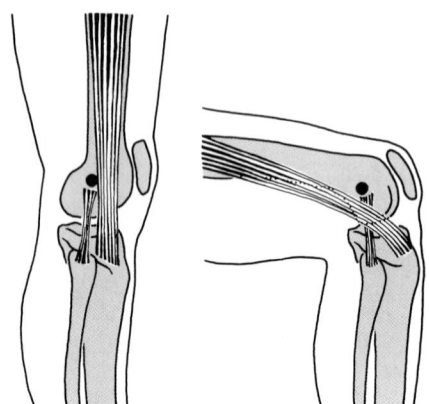

Abb. **201 a–b** Der Tractus iliotibialis – aktives und passives Halteelement – wirkt beim Beugevorgang zwischen 0° und 30° auf der Extensorenseite. Bei weiterer Beugung gleitet er über die Drehachse hinüber und wirkt jetzt synergistisch mit den Flexoren. Diese Tatsache spielt beim Zustandekommen des „Lateral-pivot-shift-Phänomens" eine Rolle (nach *W. Müller*).

Überstreckung und bei einer Beugung von 70°. Durch Varusstreß in Innenrotation wird diese Spannung in 70° Beugung noch verstärkt. Infolge der fächerförmigen Insertion bei gleichzeitiger leichter Torquierung ist gewährleistet, daß in allen wichtigen Funktionsstellungen immer bestimmte Bandteile angespannt sind. Das vordere Kreuzband ermöglicht zwar die Roll-Gleit-Bewegung der femoralen Gelenkfläche, verhindert gleichzeitig das sogenannte „Schubladenphänomen" nach vorne – Vorgleiten des Tibiakopfes in Beugestellung – z. B. beim Bergabgehen.

Das **hintere Kreuzband** ist das kräftigste Band des Kniegelenkes, wohl aufgrund seiner starken Beanspruchung. Der anterolaterale Anteil ist in voller Streckung bis zu einer Beugung von 60° mäßig angespannt. Varus-, Innenrotations- und Valgusstreß vermögen das Spannungsmuster nur unwesentlich zu verändern. Das intakte hintere Kreuzband verhindert das Auftreten des „hinteren Schubladenphänomens", wodurch ein Zurückgleiten des Tibiakopfes in Richtung Kniekehle unmöglich wird.

Das „Semimembranosuseck" ist der Synergist des vorderen Kreuzbandes, während das „Popliteuseck" mit dem hinteren Kreuzband zusammenarbeitet. Der mächtige M. quadriceps wirkt zusammen mit seinem M. vastus medialis und M. vastus lateralis als aktiver Rotator und Rotationsstabilisator.

Zusammengefaßt lassen sich die Kontrollfunktionen wie folgt darstellen (WIRTH et al. 1984):

statisch	dynamisch
Kontrolle der Abduktion:	
mediales Seitenband	M. vastus medialis
mediales Kapselband	M. sartorius

Lig. collaterale
laterale

Lig. cruciatum
anterius

Lig. cruciatum
posterius

Lig. collaterale
mediale

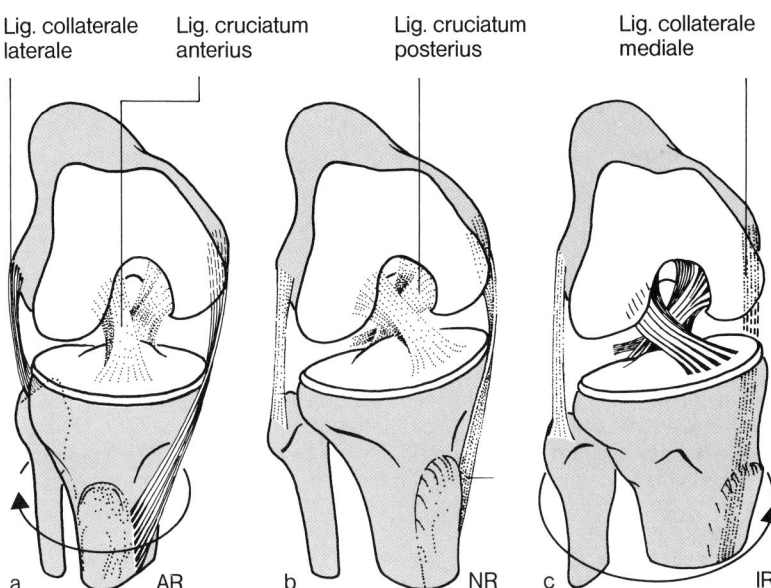

Abb. **202 a–c** Antagonistische und synergistische Funktion der beiden Kreuzbänder sowohl bei Innen- als auch bei Außenrotation. Durch Auf- bzw. Entquirlen kommt Spannung bzw. Entspannung zustande (AR = Außenrotation, IR = Innenrotation, NR = Neutralrotation).

statisch	dynamisch
hinteres Schrägband	M. gracilis
dorsomediale Kapsel	M. semitendinosus
vorderes und hinteres Kreuzband	M. semimembranosus
	M. gastrocnemius, medialer Kopf
Kontrolle der Außenrotation:	
mediales Kapselband	M. vastus medialis obliquus
mediales Seitenband	M. sartorius
dorsomediales Kapseleck	M. gracilis
medialer Meniskus	M. semitendinosus
vorderes Kreuzband	M. semimembranosus
	M. popliteus
Kontrolle der Hyperextension:	
dorsomediale Kapselschale	Kniebeugemuskulatur teilweise
mediales Seitenband	
mediales Kapselband	
vorderes und hinteres Kreuzband	

statisch	dynamisch
Kontrolle der Hyperflexion:	
vorderes und hinteres Kreuzband	M. gastrocnemius
Hinterhorn beider Menisken	Streckapparat (M. quadriceps)
femorale Ansatzleiste der hinteren	
Kapsel	

Entstehung von Kapsel-Band-Verletzungen

Verdrehung, Überstreckung, Überbeugung sowie die Kombination mit einer Rotationsbewegung nennt man „Distorsion". Sie geht einher mit einer mehr oder weniger schweren Verletzung am Kapsel-Band-Apparat und weist nicht selten ein ganz bestimmtes Verletzungsmuster auf. „Distorsion" ist also keine Diagnose, sondern der Begriff für die Ätiologie eines pathomechanischen Bewegungsablaufes. Folgende Schweregrade kommen vor:

- **Zerrung**
- **Überdehnung (Teilruptur)**
- **Zerreissung (Ruptur)**
- **Teilverrenkung (Subluxation)**
- **Verrenkung (Luxation)**
- **Verrenkungsbruch (Luxationsfraktur)**

Information (Anamnese) über den Verletzungsmechanismus läßt Rückschlüsse auf den Schweregrad der Gelenkschädigung zu. Der häufigste Verletzungsmechanismus ist die forcierte Außenrotation in Abduktion und bei gebeugtem und belastetem Knie (z. B. Fußball) oder Hyperextension, Abduktion und Außenrotation (z. B. Ski). Nicht selten wird die Ruptur von Bandstrukturen vom Verletzten hörbar wahrgenommen. Oftmals besteht noch Gehfähigkeit ohne Stockhilfe, bzw. der Verletzte kann beispielsweise die Skiabfahrt noch beenden (s. a. S. 89 f.).

Unter Band-**Zerrung** versteht man den Schweregrad I der Bandverletzungen. Dabei ist die Stabilität des Gelenkes voll gewährleistet. Intraoperativ würde man Hämatomspuren innerhalb des Faserverlaufes finden sowie gequollene Bandfasern.

Die **Überdehnung** stellt den Schweregrad 2 dar und ist gleichbedeutend mit einer Teilruptur von Bandfasern. Man findet ein kleineres oder größeres Hämatom mit einer örtlichen ödematösen Verquellung. Das Band ist durch den teilweisen Einriß verlängert, so daß eine geringe Aufklappbarkeit von 5° möglich ist (Stabilitätsgrad +/++).

Die komplette Bandzerreißung ist der Schweregrad 3 (Ruptur). Die Bandkontinuität ist quer oder treppenförmig unterbrochen (wie ausgefasertes

Seil). Die Bandstümpfe können umgeschlagen sein oder in das Gelenk hineinragen. Die Kontinuität kann auch am proximalen oder am distalen Ansatz erfolgt sein, entweder „glatzenförmig" oder zusammen mit einem kleinen knöchernen Fragment (ligamentäre Fraktur). Es besteht absolute Instabilität (+++).

Bei der Kniegelenksluxation findet man die totale Verletzung aller Bänder und bei der Luxationsfraktur können verschiedene Areale der gelenkbildenden Knochen gebrochen sein.

Allgemeine Symptome der frischen Kapsel-Band-Verletzung sind:

− lokaler, umschriebener Schmerz
− lokaler Druckschmerz
− Schwellung
− Gelenkerguß (Hämarthros)
− Unsicherheit (giving way; Stabilitätsverlust)
− Gelenkblockade (Streckhemmung)

Interpretation der Symptome

Die Schmerzintensität sagt nichts über das Ausmaß und die Schwere einer Kapsel-Band-Schädigung aus. Vielmehr werden bei der kompletten Ruptur oft geringere oder kaum Schmerzen angegeben, hingegen bei der Teilruptur oft sehr starke!

Lokaler Druckschmerz und umschriebene Weichteilschwellung z. B. im Bereich des medialen Seitenbandes deuten auf teilweise oder völlige Ruptur hin, wobei der Nachweis eines traumatisch bedingten Gelenkergusses die Blutung in die Gelenkhöhle anzeigt. Fehlt der Erguß, so darf daraus nicht geschlossen werden, es läge keine Kniebinnenschädigung vor. So kann beispielsweise bei Ruptur des hinteren Kreuzbandes aufgrund eines begleitenden Kapselrisses das Hämatom in die Poplitea abdrainiert werden. Die umschriebene Schmerzhaftigkeit des Epicondylus medialis femoris (sog. „Skipunkt") legt den direkten Bandabriß am Ansatz oder einen knöchernen Bandausriß nahe. Beweisend hierfür ist der „Stieda-Pellegrini-Schatten", der nach konservativer Therapie (nach ca. 3 Wochen) als unregelmäßige Verkalkung-Verknöcherung im Röntgenbild sichtbar wird (ligamentäre Fraktur). Das Gefühl der Gangunsicherheit („giving way") ist ein sicheres Zeichen für Bandinsuffizienz und wird besonders beim Bergabgehen, Treppensteigen oder Gehen auf unebenem Gelände äußerst unangenehm empfunden. Schmerzhafte Gelenksperre oder -blockade, meist im Sinne der Streckhemmung, ist in der Regel ein sicheres Zeichen für die Meniskuseinklemmung nach Ruptur. Differentialdiagnostisch kommt aber auch ein freier Gelenkkörper (Corpus liberum) bzw. eine osteochondrale Fraktur in Frage.

Merke: Hauptkriterium für die **Zerrung** eines Bandes ist die **erhaltene Stabilität.** Eine Wackelbeweglichkeit ist nicht feststellbar, auch nicht bei Untersuchung in Narkose. Kein Hämarthros.

Klinische und röntgenologische Untersuchung

Bevor ein frisch verletztes Kniegelenk klinisch untersucht wird, ist wichtig, daß eine Röntgenstandardaufnahme in 2 Ebenen vorliegt. Damit können wesentliche knöcherne Verletzungen ausgeschlossen bzw. diagnostiziert werden.

Die klinische Untersuchung hat zum Ziel, mit einfachen Untersuchungsmethoden Lokalisation und Ausmaß der verletzten Strukturen zu erfassen. Sie muß deshalb mit größter Sorgfalt, Feingefühl und nach einem Untersuchungsschema durchgeführt werden. Einer genauen Anamnese über Unfallhergang, Unfallmechanismus und äußere Umstände kommt deshalb große Bedeutung zu. Ältere Verletzungen sind mitzuberücksichtigen.

Die **Inspektion** erstreckt sich sowohl auf das verletzte als auch das unverletzte Kniegelenk. Dabei werden die Gelenkkonturen, die Beschaffenheit der Haut (Verletzungswunde, Schürfungen, Prellmarken, Hautfarbe, Hautspannung, Temperatur, Entzündungszeichen, Deformierung etc.) beurteilt. Ferner richtet sich das Augenmerk auf die Achsenstellung (varus/valgus) und die spontane Stellung des Kniegelenkes (Schonhaltung in leichter Flexion). Daran schließt sich die Prüfung der aktiven Beweglichkeit an, indem der Verletzte aufgefordert wird, selbsttätig zu beugen und zu strecken. Das Bewegungsausmaß wird nach der Neutral-Null-Methode gemessen und in den Krankenunterlagen festgehalten (normal: 5/0/130−150°). Der Vergleich mit der unverletzten Seite ist wichtig!

Durch vorsichtige Palpation kann das Punctum maximum der lokalen Schmerzhaftigkeit ausgemacht werden. Ebenso läßt sich der Schwellungszustand beurteilen, wobei es darauf ankommt, einen eigentlichen intraartikulären Kniegelenkserguß von einer prall gefüllten Bursa praepatellaris subcutanea (z. B. chronische Bursitis praepatellaris) abzugrenzen.

Der intraartikuläre Kniegelenkserguß (serös, blutig, eitrig) wird durch das Phänomen der „tanzenden Patella" nachgewiesen (Abb. **203**). Dabei ist es notwendig, den Verletzten in Rückenlage auf eine Untersuchungsliege zu legen, auf der das Kniegelenk gestreckt werden kann. Die eine Hand entlastet den Streckapparat und drückt gleichzeitig den Inhalt des oberen Rezessus in die Gelenkhöhle, während die andere Hand von unten und vorne her dem Gelenk aufliegt. Mit dem Zeigefinger wird dann die Patella ruckartig angetippt. Im Falle eines Gelenkergußes fühlt man, wie die Kniescheibe auf ihrer Unterlage aufschlägt.

Der positive Nachweis eines Ergusses nach frischem Trauma ist Beweis für das Vorliegen einer schwereren Verletzung, bei der es zu einer intraartiku-

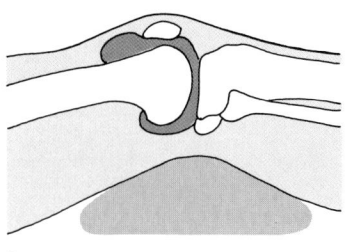

a

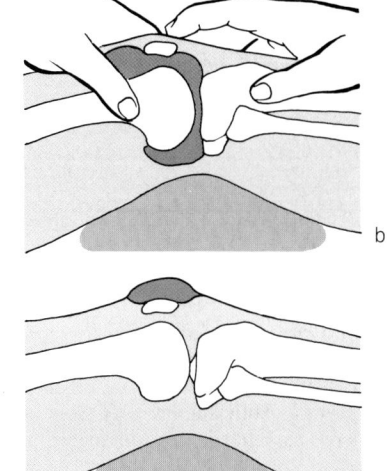

b

Abb. **203 a** Flüssigkeitsansammlung im Kniegelenk (Erguß, Hämarthros). **b** Untersuchungstechnik zur Differenzierung zwischen intra- und extraartikulärer Flüssigkeitsansammlung: Die „tanzende" Patella ist der Beweis für intraartikuläre Flüssigkeitsansammlung. **c** Bei Bursitis praepatellaris keine tanzende Patella, sondern prall elastische Vorwölbung.

c

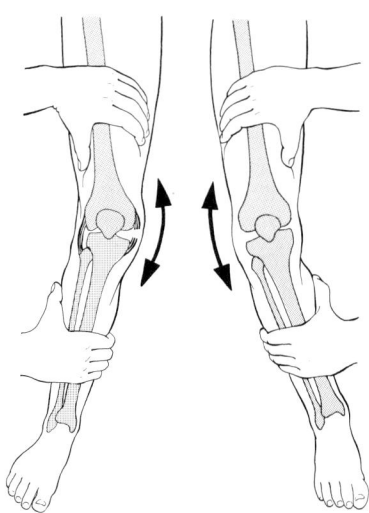

Abb. **204** Klinische Prüfung des Kniegelenkes auf Seitenbandstabilität. Gleiches Vorgehen beim Anfertigen sog. „gehaltener" Röntgenaufnahmen (beachte Strahlenschutzmaßnahmen).

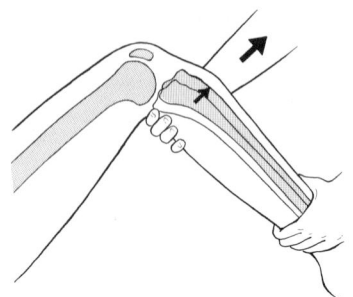

Abb. **205** Klinische Prüfung der Kreuz-
bandstabilität. Hier wird das sog. „vordere Schubladenphänomen" geprüft (vordere Kreuzbandinsuffizienz).

lären Blutung (Hämarthros) gekommen ist (Gelenkkontusion / Bandverletzungen / Meniskusläsion/ osteochondrale Fraktur / Gelenkfraktur / Hämo-
philie / Antikoagulation). Sog. „Fettaugen" im Punktat weisen auf zusätzliche knöcherne Verletzungen hin.

Durch die manuelle Untersuchung ist zu klären, ob das Trauma zu einer
Instabilität geführt hat oder ob Stabilität noch vorhanden ist.

Mit dem **Abduktions-** bzw. **Adduktionstest** wird die mediale bzw. laterale
Seitenstabilität geprüft (Abb. **204**). Entspannung der Muskulatur ist für die
sichere Prüfung Voraussetzung. Die Untersuchung erfolgt in 20° Beugung
des Kniegelenkes. Dadurch können die Innenbandstrukturen auf Stabilität
geprüft werden. Der Unterschenkel wird in Außenrotation gehalten.
Besteht bereits in Streckstellung Aufklappbarkeit, so liegt eine komplexe
Kniebandläsion vor, d. h., es ist das „Semimembranosuseck" zusammen mit
dem vorderen Kreuzband verletzt (Abb. **205**). Beim positiven Adduktionstest in Streckstellung dagegen ist das „Popliteuseck" zusammen mit dem
hinteren oder beiden Kreuzbändern betroffen. Entsprechend dem Verletzungsmuster können die Menisken mitverletzt sein.

Die Untersuchung der sagittalen Gelenkstabilität erfolgt durch den sog.
„vorderen bzw. hinteren Schubladentest". Er gibt Auskunft über den
Zustand der Kreuzbänder.

Dazu soll das Kniegelenk soweit als möglich in Rechtwinkelstellung
gebracht werden, wie es eben der Schmerzzustand des Verletzten zuläßt.
Die Prüfung wird sowohl in Neutralstellung als auch in 30° Innenrotation
und 15° Außenrotation durchgeführt. Eine isolierte vordere Kreuzbandruptur zeigt in Neutralstellung keine oder nur geringe vordere Schublade.
Dagegen kann mit dem **Lachman-Test** gerade bei der frischen vorderen
Kreuzbandverletzung eine sehr sichere Aussage gemacht werden. Die
Untersuchung erfolgt so, indem der Unterschenkel in leichter Kniebeuge-
stellung (ca. 20°) im Schubladensinne gegenüber dem Oberschenkel passiv
nach vorne bewegt wird. Fehlt dabei ein harter Anschlag, so liegt eine Rup-

tur oder der Verlust des vorderen Kreuzbandes vor: Der Lachman-Test ist positiv. Wird dagegen ein harter Anschlag wahrgenommen, ist das Band intakt: Der Test ist negativ. Bei einer komplexen Kniebandverletzung findet man in Rechtwinkel- und Neutralstellung (Mittelstellung) ein positives vorderes Schubladenphänomen, das sich bei 15° Außenrotation des Unterschenkels verstärkt und auch in 30° Innenrotation nachweisbar ist. In diesem Falle liegt eine anteromediale Knieinstabilität vor.

Der **positive Pivot-Shift-Test** kann ebenfalls eine vordere Kreuzbandruptur aufzeigen. Der Funktionsausfall dieses Bandes verursacht eine verlängerte Rollphase des lateralen Femurkondylus auf dem konvexen Tibiaplateau wobei eine übermäßige Bewegung nach hinten möglich wird. In dieser Subluxationsstellung werden die Hinterhörner der Menisken stark beansprucht. Der Untersucher umfaßt den Fuß, provoziert eine Innenrotationsstellung und bewegt das Kniegelenk aus voller Streckung und unter Valgusstreß. Unter zunehmender Beugung kommt es zwischen 30° und 40° zu einer ruckartigen Reposition auf der lateralen Seite des Tibiakopfes (Schnappphänomen). Der Pivot-Shift-Test ist negativ bei geringer anteromedialer Instabilität.

Je nach der Schwere der Kapsel-Band-Verletzung können unterschiedliche Instabilitätsgrade resultieren. Sie werden wie folgt eingeteilt:
- Grad I: leicht (+)   3−5 mm aufklappbar
- Grad II: mittel (++)   5−10 mm aufklappbar
- Grad III: stark (+++)   10 mm aufklappbar

Aufklappbarkeit bis zu 3 mm sind nicht als pathologisch zu bezeichnen. Es werden die einfachen Instabilitäten (in einer Ebene) von den komplexen Rotationsinstabilitäten unterschieden. Zu den einfachen gehören die mediale bzw. laterale und die vordere bzw. hintere Instabilität. Bei den Rotationsinstabilitäten werden folgende unterschieden:
- anteromediale Instabilität
- anterolaterale Instabilität
- posterolaterale Instabilität
- posteromediale Instabilität

Die Häufigkeit geht aus der Reihenfolge hervor.

Objektive Untersuchungsmethoden

Hierzu gehören regelmäßig die Röntgenaufnahmen in 2 Ebenen als Standard. Darüber hinaus werden Bandinstabilitäten durch sog. Streßaufnahmen (gehaltene Aufnahmen) dokumentiert. Sie sind erforderlich, wenn beim frisch verletzten Kniegelenk schwellungsbedingt oder infolge Adipositas, aber auch bei mangelnder Kooperationsbereitschaft die klinischen Untersuchungsmethoden nicht zum Ziel führen.

Die **Streßaufnahmen** zur Feststellung der seitlichen Aufklappbarkeit werden in 20° Flexionsstellung im a.-p. Strahlengang unter Berücksichtigung des Strahlenschutzes in entsprechend konstruierten Halteapparaten aufgenommen. Das Prinzip kann vereinfacht durch Keilinterposition und Haltegurt realisiert werden (Abb. **204**).

Eine seitliche Aufklappbarkeit von 5 mm entspricht etwa 10°.

Auch das vordere bzw. hintere Schubladenphänomen läßt sich mit einem Halteapparat nachweisen.

Die **Arthrographie** spielt in der Diagnostik der Kapsel-Band-Verletzungen eine untergeordnete Rolle, da sie nur allgemeine Hinweise auf Verletzungen des Kapsel-Band-Apparates gibt.

Für die **Computertomographie** (CT) gilt in diesem Zusammenhang das gleiche. Bei veralteten Kapsel-Band-Läsionen aber lassen sich mit Hilfe der Luftkontrastdarstellung (Insufflation von Luft) beide Kreuzbänder in ihrem Verlauf und ihrer Stärke einwandfrei darstellen, da keine wesentliche Schmerzhaftigkeit auch der notwendigen forcierten Gelenkstellungen besteht.

Eine ganze wesentliche Bedeutung hat in den letzten Jahren die **Arthroskopie** (Gelenkspiegelung) erlangt. Sie dient der Erkennung von Kniebinnenschäden sowohl bei frischen wie veralteten Kapsel-Band-Läsionen. In vielen Fällen geht sie der Operation unmittelbar voraus, wodurch der operative Eingriff besser geplant werden kann.

Zusammengefaßt gehören zur Diagnostik von Kapsel-Band-Verletzungen folgende Schritte:
– Genaue Anamnese über Unfallmechanismus / Röntgenstandardaufnahmen
– Inspektion und Palpation im Vergleich mit unverletzter Seite
– **Feststellung von Einzel- oder Komplexinstabilitäten:**
  Valgus-Abduktionstest in 20° Beugung und 30° Innenrotation:
  positiv = Läsion des Seitenbandes und vorderen Kreuzbandes
  Valgus-Abduktionstest in 20° Beugung und 15° Außenrotation:
  positiv = Läsion des hinteren medialen Kapselecks
  Varus-Adduktionstest in 20° Beugung und 15° Außenrotation:
  positiv = Ruptur des Tractus iliotibialis und des lateralen Seitenbandes
  Varus-Adduktionstest in 20° Beugung und 30° Innenrotation:
  positiv = zusätzlich Ruptur des vorderen Kreuzbandes, der Popliteussehne und des laterodorsalen Kapselecks
  Valgus-Abduktionstest in Streckstellung:
  positiv = ausgedehnte ventrale und dorsale Kapselzerreißung mit Beteiligung des hinteren Kreuzbandes
  vordere Schublade in Außenrotation (15°):
  positiv = Ruptur des medialen Kapselecks und des vorderen Kreuzbandes („anteromediale Instabilität")
  vordere Schublade in Neutralstellung:
  positiv = Läsion des vorderen Kreuzbandes möglich

vordere Schublade in Innenrotation (30°):
positiv = Läsion des Tractus iliotibialis, des lateralen Seitenbandes und des dorsolateralen Kapselecks sowie des vorderen Kreuzbandes („anterolaterale Instabilität")
hintere Schublade:
positiv = komplexe ventrale Kapselläsion und Ruptur des hinteren Kreuzbandes
– evtl. Röntgenstreßaufnahmen bei bestimmter Indikation
– Untersuchung in Narkose, falls die starke Schmerzhaftigkeit der frischen Verletzung keine genaue Untersuchung zuläßt
– Arthroskopie zur Feststellung von Kniebinnenläsionen (Kreuzbänder, Menisken, Gelenkknorpel, Synovia) und Entfernung des Hämarthros.

Unhappy triad
Die meisten Kapsel-Band-Verletzungen am Kniegelenk ereignen sich durch Überschreiten der Belastbarkeit in Extrempositionen. Die Läsion nur eines einzelnen Bandelementes ist eher selten. Häufiger sind Kombinationsverletzungen wie beispielsweise die unter dem Begriff „Unhappy triad" zusammengefaßte Komplexverletzung. Dabei besteht die Ruptur des medialen Seitenbandes, Läsion des medialen Meniskus zusammen mit dem Semimembranosuseck (mediales hinteres Gelenkeck) und Ruptur des vorderen Kreuzbandes. Ursache ist die forcierte Außenrotation in Hyperextension und Abduktion (z. B. Skifahrer). Beim umgekehrten Mechanismus (Varusstreß) findet man ebenfalls eine Trias: Läsion des Außenbandes, des hinteren Kreuzbandes und des Popliteusecks (dorsolaterales Gelenkeck).

Klinisch findet man ein ausgeprägtes Hämarthros. Der Schubladentest in 15° Außenrotation, der Lachman-Test und der Pivot-Shift-Test sind positiv (++/+++).

Therapie der frischen Kapsel-Band-Verletzungen
Behandlungsziel ist die Wiederherstellung aller verletzter Kapsel-Band-Strukturen, um so die Funktion zu sichern. Da neben den passiv stabilisierenden Elementen der Muskulatur für die dynamische Stabilisierung größte Bedeutung zukommt, muß dem Erhalt der Muskelmasse große Aufmerksamkeit geschenkt werden. Lange Immobilisierungszeiten im Gipsverband führen unweigerlich zur Muskelatrophie. Die konservative Behandlung kommt für die Bänderzerrung in Frage, bei der die Stabilität erhalten und Kniebinnenschäden ausgeschlossen sind. Hier können lokale antiphlogistische Maßnahmen (Salben, Gel usw.) zusammen mit einer elastischen Bandage (von den Zehen bis Mitte Oberschenkel) und passagere Entlastung an Unterarmgehstöcken die Schmerzsymptomatik lindern.

Besteht ein Hämarthros bei sonst stabilen Bandverhältnissen, so erfolgt zunächst die Kniegelenkspunktion bzw. die Arthroskopie zur definitiven

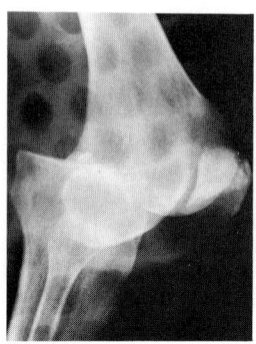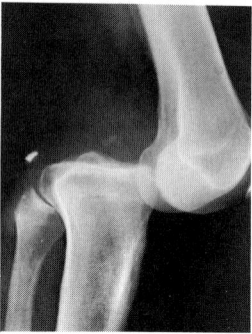

Abb. **206** Kniege-
lenksluxation mit kom-
pletter Ruptur der
Kreuzbänder. 47jähri-
ger Pat.; landwirt-
schaftlicher Unfall. Ge-
fahr von Gefäß- und
Nervenverletzung sehr
groß!

Abklärung der Ursache. Findet sich dabei kein operationswürdiger Befund, sollte für 8–10 Tage im Gipsverband immobilisiert werden. Danach werden krankengymnastische Übungsbehandlung zur Kräftigung der Muskulatur verordnet sowie Thermalbadschwimmen. Gelegentlich ist eine weitere Entlastung an Stöcken für 8–10 Tage angezeigt.

Die Überdehnung mit Teilzerreißung von Bandstrukturen (Grad II; +/++), bei der die Stabilität nicht gesichert ist, wird nur dann konservativ behandelt, wenn die Stabilität nur gering in Mitleidenschaft gezogen ist (+), d. h., die Aufklappbarkeit z. B. beim Abduktionstest beträgt medial nicht mehr als 3 mm. In diesen Fällen kann für 4–6 Wochen im Oberschenkelgipsverband (oder Kunststoffverband) ruhiggestellt werden. Sofortiger Beginn mit isometrischem Muskeltraining mehrmals täglich und Belastung nach etwa einer Woche.

Die Bandruptur – meist komplexe Kapsel-Band-Läsionen – weist eine einfache oder eine Rotationsinstabilität (++/+++) auf. Hier besteht Indikation zur Operation. Das Operationsziel ist die Wiederherstellung aller verletzten Bandverbindungen in richtiger Länge und richtigem Verlauf. Knöcherne Ausrisse (z. B. Eminentia intercondylaris) können sehr gut mit Schrauben stabil fixiert werden, intraligamentäre Kontinuitätstrennungen dagegen werden durch atraumatische Naht adaptiert. Neben den Kapsel-Band-Verletzungen sind Läsionen des Gelenkknorpels zu behandeln, und an den Menisken, die nach Möglichkeit zu erhalten oder nur teilzuresezieren sind, kann ebenfalls unter bestimmten Umständen die Naht in Frage kommen.

Die operative Versorgung sollte möglichst frühzeitig, d. h. innerhalb der ersten 1–3 Tage nach Verletzung, erfolgen, da die rasche Degeneration an den Bandstümpfen die Rekonstruktion erschwert und das intraartikuläre Hämatom zusätzlich Knorpel und Synovia schädigt.

Bei chronischen Instabilitäten und Substanzverlust, aber auch bei Spätver-
sorgung von Bandverletzungen kommen neben autologen, z.T. gestielten
Ersatzplastiken (z.B. vorderer Kreuzbandersatz durch longitudinales mittleres Patellarsehnendrittel zusammen mit der knöchern herauspräparierten
Galea aponeurotica patellae und deren Faserverlängerung in die Quadrizepssehne nach JONES, modifiziert nach W. MÜLLER 1982) auch Kutis-, Fas-
cia-lata-, lyophilisierte Dura-, Periostsstreifen etc. in Frage. Daneben werden auch alloplastische Materialien wie beispielsweise Polypropyleneband
(Kennedy LAD), Polytetrafluoroethylene (Gore-Tex) oder Kohlefaser-
band im Sinne von Endoprothesen implantiert.

Postoperativ wird im Oberschenkelgipsverband in leichter Beugestellung
(150°) für 6–8 Wochen ruhiggestellt. In Einzelfällen hat sich auch die
anfängliche Lagerung auf einer motorbetriebenen Bewegungsschiene mit
einem Bewegungsumfang zwischen 20° und 60° bewährt und zur Entlassung
die vollständige Immobilisierung im Gipsverband. Kreuzbandrekonstruk-
tionen benötigen 6–8 Wochen Gips. Große Aufmerksamkeit ist in dieser
Phase der Muskulatur zu widmen, wobei der Verletzte angehalten wird, iso-
metrisches Muskeltraining selbständig durchzuführen. Außerdem kann
durch eine Elektrostimulation im Sinne einer Schwellstrombehandlung von
4–6 Stunden, über den Tag verteilt, einer stärkeren Muskelatrophie entgegengewirkt werden.

Nach der Immobilisierungsphase erhält der Verletzte einen Schienenhül-
senapparat, dessen Beweglichkeitsumfang variabel eingestellt werden kann
(Derotations-Brace). Sie ist abnehmbar, so daß jetzt eine intensive Physiotherapie unter Eisanwendung (Krypotherapie) einsetzen kann. Später
schließt sich Thermalbadschwimmen an (Kraulstil).

Die gesamte Rehabilitationsphase ist lang und beansprucht wenigstens
6 Monate. Sportfähigkeit ist oft erst wieder nach 9–12 Monaten gegeben.

Kniegelenksluxation

Die Luxation des Kniegelenkes ist Folge einer schweren direkten, aber
auch indirekten Gewalteinwirkung. Dabei ist der Unterschenkel in der
Regel gegenüber dem Oberschenkel nach hinten verschoben (Abb. **206**).
Beide Kreuzbänder sind entweder intraligamentär rupturiert oder zusammen mit ihrem Ansatz – der Eminentia intercondylica – knöchern ausgerissen. Meist ist das mediale Gelenkeck („Semimembranosuseck") zusammen mit der medialen, vorderen und hinteren Gelenkkapsel völlig zerrissen. Aber auch das laterale Gelenkeck („Popliteuseck") kann gleichzeitig
mitverletzt sein. Man spricht dann auch von der Kniegelenkszerreißung.

Die Gefahr liegt bei Kniegelenksluxation vor allem in der Mitverletzung der
A. poplitea sowie des N. tibialis und/oder N. fibularis (N. peronaeus). Die
Überdehnung des Gefäßes kann zur Intimaeinrollung führen und damit zu
einer akuten Ischämie. Ein großes Hämatom fehlt!

Diagnose

Die Diagnose einer Kniegelenksluxation ist klinisch aufgrund der schwersten Deformierung der Kniegelenksregion leicht zu stellen. Sie geht einher mit einer hochgradig schmerzhaften federnden Fixation. Eine Röntgenuntersuchung sollte trotzdem, aber sehr rasch durchgeführt werden.

Ganz entscheidend ist die klinische orientierende Untersuchung, die sich auf die periphere Durchblutung (A. tibialis posterior und A. dorsalis pedis) und die Sensibilität sowie Zehenmotorik erstreckt.

Therapie

Nach erfolgter notfallmäßiger Diagnostik wird die Luxation sofort in Narkose (oder Periduralanästhesie) durch Reposition beseitigt. Unmittelbar daran schließt sich erneut die Überprüfung der peripheren Zirkulation an. Bei geringster Unsicherheit muß angiographiert werden. Liegt eine Gefäßverletzung vor, hat die Rekonstruktion der arteriellen Durchblutung Vorrang vor allen anderen Maßnahmen. Oft ist auch die Simultanoperation zur Wiederherstellung der Kapsel-Band-Verletzungen möglich. Für eine passagere Stabilisation der zerrissenen Strukturen, und um eine Reluxation zu verhindern, kann der Fixateur externe gelenküberschreitend eingesetzt werden.

Die weitere Behandlung richtet sich nach dem Verletzungsmuster und entspricht den Richtlinien für Gefäßverletzungen und denen für die komplexen Kapsel-Band-Verletzungen (S. 32). Die Prognose bezüglich der Wiedererlangung voller Funktion ist zurückhaltend zu stellen. Die prophylaktische Fasziotomie der einzelnen Kompartments hat zur Verbesserung der Ergebnisse geführt.

Meniskusverletzungen

Zwischen die Femurkondylen und das Tibiaplateau ist medial und lateral je eine halbmondförmige faserknorpelige Scheibe gelagert − der mediale und der laterale Meniskus. Ihre Form wird von den Femurkondylen und dem Tibiaplateau bestimmt. Die passive Beweglichkeit bestimmen die Femurkondylen durch ihre Roll-Gleit-Bewegung. Sie ist physiologisch. Der Bewegungsumfang des lateralen Meniskus ist etwa doppelt so groß wie der des medialen Meniskus. Entsprechend ist auch die Anheftung an der Gelenkkapsel ausgebildet. Dort, wo der mediale Meniskus am wenigsten bewegt wird, besteht eine feste Verbindung mit dem Lig. collaterale mediale posterius als tiefes Lig. meniscofemorale und Lig. meniscotibiale. Mit dem oberflächlichen medialen Seitenband besteht diese feste Verbindung nicht, sondern hier findet sich eine Verschiebeschicht, die diese Beweglichkeit erst ermöglicht.

Der laterale Meniskus besitzt keine solch feste Verbindung zum Seitenband bzw. zum Popliteuseck. Die Verbindung ist hier nur locker zur lateralen

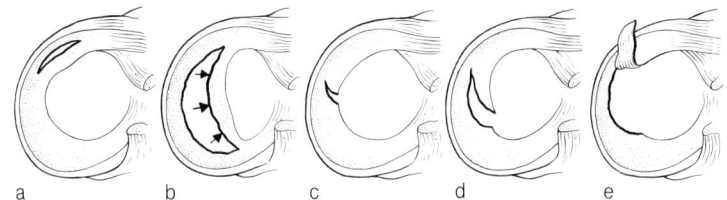

Abb. **207**   Die verschiedenen Formen der Meniskusverletzung: **a** kleiner Längsriß,
b großer Längsriß = Korbhenkel, **c** kleiner Querriß, **d** großer Quer-/Schrägriß,
e eingeschlagener Quer-/Schrägriß.

Gelenkkapsel und wird durch den Popliteusschlitz sogar noch unterbrochen. Jeder Meniskus besitzt eine knöcherne Anhaftungsstelle in der Area intercondylaris anterior und posterior. Außerdem besteht ventral eine gegenseitige Verbindung über das Lig. transversum bzw. zum vorderen Kreuzband, während dorsal die Hinterhörner zum hinteren Kreuzband fixiert sind (Lig. menisci fibularis).

Von Bedeutung ist die histologische Einteilung in 3 Zonen:
1. Die gefäßlose **Knorpelzone**, die etwa 3/4 des jeweiligen inneren Meniskusanteiles einnimmt,
2. die **Faserzone**, welche die Kapillaren enthält,
3. die parameniskale **Zone aus lockerem Bindegewebe** als Gleitschicht nahe·der Gelenkkapsel, dem gefäßreichen Kapselansatz.

Meniskusverletzungen (Abb. **207**) gehören zu den häufigen Läsionen des Kniegelenkes. Betroffen sind vor allem Fußballspieler. Die Verletzung des inneren Meniskus ist wesentlich häufiger als die des lateralen (5:1). Ursache hierfür ist die unterschiedliche Funktion auf der lateralen Seite, wo die eigentliche Rotation stattfindet und der Meniskus beweglicher sein muß, als auf der medialen, wo die Achse der willkürlichen Rotation verläuft. Es gilt dabei das Prinzip, daß eine feste Fixation bei Gewalteinwirkung eher abreißt, eine mobile dagegen ausweicht.

Verletzungen des medialen Meniskus entstehen in der Regel durch gewaltsame Drehbewegung bei gebeugtem Knie (indirekt). Dabei wird die unter starker Kompression (sog. „Kondylenklemme") stehende Knorpelscheibe entweder im Bereich ihrer stärksten Anheftung (loco typico) oder in deren Nähe eingerissen oder aber in sich selbst geteilt bis zum Hinter- und Vorderhorn (Korbhenkelriß). Der Entstehungsmechanismus für die Läsion des lateralen Meniskus ist oft nicht eindeutig zu klären.

Durch direkte Gewalteinwirkung (Tibiakopffraktur) kann ebenfalls eine Meniskusverletzung entstehen. Sie wird bei konservativer Behandlung kaum erkannt.

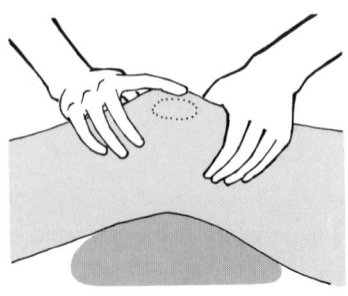

Abb. **208** Klinischer Nachweis eines Kniegelenkergusses: „tanzende Patella".

Versicherungsrechtlich schwierig, aber wichtig ist die Abgrenzung zwischen der traumatisch bedingten und der degenerativ bedingten Meniskusläsion. Die traumatisch bedingte Läsion im Zusammenhang mit einer komplexen Kapsel-Band-Verletzung, z. B. „unhappy triad", ist gesichert. Sehr selten dagegen dürfte die isolierte Verletzung eines gesunden Meniskus durch ein indirektes Trauma sein. Dagegen finden sich Rißbildungen in der überwiegenden Zahl der Fälle in einem degenerativ vorgeschädigten Meniskus, wobei ein inadäquates Trauma ausreicht, die Rißbildung zu vervollständigen oder zu vergrößern. Es handelt sich dabei um Gelegenheitsursachen wie Aufstehen aus der Hocke, Ein- und Aussteigen aus dem Pkw. Durch Dauerdruckbelastung kann es ebenfalls zur Degeneration kommen. Betroffen sind besondere Berufsgruppen wie beispielsweise Arbeiter unter Tage im Bergbau, Mineure, Platten- und Parkettleger, Steinhauer, Gärtner, oder aber es kann auch übertriebene Gymnastik und z. B. Aerobik Anlaß für Überlastung und Usurbildung sein.

Es ist deshalb sehr wichtig im Falle der Operation das Präparat histologisch untersuchen zu lassen und dem Pathologen mitzuteilen, welche Zeit zwischen Trauma und Operation vergangen ist.

Entsprechend der Form des Einrisses im Meniskus werden verschiedene Typen unterschieden. Sie reichen von kleinen queren oder längs verlaufenden über tangentiale bis zum Abriß des Vorder- bzw. Hinterhornes, dem Korbhenkelriß oder dem kompletten Meniskusabriß (Abb. **207**).

Diagnose

Die Diagnose einer frischen Meniskusverletzung ist in der Regel einfach zu stellen, wenn Anamnese und führende Symptome beachtet werden. Im Vordergrund stehen die indirekte Gewalteinwirkung in Form einer plötzlichen und unkontrollierten Drehbewegung sowie die sofort einsetzende Gelenkblockierung im Sinne der Streckhemmung zusammen mit der Ausbildung eines Gelenkergusses (Hämarthros).

Differentialdiagnostisch kommen für dieses Symptomenbild die Osteochondrosis dissecans, Chondromatose und die osteochondrale Fraktur in Frage, denen gemeinsam der „freie Gelenkkörper" (Corpus liberum) ist.

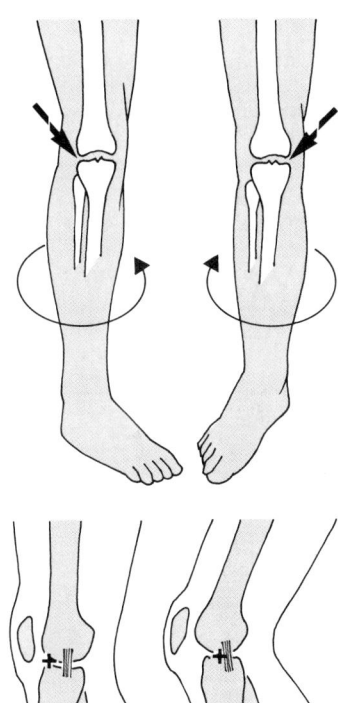

Abb. **209**   Steinmann-Zeichen I
(Rotationsschmerz).

Abb. **210**   Steinmann-Zeichen II
(Wandern des Schmerzpunktes).

Klinische Untersuchung

Sie erstreckt sich zunächst auf die Inspektion, die Palpation, die Stabilitäts-
prüfung und den Nachweis typischer positiver Meniskuszeichen. Bei der
Inspektion fällt sofort die Schonhaltung in leichter Beugestellung und die
Schwellung auf. Die aktive Bewegung ist schmerzhaft limitiert, wobei das
Kniegelenk nicht durchgestreckt werden kann. Dieses ist das wichtigste
Zeichen bei einer frischen Meniskusverletzung. Der Nachweis eines Ge-
lenkergusses (Abb. **208**) kann gelegentlich wegen der Schmerzhaftigkeit
schwierig sein. Die Kniegelenkskonturen aber sind verstrichen. Über dem
betroffenen medialen bzw. lateralen Gelenkspalt besteht umschriebener
Druckschmerz.

Meniskuszeichen

– **Steinmann I:** Dieses Zeichen beruht auf der Auslösung einer Schmerzempfindung durch Rotationsbewegung (**Rotationsschmerz**) (Abb. **209**).
  Der Unterschenkel wird zur Prüfung einer Innenmeniskusschädigung in

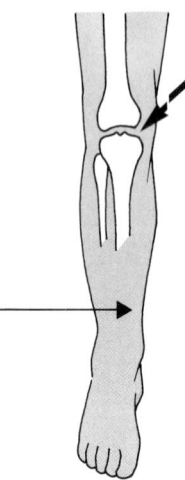

Abb. **211** Böhler-Zeichen (Adduktions- bzw. Abduktionsschmerz).

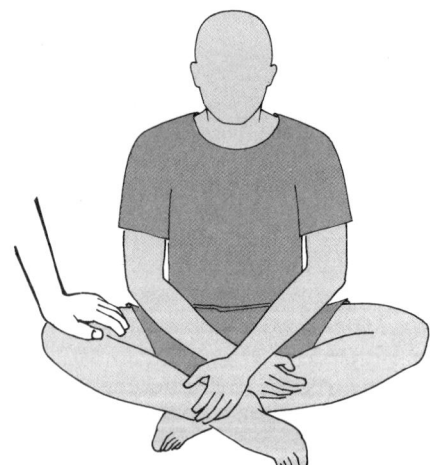

Abb. **212** Payr-Zeichen (Türkensitzstellung nicht möglich).

verschiedenen Beugestellungen ruckartig nach außen rotiert. Dabei tritt als positives Meniskuszeichen ein stechender Schmerz im medialen Gelenkspalt auf. Zur Prüfung der Außenmeniskusverletzung erfolgt die Drehbewegung im Sinne der Innenrotation.

– **Steinmann II (Wandern des Druckschmerzpunktes bei Beugung):** Durch Palpation wird ein umschriebener Druckpunkt im vorderen Abschnitt des Gelenkspaltes medial bzw. lateral ausgemacht (Abb. **210**). Während der Beugung bleibt der den Schmerzpunkt palpierende Finger im Punc-

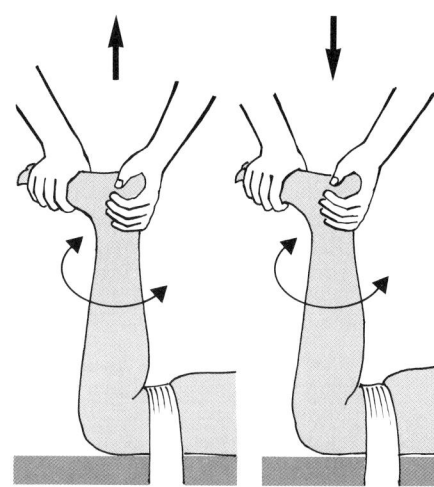

Abb. **213** Apley-Test („distraction test"/„grinding test").

tum maximum. Der Schmerzpunkt wandert mit zunehmender Beugung
nach hinten, bei Streckung wieder nach vorne. Dies entspricht der physiologischen Mitbewegung des Meniskus auf dem Tibiaplateau wobei
sich auch zwangsläufig die schmerzhafte Läsion mitbewegen muß.
– **Böhler-Zeichen:** Bei einer Schädigung des medialen Meniskus löst die
provozierte Gelenkspaltverengung durch Adduktion einen Schmerz aus
und umgekehrt die Abduktion einen Schmerz auf der lateralen Seite
(Abb. **211**). Dieses Zeichen ist jedoch nicht so sicher.
– **Payr-Zeichen:** Bei diesem Zeichen werden vor allem die mittleren und
hinteren Anteile des medialen Meniskus unter Kompression gesetzt. Im
sog. „Türkensitz" wird der Verletzte aufgefordert, durch Druck auf das
verletzte Kniegelenk wippende Bewegungen durchzuführen (Abb. **212**).
Treten dabei Schmerzen an der Innenseite des Kniegelenkes auf, spricht
dies für eine Hinterhornläsion.
– **Apley-Test („distraction test"/„grinding test"):** Der Patient befindet sich
in Bauchlage auf einer niedrigen Untersuchungsliege, das Kniegelenk ist
rechtwinklig gebeugt. Der Untersucher führt unter Zug Rotationsbewegungen nach innen und außen durch (Abb. **213**). Treten dabei Schmerzen auf, ist eine Verletzung des Kapsel-Band-Apparates wahrscheinlich.
Anschließend wird der Test wiederholt, indem Druck auf das Kniegelenk
in gleicher Beugestellung ausgeübt wird. Der Druck wird auf die Menisken nun übertragen. Wird durch Rotationsbewegungen lokalisierter
Schmerz angegeben und vor allem ein wiederholt reproduzierbares
Schnappen nachgewiesen, spricht dies für das Vorliegen eines Meniskus-
schadens.

Es gibt noch eine Reihe weiterer Meniskuszeichen, auf die aber im Rahmen dieser Darstellung verzichtet werden kann.

Auf eine Röntgenstandardaufnahme des verletzten Kniegelenkes sollte auch bei der Meniskusverletzung nicht verzichtet werden. Die frische Verletzung ergibt keine Besonderheiten, während chronische Schäden das sog. Rauber-Zeichen verursachen, das in einer größeren oder kleineren Ausziehung der Tibiakante auf der betroffenen Seite entspricht. Da es sich um eine rein lokale Veränderung handelt und die übrigen Gelenkabschnitte keine arthrotischen Veränderungen aufweisen, kann dieses Zeichen ein Hinweis für eine chronische Meniskusverletzung sein.

Arthrographie

Die Doppelkontrastarthrographie (Abb. **214**) ist ein nicht invasives Verfahren der Diagnostik und eignet sich besonders für die Meniskusdarstellung. Unter aseptischen Bedingungen werden ca. 40 ml Luft und 3−4 ml eines wasserlöslichen Kontrastmittels nach Gelenkpunktion und Ablassen eines Ergusses in das Gelenk injiziert. Die Luft bewirkt eine Entfaltung des Gelenkraumes, das Kontrastmittel dagegen führt zu einer scharfen Zeichnung der Meniskuskonturen und Unterbrechungen. Unter Durchleuchtungskontrolle werden die verschiedenen Meniskusabschnitte dargestellt, wobei darauf geachtet werden muß, daß seine Längsachse tangential zur Strahlenrichtung liegt und damit eine orthograde Abbildung in Form eines Keiles zustande kommt. Es werden immer mehrere Röntgenaufnahmen angefertigt. Ein Meniskusriß wird dabei als luftgefüllter Spalt abgebildet, der sich gegenüber dem weichteildichten Meniskusschatten durch einen dichten positiven Kontrastsaum abhebt.

Die Interpretation der Röntgenbilder ist nicht immer einfach und verlangt große Erfahrung. Die diagnostische Sicherheit entspricht nicht ganz der der Arthroskopie.

Arthroskopie

Die Kniegelenkspiegelung ist angezeigt, wenn durch konventionelle Untersuchungsmethoden keine sichere Diagnose gestellt werden kann. Sie ersetzt heute im wesentlichen die Probearthrotomie und ist dieser überlegen, da die Einblicknahme umfassender, die Morbidität geringer und Komplikationen seltener sind. Anerkannte Indikationen sind:
das unklare Kniegelenk:
  − Verdacht auf Meniskusläsion
  − Verdacht auf Verletzungen des Gelenkknorpels
  − komplexe Kniegelenksschäden (Operationsplanung) (?)
  − rezidivierende Gelenkergüsse
  − Hämarthros (?)
gesicherte Diagnose, Operationsplanung:
  − z. B. Chondromalacia patellae

Abb. **214a** Doppelkontrast-arthrographie des Kniegelenkes, in welches ca. 2mal 20 ml Luft injiziert wurden und 2−4 ml eines wasserlöslichen Kontrastmittels (z. B. trijodiertes Kontrastmittel). Die Meniskusoberfläche überzieht sich mit einem feinen Kontrastmittelfilm, und die Konturen sind normalerweise scharf gezogen. Der Meniskus stellt sich als Keil dar, dessen Basis übergangslos in den Kapselschatten übergeht und dessen Spitze gegen das Gelenkinnere gerichtet ist. Hier völlig normales Arthrogramm.
b Korbhenkelriß medialer Meniskus mit Dislokation des inneren Fragmentes.

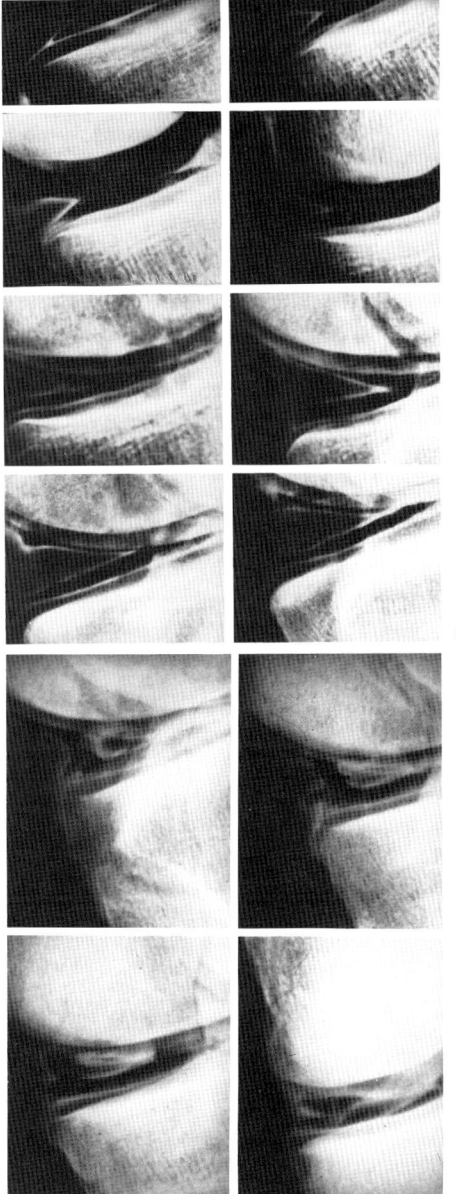

a

b

Abb. **214c** ▶

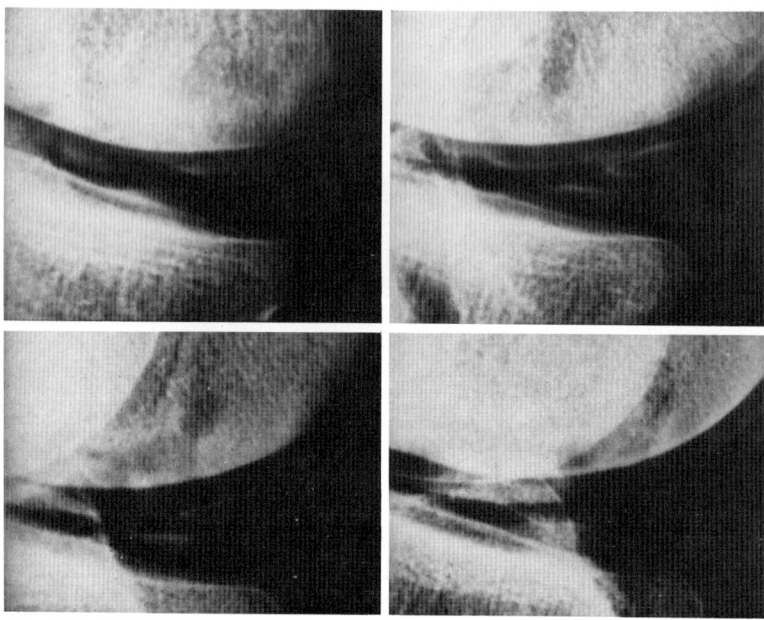

Abb. **214 c**　Horizontalriß am medialen Hinterhorn.

- Varus-/Valgusgonarthrose
- Osteochondrosis dissecans

chronische Synovialitis u. ä.:
- z. B. Biopsie

intraartikulärer Fremdkörper und Dissecate:
- arthroskopische Entfernung

Kontrolluntersuchung nach Operationen:
- z. B. rezidivierende Beschwerden nach Meniskektomie
- Fixation eines osteochondralen Fragmentes

Mit einer modernen Ausrüstung (Endokamera, Monitor, Videoaufzeichnung) und geeignetem Instrumentarium ermöglicht die Arthroskopie einen ausgezeichneten Überblick über weite Strecken der Gelenkflächen, der synovialen Gelenkkapsel, des infrapatellaren Fettkörpers, beider Menisci und des vorderen Kreuzbandes. Limitiert bzw. nicht gut einsehbar sind das hintere Kreuzband und bei gutem Gelenkschluß ein kleiner Abschnitt im Hinterhorngebiet des medialen Meniskus. Die Untersuchung wird in der Regel in Narkose oder Spinalanästhesie durchgeführt. Sie ist aber auch in Lokalanästhesie möglich.

Die Arthroskopie dient nicht allein diagnostischen Zwecken. Es lassen sich auch arthroskopisch Operationen an Menisken, Gelenkknorpel usw. durchführen.

Therapie

Ist die Diagnose gesichert, besteht die Behandlung der frischen Meniskusverletzung in der sofortigen Beseitigung der Meniskuseinklemmung. Es ist eine Anästhesie erforderlich. Durch leichte Extension und sogenanntes „Einschütteln" kann die vollständige Streckung des Kniegelenkes meist leicht herbeigeführt werden. Liegt ein Kniegelenkserguß vor, so wird er unter strenger Beachtung der Asepsis punktiert. Die *Punktion* erfolgt im oberen Rezessus, entweder von medial oder lateral. Zuerst wird die Epidermis mit einem feinen Skalpell durchtrennt. So wird vermieden, daß durch die Punktionsnadel Verunreinigungen und Epithelteile in das Gelenk hinein verschleppt werden. Nach der Punktion wird in einem Gipstutor für etwa 3 Wochen ruhiggestellt, bei weitgehend voller Belastung. Danach erfolgt aktive krankengymnastische Übungsbehandlung, Thermalbadeschwimmen und schließlich die Wiederaufnahme der früheren beruflichen und sportlichen Tätigkeit.

Bei Meniskusverletzungen direkt an der Anheftungsstelle, wo der Rand durchblutet ist, besteht die Möglichkeit der narbigen Einheilung und Fixation. Alle anderen Fälle neigen zum Rezidiv, d. h., es treten schon bei einfachen Rotationsbewegungen aus der Beugestellung heraus Einklemmungserscheinungen bzw. Gelenkblockaden auf. Da jede Einklemmung eines Meniskus zu einer weiteren Schädigung des hyalinen Knorpels und auch zu rezidivierenden Gelenkergüssen führt oder aber die stark in die Gelenkmitte hineindislozierten Meniskusanteile die Gelenkfunktion und die Knorpelernährung zumindest stören, ist die operative Behandlung bereits bei der ersten Rezidiveinklemmung angezeigt. Bei weitgehender Zerstörung des Meniskus erfolgt die totale Meniskektomie. In allen anderen Fällen ist man bestrebt, nur eine Teilmeniskektomie durchzuführen, d. h., den partiell losgelösten Meniskusanteil zu entfernen (z. B. den Korbhenkel). Man hat festgestellt, daß sich eine belassene intakte Rand- oder Anheftungszone günstig auf das Gelenk auswirkt.

Die Meniskektomie kann in günstigen Fällen arthroskopisch durchgeführt werden (kurzzeitig stationär oder sogar ambulant) oder aber durch Arthrotomie.

Postoperativ wird nach einer Meniskusoperation zunächst für 3 Tage in Streckstellung auf einer sog. Meniskusschiene gelagert. Nach 24 Stunden werden die Redon-Drainagen entfernt. Ab dem 4. postoperativen Tag wird mit aktiver Bewegungstherapie begonnen und nach Erreichen eines rechten Winkels im Kniegelenk die Behandlung ambulant weitergeführt. Dies ist in der Regel nach 5–7 Tagen der Fall. Es hat sich sehr bewährt, die operierte Extremität für etwa 3 Wochen zu entlasten und dem Patienten Unterarmgehstöcke zu verordnen, weil so die oft hartnäckigen rezidivierenden Gelenkergüsse nahezu vollständig vermieden werden können. Danach wird zunehmend belastet sowie Muskeltraining und Thermalbadeschwimmen verordnet (Kraulstil). Nicht selten findet man bei verschleppten Fällen infolge Schonung der Extremität eine erhebliche Inaktivitätsatrophie der Oberschenkelmuskulatur.

Spätfolgen

Die Spätfolgen einer nicht behandelten Meniskusläsion sind rezidivierende Einklemmungen, chronische Gelenkergüsse und rapide Zunahme der Knorpelveränderungen im Sinne der Arthrosis deformans. Die rechtzeitige subtotale oder wenn nicht anders möglich, totale Meniskektomie führt zu günstigeren Spätresultaten. Dabei darf man aber nicht vergessen, daß der Innen- und Außenmeniskus erst die komplette Kongruenz des Kniegelenkes sicherstellen und daß ihr Fehlen Ursache für eine Inkongruenzarthrose sein kann. Das Belassen eines beschädigten, z. B. abgerissenen Meniskus aber beschleunigt degenerative Knorpelveränderungen ganz erheblich.

Entzündung und Verletzung des Kniescheibenschleimbeutels

Die traumatische Bursitis kommt an der Bursa praepatellaris meist durch Quetschung zustande, indem eine Blutung in den Schleimbeutel hinein stattfindet. Dabei nimmt der Schleimbeutel beträchtlich an Volumen zu, und es finden sich die Zeichen der Entzündung mit Überwärmung, Rötung, Schwellung, Schmerzhaftigkeit und eingeschränkter Funktion. Eine Abgrenzung gegenüber einem intraartikulären Erguß ist notwendig. Bei der subkutanen und chronischen Bursitis sind die Schwellung mit leichter Rötung und Überwärmung ohne allgemein entzündliche Reaktionen, wie Fieber, stärkere Bewegungseinschränkung am Kniegelenk usw., vorhanden. Eine eindeutige Flüssigkeitsansammlung vor der Kniescheibe ist nachweisbar.

Therapie

Die Behandlung der akuten Bursitis praepatellaris besteht zunächst in Ruhigstellung und Verordnung antiphlogistischer Maßnahmen. Die Punktion ist zu Beginn oft nicht ergiebig, weil das Blut geronnen ist. In vielen Fällen führen konservative Maßnahmen zur Resorption, oder aber es kommt zur chronisch serösen Bursitis. Auch die berufsbedingte, rezidivierende Bursitis ist bei Plattenlegern bekannt. Im Inneren des Schleimbeutels tastet man unregelmäßige, knorpelartige Verhärtungen, wie Reiskörner. Dabei handelt es sich um Agglomerate von ausgefälltem Fibrin. Kommt es unter den konservativen Maßnahmen nicht zu einem Rückgang der Entzündungszeichen, so ist die Inzision und die Ableitung des infizierten flüssigen Inhaltes mit anschließender bakteriologischer Untersuchung erforderlich.

Die eigentliche Exstirpation des Schleimbeutels erfolgt sekundär. Dagegen erfordert die chronische Bursitis die primäre Exstirpation des Schleimbeutels. Anschließend ist bis zur Wundheilung eine Immobilisierung mittels Gipsschiene notwendig.

Die eitrige Bursitis ist als Empyem der Bursa praepatellaris aufzufassen und entsteht im Anschluß an Gelegenheitsverletzungen. Dabei bestehen akute entzündliche Zeichen. Dringende Inzision und Drainage der Bursa sind erforderlich. Die radikale Bursektomie à froid beugt späteren Rezidiven vor.

Weichteilverletzungen

Diagnose

Weichteilverletzungen im Bereich des Kniegelenkes erfordern eine gewissenhafte Untersuchung. Es ist dabei notwendig, nach perforierenden Verletzungen, welche die Kniegelenkkapsel durchdringen, zu suchen. Diese Komplikation ist von außen kaum zu erkennen. Die Routineröntgenaufnahme läßt die in den oberen Rezessus gelangte Luft erkennen und ermöglicht so die Diagnose.

Therapie

Liegt eine offene Kniegelenksverletzung vor, so erfolgt die Versorgung nach den bekannten Regeln (exakte Wundausschneidung, Wundsäuberung, Einlage eines Redon-Saugdrains und Wundnaht). Bei stärkerer Verschmutzung muß der Wundreinigung besondere Aufmerksamkeit gewidmet werden. Bewährt hat sich dabei die intraoperative Spülung mit Ringer-Lösung und Antibiotikumzusatz (z. B. Polybactrin). Eine absolute Ruhigstellung im Gipsverband unter stationären Bedingungen ist erforderlich. Möglicherweise kann in diesen Fällen eine Antibiotikaprophylaxe angezeigt sein. Die Tetanusprophylaxe darf niemals vergessen werden!

Komplikation

Als Komplikation der offenen Kniegelenksverletzung droht das **Kniegelenksempyem**. Es kündigt sich durch Auftreten von hohen Temperaturen an und bietet die bekannten Zeichen der Entzündung (Rötung, Schwellung, Schmerzhaftigkeit, Überwärmung und Funktionsverlust).

Die **Behandlung** besteht in der sofortigen Eröffnung des Gelenkes und der Installation einer Dauerspüldrainage, Bakteriologie, systemischer und evtl. lokaler Antibiotikatherapie usw.

Nicht traumatische Kniegelenkserkrankungen

Das Kniegelenk ist gelegentlich Sitz entzündlicher Erkrankungen – Gelenkrheumatismus, Monarthritis gonorrhoica, Gonarthritis tuberculosa. Es ist daher von besonderer Bedeutung, bei Knieschäden mit entsprechenden Beschwerden und bei Kniegelenksergüssen auch an die Möglichkeit einer unfallfremden Erkrankung mit Manifestation im Kniegelenk zu denken. Sowohl die rheumatischen Erkrankungen als auch die Kniegelenkstuberkulose erfordern eine gezielte und spezielle Behandlung, so daß die Abgrenzung gegenüber einem möglichen Unfallereignis unbedingt durch eine differenzierte Diagnostik vorzunehmen ist. Bei rezidivierend auftretenden Kniegelenksergüssen, denen ein echtes Unfallereignis fehlt, sind alle serologischen Untersuchungen durchzuführen, welche zur Erkennung einer derartigen Erkrankung beitragen.

Ursache für Kniegelenksergüsse können sein:
– rheumatische Arthritis (Waaler-Rose-Test, CRP-Latex-Test usw.)
– stoffwechselbedingte Arthritis (Harnsäure- und Calciumpyrophosphatkristalle)
– degenerative Gelenkerkrankungen (Röntgen, Arthroskopie)
– traumatisch bedingte Läsionen (Arthrographie, -skopie)
– entzündliche Formen:
    – Tuberkulose (Bakteriennachweis)
    – Lues (WaR usw.)
    – Gonorrhö
    – Morbus Bang
    – Lupus erythematodes
    – allergische Arthritis
    – eitrige Arthritis (Empyem)

Untersuchung des Kniegelenkpunktates

Allein die bloße Betrachtung ergibt schon wesentliche Hinweise. Dabei wird besonders darauf geachtet, ob das Punktat serös, hämorrhagisch, trüb oder eitrig ist. Fetttröpfchen im Punktat weisen auf eine Gelenkfraktur hin. Im Sediment (Giemsa-Färbung) wird nach Leukozyten und Lymphozyten gesucht. Der Nachweis der Tuberkulosebakterien erfolgt immer durch bakteriologische Untersuchung des Punktates auf säurefeste Stäbchen sowie durch Kultur- und Tierversuch.

Nur wenn alle diese diagnostischen Maßnahmen beachtet werden, gelingt es, mit der notwendigen Sicherheit die nicht traumatischen Kniegelenkserkrankungen von den traumatisch bedingten zu unterscheiden und sie der jeweilig notwendigen Behandlung zuzuführen. Liegt ein rezidivierender therapieresistenter Kniegelenkserguß ohne rheumatische Grundlage vor, so ist die **Arthroskopie** indiziert, um eine weitere Ursachenklärung herbeizuführen. Meist findet man dann doch noch Meniskusreste oder freie Gelenkkörper, welche als Ursache für die chronischen rezidivierenden Reizergüsse in Frage kommen (evtl. Biopsie).

Die Anlage eines kleinen Kapselfensters, wobei die Inzision 0,5 cm × 0,5 cm beträgt, wird in den Fällen durchgeführt, in denen eine kausale Behandlung nicht möglich ist. Durch diese Kapselfenestration wird der Gelenkerguß in das Subkutangewebe abdrainiert und von dort resorbiert.

Weiterhin muß differentialdiagnostisch bei rezidivierend auftretenden Kniegelenksergüssen auch an das Vorliegen eines benignen oder malignen Tumors gedacht werden (Synovialom), der von der Kniegelenkkapsel ausgeht. Bei Vorliegen eines solchen Tumors wird oft ein Unfallereignis ursächlich für das Auftreten des ersten Ergusses verantwortlich gemacht. Bei Verdacht auf ein Synovialom am Kniegelenk sind die Probeexzision und die histologische Untersuchung dringend erforderlich. Handelt es sich um ein malignes Synovialom, so ist die hohe Amputation oder gar die Exartikulation das Verfahren der Wahl. Liegt dagegen eine gutartige Geschwulst vor − z. B. ein synoviales Chondrom (Osteochondromatosis), das meist in der Mehrzahl vorkommt −, so müssen diese, weil sie die Gelenkfunktion stören, entfernt werden. Hierzu ist eine breite Freilegung des Kniegelenkes erforderlich und die totale Synovektomie.

Plötzlich auftretende Schmerzen im Bereich der Kniekehle rühren gelegentlich von einem **Kniegelenksganglion** her. Eine traumatische Genese des Ganglions ist abzulehnen. Das Ganglion stellt eine Ausstülpung der Kniegelenkskapsel dar und ist meist am medialen Ansatz des M. triceps surae lokalisiert. Hier führt eine schmale Basis in das Kniegelenk hinein. Die Therapie besteht in der operativen Freilegung des Ganglions, das möglichst ohne Eröffnung von der Kniegelenkskapsel abgetragen wird. Die Kapsel wird dann wieder durch Naht verschlossen.

Meniskusganglion

Kommt es im Anschluß an eine meist nur leichte Seitenband- und Meniskuszerrung zu hartnäckigen Beschwerden an der Kreuzungsstelle des Außenbandes mit dem Gelenkspalt, so besteht der berechtigte Verdacht auf die Ausbildung eines Meniskusganglions. Dieses entsteht langsam, oft über mehrere Monate nach einer Kniegelenksdistorsion. Der örtliche Befund ergibt eine prall elastische Schwellung in Höhe des Gelenkspaltes.

Therapie

Die Therapie ist operativ, wobei es in der Regel nicht genügt, lediglich das Ganglion zu entfernen. Gleichzeitig wird auch der Außenmeniskus entfernt, da sonst eine starke Rezidivneigung besteht.

Baker-Zyste

In der Kniekehle findet man 3 wichtige Schleimbeutel, die gelegentlich vergrößert sein können. Es handelt sich dabei um die Bursa subtendinea m. gastrocnemii medialis, die Bursa m. semimembranosi und den Recessus subpopliteus. Während die beiden erstgenannten mehr auf der medialen Seite und über Gelenkspalthöhe liegen, findet man den dritten etwa auf dem Niveau des Gelenkspaltes in der Mitte der Kniekehle, wo man eine zystische Geschwulst tastet, die den Verdacht auf einen vergrößerten Schleimbeutel erweckt. Der Inhalt läßt sich durch Druck in das Kniegelenk hinein entleeren. Ist dies der Fall, so handelt es sich um eine sog. Baker-Zyste.

Therapie

Die Behandlung ist operativ und besteht in der vollständigen Darstellung der Zyste zwischen den beiden Gastroknemiusköpfen, wo sie unter dem Lig. popliteum in die hintere Gelenkkapselwand über einen Stiel eintritt. Sie wird in toto entfernt, der Stiel ligiert und die Gelenkkapsel durch Naht verschlossen.

Hämatogene Osteomyelitis

Plötzliche Schmerzen, die von Kindern im Kniegelenk angegeben werden und bei denen ein Trauma unsicher ist, bedürfen einer subtilen Abklärung. Oft treten hohe Temperaturen auf. Äußere Verletzungen fehlen. Es besteht Überwärmung in den kniegelenksnahen Skelettabschnitten an Femur und Tibia. Außerdem fällt eine starke Senkungsbeschleunigung auf und eine Funktionsstörung des Kniegelenkes. Nicht selten läßt sich ein Kniegelenkserguß nachweisen. Die hohen Temperaturen und die starke Beschleunigung der Blutsenkungsgeschwindigkeit lassen an eine hämatogene Osteomyelitis denken. Röntgenologisch findet man in Frühfällen meist keinen krankhaften Befund, da erst nach etwa 2−3 Wochen die entzündlichen Veränderungen am Skelett im Röntgenbild sichtbar werden.

Differentialdiagnostisch muß man vor allem auch an das Ewing-Sarkom denken.

Therapie

Die Behandlung der hämatogenen Osteomyelitis besteht in der Immobilisierung und der hoch dosierten antibiotischen Behandlung. Diese hat so früh als irgend möglich einzusetzen. Kommt es zur Einschmelzung und Abszeßbildung, so hat die sofortige Eröffnung und Drainage zu erfolgen. Bewährt haben sich heute die offene Spüldrainage, wobei vor allem dem Spüleffekt und weniger dem antibiotischen Zusatz die größere Bedeutung zukommt. Die bakteriologische Untersuchung des eitrigen Materials ist obligat, damit, sobald das Resultat vorliegt, die gezielte parenterale Antibiotikatherapie eingesetzt werden kann (Immobilisierung). Gerade die kniegelenknahe Osteomyelitis kann sich auf die Wachstumsfuge ausdehnen, so daß Wachstumsstörungen mit Deformierung und Wachstumsstillstand befürchtet werden müssen. Die Eltern der Kinder sind über die Schwere der Erkrankung umfassend aufzuklären.

Brodie-Abszeß

Eine bland verlaufende Form der hämatogenen Osteomyelitis ist der sog. Brodie-Abszeß, der meist in der proximalen, aber auch in der distalen

Tibiametaphyse lokalisiert sein kann. Das Krankheitsbild wurde von COL-
LINS BRODIE (1783–1862), einem englischen Chirurgen, beschrieben. Der
mitigierte Verlauf dieser abszedierenden eitrigen Osteomyelitis ist auf eine
besonders gute Abwehrlage des Organismus und auf die weniger starke
Virulenz der Keime zurückzuführen.

Therapie
Die Behandlung besteht in der Trepanation der Abszeßhöhle mit anschließender Spülung und evtl. der primären oder sekundären Plombierung
durch autologe Spongiosa, falls dies erforderlich ist.

Osteochondrosis dissecans

Die plötzliche Gelenkblockade im Knie, wie sie für die Meniskuseinklemmung typisch ist, kann auch durch einen freien Gelenkkörper entstehen
(auch am Ellenbogengelenk). Ursache ist die Osteochondrosis dissecans.
Dabei handelt es sich um eine umschriebene Ernährungsstörung im subchondralen Bereich (aseptische Nekrose) mit Demarkierung und Absto-
ßung. Den freien Körper nennt man auch Corpus liberum oder Gelenkmaus. Die Osteochondrosis dissecans findet man vorwiegend und in typischer Weise im Bereich der medialen Femurkondyle. Den Defekt, aus dem
der freie Körper stammt, nennt man Mausbett. Dieses und auch die
Gelenkmaus können röntgenologisch nachgewiesen werden. Das männliche Geschlecht ist häufiger von dieser Erkrankung betroffen als das weibliche.

Diagnose
Die Diagnose einer Osteochondrosis dissecans kann Schwierigkeiten berei-
ten. Wichtig sind die Anamnese und der röntgenologische Nachweis der
Gelenkmaus mit dem Mausbett (Arthroskopie). Bei Vorliegen derartiger
Veränderungen ist die Anerkennung eines Unfallereignisses als Ursache
der plötzlichen Gelenksperre nicht gerechtfertigt.

Therapie
Die Behandlung der Osteochondrosis dissecans ist operativ. Es besteht die
Möglichkeit, wenn das Dissekat in das alte Lagergewebe exakt wieder ein-
gepaßt werden kann, nach Anbohrung der Unterlage eine Refixation
durchzuführen. Andernfalls muß das Dissekat entfernt werden. Durch
mehrfaches Anbohren der Sklerosezone (Pridie-Bohrung) können Voraussetzungen geschaffen werden, daß sich an dieser Stelle fibröses Knorpelge-
webe bildet. Bei größeren Defekten kommt auch einmal eine autologe
Knorpeltransplantation aus der Rückfläche der Femurkondyle oder die
homologe Transplantation in Frage.

Patellaluxation

Die Verrenkung der Kniescheibe ereignet sich nicht selten beim jugendlichen Patienten durch abruptes Anspannen der Quadrizepsmuskulatur,

wobei das Kniegelenk gebeugt, der Unterschenkel mit dem Fuß fixiert und
nach außen gedreht wird. Es handelt sich dabei fast um den gleichen
Mechanismus, wie man ihn für die Läsion des Innenmeniskus kennt. Die
Kniescheibe luxiert immer nach lateral. Disponierende Faktoren hierfür
sind Genu valgum mit etwas nach lateral versetzter Insertion des Lig. patellae sowie die Patella alta und allgemeine Kapsel- und Bänderschwäche.
Mädchen sind von dieser Läsion häufiger betroffen als Knaben.

Klinik

Das klinische Bild ist imponierend, weil eine starke Deformierung des
Kniegelenkes besteht (Verwechslung mit Kniegelenksluxation möglich).
Nicht selten reponiert sich die Patella von selbst, wenn die Extremität wie-
der in Streckstellung gebracht wird.

Als **Begleitverletzungen** findet man bereits nach der ersten Luxation eine
Knorpelschädigung an der Patellarückfläche medial. Gelegentlich kommt
es sogar zu einer **osteochondralen Fraktur** am lateralen Femurkondylus und
zu einer Zerreißung des medialen Kapselapparates. Die Patellaluxation
kann rezidivieren. Man spricht dann von der sog. **habituellen Patellaluxation.**

Therapie

Die Behandlung der erstmaligen Patellaluxation besteht in der manuellen
Reposition der Kniescheibe, in der Punktion des Hämarthros bzw. Arthroskopie und der exakten Diagnostik bezüglich einer möglichen osteochondralen Fraktur. Ist diese ausgeschlossen, so kann für etwa 2 Wochen im
Gipstutor immobilisiert werden.

Die Behandlung der **habituellen Patellaluxation** besteht in der Medialverla-
gerung des Ansatzes der Tuberositas tibiae (Operation nach A. Krogius)
oder aber in einer reinen Weichteiloperation (bei Kindern), indem die Kapsel auf der Außenseite gespalten und das Lig. patellae etwas nach medial
gerafft wird (Operation nach Goldthwait bzw. Hauser).

Folge mehrfacher habitueller Patellaluxationen ist die Arthrose des Kniegelenkes mit besonderem Schwerpunkt im retropatellaren Bereich.

Patellafrakturen

Die Patella erhält ihre Form und Größe aus der Verschmelzung mehrerer
Knochenkerne. Bleibt die knöcherne Vereinigung an einer Stelle aus, so
finden wir entweder die Patella bipartita (im oberen äußeren Quadranten)
oder sogar eine dreigeteilte Patella (tripartita). Im Röntgenbild können
derartige Unterbrechungen Frakturlinien ähneln. Zur Unterscheidung
gegenüber einer Fraktur findet man jedoch an den glatten Rändern eine
leichte Sklerosierung. Die Patella bipartita und tripartita bedürfen keiner
speziellen Behandlung.

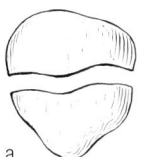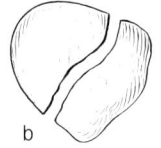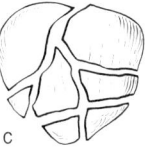

a   b   c

Abb. **215**   Schematische Darstellung der verschiedenen Formen von Patellafrakturen: **a** glatter Querbruch, **b** Schräg-Längsbruch, **c** Trümmerbruch.

Die Frakturen der Patella entstehen entweder durch indirekte Gewalteinwirkung (Rißfrakturen) oder aber durch direkte Gewalteinwirkung, meist bei gebeugtem Kniegelenk, wobei es dann zu einer sternförmigen Fraktur im Sinne der Trümmerfraktur kommt. Im wesentlichen unterscheidet man folgende Frakturformen (Abb. **215**):
− Querbruch mit und ohne Dislokation
− Längs- oder Schalenbruch
− Trümmerbruch
− osteochondrale Fraktur und Kantenausrisse

Komplikationen

Als Komplikation, insbesondere wenn es sich um direkte Gewalteinwirkung handelt, ist die offene Fraktur gefürchtet.

Neben den Frakturen an der Patella kommen auch Sehnenrupturen vor, da die Kniescheibe als Sesambein zwischen die Quadrizepssehne und das Lig. patellae eingelagert ist. Sowohl die Ruptur des Lig. patellae als auch die Ruptur der Quadrizepssehne entstehen im allgemeinen nicht durch ein Unfallereignis im Sinne des Gesetzes, sondern sind meistens Folge degenerativer Sehnenveränderungen, wobei ein leichtes Trauma genügt, um die vollständige Kontinuitätstrennung herbeizuführen. In allen übrigen Fällen mit plötzlicher, traumatisch bedingter Gewalteinwirkung findet man vor allem knöcherne Ausrisse, z. B. an der Tuberositas tibiae oder auch am oberen Patellapol. Die Entnahme einer Biopsie zur histologischen Untersuchung ist bei der Versorgung jedenfalls immer angezeigt.

Die Patellafraktur kann als reine Querfraktur mit Bildung von zwei Hauptfragmenten vorkommen, wobei die Fraktur durch die Mitte der Patella verläuft. Durch die Quadrizepsmuskulatur wird das proximale Fragment stark nach kranial disloziert. Neben der reinen Querfraktur findet man die Längsfrakturen, wobei meist keine wesentliche Dislokation besteht. Trümmerbrüche, welche durch direkte Gewalteinwirkung entstehen, sind meist offen und stellen die schwerste Verletzungsform der Patella dar. Auch hier findet man meistens eine starke Distraktion der Bruchstücke.

Klinik

Das klinische Bild kann unterschiedlich stark ausgeprägt sein, je nachdem, ob es sich um eine einfache Patellaquerfraktur ober aber um eine Trümmer-

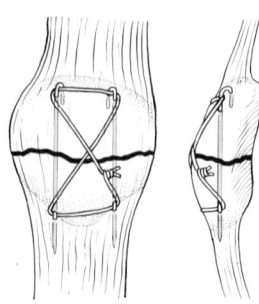

Abb. **216** Prinzip der stabilen Versorgung einer Patellaquerfraktur durch dynamische Osteosynthese = Zuggurtung.

fraktur handelt, die mit starker Zerstörung auch der umgebenden Weichteile einhergeht. Es ist daran zu erinnern, daß die Patella mit dem Lig. patellae und der Quadrizepssehne nur einen Teil des Streckapparates darstellt. Seitlich davon sowohl nach medial als auch nach lateral zu findet man ebenfalls ein straffes fibröses Gewebe – den sog. Reservestreckapparat. Dieser kann entweder weitgehend intakt bleiben oder aber, je nach der Schwere des Traumas, stark in Mitleidenschaft gezogen sein. Bei der einfachen Patellafraktur ist der Streckapparat oft erhalten. Ein Kniegelenkserguß ist nachweisbar und ebenso eine oberflächliche Hämatombildung. Der Funktionsausfall ist schmerzbedingt. Bei stärkerer Traumatisierung, aber intaktem Reservestreckapparat kann die Extremität gestreckt und aktiv von der Unterlage abgehoben werden. Ist der Reservestreckapparat jedoch in Mitleidenschaft gezogen, so ist dies nicht mehr möglich.

Bei der Palpation ist die bestehende Dislokation der Fragmente als Defekt gut zu tasten. Das Röntgenbild gibt Auskunft über die Frakturform und das Ausmaß der Dislokation. Bei sehr starker Verschiebung der Fragmente kann man davon ausgehen, daß der Reservestreckapparat ebenfalls unterbrochen ist.

Therapie

Die Behandlung der Patellafraktur ist nur dann konservativ, wenn keinerlei Dislokation besteht. Bei geringster Verschiebung der Bruchstücke besteht die Behandlung in der anatomischen Reposition und einer funktionsstabilen Osteosynthese (Gelenkfraktur!). Hierfür hat sich die **Zuggurtungsosteosynthese** außerordentlich gut bewährt (Abb. **216** u. **217**). Das Prinzip beruht darauf, daß ein Zuggurtungsdraht an die Vorderseite der Patella so gelegt wird, daß er alle einwirkenden Zugkräfte aufnimmt und in der Funktion (Bewegung des Kniegelenkes) in Druckkräfte umwandelt. Dieses Prinzip geht auf PAUWELS zurück (= dynamische Osteosynthese). Verbleibt retropatellar eine Stufenbildung, so ist bereits die Voraussetzung für die posttraumatische Arthrose geschaffen. Sie führt in der Folge zu einer Gebrauchsminderung des Beines.

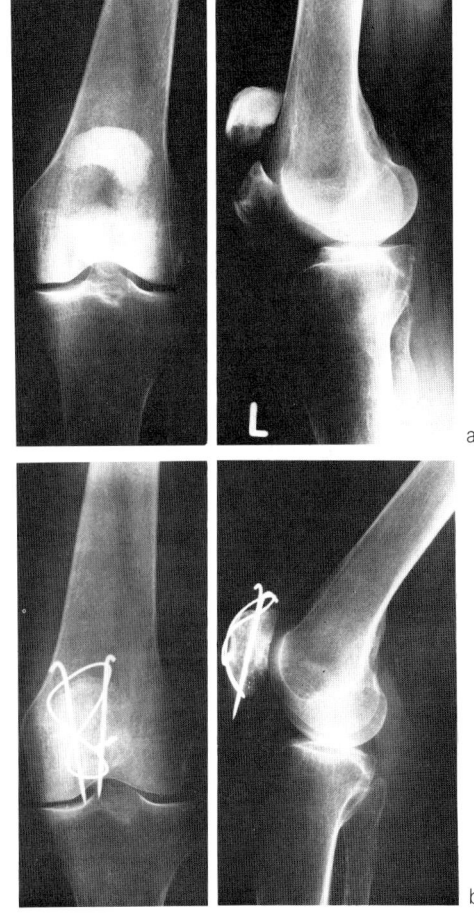

a

b

Abb. **217 a** Patellaquerfraktur,
45jähr. Pat.; **b** Zuggurtungsosteosynthese und knöcherne
Heilung.

Im Falle einer Patellatrümmerfraktur hat sich auch die Äquatorialcerclage bewährt, wodurch die Einzelfragmente gleichsam umfassend zusammengestellt werden. Eine zusätzliche vordere Zuggurtungsdrahtnaht ist jedoch erforderlich, um Funktionsstabilität zu gewährleisten. Ist in diesen Fällen der Reservestreckapparat ebenfalls durchtrennt, so wird er durch Naht adaptiert.

Die Nachbehandlung einer stabilen Zuggurtungsosteosynthese der Patellafraktur besteht zunächst in der Lagerung auf einer Schiene in einer Winkelstellung von etwa 160°. Nach spätestens 24−48 Stunden wird das Redon-Saugdrain entfernt und sofort mit Spannungsübungen und aktiver Bewegungstherapie begonnen (evtl. elektrische Bewegungsschiene, Abb. **29 d**). Der Verletzte sollte nach etwa 10 Tagen eine Beugung von 90° durchführen können. Die weitere Behandlung geschieht dann ambulant und beruht auf der Verordnung von Kräftigungsübungen der Quadrizepsmuskulatur, Bewegungstherapie und Thermalbadschwimmen (Abb. **217**).

Für die konservative Behandlung einer nicht dislozierten Patellafraktur hat sich die Immobilisierung in einem Gipshülsenverband (Gipstutor) bewährt. Zuvor jedoch wird der meist vorhandene blutige Gelenkerguß durch Punktion entleert. Nicht selten kommt es zum Nachlaufen des Ergusses, so daß weitere Punktionen notwenig sind. Eine Ruhigstellung erfolgt für etwa 4−6 Wochen. Während dieser Zeit soll die Extremität nicht in Streckstellung abgehoben werden.

Beim Abriß des oberen oder unteren Poles ist es manchmal nicht möglich, dieses kleine Fragment stabil mit der Bruchfläche am Hauptfragment wieder zu vereinigen. Es wird dann entfernt und eine Reinsertion des Streckapparates (Quadrizepssehne oder Patellarsehne) durchgeführt. Dabei muß großer Wert darauf gelegt werden, daß der Ansatz der Sehne nicht ventral an die Bruchfläche, sondern in der Mitte erfolgt, um eine stärkere Kippung der Kniescheibe zu verhindern.

Bei der vollständigen Zerstörung der Patella, die eine Rekonstruktion unmöglich macht, bleibt nur die **totale Patellektomie** übrig. Dabei ist darauf zu achten, daß das Lig. patellae mit der Quadrizepssehne in Streckstellung und unter stärkerer Spannung vereinigt wird. Die Spätresultate dieser Operation, die zwar selten durchgeführt werden muß, sind nicht so schlecht. Schwierigkeiten bereitet den Patienten meistens das Aufrichten aus der Beugestellung heraus (aus der Hocke).

Die Heilungsdauer einer Patellafraktur beträgt sowohl bei der konservativen als auch bei der operativen Behandlung etwa 6−8 Wochen. So lange ist bei konservativer Behandlung eine Ruhigstellung notwendig. Der Vorteil der operativen Behandlung besteht darin, daß unmittelbar postoperativ mit aktiver Bewegungstherapie begonnen werden kann. Diese wirkt sich sowohl für die Knorpelernährung als auch für die Gelenkfunktion günstig aus.

Bei sachgemäßer Therapie ist die Prognose für die einfache Patellafraktur günstig. Refrakturen werden selten beobachtet. Pseudarthrosen kommen vor. Schwierigkeiten bereitet die Trümmerfraktur, die nicht selten zu einer schweren posttraumatischen Retropatellararthrose führt.

Die schwerste Komplikation bei der Patellafraktur ist die gleichzeitige Verletzungswunde bzw. die schwere Kontusion. Diese Frakturen müssen sofort unter Beachtung einer strengen Asepsis versorgt werden. Da es sich bei der offenen Patellafraktur in der Regel um den Schweregrad III handelt (Gelenkbeteiligung!), halten wir die prophylaktische Antibiotikagabe in diesem speziellen Fall für angezeigt. Entscheidend für die ungestörte postoperative Heilung ist vor allem auch die spannungslose Wundnaht. Wenn dies infolge von Defekten nicht möglich ist, bleibt die Operations- bzw. Verletzungswunde offen. Das Gelenk selbst aber wird verschlossen und abdrainiert.

Unterschenkelfrakturen

Die Frakturen des Unterschenkels gehören mit zu den häufigsten Knochenbrüchen des menschlichen Körpers und stehen auch an erster Stelle der Extremitätenfrakturen beim Mehrfachverletzten. Eine Besonderheit der Unterschenkelfraktur ergibt sich aus der Zweiknochigkeit dieses Skelettabschnittes. So spricht man von einer Unterschenkelfraktur, wenn beide Unterschenkelknochen frakturiert sind. Ist lediglich die Tibia oder die Fibula allein gebrochen, dann handelt es sich um eine **isolierte Tibia-** bzw. **isolierte Fibulafraktur.** Bei der isolierten Fibulafraktur ist genau zu prüfen, ob der Bruch durch direkte oder indirekte Gewalteinwirkung entstanden ist. Im letzteren Falle muß nach einer Verletzung im Bereich des oberen Sprunggelenkes unter Zuhilfenahme aller klinischen und röntgenologischen Möglichkeiten gefahndet werden (S. 414 ff.).

Aus verschiedenen Gründen hat sich bewährt, die Frakturen des Unterschenkels nach ihrer Lokalisationshöhe einzuteilen, wobei man ein oberes, ein mittleres und ein unteres Drittel unterscheidet. Darüber hinaus ist von Bedeutung, ob eine Gelenkbeteiligung nach kranial (Kniegelenk) oder nach kaudal (oberes Sprunggelenk) vorliegt.

Tibiakopffrakturen

Sie entstehen meist durch Stauchungsmechanismen oder durch Einwirkung von Scherkräften. Nicht selten sind bei diesen Verletzungen der Kapsel-Band-Apparat und die Menisken in Mitleidenschaft gezogen. Bei der vorderen Kreuzbandverletzung im Zusammenhang mit einer Tibiakopffraktur handelt es sich meistens um ossäre Ausrisse der Eminentia intercondylaris. Unter den Abrißfrakturen spielt auch der Ausriß der Tuberositas tibiae aus dem Tibiakopf eine Rolle.

Diagnose

Die Diagnose kann klinisch gestellt und im Röntgenbild gesichert werden. Schwieriger ist es, reine ligamentäre Verletzungen zu erkennen. Bei den Meniskusverletzungen in diesem Zusammenhang handelt es sich in der Regel um partielle Ablösungen von der Anheftung oder aber um eine komplette Zerquetschung der Knorpelscheibe.

Unter Berücksichtigung topographischer Gesichtspunkte unterscheidet man monokondyläre und bikondyläre Frakturen. Morphologisch jedoch werden die Tibiakopfbrüche folgendermaßen eingeteilt:
- Spaltbrüche
- Depressionsbrüche

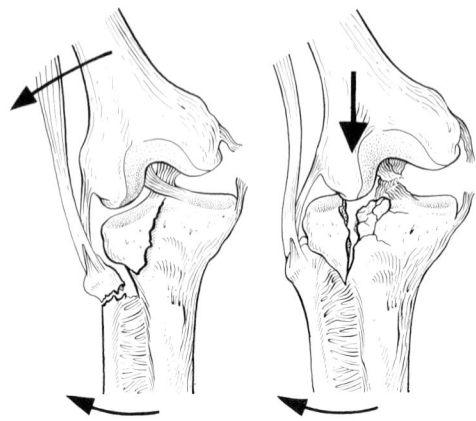

Abb. **218** Schematische Darstellung der Entstehung von Tibiakopffrakturen mit gleichzeitiger Verletzung des Bandapparates. Einwirkung von Stauchungs-, Torsions- und Scherkräften.

- Impressionsbrüche
- kombinierte Frakturformen

Die monokondyläre laterale oder mediale Tibiakopffraktur entsteht durch eine übermäßige Valgus- bzw. Varusstellung mit Impression der entsprechenden Femurkondyle in den Tibiakopf. Dadurch wird auf der Gegenseite das Kollateralband entweder stark überdehnt (Teilruptur) oder es rupturiert vollständig, während eine Stauchung am Tibiakopf zur isolierten Konsolenfraktur führt (Abb. **218**).

Von den monokondylären Frakturen ist die laterale häufiger. Die begleitende Seitenbandverletzung ist präoperativ kaum oder nur sehr schwer zu erkennen. Es muß aber immer daran gedacht werden, intraoperativ unter allen Umständen Klarheit zu gewinnen. Dies geschieht am besten durch gehaltene Überprüfung bei Bildwandlerkontrolle (Abb. **219**).

Die Diagnose ergibt sich aus der Anamnese, dem klinischen Befund, wobei im Vordergrund eher die Deformierung als Knochenreiben oder falsche Beweglichkeit stehen. Ein großes Hämarthros und die Functio laesa sind obligat. Die Deformierung kann je nach medialer oder lateraler Lokalisation der Fraktur in einer starken Varus- oder Valgusstellung bestehen. Standardröntgenaufnahmen in zwei Ebenen ergeben im allgemeinen einen guten Überblick über das Ausmaß der Verletzung. Lediglich im Seitenbild ist nicht immer zu beurteilen, ob die Impression oder Depression mehr hinten oder vorne gelegen ist. Dies genau zu erfassen, gelingt am besten mit der Tomographie.

Neben der lokalen Befunderhebung hat vor allem die Untersuchung der Peripherie Bedeutung. Dabei müssen die Funktion des N. peronaeus und die periphere Zirkulation (A. dorsalis pedis und A. tibialis anterior) überprüft werden. Bei starker Dislokation einer Tibiakopffraktur kann die Zirkulation ganz erheblich gestört sein (Ischämie!).

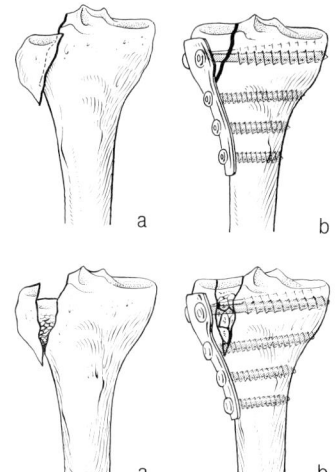

Abb. **219 a**   Monokondylärer Bruch. **b** Blutige Reposition und stabile Osteosynthese
durch sog. Abstützplatte.

a

b

Abb. **220 a**   Monokondylärer Depressionsbruch. **b** Stabile Versorgung nach Hebung
und Spongiosaunterfütterung.

a

b

Therapie

Für die Behandlung der Tibiakopffraktur kommen konservative, operative
und funktionelle Maßnahmen in Betracht. **Die konservative Behandlung**
eignet sich vor allem für alle nicht dislozierten Frakturen, bei denen das
Niveau der Gelenkfläche erhalten ist und an keiner Stelle eine Stufenbildung festgestellt werden kann. Bewährt haben sich hierbei vor allem
zunächst die Kniegelenkpunktion unter Beachtung einer strengen Asepsis
sowie die kurzzeitige Extension mittels Fersenbeindraht für etwa 8–10
Tage. Unter dieser Behandlung erfolgt bereits aktive Bewegungstherapie
im Sinne der Beugung und Streckung, ohne die Schmerzgrenze zu erreichen. Sobald die Gelenkkonturen wieder sichtbar werden, kann für weitere
3–4 Wochen ein Gipsverband angelegt werden. Nach dieser Zeit werden
aktive Bewegungstherapie und Thermalbadschwimmen verordnet. Der
Beginn mit Teilbelastung ist vom Frakturtyp abhängig und sollte nicht vor
8–10 Wochen erfolgen.

Ein Großteil der Frakturen im Bereich des Tibiakopfes werden heute **operativ** behandelt. Hierzu zählen alle dislozierten Frakturen und in vielen Fällen auch der unverschobene Spaltbruch, bei dem es durch einfache Maßnahmen gelingt, eine exakte anatomische Wiederherstellung zu erzielen
und sofort die funktionelle Behandlung anzuschließen (Abb. **223**).

Das Prinzip der operativen Behandlung besteht in der Wiederherstellung
des Gelenkflächenniveaus durch Unterfütterung und Ausfüllung bestehender Defekte mit autologer (oder homologer) spongiosa, Stabilisierung der
Fraktur durch eine abstützende Platte und, falls notwendig, in der Reinsertion des Meniskus, wenn dieser sonst nicht beschädigt ist (Abb. **220**). Am

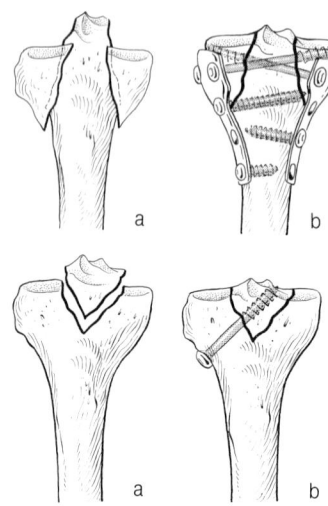

Abb. **221a** Bikondylärer Tibiakopfbruch mit Absinken beider gelenktragender Kondylen. **b** Stabile Osteosynthese beidseits durch Abstützplatte (T-Platte).

Abb. **222a** Ausrißfraktur der Eminentia intercondylica. **b** Operative Versorgung durch stabile Osteosynthese mittels Zugschraube.

Ende der Osteosynthese wird die Stabilität des Gelenkes überprüft, um mögliche Seiten- und Kreuzbandläsionen noch zu erkennen. Die gipsfreie Nachbehandlung sollte, wenn immer möglich, nach einer Osteosynthese gewährleistet sein (Abb. **221**) (evtl. elektrische Bewegungsschiene).

Die Zeit für die knöcherne Heilung beträgt auch nach einer Osteosynthese etwa 8−12 Wochen, wobei eine Abhängigkeit von der Größe des unterfütterten Defektes besteht. Das frei transplantierte Knochengewebe muß revaskularisiert und revitalisiert werden. Erst danach ist wieder die mechanische Belastung möglich. Entscheidend für die Ernährung des meist stark traumatisierten Knorpelgewebes ist jedoch die frühe Bewegungsmöglichkeit. Durch sie werden Walkbewegungen erzielt, die auf die Knorpelernährung einen günstigen Einfluß haben (Abb. **222**).

Die **funktionelle Behandlung** von Tibiakopffrakturen ist indiziert, wenn schwerwiegende Weichteilschädigungen vorliegen oder z. B. ein Ulcus cruris besteht. Auch bei schlechtem Allgemeinzustand oder schweren anderen organischen Erkrankungen scheidet zunächst die Operation aus. In diesen Fällen wird eine Reposition durchgeführt, eine Fersenbeindrahtextension angelegt und durch eine dorsale Oberschenkelgipslonguette geschient. Für die Extension genügen 3−4 kg. Nach eingetretener Abschwellung erfolgt schon sehr früh auf der Bewegungsschiene nach BIMLER die funktionelle Übungstherapie. Für diese Fälle kommt auch die elektrisch betriebene Motorschiene in Frage, bei der der Bewegungswinkel im Kniegelenk individuell eingestellt werden kann.

Ausrißfraktur der Tuberositas tibiae

Die Ausrißfraktur der Tuberositas tibiae entsteht durch überkritische Dehnungsbelastung des Lig. patellae über die Quadrizepssehne.

Das klinische Bild entspricht dem der Kontinuitätstrennung des Streckapparates wie bei der ligamentären Ruptur des Lig. patellae oder Patellaquerfraktur mit Zerreißung des Reservestreckapparates bzw. auch der Abrißfraktur der Quadrizepssehne. Es liegt völlige Streckunfähigkeit der unteren Extremität vor. Die klinische Prüfung erfolgt so, daß der Patient in Rückenlage aufgefordert wird, die untere Extremität gestreckt hochzuheben. Dies gelingt in diesen Fällen nicht. Die weitere Abklärung ergibt lokalisierte Druckschmerzhaftigkeit im Bereich der Tuberositas tibiae, evtl. sogar mit Deformierung (Dislokation) und einem mehr oder weniger starken Hämatom.

Die Therapie ist operativ und besteht in der exakten anatomischen Einpassung und Schraubenfixation der Tuberositas tibiae. Meistens ist die erzielte Stabilität so groß, daß eine frühfunktionelle Behandlung ohne Belastung möglich ist.

Fraktur bzw. Luxation des Fibulaköpfchens

Die isolierte Fraktur bzw. Luxation des Fibulaköpfchens wird selten als direktes Trauma gefunden. Sie kommt jedoch im Zusammenhang mit einer Verletzung des oberen Sprunggelenkes vor (S. 414).

Das klinische Bild bei direkter Gewalteinwirkung besteht in lokaler Hämatombildung mit umschriebener Druckschmerzhaftigkeit und eingeschränkter Beweglichkeit. Die Röntgenuntersuchung deckt die Verletzung auf.

Eine spezielle Therapie ist nicht erforderlich. Es genügt eine vorübergehende Salbenbehandlung (Mobilat, Hirudoid, Voltaren, Sportupac u. ä.) zusammen mit einem elastischen Bindenverband. Bei dieser Verletzung ist aber besonders auf die Funktion der Fußhebermuskulatur zu achten, weil der N. peroneus unmittelbar am Fibulaköpfchen verläuft und hierbei leicht geschädigt werden kann.

Folgen einer Tibiakopfgelenkfraktur

Unter den Folgen einer Tibiakopfgelenkfraktur steht an erster Stelle die posttraumatische Arthrose. Sie wird verursacht einerseits durch den direkten Knorpelschaden, andererseits durch verbleibende Inkongruenzen im Gelenkniveau sowie durch Instabilitäten. Darüber hinaus spielt die Belastung eines größeren Hämatoms für die Schädigung des Gelenkknorpels eine Rolle. Offene Gelenkverletzungen können zur Gelenkinfektion (Gelenkempyem) führen, die mit der Zerstörung des Gelenkknorpels einhergeht.

Die Tibiakopffraktur im Kindesalter

Die Tibiakopffraktur im Wachstumsalter ist eine sehr seltene Verletzung. Hierbei steht vor allem die mögliche Läsion der Wachstumsfuge im Vordergrund. Die proximale Tibiaepiphysenfuge ist am Längenwachstum der Tibia mit ca. 55% Wachstumsleistung beteiligt. Eine Verletzung der Wachstumsfuge kann zur Epiphysiodese führen, die bei umschriebener Lokalisation ein groteskes Fehlwachstum hervorrufen kann. Dies ist um so größer, je jünger das Kind zum Zeitpunkt der Verletzung ist. Außerdem kommt hinzu, daß durch die Zweiknochigkeit des Unterschenkels dann noch besondere Probleme auftreten, weil die nicht verletzte Fibula ein ungestörtes Wachstum behält.

Frakturen des Unterschenkelschaftes

Durch die wenig geschützte Lage ist die Tibia für jegliche Art von Verletzungen, insbesondere für Frakturen, exponiert. Mehr als ein Viertel der Tibia- bzw. Unterschenkelfrakturen, die im Straßenverkehr entstehen, sind offen. Hauptunfallursache einer Unterschenkelfraktur sind neben dem Straßenverkehr (Fußgänger, Zweiradfahrer) vor allem der Sport (Ski, Fußball u. ä.). Das männliche Geschlecht ist beim Verkehrsunfall eindeutig überwiegend.

Unter den geschlossenen Frakturen findet man die Spiralfraktur mit und ohne Drehkeil am häufigsten. Danach folgen die Quer- oder kurzen Schrägfrakturen und etwas seltener die Mehrfragmente und Trümmerfrakturen.

Klinik

Das klinische Bild der Unterschenkelfraktur zeigt die klassischen und **sicheren Frakturzeichen** mit Deformierung, falscher Beweglichkeit und Knochenreiben. Die umgebenden Weichteile sind durch das Hämatom und das sehr rasch einsetzende posttraumatische Ödem stark geschwollen. Die klinische Untersuchung umfaßt nicht nur den unmittelbaren lokalen Befund, sondern berücksichtigt vor allem auch die periphere Zirkulation (A. tibialis posterior und A. dorsalis pedis) sowie die periphere Sensibilität und wenn möglich auch die Motorik.

Die Röntgenuntersuchung erfolgt schonend und immer in zwei Ebenen. Sie gibt Auskunft über die Frakturform und genaue Lokalisation.

Primär lokale Komplikationen

Bei geschlossenen Frakturen des Unterschenkels verdient die Beachtung eines evtl. bestehenden Weichteilschadens besondere Aufmerksamkeit. In der Klassifikation nach TSCHERNE (1982) werden 4 Schweregrade (O–III) unterschieden. Neben direkten Gefäß- und Nervenverletzungen spielt das **Kompartmentsyndrom** mehr und mehr eine bedeutende Rolle. Dabei handelt es sich um eine intrafasziale Drucksteigerung durch Hämatom und posttraumatisches Ödem, die schließlich zu einer schweren Zirkulationsstö-

Abb. **223 a** Monokondylärer lateraler Depressionsbruch bei 45jährigem Pat. (als Fußgänger angefahren). **b** Operative Rekonstruktion mit Implantation autologer Spongiosa und stabiler Plattenosteosynthese im Sinne der Abstützung. **c** Ausheilungsbild nach Entfernung des Osteosynthesematerials 2 Jahre nach Operation. Volle Gelenkfunktion.

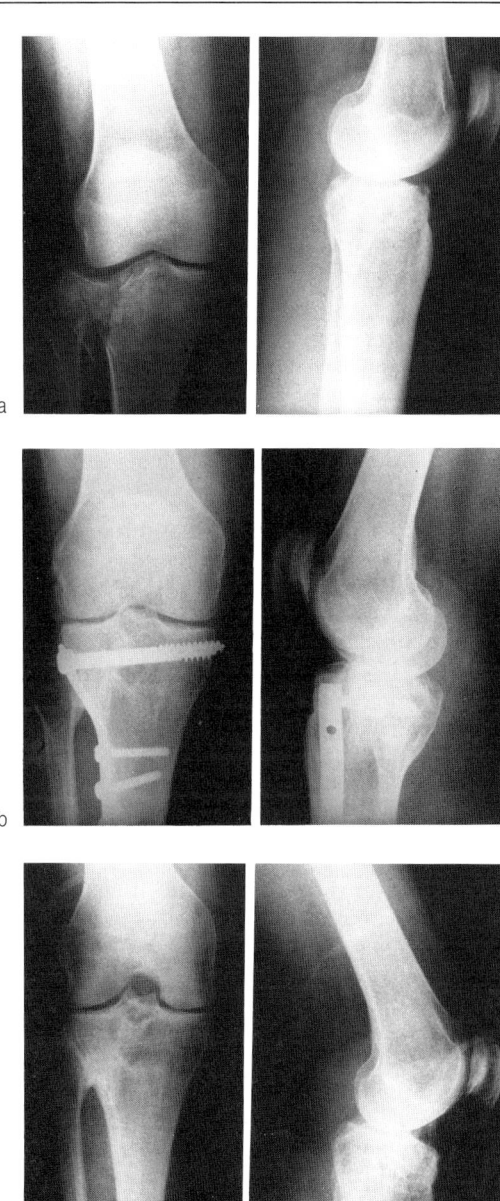

a

b

c

rung führt und für den Zerfall kontraktiler Substanz verantwortlich ist. Der Ersatz durch Narbengewebe führt schließlich zum typischen Bild der **ischämischen Kontraktur.**

Das Kompartmentsyndrom verlangt die notfallmäßige Entlastung (S. 33 ff. u. 52 ff.).

Eine spezielle Form ist das sog. **Tibialis-anterior-Syndrom**, bei dem ausschließlich diese Loge am Unterschenkel betroffen ist. Die ersten klinischen Symptome sind Großzehenheberschwäche und Sensibilitätsstörung zwischen der 1. und 2. Zehe dorsalseits.

Die offene Fraktur ist wohl die häufigste Komplikation der Unterschenkelfraktur überhaupt. Es werden 3 Schweregrade unterschieden, die von der einfachen Durchspießung bis zur schwersten Zerstörung der Weichteile und des Skelettes reichen (S. 48).

An weiteren, aber später auftretenden Komplikationen sind die Frakturkrankheit und die Sudeck-Dystrophie zu nennen (s. S. 57).

Therapie

Für die Behandlung einer Tibiaschaftfraktur kommen sowohl konservative als auch operative Maßnahmen in Frage. Jedes dieser Behandlungsverfahren hat seinen eigenen Indikationenbereich.

Konservative Therapie: Die **Indikation** für die konservative Therapie besteht bei:

– Fraktur der Tibia bzw. des Unterschenkels ohne oder mit nur geringer Dislokation und bei denjenigen Spiralbrüchen mit und ohne Drehkeil, die sich ohne Schwierigkeit achsengerecht reponieren lassen und in dieser Stellung für die Dauer der Heilung retiniert werden können.
– Zertrümmerungsfrakturen des Tibiaschaftes über eine große Ausdehnung. Bei diesen Frakturen ist eine primäre Osteosynthese aus biologischen und gelegentlich auch operationstechnischen Gründen nicht angezeigt.
– Alle Frakturen des Unterschenkels im Wachstumsalter (mit Ausnahme der offenen Fraktur des II. und III. Schweregrades).

Die Behandlung selbst besteht in der schmerzfreien Reposition des Knochenbruches (Allgemeinnarkose, Spinal- oder Periduralanästhesie) und der Retention für die gesamte Dauer der Heilung. Hierzu eignen sich der Extensionsverband bzw. der zirkuläre Oberschenkelliegegipsverband, der vorne in ganzer Länge bis auf den letzten Faden aufgeschnitten werden muß. Dabei wird ein Streifen von etwa 8–10 mm Breite mit der oszillierenden Säge herausgeschnitten.

Die Reposition selbst wird auf einem entsprechenden Extensionstisch (Abb. **27**) und unter Bildwandlerkontrolle durchgeführt. Für die Extension haben sich der Fersenbeindraht mit dem Kirschner-Bügel oder der Steinmann-Nagel bestens bewährt. Die Beachtung der Asepsis ist wichtig. Beim

Anlegen des Gipsverbandes muß man ein besonderes Augenmerk auf die Abpolsterung vorspringender Skelett-Teile richten, so vor allem auf die Ferse, die beiden Malleolen, das Fibulaköpfchen (N. peronaeus) und die Patella. In den ersten Tagen sollte die Behandlung unter stationären Bedingungen erfolgen, insbesondere weil in dieser Phase die periphere Zirkulation kontrolliert werden muß (Ischämie, Tibialis-anterior-Syndrom). Außerdem führt die konsequente Hochlagerung zu einer raschen Abschwellung.

Die erste Röntgenkontrolle wird unmittelbar nach Reposition und Anlegen des Gipsverbandes durchgeführt und gibt Auskunft über das erzielte Repositionsresultat und dient gleichzeitig der Dokumentation. Eine weitere Kontrolle ist nach etwa 6−10 Tagen notwendig, da zu diesem Zeitpunkt die Abschwellung weitgehend eingetreten ist und eine sekundäre Dislokation auftreten könnte. Stellungskorrigierende Maßnahmen (erneute Reposition, Keilen des Gipsverbandes) können notwendig werden. Das weitere Vorgehen ist abhängig von der Frakturform und dem Stadium der Knochenbruchheilung. Ein Unterschenkelquerbruch, ohne wesentliche Verschiebung, kann schon nach 2 Wochen mit einem gut sitzenden und wenig gepolsterten Oberschenkelliegegipsverband versehen werden. Die Aufnahme der Belastung im Gehgipsverband ist in diesem Falle bereits nach weiteren 8−10 Tagen möglich. Schrägfrakturen oder Spiralfrakturen dagegen bedürfen etwa 3 Wochen der Extensionsbehandlung, um eine Verkürzung zu verhindern. Danach können sie ebenfalls ohne Extension im zirkulären Oberschenkelliegegipsverband weiter behandelt werden.

Die **Vorteile** der konservativen Behandlung liegen besonders darin, daß der Frakturherd selbst nicht eröffnet wird und somit die Möglichkeit einer lokalen Infektion entfällt. Außerdem trägt das Frakturhämatom zu einer raschen Heilung mit Kallusbildung bei. Die **Nachteile** liegen vor allem in der Gefahr der Thromboembolie und dem Auftreten der sog. Frakturkrankheit (s. S. 59). Fehlstellungen und Pseudarthrosenbildung nach konservativer Behandlung sind häufiger als nach operativer Therapie. Meist ist auch die Dauer der stationären Behandlung länger, besonders wenn eine Extension erforderlich ist.

Operative Behandlung: Die **Indikation** für die operative Behandlung durch Osteosynthese besteht für:
− Mehrfachfrakturen (Möglichkeit der Intensivpflege beim Polytrauma)
− offene Frakturen des Schweregrades II und III (Sofortosteosynthese)
− Frakturen bei gleichzeitiger Verbrennung oder Verbrühung der Haut sowie bei Querschnittsgelähmten (Sofortosteosynthese)
− Frakturen im unteren Tibiadrittel, besonders wenn Gelenkbeteiligung besteht
− dislozierte Frakturen, die konservativ nicht befriedigend reponiert und dauerhaft retiniert werden können, gleich welcher Lokalisationshöhe und welchen Frakturtyps

Eine empfehlenswerte Indikation ergibt sich bei:
− geschlossenen bzw. erstgradig offenen Querfrakturen im mittleren Tibiadrittel
− kurzen Schräg- und Spiralfrakturen mit und ohne drittem Fragment (Biegungs- bzw. Drehkeil)
− Zwei-Etagen-Brüchen (en deux étages)
− doppelseitigen Schaft- bzw. Gelenkfrakturen

Die **Vorteile** der operativen Behandlung liegen in der Schaffung von stabilen Verhältnissen im Sinne der mechanischen Neutralisation der Frakturzone. Dadurch ist die Möglichkeit zur sofortigen postoperativen krankengymnastischen Übungsbehandlung gegeben. Diese dient der Verhinderung der Frakturkrankheit und stellt gleichzeitig eine wirksame Fettembolie- und Thromboembolieprophylaxe dar. Die stationäre Behandlungsdauer kann durch die Sofortosteosynthese wesentlich abgekürzt werden. Außerdem kann die Anzahl der notwendigen Röntgenaufnahmen auf ein Minimum reduziert werden.

Die **Nachteile** sind die Eröffnung des Frakturherdes und die Gefahr der lokalen Infektion (posttraumatische Osteitis). Die Osteitisrate darf bei geschlossenen Frakturen nicht höher als 3−4% liegen.

Für die Behandlung von Unterschenkelfrakturen kommen an **Osteosyntheseverfahren** folgende in Betracht:
− stabile Osteosynthesen durch Marknagelung, Platte, Schrauben, Fixateur externe und bei pathologischen Frakturen die Verbundosteosynthese
− adaptierende Osteosynthesen durch Bohrdrähte, Drahtcerclagen, dünne Nägel (z.B. Rush-Pin u.ä.); diese benötigen einen zusätzlichen Gipsverband

Jedes Osteosyntheseverfahren hat seinen fest umrissenen Indikationsbereich in Abhängigkeit von der Verletzungsform (geschlossen oder offen), vom Verletzungstyp und den allgemeinen Gesichtspunkten, wie Zusatzverletzungen oder Problem bei der Lagerung zur Operation (z.B. Polytrauma).

Die Marknagelung (Abb. **224**) kommt unter diesen Gesichtspunkten für die operative Behandlung von Quer-, Kurz- und Schrägfrakturen vor allem im mittleren Drittel der Tibia in Frage. Aber auch am Übergang vom mittleren zum proximalen und zum unteren Drittel besteht eine gute Indikation. Bei der Marknagelosteosynthese wird die gedeckte von der offenen Nagelung unterschieden. Nach unseren Erfahrungen kann sie an der Tibia in 96% der Fälle gedeckt durchgeführt werden.

Unter den speziellen Indikationen eignen sich für die Behandlung mit dem Marknagel vor allem auch die Pseudarthrose, die doppelstöckigen Tibiafrakturen und auch pathologische Frakturen.

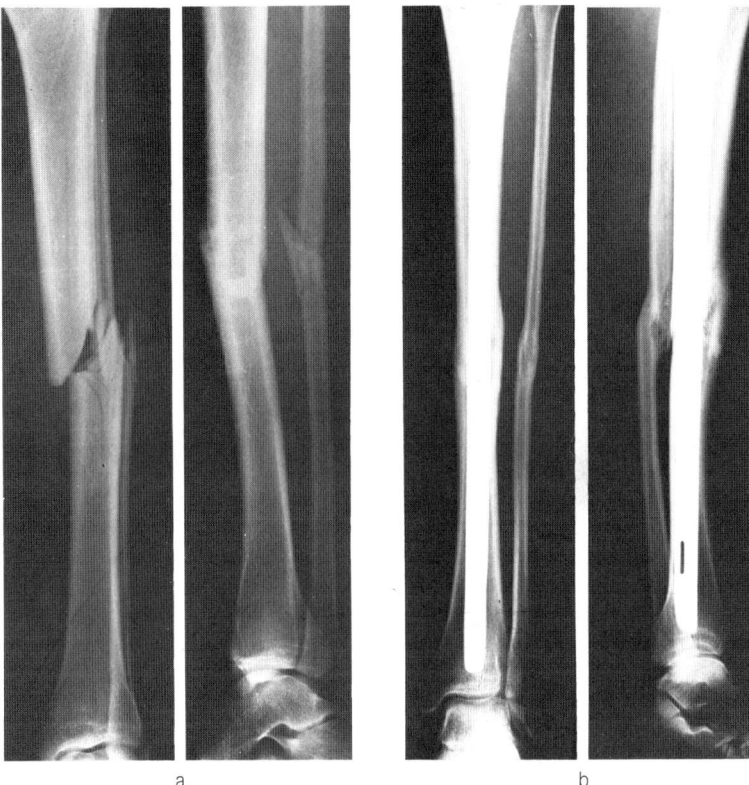

a   b

Abb. **224 a** Unterschenkelschrägfraktur mit unvollständigem Biegungskeil. **b** Knöcherne Ausheilung nach gedeckter Marknagelung.

Die Plattenosteosynthese (Abb. **225**) hat ihren Hauptindikationsbereich
bei langen Schräg- und Spiralfrakturen in allen Tibiaetagen sowie bei der
offenen Fraktur des ersten und evtl. zweiten Schweregrades bzw. gelegentlich auch beim Schweregrad III.

Die reine **Schraubenosteosynthese** (Abb. **226**) ohne zusätzliche Platte ist
ganz selten indiziert und kommt nur für die Behandlung von Spiralfrakturen in Frage und bei äußerst kooperativen Patienten.

Die Osteosynthese mit dem äußeren Festhalter (Fixateur externe)
(Abb. **227**) hat sich außerordentlich gut für die Behandlung offener Frakturen vom Schweregrad II und III sowie für die Behandlung von geschlossenen Trümmerbrüchen bewährt. Die Domäne jedoch ist die Behandlung

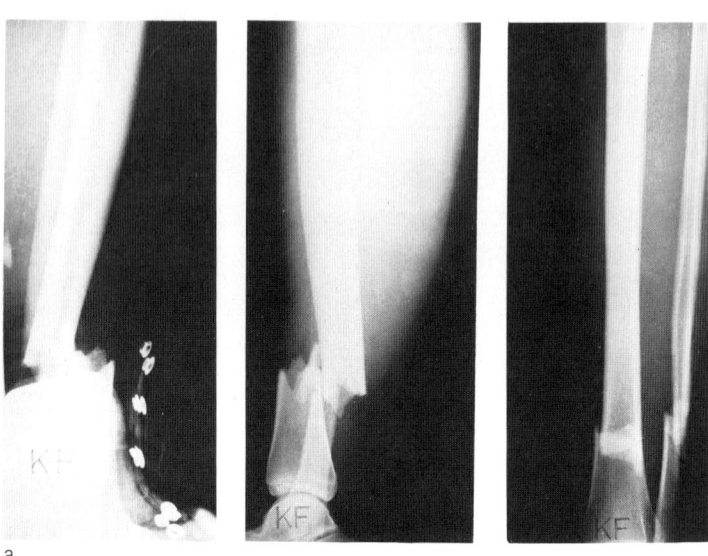

a

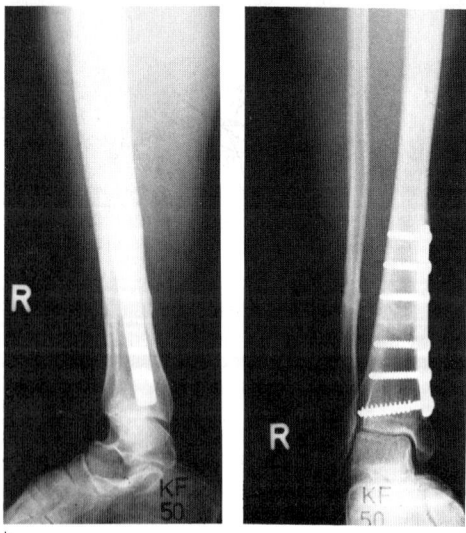

b

Abb. **225 a** Typischer Skirandbruch einer 21jährigen Skiläuferin. **b** Plattenosteosynthese und knöcherne Ausheilung mit Restitutio ad integrum.

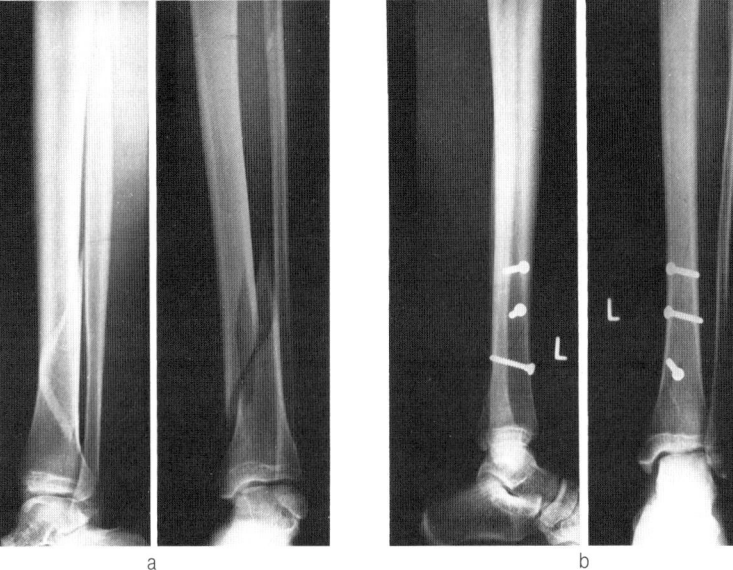

Abb. **226 a**   Spiralfraktur der Tibia mit Gelenkbeteiligung. **b** Operative Versorgung durch reine Kompressionsverschraubung. Diese Osteosynthese setzt eine strikte Kooperation des Patienten voraus.

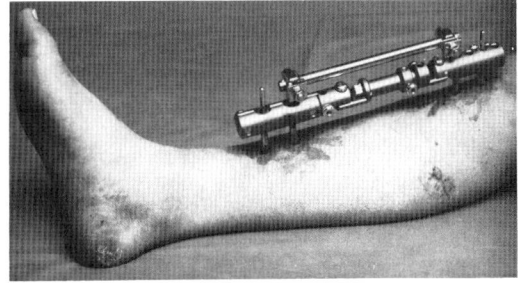

Abb. **227**   Fixateur externe (AO) bei offener Unterschenkelfraktur. Dieses Modell läßt Stellungskorrekturen problemlos zu.

infizierter und nicht infizierter Pseudarthrosen bei schlechten Weichteilverhältnissen sowie auch die Korrektur von Achsenfehlern (Korrekturosteotomie) und die Arthrodese im Knie und oberen Sprunggelenk.

Nach Abheilung der Weichteilwunde bei den schweren offenen Frakturen kann sekundär eine andere Osteosyntheseform notwendig werden (Marknagelung, Plattenosteosynthese), oder aber es kann sich auch einmal eine konservative Behandlung weiter anschließen.

Die adaptierenden Osteosynthesen besitzen einen begrenzten Indikationsbereich und werden deshalb heute nur noch ausnahmsweise angewandt. Die gleichzeitige Osteosynthese der bestehenden Fibulafraktur ist indiziert, wenn die Fraktur das Tibio-fibulare-Gelenk tangiert oder aber wenn generell erhöhte Stabilität erwünscht ist (z. B. Marknagelung einer kurzen Spiralfraktur, bei der die Fibulaosteosynthese durch kleine Drittelrohrplatte die Stabilität erhöht und besonders die verstärkte Außenrotationsfehlstellung verhindert).

Postoperative Nachbehandlung: Durch eine übungsstabile Osteosynthese mit dem Marknagel, der Osteosyntheseplatte, den Schrauben bzw. dem Fixateur externe ist die Frakturzone mechanisch neutralisiert, so daß unmittelbar postoperativ, d. h. am 1. Tag nach der Operation, mit aktiver Bewegungstherapie begonnen werden kann. Die Extremität wird postoperativ auf einer entsprechenden Schiene hochgelagert, um die Abschwellung des posttraumatischen und postoperativen Ödems zu fördern. Außerdem werden abschwellende Medikamente (z. B. Lasix, Voltaren, Venostasin u. ä.) verordnet. Jede operativ versorgte Fraktur wird durch eine Redon-Saugdrainage abdrainiert. Das Drain wird spätestens nach 24−48 Stunden entfernt.

Das Prinzip der **krankengymnastischen Übungsbehandlung** besteht in der aktiven Bewegungstherapie der gesamten Extremität, wobei die Schmerzgrenze nie überschritten werden soll. Passive manuelle Bewegungen und insbesondere lokale Massagen sind verboten. Hauptaugenmerk ist auf die Prophylaxe der Spitzfußstellung zu richten. Sie kann wirksam durch entsprechende Lagerungsvorrichtungen betrieben werden. Erst wenn die Extremität weitgehend abgeschwollen und die Operationswunde reizlos ist, kann die Extremität flach gelagert werden. Zur Mobilisation im Gehwagen und an Unterarmgehstöcken werden beide unteren Extremitäten bis unterhalb des Kniegelenkes mit elastischen Binden gewickelt. In den meisten Fällen der übungsstabilen Osteosynthese ist Sohlen-Boden-Kontakt möglich. Der Patient ist über die Folgen einer stärkeren Belastung aufzuklären. Dies ist insbesondere bei der Plattenosteosynthese und der reinen Verschraubung wichtig. Die Marknagelosteosynthese ist bei einer zu frühen oder ungewollten Belastung kaum gefährdet.

Distale Tibiagelenkfraktur

Pilon tibial

Etwa 5% aller operativ zu behandelnden Unterschenkelfrakturen sind distale Tibiagelenkfrakturen im Sinne des Pilon tibial. Typisch an dieser Fraktur ist, daß sie bis in das obere Sprunggelenk hineinreicht. Gleichzeitig kann auch die Fibula frakturiert sein, und am Talus können sog. „flake fractures" vorliegen. Seltener dagegen sind zusätzliche Frakturen am Taluskörper oder -hals bzw. am Kalkaneus. Der Unfallmechanismus beruht auf der

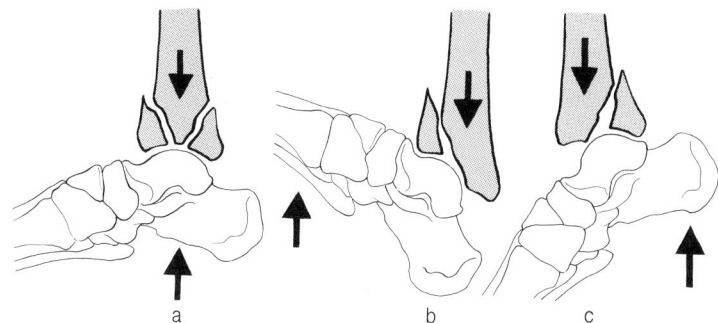

Abb. **228** Schematische Darstellung der 3 verschiedenen Formen in Abhängigkeit von der Entstehung der Pilon-tibial-Fraktur (nach *Weber*): **a** vorderes und hinteres großes Kantenfragment, meist mit zentraler Spongiosaeinstauchung verbunden, **b** großes vorderes Tibiakantenfragment, **c** großes hinteres Kantenfragment.

axialen Stauchung, wobei die Stellung des Fußes zum Unterschenkel im Augenblick der Gewalteinwirkung die entscheidende Rolle spielt. Aufgrund dieser Tatsache werden nach WEBER 3 Verletzungstypen unterschieden (Abb. **228**):

- Typ A: Aussprengung eines vorderen und hinteren großen Kantenfragmentes mit z. T. schwerer zentraler Spongiosakompression. Die Stellung des Fußes befindet sich im Moment des Unfallereignisses in Mittelstellung.
- Typ B: Es findet sich ein großes vorderes Tibiakantenfragment infolge der stärkeren Dorsalflexion des Fußes.
- Typ C: Vorliegen eines großen hinteren Kantenfragmentes aufgrund der Plantarflexion des Fußes im Moment der Gewalteinwirkung.

Auch bei den Typen B und C findet man zusätzliche Spongiosakompression in der Metaphyse mit Defektbildung.

Therapie

Die Behandlung der Pilon-tibial-Fraktur erfolgt operativ, wobei es sich bei diesen schweren Frakturen sehr bewährt hat, zunächst im Extensionsverband konservativ zu behandeln, bis die Weichteilschwellung zurückgegangen ist und Kontusionen der Haut sich abgrenzen. Durch diese Maßnahme werden die postoperativ gefürchteten Wundheilungsstörungen reduziert. Die operative Versorgung einer Pilon-tibial-Fraktur gehört zu den schwierigsten unfallchirurgischen Aufgaben und bedarf einer exakten Operationsplanung. Für die ausschließlich konservative Behandlung im Sinne der Reposition und Retention eignen sich nur die Frakturen der distalen Tibia, die keine oder minimale Dislokationen aufweisen und/oder bei denen durch Reposition eine vollständige Gelenkkongruenz wieder hergestellt werden kann. Wichtig dabei ist, festzustellen, ob die Bandverbindungen intakt sind.

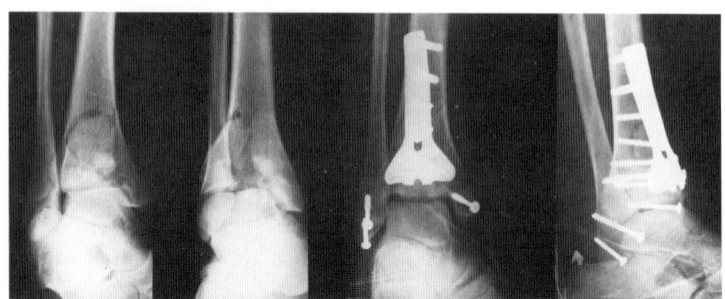

Abb. **229 a**   22jährig. Pat.; Skiunall. Pilon-tibial-Fraktur Typ A mit Außen- und Innenknöchelfraktur. **b** Rekonstruktion mit Implantation autologer Spongiosa sowie Plat-
ten- und Schraubenosteosynthesen. Weitgehende Wiederherstellung der Gelenkkongruenz.

Die Indikation zur sekundären operativen Behandlung ist bei allen übrigen
Frakturen der Typen A–C gegeben. Das Operationsprinzip selbst beruht in
der anatomischen Wiederherstellung der Gelenkfläche, in der Auffüllung
verbliebener Spongiosadefekte mit autologer Spongiosa sowie einer stabilen Osteosynthese und der adaptierenden Bandnaht im Falle der Ruptur
(Abb. **229**).

Für die Nachbehandlung hat sich der Unterschenkel-„U"-Gipsverband sehr
bewährt, weil er die Spitzfußstellung verhindert, aber Dorsalflexionsübun-
gen zuläßt. Ebenso sind die Hochlagerung und die Verordnung abschwel-
lender Medikamente angezeigt.

Verletzungen des oberen Sprunggelenkes (OSG)

Distorsion des oberen Sprunggelenkes

Die „Distorsion" im oberen Sprunggelenk ist eine geschlossene Verletzung,
die den Bandapparat betrifft. Sie entsteht durch Verstauchung, Verdrehung
oder Überdehnung. Sie kommt besonders als Sport- oder Gelegenheitsver-
letzung am oberen Sprunggelenk vor und ist deshalb außerordentlich häufig. Je nach der Entstehung wird die häufigere Supinationsverstauchung von
der selteneren Pronationsverstauchung unterschieden. Es gibt verschiedene
Schweregrade. Sie reichen von der **Zerrung** bis zur **Überdehnung** und **Ruptur** der Bänder. Welches Verletzungsmuster vorliegt, hängt ab von der
Dauer, der Intensität und der Richtung der Gewalteinwirkung auf das
obere Sprunggelenk. Außerdem besteht ein Zusammenhang zwischen der
Bandbeschaffenheit und der Elastizität des Knochens. Einzelbandverlet-
zungen, wie etwa die Ruptur des Deltabandes, kommen im Rahmen eines
Distorsionstraumas nicht vor. Sie sind stets auf ein direktes Trauma zurückzuführen.

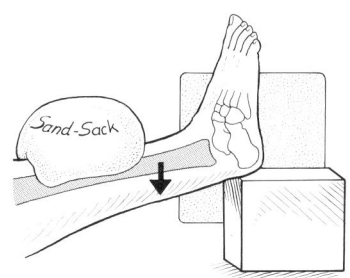

Abb. **230**   Prüfung des Außenbandkomplexes am oberen Sprunggelenk, speziell des Lig. talofibulare anterius durch sog. gehaltene Röntgenaufnahmen. Seitlicher Strahlengang. Bei Bandinsuffizienz disloziert der Talus nach vorne (vorderes Schubladenphänomen)!

Klinik

Bei der Distorsion des oberen Sprunggelenkes findet man klinisch eine einheitliche Symptomatik mit Schwellung und Blauverfärbung der Haut, Functio laesa mit Spontanschmerz, so daß erst eine differenzierte Diagnostik das gesamte Ausmaß und die Lokalisation der Verletzung erkennen lassen. Dabei bereitet nicht selten die Unterscheidung der einfachen Zerrung von der Überdehnung Schwierigkeiten. Vom klinischen Standpunkt aus zeigt die Überdehnung meist eine ausgeprägtere Symptomatik. Sie kommt dadurch zustande, daß die eigentliche Überdehnung von kollagenen Fibrillen nicht möglich ist. Das Phänomen der „Überdehnung" kommt jedoch dadurch zustande, daß eine Vielzahl von Einzelfibrillen rupturiert sind. Hieraus resultiert die Instabilität.

Diagnose

Die differenzierte Diagnostik erfolgt vor allem durch Standardröntgenaufnahmen (a.-p. in 15−20° Innenrotation) in zwei Ebenen. Bei diesen Aufnahmen können vor allem auch feine Knochenausrisse an den Bandansatzstellen erkannt werden. Im Vordergrund aber steht die sog. **„gehaltene Röntgenaufnahme"** (Abb. **230−232**), wobei ebenfalls auf eine Innenrotationsstellung zu achten ist. Die Ruptur des Lig. talofibulare anterius bedingt ein vorderes „Schubladenphänomen", das auch röntgenologisch dargestellt werden kann. Die Technik dieser Röntgenaufnahme wird so durchgeführt, daß in Rückenlage die Ferse des Verletzten auf einen 15−20 cm hohen Holzwürfel aufgelegt und die Tibia mit etwa 8−10 kg schweren Sandsäckchen belastet wird. Der Patient soll dabei entspannen. Im seitlichen Strahlengang findet man im Falle der Ruptur des vorderen Zügels eindeutiges Nachvornetreten des Talus. Aus Strahlenschutzgründen werden heute Haltegeräte verwendet, mit denen gleichzeitig auch der aufgewendete Druck standardisiert werden kann.

Die üblichen gehaltenen Röntgenaufnahmen des oberen Sprunggelenkes in Supinationsstellung ergeben im Falle der Ruptur des Lig. calcaneofibulare als eindeutigen Hinweis die Abkippung des Talus. Im Falle der Zerrung und der Überdehnung (Teilruptur) besteht oft eine außerordentlich starke

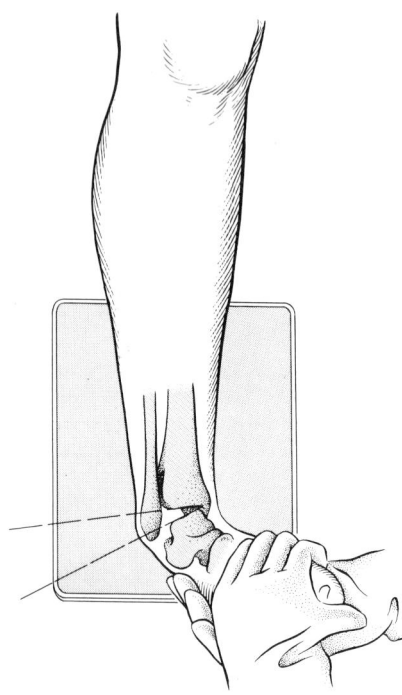

Abb. **231** Die „gehaltene" Röntgenaufnahme zur Darstellung von Bandläsionen am oberen Sprunggelenk. Unterschenkel in 20° Innenrotation. Starke Supination zur Darstellung der Situation am Außenband. Starke Pronation zur Darstellung der Situation des Lig. deltoideum.

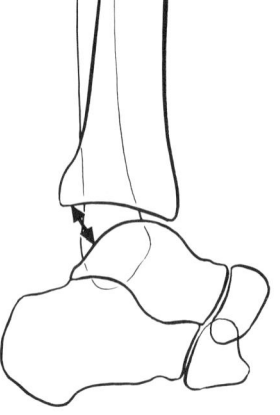

Abb. **232** Die „gehaltene" Röntgenaufnahme zur Darstellung eines vorderen Schubladenphänomens = Ruptur des Lig. talofibulare anterius. In Rückenlage wird die Ferse auf einen 15 cm hohen Holzklotz gelegt und der Unterschenkel mit einem 8–10 kg schweren Sandsack belastet.

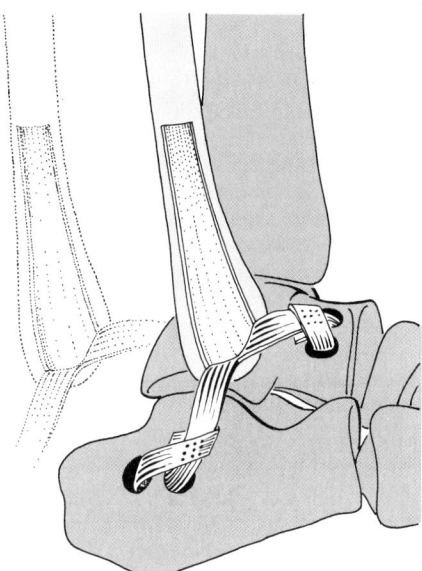

Abb. **233**   Periostzügelplastik
am OSG (nach *Kuner*), z. B. bei
chronischer Außenbandinstabilität.

Schmerzhaftigkeit, wenn der Fuß in Supinationsstellung gebracht wird.
Deshalb können derartige Röntgenaufnahmen meist nicht ohne Anästhesie
vorgenommen werden. Die lokale Injektion von 1%igem Novocain in die
Verletzungsstelle oder in den Gelenkspalt führt zur Schmerzfreiheit. Dabei
ist aber zu bedenken, daß die Punktion eines traumatisierten Gelenkes nur
unter hoch aseptischen Bedingungen durchgeführt werden darf.

Die Beurteilung von gehaltenen Röntgenaufnahmen ist in vielen Fällen nur
mit Hilfe von Vergleichsaufnahmen mit der unverletzten Seite möglich.

Die völlige Ruptur des Außenbandes ist klinisch zunächst durch das gleiche
Bild gekennzeichnet, wie dies bei der Zerrung und Teilruptur beschrieben
wurde. Auffallend aber ist fast immer die geringere oder nahezu fehlende
spontane Schmerzhaftigkeit und vor allem beim Aufklappversuch des
Gelenkes. Die gehaltene Röntgenaufnahme ist auch hier das entscheidende
Diagnostikum.

Therapie

Die Behandlung der Zerrung bzw. Teilruptur des oberen Sprunggelenkes
ist konservativ und erfolgt durch Salbenverbände (z. B. Mobilat, Hirudoid,
Hemeran, Sportupac u. ä.). Gleichzeitig kommt die kurzfristige Immobilisierung, zunächst in der dorsalen Gipsschiene und später im zirkulären
Gipsverband, in Frage. Nach etwa 2–3 Wochen kann unter Entlastung
aktive Bewegungstherapie durchgeführt werden. Im übrigen haben sich

Bandagen mit elastischen Binden oder der Zinkleimverband für 3–4 Wochen bewährt. Anschließendes Schwimmen im Thermalbad und Bewegungstherapie ergänzen die Behandlung.

Die habituelle Luxation oder chronische Außenbandinstabilität im oberen Sprunggelenk ist meist Folge einer nicht erkannten Ruptur des Außenbandes. Sie führt bei Fortbestehen zur posttraumatischen Arthrose. Die Behandlung ist operativ (Bandplastik). Die einfachste und sichere Methode ist die Periostzügelplastik (PZP) (Abb. **233**), wie sie von KUNER (1978) beschrieben wurde. Dabei wird aus der lateralen distalen Fibula ein möglichst breiter Perioststreifen herauspräpariert, längs geteilt und damit das Lig. talofibulare anterius sowie das Lig. calcaneofibulare ersetzt. Die Ergebnisse sind ausgezeichnet.

Die komplexe Verletzung des oberen Sprunggelenkes (OSG) (Malleolarfrakturen)

Mit einer Häufigkeit von etwa 10% aller Frakturen liegen die Knöchelbrüche in der Unfallstatistik an dritter Stelle. Sie entstehen fast ausnahmslos durch indirekt einwirkende Gewalt, und zwar am häufigsten durch Umknicken des Fußes nach außen oder innen bei gleichzeitigem Verdrehen. Der Bewegungsrichtung des Fußes gegenüber dem Unterschenkel trägt die folgende Einteilung nach LAUGE-HANSEN (1949) Rechnung:
– Supinationsadduktionsfraktur
– Supinationseversionsfraktur
– Pronationsabduktionsfraktur
– Pronationseversionsfraktur

Zur Erfassung der gesamten Schädigung am oberen Sprunggelenk und für die einzuschlagende Therapie hat sich die Einteilung nach **pathologisch-anatomischen Gesichtspunkten**, wie sie von DANIS (1948) vorgeschlagen wurde, außerordentlich bewährt. Sie wurde von WILLENEGGER u. WEBER (1963) modifiziert und in den deutschen Sprachraum eingeführt. Nach dieser Einteilung ist es auf einfache Art möglich, anhand des Röntgenbildes, welches immer in zwei Ebenen anzufertigen ist, das Verletzungsmuster in bezug auf Skelett und Bandapparat bis ins Detail zu analysieren und daraus die Schlußfolgerungen für die notwendige Behandlung zu ziehen. Es ergeben sich folgende drei Typen:
– **Typus A:** Malleolarfrakturen, bei denen die Fibula meist quer, entweder auf Gelenkhöhe oder unterhalb davon, frakturiert ist. Evtl. besteht eine Abscherfraktur des Innenknöchels.
– **Typus B:** Malleolarfrakturen, bei denen die Fibula auf Höhe der Syndesmose meist schräg oder spiralig frakturiert ist. Die Syndesmose ist in etwa 80% der Fälle mitzerrissen. Gleichzeitig kann eine Abrißfraktur des Innenknöchels oder aber die Ruptur des Lig. deltoideum vorliegen.
– **Typus C:** Malleolarfrakturen, bei denen die Fibula oberhalb der Syndesmose frakturiert ist (die Fraktur kann auch weit proximal, sogar unter-

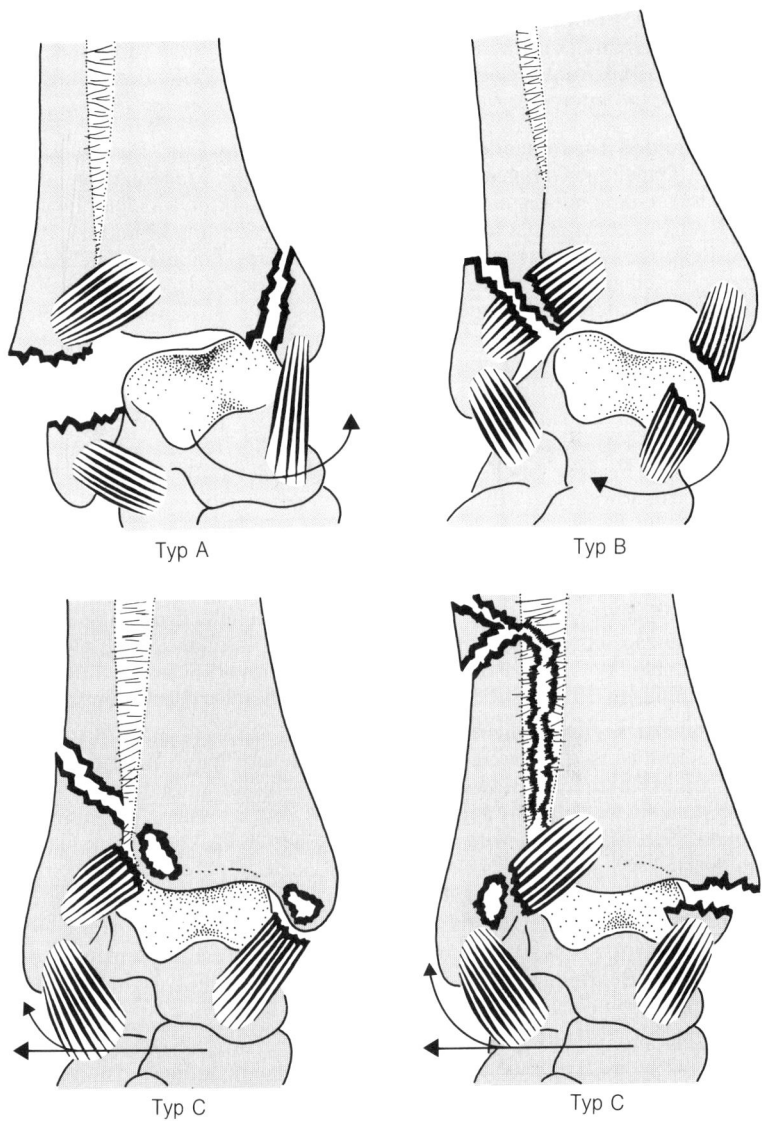

Typ A

Typ B

Typ C

Typ C

Abb. **234** Entstehungsmechanismus und Typisierung der komplexen Verletzungen des oberen Sprunggelenkes (Typus A/B/C) (nach *Danis* 1947, *Willenegger* u. *Weber* 1963).

halb des Fibulaköpfchens liegen). Die Syndesmosenbänder – evtl. zusammen mit einem dorsalen Kantendreieck – sind rupturiert. Bei hoher Fibulafraktur liegt gleichzeitig eine ausgedehnte Zerreißung der Membrana interossea vor (Abb. **234**).

Bei allen drei Typen handelt es sich um **Subluxations-** bzw. **Luxationsfrakturen.** Daneben kommen auch Verletzungen der Malleolargegend im Zusammenhang mit distaler Tibiagelenktrümmerfraktur vor. Hier liegt ein anderer Entstehungsmechanismus zugrunde (s. Pilon-tibial-Fraktur). Auch die hohe Fibulafraktur, welche durch ein direktes Trauma entsteht, darf hier nicht eingeordnet werden. Eine spezielle Variante dagegen ist die Verletzung des oberen Sprunggelenkes im Sinne der sog. Maisonneuve-Fraktur. Man versteht darunter eine hohe Fibulafraktur mit Sprengung der Malleolengabel unter Zerreißung des vorderen Syndesmosenbandes der Membrana interossea und meist auch der Aussprengung eines hinteren Volkmann-Dreieckes. Eine Innenknöchelfraktur ober aber die ligamentäre Ruptur des Lig. deltoideum werden ebenfalls angetroffen. Von einer **trimalleolaren Fraktur** spricht man bei Vorliegen einer Außen- und Innenknöchelfraktur sowie einer Ausrißfraktur der hinteren Tibiakante (Volkmann-Dreieck).

Sowohl beim Typ B als auch beim Typ C kann eine mehr oder weniger schwere Luxation des Talus bestehen, so daß Knorpelschäden auch am Talus beobachtet werden. Diese können ausgedehnte Einschliffe in den Knorpelbelag sein mit Bildung freier Gelenkkörper oder aber Schäden an der medialen oder lateralen Taluskante im Sinne von Flake-fractures, die z. T. mit ausgedehnten subchondralen Blutungsherden verbunden sind.

Die **isolierte Innenknöchelfraktur** muß je nach Art der begleitenden ligamentären Läsionen entweder dem Typ A oder dem Typ B zugeordnet werden. Eine intakte Syndesmose, die Ruptur des Außenbandkomplexes sowie eine steile Frakturlinie am Innenknöchel sind Zeichen einer Verletzung des oberen Sprunggelenkes vom Typ A mit isolierter Fraktur des Malleolus medialis.

Diagnose

Die Diagnostik erstreckt sich auf die klinische Untersuchung und insbesondere auf die Beurteilung des Röntgenbildes, das in jedem Falle in zwei Ebenen anzufertigen ist.

Die klinische Symptomatik kann der einer „Distorsion" vollständig gleichen. Liegt eine Luxation vor, ist diese sofort zu beseitigen, damit keine Weichteilschäden auftreten (gespannte Haut über dem Innenknöchel – Drucknekrose!). Offene Gelenkverletzungen erfordern schon am Unfallort als erste Maßnahme den sterilen Verband sowie die rasche Abklärung und schließlich die definitive korrekte Versorgung (s. Richtlinien für die Behandlung offener Frakturen, S. 48 ff.).

Therapie

Das Grundprinzip in der Behandlung der Malleolarfrakturen besteht in der umfassenden Wiederherstellung sämtlicher Einzelläsionen am Skelett und Bandapparat. Die genaue anatomische Wiederherstellung ist deshalb so wichtig, weil bereits geringste Bandinstabilitäten, die eine Verschiebung um wenige Millimeter oder auch eine geringe Verdrehung des Talus in der Malleolengabel zulassen, zu einer schweren posttraumatischen Arthrose führen. Diese zu verhindern, erfordert die millimetergenaue Reposition der Fibulafraktur, damit auch die exakte Länge wiederhergestellt ist. Denn nur so besteht Formschlüssigkeit zwischen Fibula und der Incisura tibialis. Gleichermaßen exakt muß auch eine am Innenknöchel vorliegende Fraktur reponiert und übungsstabil fixiert werden. Die rupturierten Bänder werden bei interligamentärer Ruptur adaptiert oder aber bei Ausriß am Ansatz durch transossäre Nähte fixiert. Diese hohen Anforderungen hat bereits 1943 LORENZ BÖHLER für die Behandlung der Malleolarfrakturen in vollem Umfang gestellt, wenn er schreibt:

„Jede, auch die kleinste, im Röntgenbild sichtbare Verschiebung kann dauernde Beschwerden machen, weil die Gelenkflächen nicht mehr kongruent sind und sich deshalb abschleifen. Nach Jahren entstehen dann arthritische Veränderungen, die um so stärker sind, je größer die Verschiebung ist."

Demnach eignen sich für die **konservative Behandlung** lediglich Frakturen vom **Typus A**, bei denen die Bandverbindungen zwischen Tibia und Fibula unverletzt geblieben sind. Die Fraktur am Malleolus externus liegt beim Typus A unterhalb der Syndesmose.

Bei der schmerzfreien Reposition in Allgemeinnarkose oder Spinalanästhesie muß in beiden Ebenen eine ganz genaue Einrichtung erfolgen, da es sich um einen Gelenkbruch handelt. Hierbei sind Röntgenaufnahmen in $15-20°$ Innenrotation im a.-p. Strahlengang sowie in der seitlichen Ebene erforderlich. Nur so ist eine exakte Beurteilung möglich. Röntgenstellungskontrollen erfolgen schon in sehr kurzen Abständen (7 und 14 Tage). Wenn sich in diesem Zeitraum die Stellung verändert, so ist operativ die exakte Reposition vorzunehmen und eine übungsstabile Osteosynthese durchzuführen.

Die Immobilisierung wird zunächst im längs aufgeschnittenen Unterschenkel-Liegegipsverband durchgeführt. Er wird nach eingetretener Abschwellung dann zirkulär geschlossen. Nach etwa 3 Wochen kann ein Unterschenkel-Gehgipsverband für weitere 3 Wochen angelegt werden. Darauf folgen krankengymnastische Übungsbehandlungen, Gehschule sowie Thermalbadschwimmen.

Die **Frakturtypen B und C** werden **operativ behandelt** (Abb. **235**) und dies am besten innerhalb der ersten $6-8$ Stunden, wenn die Weichteilschwellung noch nicht zu stark ist und keine Kontusionsmarken festgestellt werden können. Das Prinzip der operativen Behandlung beruht auf

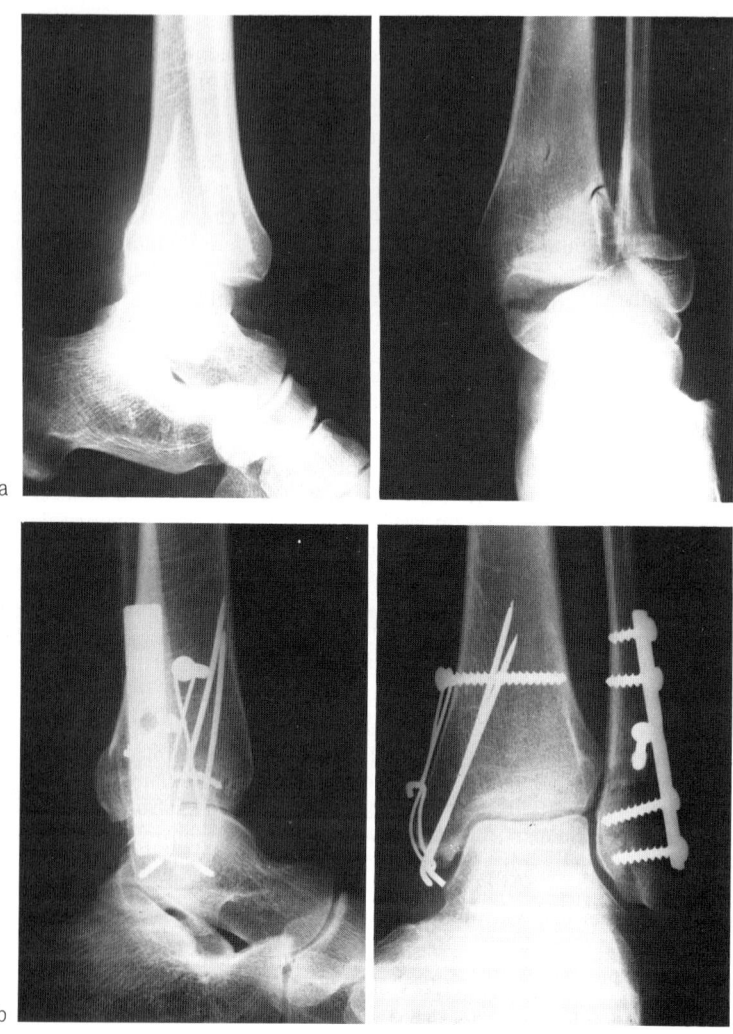

Abb. **235 a** Trimalleolare Luxationsfraktur des oberen Sprunggelenkes. **b** Stabile
Osteosynthese des Außenknöchels durch Drittelrohrplatte und isolierte Zugschraube
sowie Naht des vorderen Syndesmosenbandes; Zuggurtungsosteosynthese am Innenknöchel, wobei der Zuggurtungsdraht an einer separat eingebrachten Schraube
fixiert ist. Das kleine hintere Volkmann-Dreieck ist gut auf dem seitlichen Röntgenbild
nach Osteosynthese zu erkennen.

- anatomisch exakter Wiederherstellung von Form und Länge der Skelettfraktur(en)
- stabiler Osteosynthese, um die funktionelle Nachbehandlung zu gewährleisten
- Wiederherstellung des Kapsel-Band-Apparates durch Naht
- Entfernung von Flake-fractures

Nachbehandlung: Im Vordergrund der Nachbehandlung stehen
- die Verhinderung der Spitzfußstellung
- die Wiedererlangung der vollen Beweglichkeit im oberen und unteren Sprunggelenk

Die Spitzfußstellung wird prophylaktisch durch eine U-Gipsschiene o. ä. wirkungsvoll verhindert. Aus dieser Schiene heraus können schon am 1. postoperativen Tag aktive Dorsal- und Plantarflexionsübungen durchgeführt werden. Die Schiene kann für die Gymnastik abgenommen werden. Der erste Verbandswechsel geschieht 24 Stunden nach Operation, wobei die Redon-Saugdrainage entfernt wird. Die Hochlagerung zur Abschwellung ist meist über 5−6 Tage notwendig. Sie wird unterstützt durch Medikamente, wie Lasix, Voltaren, Venostasin u. ä. Nach erfolgter Abschwellung werden die ersten Gehübungen im Gehwagen (bei älteren Patienten) und später an Unterarmgehstöcken bei vollständiger Entlastung der Extremität durchgeführt. Hierbei wird innerhalb des U-Gipsverbandes der Unterschenkel mit elastischen Binden gewickelt. Sobald das Gehen an Stöcken sicher und gut möglich ist, kann die weitere Behandlung ambulant erfolgen. Hierfür wird ein Unterschenkel-Liegegipsverband angelegt, insbesondere wenn Bandverletzungen durch Naht versorgt werden mußten. Sofern unmittelbar postoperativ bis etwa zum Abschluß der Wundheilung eine aktive Bewegungstherapie vorgenommen werden konnte, wird die spätere Immobilisierung schadlos möglich sein. 3 Wochen nach der Operation kann dann der Gehgipsverband, welcher ebenfalls etwa 3−4 Wochen belassen wird, angelegt werden. Daran schließt sich die aktive krankengymnastische Übungsbehandlung und die Hydrotherapie bei zunehmender Vollbelastung an.

Die Resultate sind unter Beachtung dieses Behandlungskonzeptes sehr gut bis gut. Die schlechten Resultate sind vor allem auf lokale Komplikationen (offene Fraktur, Zertrümmerungen u. ä.), primären Knorpelschaden oder aber auch auf unsachgemäße Operationstechnik zurückzuführen.

Kontraindikationen bestehen:
Allgemeine:
- Inoperabilität aufgrund schwerer Erkrankungen der Kreislauf- und Atmungsorgane sowie anderer schwerer Organerkrankungen, die kurzfristig nicht behoben werden können.
- nicht eingestellter Diabetes mellitus
- allgemeine pyogene Infektionen
- chronischer Alkoholismus, Suchtkranke und asoziale Patienten

In diesen Fällen bedeutet die Operation ein erhöhtes Risiko und die eindeutige Herabsetzung des Operationserfolges.

Lokale:
- Ulkus cruris, eitrige Hauterkrankungen
- arterielle Durchblutungsstörungen
- übermäßige Weichteilschwellung mit Kontusionsmarken, Spannungs-
  blasen

In den Fällen mit schwerer Weichteilschwellung kann zunächst für 8−10
Tage konservativ behandelt und nach Abschwellung die eigentliche operative Versorgung vorgenommen werden. Reposition muß aber gewährleistet
sein.

Achillessehnenruptur

Die erste genaue Beschreibung der subkutanen Achillessehnenruptur hat
1575 AMBROISE PARÉ gegeben. Diese Verletzung hat gerade in den letzten
25 Jahren deutlich zugenommen. Dies wird vorwiegend auf die Ausweitung
des Breitensports (Ski, Leichtathletik, Fußball u. ä.) zurückgeführt. Während viele namhafte Autoren als Ursache vorwiegend degenerative Veränderungen annehmen, beweisen andere Arbeiten, daß auch die gesunde
Achillessehne eine Belastungsgrenze hat und bei Überschreiten derselben
rupturieren kann. Am häufigsten davon betroffen sind Fußballspieler,
Kurzstreckenläufer beim Start, Skiläufer sowie Frauen bei der Gymnastik.

Die histologische Untersuchung rupturierten Sehnengewebes zur Klärung
der Genese ist nicht ganz unproblematisch. Jedenfalls muß gefordert werden, daß das Gewebe sowohl aus der Ruptur als auch aus einem makrosko-
pisch unverletzt erscheinenden Bezirk entnommen und untersucht wird.
Auch die Anamnese muß eine gleichwertige Berücksichtigung erfahren.
Nur so läßt sich die traumatisch bedingte Ruptur von der Spontanruptur
trennen. Dies ist auch versicherungsrechtlich von Bedeutung.

Der Entstehung nach sind zu unterteilen:
- Ruptur der Achillessehne spontan (Degeneration, nach lokaler Kor-
  tisoninjektion, Anabolika, Lues, Tabes, Gonorrhö)
- Ruptur der Achillessehne durch indirektes Trauma (Ski, Fußball, Leicht-
  athletik, Fechten u. ä.)
- Ruptur der Achillessehne durch direktes Trauma (Schlag, Schnitt- und
  Stichverletzungen) (Abb. **236**).

Diagnose
Sie bietet in der Regel keine Schwierigkeiten. Der genauen ersten Unfall-
schilderung ist besondere Aufmerksamkeit zu widmen. Bei der Inspektion
ist beim Frischverletzten im Verlauf der Achillessehne in klassischer Weise
in der Nähe des Überganges vom sehnigen zum muskulären Anteil eine eindeutige Dellenbildung sichtbar. Zumindest aber kann sie durch Palpation

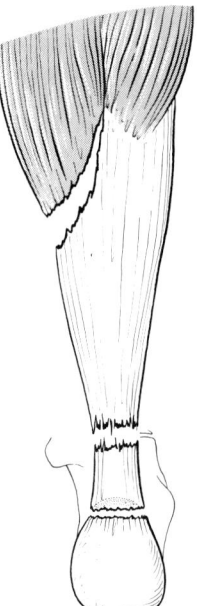

Abb. **236**   Die verschiedenen Lokalisationen der kompletten bzw. der seltenen partiellen Achillessehnenruptur.

festgestellt werden. Sie wird hervorgerufen durch die Kontinuitätsunterbrechung der Achillessehne, besonders wenn versucht wird, den Fuß passiv in
Dorsalextensionsstellung zu bringen. Der Patient befindet sich dabei am
besten in Bauchlage. Besteht ein größeres Hämatom mit posttraumati-
schem Ödem, dann kann auch der Palpationsbefund nicht mehr so eindeutig sein. Stets aber findet man die kraftlose Plantarbeugung des Fußes und
den vollständig aufgehobenen Zehen-Ballen-Stand und Zehengang. Der
Achillessehnenreflex kann nicht mehr ausgelöst werden. Der Auslösever-
such ist schmerzhaft und muß unterbleiben.

Teilrupturen müssen als Rarität angesehen werden, wenn nicht gerade eine
scharfe, unvollständige Durchschneidung vorliegt. Die subkutane „Teilruptur" der Achillessehne kann durch eine intakte Plantarissehne, welche
medial verläuft, vorgetäuscht sein. Sie bleibt bei der Achillessehnenruptur
meist unverletzt. Die Plantarissehne fehlt aber in etwa 20–30% der Fälle.

Zur Vervollständigung der Diagnose gehört die Röntgenaufnahme des oberen Sprunggelenkes mit Abbildung des Kalkaneus in zwei Ebenen, um auch
einen knöchernen Achillessehnenausriß erkennen zu können.

Therapie
Die Wiederherstellung der Funktion kann nur durch die Operation garantiert werden. Wird sie unterlassen, resultieren Atrophie der Wadenmusku-

latur, Ausbildung eines Hackenfußes, hinkender Gang und Undurchführbarkeit des Zehen-Ballen-Stands. Die Operation selbst sollte zum frühestmöglichen Zeitpunkt erfolgen. Ist die Sofortoperation aus irgendwelchen Gründen nicht möglich, wird in Spitzfußstellung durch Gipsschienenverband zunächst immobilisiert und abschwellende Medikamente unter Hochlagerung verordnet. Da im allgemeinen eine geringfügige Weichteilschwellung vorliegt, kann der Operationstermin jederzeit anberaumt werden, sobald entgegenstehende Faktoren geklärt bzw. eliminiert sind.

Nach allgemeiner Erkenntnis ist die Wahl des Operationsverfahrens für das Schlußresultat nicht so sehr entscheidend. Es stehen mehrere Operationsmethoden zur Verfügung. Sie reichen von der einfachen direkten Naht der Sehnenstümpfe bis zur Verstärkung der Achillessehne durch Einflechtung von Kutis, Fascia lata, lyophilisierter Dura u. ä. Besonders bewährt hat sich die Einflechtung der Plantarissehne, welche distal gestielt bleibt.

Unmittelbar postoperativ wird der Fuß in Spitzfußstellung im zirkulären Unterschenkel-Gipsverband fixiert. Nach 4 Wochen kann die Spitzfußstellung etwas aufgehoben und ein Gehgipsverband für weitere 3 Wochen angelegt werden. Daran schließen sich krankengymnastische Übungsbehandlungen, die Erhöhung des Schuhabsatzes um etwa 2 cm für weitere 2–3 Monate an. Besonders günstig wirkt sich Thermalbadschwimmen aus.

Fußverletzungen

Im Bereich des Fußes kommen Verletzungen sowohl durch direkte als auch indirekte Gewalteinwirkung vor. So vor allem an Talus und Kalkaneus, am Mittelfuß und Vorfuß. Das klinische Bild wird beherrscht von einer mehr oder weniger starken Weichteilschwellung, Deformierung des Fußes, eingeschränkter Beweglichkeit usw. Die Diagnose wird sicher gestellt durch entsprechende Röntgenaufnahmen.

Talus

Die meisten Talusfrakturen entstehen durch indirekte Gewalteinwirkung. Bei Stauchung, Biegung und Abscherung infolge eines Sturzes aus großer Höhe findet man nicht selten zusätzliche Verletzungen an benachbarten Skelettanteilen (Kalkaneus, Malleolengabel). Durch starke Dorsalextension des Fußes kommt es bei entsprechender Gewalteinwirkung zur Fraktur im Bereich von Caput und Collum tali (Abb. **237**).

Starke Plantarflexion dagegen führt zu Frakturen der Trochlea bzw. des Processus posterior tali. Sagittalfrakturen entstehen bei Supination, Inversion und Adduktion oder bei Pronation, Abduktion und Eversion. Bei diesen Verletzungen können ebenso wie bei denen des oberen Sprunggelenkes sog. Flake-fractures vorkommen.

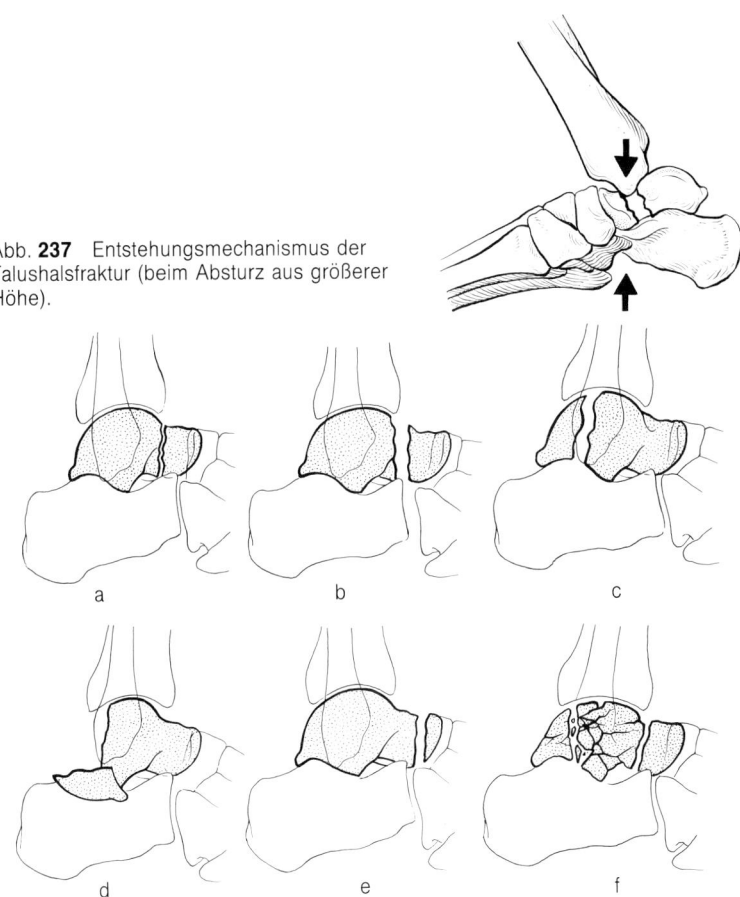

Abb. **237** Entstehungsmechanismus der Talushalsfraktur (beim Absturz aus größerer Höhe).

Abb. **238 a–f** Die verschiedenen Formen und Lokalisationen der zentralen Talusfrakturen.

Die **Talusfrakturen** werden in **zentrale** und **periphere** eingeteilt. Zu den **zentralen Frakturen** (Abb. **238**) gehören die Brüche des
– Corpus tali (Trochlea)
– Collum tali
– Caput tali

Zu den **peripheren Frakturen** (Abb. **239**) zählen
– laterale Kantenabsprengungen (Flake-fractures)
– Fraktur des Processus lateralis tali und des Processus posterior tali

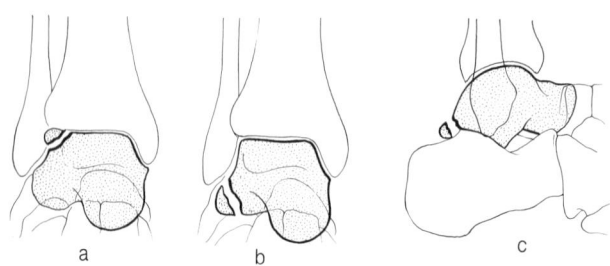

a   b   c

Abb. **239 a – c**   Die Lokalisation der peripheren Talusfrakturen.

Diagnose

Klinisch werden bei der dislozierten Talusfraktur die üblichen Frakturzeichen und zusätzlich die schmerzhaft eingeschränkte Beweglichkeit im oberen und unteren Sprunggelenk gefunden. Röntgenaufnahmen in zwei Ebenen führen zur exakten Diagnose. Die a.-p. Aufnahme muß in 20° Innenrotation durchgeführt werden, um auch den lateralen Gelenkspalt beurteilen zu können. Bei Flake-fractures sind u. U. Schichtaufnahmen zur genauen Lokalisation erforderlich. Bei Frakturen mit erheblicher Dislokation (Korpus nach dorsal luxiert) lassen sich die Fragmente unter der stark gespannten Haut palpieren. Die Haut darüber kann sehr schnell ischämisch werden, so daß eine umschriebene Nekrose die Folge ist.

Frakturen des Talushalses bewirken in der Regel eine subtalare Luxation, wobei der Kalkaneus nach vorne mitverschoben wird. Es entsteht dann das Phänomen des *sog. langen Fußes*. Bei Talusfrakturen, die durch Sturz aus großer Höhe entstanden sind, muß stets an das gleichzeitige Vorliegen weiterer Frakturen gedacht werden: so z. B. an die Kalkaneusfraktur, Fraktur des Innenknöchels bzw. Pilon tibial, Tibiakopffraktur, Schenkelhalsfraktur und Frakturen im Bereich der Wirbelsäule.

Obwohl Talusfrakturen zwar seltene Verletzungen sind, können ihre Folgen schwerwiegend sein. Aufgrund der Tatsache, daß drei Fünftel der Talusoberfläche Gelenkfläche sind, muß jede Fragmentdislokation mit einer Luxation bzw. Subluxation gleichgesetzt werden. Darüber hinaus ist bekannt, daß die Gefäßversorgung des Talus stark vulnerabel ist, so daß zwischen der Frakturlokalisation und dem Dislokationsgrad ein direkter Zusammenhang für das Auftreten der aseptischen Talusnekrose besteht. Das Nekroserisiko beträgt bei der Trümmerfraktur 1 : 1,8, bei der Kollumfraktur mit Dislokation 1 : 2 und am Corpus tali bei Dislokation 1 : 4. Frakturen am Collum tali und am Corpus tali sind die häufigsten (KUNER u. MÜLLER 1978).

Therapie

Für die Behandlung von Talusfrakturen kommen konservative, funktionelle und operative Maßnahmen in Betracht. Die Wahl des Verfahrens ist

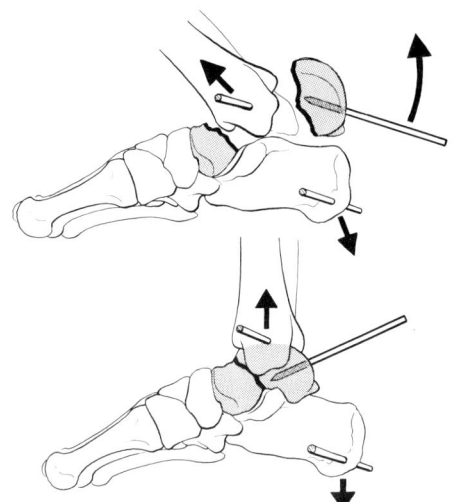

Abb. **240** Schema zur gedeckten Reposition einer Talushalsluxationsfraktur mit Hilfe der Extension und eines Steinmann-Nagels.

abhängig von der Frakturlokalisation, dem Dislokationsgrad der Bruchstücke und dem Risiko der aseptischen Knochennekrose, die für jeden einzelnen Frakturtyp unterschiedlich groß ist. Die Einteilung in zentrale und periphere Talusfrakturen hat sich auch im Hinblick auf die Verfahrenswelt sehr bewährt.

Die konservative und funktionelle Therapie haben ihre Indikation bei den peripheren Brüchen, wie der Processus posterior tali und der Processus lateralis tali sowie am Caput tali. Auch alle zentralen Frakturen, die keine Dislokation aufweisen oder die exakt zu reponieren sind, können konservativ behandelt werden. Für die Reposition, insbesondere wenn eine Luxationsfraktur vorliegt, hat sich der von dorsal-lateral perkutan eingebrachte Steinmann-Nagel zusammen mit einer Kalkaneusextension sehr bewährt (Abb. **240**).

Bei Frakturen des Tuberculum laterale am Processus posterior tali ist zu bedenken, daß hier das Lig. talofibulare posterius ansetzt, das maßgeblich für die Stabilität des oberen Sprunggelenkes von Bedeutung ist. Deshalb muß hier auf eine perfekte Reposition geachtet werden. Das gleiche gilt für die sog. Shepherd-Fraktur, bei der der hintere Talusfortsatz als großes Fragment abgeschert ist.

Die operative Behandlung im Sinne der übungsstabilen Osteosynthese ist indiziert bei allen stärker dislozierten bzw. luxierten Talusfrakturen (Abb. **241**). Dabei ist ganz allgemein davon auszugehen, daß es sich immer um Gelenkbrüche handelt, die nur durch eine stufenlose Reposition und möglichst frühzeitig beginnende Bewegungstherapie zu einem gut funktio-

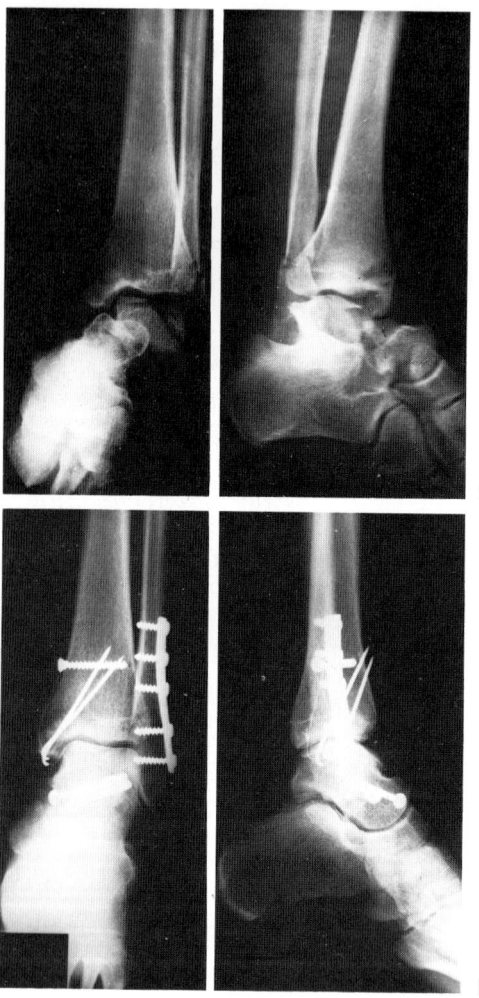

Abb. **241 a** Talushalsfraktur bei 34jähriger Patientin. **b** Operative Versorgung durch exakte Reposition (Gelenkfraktur!) und stabile Kompressionsverschraubung.

a

b

nellen Resultat geführt werden können. In die Gruppe der operativ zu behandelnden Talusfrakturen gehören vor allem Frakturen des Collum tali, des Corpus tali und der Trochlea tali sowie ein Teil der Flake-fractures. Meistens bedarf auch die sog. Shepherd-Fraktur der operativen Versorgung. Besonders problematisch ist die Behandlung der Trümmerfraktur am Talus. Hier hat sich die funktionelle oder auch die konservative Behand-

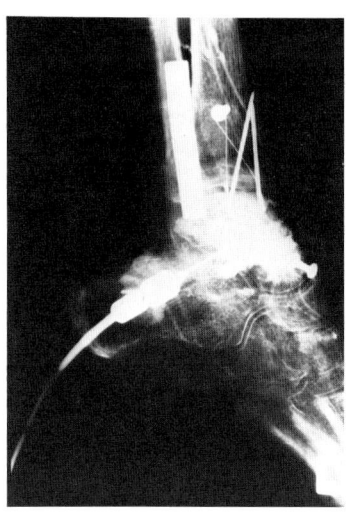

Abb. **241 c**   Intraossäre Talusangiographie zur Vitalitätsprüfung.

lung eher bewährt als die operative. Von Fall zu Fall ist die Früharthrodese indiziert.

Die Nachbehandlung spielt bei den Talusfrakturen eine große Rolle. Sie kann für den Ausgang, besonders der zentralen Frakturen, die entscheidende Bedeutung haben. Bei konservativer Therapie (Reposition in Narkose) wird, sobald die Abschwellung beendet ist, ein neuer, ungepolsterter und gut anmodellierter Gipsverband angelegt. Die Dauer der Entlastung richtet sich nach der Lokalisation der Fraktur und dem Nekroserisiko. Darüber hinaus ist zu beachten, daß der Talus ein Spongiosaknochen ist, der in der Hauptbelastungsachse liegt und durch seine Funktion als Lastüberträger und Lastverteiler einer großen mechanischen Beanspruchung ausgesetzt ist. Die Bemessung der Entlastungszeiten muß diese Gesichtspunkte berücksichtigen. Für die Halsfraktur mit einem Nekroserisiko von 1 : 2 z. B. müssen mindestens 6 Monate angesetzt werden. Erst danach kann mit der Teilbelastung begonnen werden. Dies gilt auch für operativ versorgte Frakturen.

Talusnekrose

Die Talusnekrose kündigt sich röntgenologisch durch Strukturverdichtung und Deformierung des Corpus tali an. Eine weitere Entlastung bei derartig ausgeprägtem Befund ist nicht gerechtfertigt. Bei früher Erkennung und konsequent langer Entlastung sind Revaskularisationsvorgänge beschrieben, die einer Heilung gleichgesetzt werden können. Eine Hilfe für die Früherkennung und Beurteilung einer Talusnekrose ist die intraossäre Venographie des Talus (Abb. **241 c**).

Kalkaneus

Der Kalkaneus ist wegen seiner exponierten Lage und der fast ausschließlich spongiösen Struktur stärker verletzungsanfällig, als der Talus, der einer weit stärkeren mechanischen Belastung standhält. Drei Viertel aller Frakturen des Fußskelettes betreffen wohl deshalb auch das Fersenbein. Häufigste Ursache der Kalkaneusfraktur ist der Sturz aus großer Höhe (Dachdecker, Bergsteiger, Suizid). Dabei wird der Talus meist bei gestrecktem Knie in das Fersenbein eingetrieben und sprengt dieses auseinander. Die Gewalteinwirkung von unten, z. B. bei der Minenexplosion, führt ebenfalls zur Kalkaneusfraktur. Auch Abrißfrakturen infolge indirekt einwirkender Gewalt kommen vor. So z. B. die Entenschnabelfraktur als Abriß des Tuber calcanei (Abb. 242 d).

Die besondere Geometrie mit vielen Gelenkflächen sowie die leichtere Komprimierbarkeit der Spongiosa machen die Behandlung heikel und die Resultate wenig befriedigend. Die Therapievorschläge reichen deshalb wohl auch vom völligen Verzicht auf jegliche Reposition über geschlossene und halb offene Repositionsmethoden bis hin zur Osteosynthese, ja sogar zur primären Arthrodese. Am besten bewährt haben sich für die Behandlung dieser **Problemfraktur** die funktionelle bzw. die konservative Therapie. Für die Wahl des einen oder anderen Verfahrens leistet die Einteilung in drei Schweregrade (VIDAL) sehr gute Dienste.

- **Schweregrad I:** Isolierte Fraktur ohne Gelenkbeteiligung (z. B. Kantenabbrüche am Processus anterior und Tuber calcanei) (Abb. **242**)
- **Schweregrad II:** Trümmerbruch mit geringer Gelenkbeteiligung (z. B. Fraktur durch den Körper ohne Dislokation oder Fraktur der Außenwand und des Körpers mit Verminderung des Tuber-Gelenk-Winkels) (Abb. **243**)
- **Schweregrad III:** Trümmerbruch mit ausgedehnter Gelenkbeteiligung (z. B. abgeflachter Tuber-Gelenk-Winkel infolge Kompression, Impression oder Verschiebung ganzer Anteile des Körpers) (Abb. **244**).

Die Häufigkeit der einzelnen Frakturtypen in unserem Krankengut verteilen sich wie folgt:
- Schweregrad I ca. 9%
- Schweregrad II ca. 27%
- Schweregrad III ca. 64%

Im einzelnen hat sich folgendes therapeutische Vorgehen bewährt:

Frakturen vom Schweregrad I, sofern keine wesentliche Dislokation vorliegt, und alle Frakturen vom Schweregrad II werden konservativ durch Immobilisierung zunächst im dorsalen Gipsschienenverband und nach Abschwellen im Unterschenkelrundgipsverband für ca. 6 Wochen behandelt. Daran schließt sich zuerst unter Entlastung eine intensive krankengymnastische Übungsbehandlung und Thermalbadschwimmen an. Zunehmende Teilbelastung, vor allem beim Schweregrad II, erfolgt erst nach

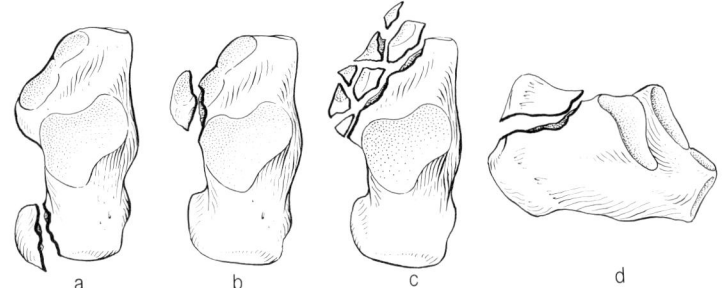

Abb. **242 a–d** Fraktur des Kalkaneus ohne Beteiligung des unteren Sprunggelenkes = Typus Vidal I.

Abb. **243** Frakturen des Kalkaneus mit geringer Gelenkbeteiligung. Die Gelenkform ist weitgehend erhalten = Typus Vidal II.

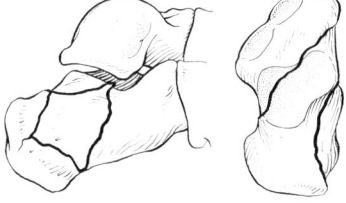

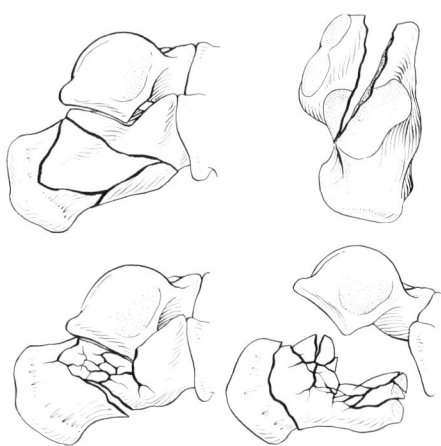

Abb. **244** Kalkaneusfraktur mit vollständiger Zerstörung der Gelenkflächen = Typus Vidal III.

10−12 Wochen. Frakturen vom Schweregrad III werden funktionell behandelt. Zunächst wird die Extremität auf Schiene hochgelagert und abschwellende Medikamente verordnet (Lasix, Voltaren, Venostasin u. ä.). Schon nach wenigen Tagen setzt die krankengymnastische aktive Übungsbehandlung ein. Wenn keine Nebenverletzungen vorliegen, kann die Weiterbehandlung bereits nach 2 Wochen ambulant fortgesetzt werden. Dabei werden vor allem Bewegungstherapie und Thermalbadschwimmen bei vollständiger Entlastung für 12 Wochen verordnet. Vor der Belastungsaufnahme werden Maßeinlagen bzw. orthopädisches Schuhwerk rezeptiert. Bestehen unter diesen Bedingungen deutliche Beschwerden, so ist die Früharthrodese angezeigt.

Frakturen im Fußwurzelbereich

Im Fußwurzelbereich sind es die Frakturen des Os naviculare (pedis), Os cuboideum und der Ossa cuneiformia I−III.

Os naviculare

Am Kahnbein werden Abrißfrakturen, Quer- und Trümmerfrakturen sowie die Luxationsfrakturen unterschieden. Sie entstehen meistens durch direkte Traumen. **Differentialdiagnostisch** muß bei der Abrißfraktur der Tuberositas ossis navicularis ein Os tibiale externum unterschieden werden, das − wie auch das Os peronaeum − in etwa 10% der Fälle vorkommt. Die **gehaltene Röntgenaufnahme** ergibt bei der Abrißfraktur eine Subluxationsstellung im Chopart-Gelenk (Abb. **245**).

Die Behandlung für die Navikularefraktur ist konservativ, insbesondere, wenn keine oder nur eine geringe Dislokation vorliegt. Läßt sich eine Dislokation auf konservativem Wege beseitigen, wird auch in diesen Fällen durch Immobilisierung behandelt. Dabei wird der Fuß in leichter Supinationsstellung eingegipst und für 4 Wochen entlastet. Für weitere 3−4 Wochen wird ein Gehgipsverband angelegt.

Die Nachbehandlung besteht wiederum in krankengymnastischer Übungstherapie und Thermalbadschwimmen.

Die Trümmerfraktur des Os naviculare entsteht durch direkte Gewalteinwirkung. Sie kommt deswegen nur selten als isolierte Fraktur vor. Meist handelt es sich um eine Luxationstrümmerfraktur im Chopart-Gelenk, wobei auch das Os cuboideum beteiligt sein kann. Die Behandlung ist konservativ und wird notfallmäßig durchgeführt. Hierfür ist es notwendig, einen guten Angriffspunkt für das Repositionsmanöver zu haben. Deshalb wird je ein Steinmann-Nagel durch das Fersenbein und basisnah quer durch sämtliche Metatarsalia hindurchgebohrt. Zunächst wird der Fuß in Plantarflexion gezogen und die Reposition durch manuellen Druck schließlich herbeigeführt. Die Steinmann-Nägel werden in einem längs aufgeschnittenen Gipsverband miteinbezogen und können nach 2−3 Wochen wieder entfernt

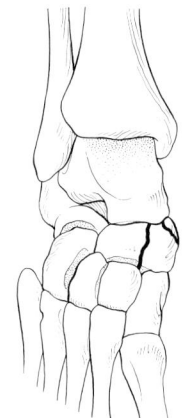

Abb. **245** Typische Lokalisation und Formen der Naviculare-
pedis-Frakturen.

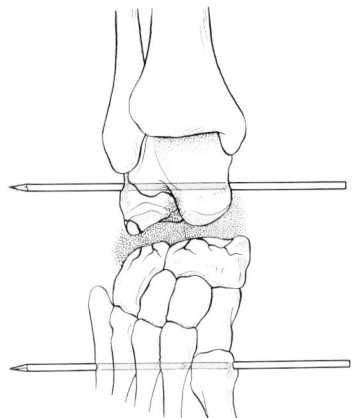

Abb. **246** Konservativer Behandlungs-
vorschlag bei Luxationstrümmerfraktur im
Chopart-Gelenk. Mit Hilfe von Stein-
mann-Nägeln wird die Reposition und die
spätere Retention vorgenommen (evtl.
auch Fixateur externe).

werden (Abb. **246**), oder aber man führt besser eine Fixateur-externe-
Monatage durch.

Os cuboideum

Frakturen des Os cuboideum bereiten gelegentlich diagnostische Schwierigkeiten, weil die untereinander in Kontakt stehenden Gelenkflächen von
Navikulare, Kuboid und Ossa cuneiformia sich im senkrechten Strahlengang überschneiden. Durch Veränderung des Zentralstrahles von vorne
und von lateral um jeweils 30° kann man eine gute Übersicht gewinnen
(Abb. **247**).

Die Behandlung der Kuboidfrakturen ist ebenfalls konservativ.

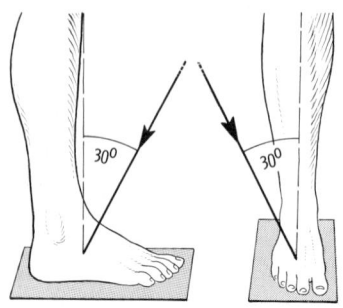

Abb. 247 Bei senkrechtem Strahlengang überschneiden sich die einzelnen Fußwurzelknochen. Eine sichere Beurteilung ist deshalb nur möglich, wenn der Zentralstrahl in beiden Ebenen um jeweils 30° von der Senkrechten abweicht.

Ossa cuneiformia

Solitäre Frakturen der Ossa cuneiformia sind selten. Eine Kombination mit der Luxation im Lisfranc-Gelenk ist bekannt. Die Beseitigung der Luxation erfolgt durch Extension und Druck auf die luxierten Metatarsaleknochen. Bevorzugt ist die Luxation im Lisfranc-Gelenk mit einer Fraktur des Os cuneiforme mediale verbunden.

Gemeinsam ist allen Frakturen im Fußwurzelbereich, daß sie intraartikulär liegen, d. h. Gelenkbrüche sind. Sekundäre Arthrosen mit allen Folgen sind deshalb nicht selten.

Frakturen der Ossa metatarsalia I–V

Auch die Frakturen des Mittelfußes entstehen meistens durch direkte Gewalteinwirkung, wenn von der Marsch- bzw. Ermüdungsfraktur (Metatarsale II und III) abgesehen wird. Bei der Behandlung ist eine möglichst genaue Reposition anzustreben, damit das Quergewölbe des Fußes erhalten bleibt.

Für die Behandlung der Metatarsalefrakturen hat sich durchgesetzt, die randständigen Schaftfrakturen – also Metatarsale I und V – sowie die Abrißfraktur der Tuberositas an Metatarsale V operativ durch eine stabile Osteosynthese zu versorgen (Abb. **248**). Für die konservative Behandlung bleiben deshalb die Schaftfrakturen von Metatarsale II–IV und besonders, wenn sie isoliert sind. Auch die subkapitulären Frakturen können meistens gut konservativ behandelt werden (Abb. **249**).

Bei geringer Dislokation genügt allein die Immobilisierung im Gipsverband. Eine stärkere Verschiebung wird manuell in Anästhesie beseitigt. Gelingt dies nicht, sollte man die konservative Therapie aufgeben und die Indikation zur Osteosynthese stellen (Markraumschienung mittels axialem Bohrdraht).

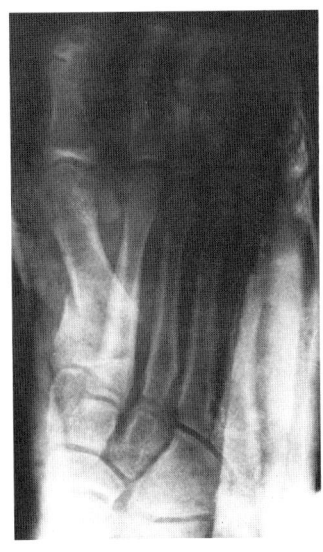

Abb. **248 a**   Basisnahe Metatarsale-I-
Fraktur mit erheblicher Dislokation bei
15jährigem Mädchen. **b** Stabile Osteosynthese mit kleiner Platte und zusätzlicher Kompressionsschraube. **c** Nach
Metallentfernung Ausheilung in anatomisch korrekter Stellung.

a

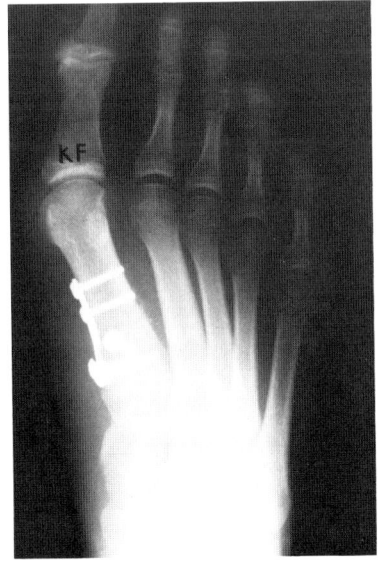

b

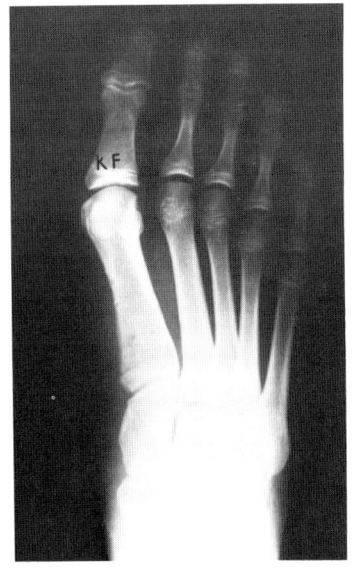

c

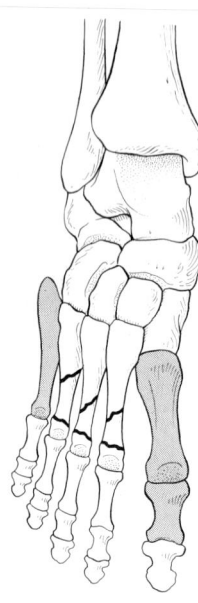

Abb. **249** Indikationsbereiche zur operativen bzw. konservativen Therapie der Mittelfußfrakturen. Die randständige (Metatarsale I und V) sowie die Grundglied-I-Fraktur werden am besten operativ durch stabile Osteosynthesen behandelt. Die übrigen Frakturen können mit gutem Erfolg konservativ therapiert werden.

Zehenfrakturen

Frakturen an den Zehen entstehen allermeistens ebenfalls durch direkte Gewalteinwirkung. Nicht selten sind die Frakturen offen (Rasenmäherverletzung usw.). Die geschlossenen Frakturen können in der Regel gut konservativ durch manuelle Reposition und Retention mittels Heftpflasterverband behandelt werden. Lediglich die Grundglied-I-Fraktur wird besser operativ behandelt, vor allem, wenn eine stärkere Dislokation besteht. Die Ruhigstellung erfolgt in einem Unterschenkelgehgipsverband für etwa 4–6 Wochen.

Luxationen der Zehengelenke sind oft Folge direkter, aber auch indirekter Gewalteinwirkung. Das klinische Bild zeichnet sich durch eine z. T. groteske Fehlstellung mit Funktionsausfall und starker Schmerzhaftigkeit aus.

Die Therapie besteht in der möglichst raschen Reposition. Sie kann meistens ohne Anästhesie erfolgen. Eine Gipsfixation ist nur bei der Luxation der Großzehe notwendig. Sonst können ebenfalls Heftpflasterverbände für kurze Zeit angelegt werden. Immer auf Durchblutung achten!

Grundlegendes zur gesetzlichen Unfallversicherung

Seit 1885 wird in Deutschland die gesetzliche Unfallversicherung von den zu **Berufsgenossenschaften** vereinigten Unternehmerverbänden getragen. Die Berufsgenossenschaften fassen Unternehmer gleicher oder ähnlicher Arbeitsweise und Unternehmen mit verwandter Grundstoffverarbeitung zusammen.

Der Kreis versicherter Personen in der gesetzlichen Unfallversicherung umfaßt alle im Arbeits-, Dienst- oder Lehrverhältnis stehenden **Arbeitnehmer,** die nicht beamtet sind. Versicherungsfälle der gesetzlichen Unfallversicherung sind **Arbeitsunfälle, Schulunfälle** und **Berufskrankheiten.**

Als Unfall im Sinne der Reichsversicherungsordnung gilt **ein von außen wirkendes, zeitlich eng begrenztes, körperschädigendes Ereignis.** Die zeitliche Begrenzung liegt innerhalb **einer Arbeitsschicht.** Unter den Begriff des Arbeitsunfalles fällt auch der Wegeunfall, der Unfall auf dem direkten Weg von der Wohnung des Arbeitnehmers zur Arbeitsstätte und zurück. Liegt Alkoholeinfluß als rechtlich allein wesentliche Ursache des eingetretenen Unfalles vor, ist ein Arbeitsunfall nicht anzuerkennen.

Die **Leistungen** der gesetzlichen Unfallversicherung umfassen:
- Maßnahmen zur Unfallverhütung
- die Heilverfahren
- die Berufsfürsorge und
- die Geldleistungen

Die Maßnahmen der Unfallverhütung haben überwiegend vorbeugenden Charakter.

Die Heilverfahren haben ebenso wie die Berufsfürsorge das Ziel, mit allen geeigneten Mitteln die schädigenden Unfallfolgen, die Gesundheitsstörungen und die Körperschäden zu beseitigen, jede Verschlimmerung zu verhüten und den Verletzten möglichst bald wieder in den Arbeitsprozeß einzugliedern. Zur Durchführung der Krankenbehandlung stehen folgende Verfahren zur Verfügung:
- das **Durchgangsarztverfahren** (D-Arzt-Verfahren)
- das **Verletzungsartenverfahren**
- das **Beratungsfacharztverfahren**

Besondere Verfahren bei **Augenverletzungen** und Verletzungen auf **HNO-ärztlichen** und **dermatologischem** Gebiet.

Das **Durchgangsarztverfahren** strebt die möglichst frühzeitige Erfassung jedes Unfallverletzten und die sachgerechte Fachbehandlung des Verunfallten an. Durch Abkommen zwischen der Ärzteschaft und dem Hauptverband der gewerblichen Berufsgenossenschaften werden in der Unfallchirurgie erfahrene Fachärzte für Chirurgie bzw. Unfallchirurgie von den Landesverbänden zum Durchgangsarzt bestellt. Die Aufgabe des Durchgangsarztes umfaßt die Erstuntersuchung, die Behandlung und die Rehabilitation der Unfallverletzten. Das Ergebnis einer durchgangsärztlichen Erstuntersuchung wird in vorgedruckten Durchgangsarztberichten festgehalten und dem einweisenden Hausarzt, der die Versicherung tragenden Berufsgenossenschaft und der zuständigen Sozialversicherung (Krankenkasse) zugeleitet. Auch über die weitere Behandlung und eintretende Komplikationen werden Berufsgenossenschaft, Krankenkasse und Hausarzt durch entsprechende Nachschauberichte informiert. Besonderer Wert muß bereits bei der Erstuntersuchung und bei der Niederlegung der Befunde auf die exakte Abgrenzung unfallfremder Vorschäden gelegt werden.

Das **Verletzungsartenverfahren** legt fest, daß bestimmte, in einer Liste zusammengestellte schwere Verletzungen nur in geeigneten und von der Berufsgenossenschaft überprüften und zugelassenen Krankenhäusern behandelt werden dürfen.

Das **Beratungsfacharztverfahren** hat nur dort Bedeutung erlangt, wo die Durchführung des Durchgangsarztverfahrens aufgrund großer räumlicher Entfernungen zwischen Wohnort des Verletzten und dem nächsten Durchgangsarzt erschwert ist. Das Beratungsarztverfahren ermächtigt den praktischen Arzt als Hausarzt, den Verletzten einem Facharzt für Chirurgie bzw. Unfallchirurgie zur Untersuchung und zur Beratung vorzustellen.

Das Behandlungsverfahren für Verletzungen der Augen und für Verletzungen auf HNO-ärztlichem Fachgebiet führt sinngemäß zu einer möglichst frühzeitigen Untersuchung und Behandlung durch entsprechende der Berufsgenossenschaft vertraglich verbundene Fachärzte.

Nach Abschluß der Unfallbehandlung im D-Arzt-Verfahren oder im Verletzungsartenverfahren wird ein Rentenverfahren eingeleitet, falls eine Minderung der Erwerbsfähigkeit von 20 oder mehr Prozent durch die Unfallfolgen bestehen bleibt.

Die **Berufskrankheiten** sind nach neuestem Stand in der Berufskrankheitenverordnung vom 1.1.1977 zusammengestellt. Dort ist ein Katalog von 55 anerkannten Berufskrankheiten enthalten. Der Tatsache, derartige Erkrankungen der gesetzlichen Unfallversicherung als Versicherungsfall anzuschließen, liegt der Gedanke zugrunde, den Arbeitnehmer gegen spezielle, für den Beruf spezifische Erkrankungen zu versichern. Die Berufskrankheit ist Versicherungsfall, wenn sie durch eine schleichende Einwirkung während beruflicher Tätigkeit auftritt.

Die **Geldleistungen** der gesetzlichen Unfallversicherung umfassen das Verletztengeld während der stationären und ambulanten Heilbehandlung.

Neben diesen Geldleistungen während des Heilverfahrens tritt am Ende des Heilverfahrens eine **Rente** ein, wenn über die 13. Woche nach dem Unfall hinaus eine Minderung der Erwerbsfähigkeit von mindestens 20% verbleibt.

Eine **Hinterbliebenenrente** wird gewährt, wenn der Verletzte durch Unfall oder die Folgen des Unfalles zum Tode kommt. Zusätzlich erhalten in diesem Falle die unmittelbaren Angehörigen ein **Sterbegeld und eine Überbrückungshilfe**.

Die ärztlichen Aufgaben im Rahmen der gesetzlichen Unfallversicherung betreffen vor allem die durch Abkommen mit der Berufsgenossenschaft verbundenen Durchgangsärzte sowie die zur berufsgenossenschaftlichen Heilbehandlung zugelassenen Krankenanstalten. Die ärztlichen Aufgaben umfassen die exakte Befunderhebung und die Einleitung der Therapie, die Durchführung der **Behandlung** und die **Rehabilitation der Verletzten.** Eine exakte Aufzeichnung des gesamten Krankheitsverlaufes mit allen Komplikationen und eine eingehende Röntgenuntersuchung sind unbedingt erforderlich.

Private Unfallversicherung

Die private Unfallversicherung ist eine Personenversicherung auf **freiwilliger** Grundlage. Sie verfolgt das Ziel, Unfallschäden bei Personen zu ersetzen; die Versicherungsprämie der privaten Unfallversicherung wird stets vom Versicherungsnehmer getragen. Versichert sind alle Unfallschäden, gleich, ob sie bei beruflicher Tätigkeit entstanden sind oder nicht. Die Versicherungsleistungen sind in allgemeinen Versicherungsbedingungen zusammengefaßt. Im Gegensatz zur gesetzlichen Unfallversicherung, die für die Entschädigung die unfallbedingte Minderung der Erwerbsfähigkeit in Prozenten der vollen Erwerbsfähigkeit zur Grundlage macht, legt die private Unfallversicherung die Beeinträchtigung der Arbeitsfähigkeit – Invaliditätsgrad – der aufzubringenden Leistung zugrunde. Es wird dabei nicht nach der Erfahrung aus Rechtssprechung und Begutachtung geurteilt, sondern nach einer als „Gliedertaxe" bezeichneten Tabelle. Diese Einschätzung ist objektiv und muß abstrakt sein. Nach der Gliedertaxe wird in Zehntel Bruchteilen angegeben, um wieviel der Gebrauchswert des verletzten Gliedes durch den Unfall und seine Folgen gemindert ist. Es wird aber nicht die Rückwirkung dieses Gliederschadens auf den Gesamtorganismus bewertet.

Grundlagen chirurgischer Begutachtung

Die chirurgische Begutachtung liefert medizinische Grundlagen für den vom Versicherungsträger zu leistenden Ersatz für bleibende Unfallschäden. Die gutachterliche Äußerung des Arztes entspricht der Tätigkeit eines medizinischen Sachverständigen. Es sollen daher im Gutachten nur medizinische Tatsachen zusammengefaßt und medizinisch begründete Schlüsse gezogen werden. Entscheidungen sind nicht Sache des Gutachtens. Das medizinische Gutachten ist ein **Beweismittel.** Es soll dem Auftraggeber ermöglichen, durch die im Gutachten dargelegten Befunde und Angaben einen Entschädigungsentscheid zu treffen. Der medizinische Sachverständige soll eine wertende Untersuchung seiner Ergebnisse und bestimmter, vom Auftraggeber gestellter Fragen vornehmen. Der Gutachter als Sachverständiger kann – nur aus mangelnder Sachkenntnis – die Gutachtenerstattung ablehnen. Gutachten müssen gemäß § 409 ZPO pünktlich erstattet werden. Sie werden unter Zugrundelegung amtlicher Gebührenordnungen honoriert. Das Gutachten muß **unparteiisch** sein. Ein falsches Gutachten ist strafbar. Das fahrlässig falsche Gutachten hat zivilrechtliche Folgen. Gefälligkeitsgutachten führen in der Regel zu rechtlichen Komplikationen und geben stets Anlaß zu neuerlicher gutachterlicher Untersuchung. Sowohl in der gesetzlichen Unfallversicherung als auch bei der privaten Unfallversicherung gilt als Maßstab der Beweiswürdigkeit die **Wahrscheinlichkeit.** Die **Möglichkeit** anspruchsberechtigter Tatsachen wird als nicht aureichend bewertet. Das ärztliche Gutachten muß klar, übersichtlich und sauber lesbar mit Schreibmaschine verfaßt sein. Das Gutachten trägt als Kopf Name und Bezeichnung des Gutachters sowie das Datum der Erstattung. Im Gegensatz zum Formulargutachten trägt das freie Gutachten Name und Aktenzeichen des Auftraggebers sowie Auftragstermin. Es folgt die genaue Bezeichnung des Untersuchten und das Datum der Untersuchung. Nach eingehender Darlegung der Vorgeschichte nach Angaben des Untersuchten und nach der Aktenlage werden die Klagen des Untersuchten niedergelegt. Es folgt ein ausführlicher, nach den Körperregionen gegliederter objektiver und exakter Untersuchungsbefund, wobei besonderer Wert auf die genaue Untersuchung der geschädigten Körperregion zu legen ist. Bei Winkelmessungen der Gelenkbeweglichkeit ist ebenso wie bei der Umfangmessung der Extremitäten auf eine Reproduzierbarkeit der Werte durch exakte Angabe des Meßortes und der Meßweise zu achten (Neutral-Null-Methode). Bei den großen Gelenken haben sich die Begriffe Sagittalebene und Frontalebene eingeführt. Die Befunderhebung wird stets durch die exakte Röntgenuntersuchung auf Film ergänzt, wobei Vergleichsuntersuchungen der anderen Extremität und der angrenzenden Gelenke mit erfolgen müssen. Den letzten Teil des Gutachtens bildet die Beurteilung. Darin ist unter Berücksichtigung der Vorgutachten, der Anamnese und der erhobenen Befunde abzuwägen, welche Unfallfolgen vorliegen, welche Zusammenhänge gegeben sind und welche mittelbaren und unmittelbaren Schädigungsfolgen festgelegt werden müssen. Spezielle Zusammenhangsfragen sind zu prüfen und zu entscheiden. Eine Minderung der Erwerbsfähigkeit bei der gesetzlichen Unfallversicherung und ein Invaliditätsgrad nach der Gliedertaxe bei der privaten Unfallversicherung sind festzusetzen. Das Gutachten ist mit der leserlichen Unterschrift des Gutachters mit Tinte abzuschließen.

Die Gutachtererstattung ist eine außerordentlich verantwortungsvolle ärztliche Tätigkeit, die in gleicher Weise im Interesse des zu untersuchenden Verletzten und im Interesse der Öffentlichkeit (gesetzliche Unfallversicherung) steht. Nur die gewissenhafte unparteiische und unvoreingenommene Untersuchung und Beurteilung der erhobenen Befunde wird der Forderung nach einem sachgerechten klaren Gutachten gerecht und vermeidet Gegenbegutachtungen und gerichtliche Auseinandersetzungen.

Literatur

Ahnefeld, F. W.: Lebensrettende Sofortmaßnahmen. Springer, Berlin 1967

Aitken, A. P.: The end results of the fractured distal radial epiphysis. J. Bone Jt Surg. 17 (1935) 302

Aitken, A. P.: The end results of the fractured distal tibial epiphysis. J. Bone Jt Surg. 18 (1936) 685

Aitken, A. P.: End results of fractures of the proximal humeral epiphysis. J. Bone Jt Surg. 18 (1936) 1036

Aitken, A. P., H. K. Magill: Fractures involving the distal epiphyseal cartilage. J. Bone Jt Surg. 34-A (1952) 96

Allgöwer, M.: Allgemeine und spezielle Chirurgie, 3. Aufl. Springer, Berlin 1976

Allgöwer, M., J. Siegrist: Verbrennungen. Springer, Berlin 1957

Bardenheuer, B.: Die Entstehung und Behandlung der ischämischen Muskelkontraktur und Gangrän. Dtsch. Z. Chir. 108 (1911) 44

Bauer, K. H.: Frakturen und Luxationen. Springer, Berlin 1927

Baumann, E.: Ellenbogen. In: Spezielle Frakturen-Luxationslehre, Bd. II/1, hrsg. von H. Nigst. Thieme, Stuttgart 1965

Baumgartl, F.: Spezielle Chirurgie für die Praxis, Bd. III/1 u. 2. Thieme, Stuttgart 1976, 1979

Birzle, H., R. Bergleiter, E. H. Kuner: Traumatologische Röntgendiagnostik. Thieme, Stuttgart 1975

Blount, W. P.: Knochenbrüche bei Kindern. Thieme, Stuttgart 1957

Böhler, J.: Frakturen und Pseudarthrosen des Dens axis. Hefte Unfallheilk. 149 (1980) 97

Böhler, L.: Die Technik der Knochenbruchbehandlung. Maudrich, Wien 1957

Bürkle de la Camp, H., M. Schwaiger: Handbuch der gesamten Unfallheilkunde, 3. Aufl. Enke, Stuttgart 1965

Bunnell, S.: Surgery of the Hand. Lippincott, Philadelphia 1917

Bunnell, S.: Fascial graft for dislocation of acromioclavicular dislocation. Surg. Gynec. Obstet. 46 (1928) 563

Burri, C.: Posttraumatische Osteitis. Huber, Bern 1974

Burri, C., H. Ecke, E. H. Kuner, A. Panniki, L. Schweiber, Ch. Schweikert, W. Spier, H. Tscherne: Unfallchirurgie. Springer, Berlin 1974

Carter, A. B., R. L. Richards, R. B. Zachary: The anterior tibial syndrome. Lancet 1949/II, 257, 928

Chance, G. Q.: Note on a type of flexion fracture of the spine. Brit. J. Radiol. 21 (1948) 452

Cloward, R. B.: Vertebral body fusion for ruptured cervical discs. Description of instruments and operative technique. Amer. J. Surg. 98 (1959) 722

Colles, A.: On the fracture of the carpal extremity of the radius. Medical & Surgical Journal 10 (1814) 182

Compere, E. L., S. W. Banks, C. L. Compere: Frakturenbehandlung. Thieme, Stuttgart 1966

Daniaux, H.: Technik und erste Ergebnisse der transpedikulären Spongiosaplastik bei Kompressionsbrüchen im Lendenwirbelsäulenbereich. Acta chir. austriaca, Suppl. 43 (1982) 79

Danis, R.: Théorie et pratique de l'ostéosynthèse. Masson, Paris 1947

Denis, F.: The three column spine and its significance in the classification of acute thoracolumbar spinal injuries. Spine 8 (1983) 817

Dick, W.: Innere Fixation von Brust- und Lendenwirbelfrakturen. Huber, Bern 1984

Diebold, O., H. Junghans, L. Zukschwerdt: Klinische Chirurgie für die Praxis. Thieme, Stuttgart 1967

Dümler, B., E. H. Kuner: Zur Problematik der Versorgung hüftgelenksnaher Frakturen im hohen Lebensalter. Unfallchir. 2 (1976) 173

Echtermeyer, V.: Das Kompartment-Syndrom. Hefte z. Unfallheilk. 169 (1985)

Eden, R.: Zur Operation der habituellen Schulterluxation unter Mitteilung eines neuen Verfahrens bei Abriß am inneren Pfannenrand. Dtsch. Z. Chir. 144 (1918) 269

Ehalt, W.: Behandlung der offenen Brüche der langen Röhrenknochen. Maudrich, Wien 1938

Empfehlungen zur Tetanus-Prophylaxe, Ausgabe 1978 (unveränderter Nachdruck Juli 1979). Mitt. dtsch. Ges. Chir. 1979 (H. 4)

Erdmann, H.: Schleuderverletzung der Halswirbelsäule. Hippokrates, Stuttgart 1973

Fischer, P.: Die Behandlung infektionsverdächtiger und infizierter Wunden einschließlich der panaritialen und phlegmonösen und furunkulösen Entzündungen. Dtsch. med. Wschr. 31 (1905) 1025

Frankel, H. J., et al.: The value of postural reduction in the initial management of closed injuries of the spine with paraplegia and tetraplegia. Paraplegia 7 (1969) 179

Frykman, G.: Fracture of the distal radius including sequelae-shoulder-hand-finger syndrome, disturbance in the distal radio-ulnar joint and impairment of nerve function. A clinical and experimental study. Acta orthop. scand., Suppl. 108 (1967)

Gay, J. R., K. H. Abbott: Common whiplash injuries of the neck. Amer. J. med Ass. 152 (1953) 1968

Gelbke, H.: Wiederherstellende und plastische Chirurgie. Thieme, Stuttgart 1963

Goldthwait, J. E.: Permanent dislocation of the patella. Ann. Surg. 29 (1899) 62

Hauser, D. W.: Total tendon transplant for slipping patella. Surg. Gynec. Obstet. 66 (1938) 199

Hernandez-Richter, H. J., H. Struck: Die Wundheilung. Thieme, Stuttgart 1970

Hohmann, G., M. Hackenbroch, K. Lindemann (Hrsg.): Handbuch der Orthopädie. Bd. I–IV u. Registerbd. Thieme, Stuttgart 1957–1962

Iselin, Marc: Chirurgie der Hand. Thieme, Stuttgart 1959

Jahna, H., H. Wittich: Konservative Methoden in der Frakturbehandlung. Urban & Schwarzenberg, Wien 1985

Jefferson, G.: Fracture of atlas vertebra. Report of 4 cases and review of those previously recorded. Brit. J. Surg. 7 (1920) 407

Kabat, H., M. Knott: Proprioceptive facilitation technics for treatment of paralysis. Phys. Ther. Rev. 33 (1953) 53

Kaufer, H.: The thoracolumbar spine. In: Rockwood, C. A., D. P. Green: Fractures. Vol. 2. Lippincott, Philadelphia 1975

Klapp, R., W. Block: Knochenbruchbehandlung mit Drahtzügen. Urban & Schwarzenberg, Berlin 1930

Kraus, W.: Therapie des Knochens und des Knorpels mit schwacher, langsam schwingender elektromagnetischer Energie. Med.-Orthop. Techn. 98 (1978) 33

Krauss, F.: Über Symphysensprengung. Zbl. Chir. 57 (1930) 134

Krogius, A.: Zur operativen Behandlung der habituellen Luxation der Patella. Zbl. Chir. 31 (1904) 254

Küntscher, G.: Die Marknagelung von Knochenbrüchen. Zbl. Chir. 67 (1940) 825

Küntscher, G.: Praxis der Marknagelung. Schattauer, Stuttgart 1962

Kuner, E. H.: Die Marknagelung von Femur und Tibia mit dem AO-Nagel. Erfahrungen und Resultate bei 1591 Fällen. Unfallchir. 2 (1976) 155

Kuner, E. H., G. Siebler: Luxationsfrakturen des proximalen Humerus – Ergebnisse nach operativer Behandlung – Eine AO-Studie über 167 Fälle. Unfallchirurgie 13 (1987) 64

Kuner, E. H., Th. Müller, H. L. Lindenmaier: Einteilung und Behandlung der Talusfrakturen. Hefte Unfallheilk. 131 (1978) 197

Lange, M.: Unfallorthopädie. Enke, Stuttgart 1949

Lauge-Hansen, N.: „Ligamentous" ankle fractures. Diagnosis and treatment. Acta chir. scand. 97 (1949) 544

von Langenbeck, B.: Ueber die Endresultate der Gelenkresectionen im Kriege. Arch. klin. Chir. 16 (1874) 340

von Lanz, T., W. Wachsmuth: Praktische Anatomie; Rücken. Bd. II, Teil 7. Springer, Berlin 1982

Lechner, F., R. Ascherl: Grundlagen und Klinik der elektrodynamischen Feldtherapie bei Knochenheilungsstörungen. Med.-Orthop. Techn. 98 (1978) 43

Letournel, E.: Les fractures du cotyle, étude d'une série des 75 cas. J. Chir. (Paris) 82 (1961) 47

Liniger, H., G. Molineus: Der Unfallmann. Barth, München 1957

Lob, A.: Die Wirbelsäulenverletzung und ihre Ausheilung. Thieme, Stuttgart 1954

Los, A.: Handbuch Unfallbegutachtung. Enke, Stuttgart 1968

Louis, R.: Die Chirurgie der Wirbelsäule. Springer, Berlin 1985

Magerl, F.: Verletzungen der Brust- und Lendenwirbelsäule. Langenbecks Arch. Chir. 352 (1980) 427

Magerl, F.: Der Wirbel-Fixateur externe. In: Weber, B. G., F. Magerl: Fixateur externe. Springer, Berlin 1985

McAfee, P. C., et al.: The value of computed Tomography in thoracolumbar Fractures. J. Bone Jt Surg. 65 A (1983) 461

Magnus, R.: Beckenbrüche, Behandlung und Resultate. Arch. klin. Chir. 17 (1931) 667

Matti, H.: Über freie Transplantation von Knochenspongiosa. Arch. klin. Chir. 168 (1932) 236

Marx, H.: Gutachten-Fibel. 2. Aufl. Thieme, Stuttgart 1969

Moberg, E.: Dringliche Handchirurgie. 2. Aufl. Thieme, Stuttgart 1968

Mörl, F.: Lehrbuch der Unfallchirurgie. 2. Aufl. V. E. B. Verlag Volk und Gesundheit, Berlin 1968

Moseley, H. F.: Acident Surgery. Applete Century Crofts, New York 1962

Müller, M. E., M. Allgöwer, R. Schneider, H. Willenegger: Manual der Osteosynthese. Springer, Berlin 1977

Müller, W.: Das Knie. Form, Funktion und ligamentäre Wiederherstellung. Springer, Berlin 1982

Mumenthaler, M., H. Schliack: Läsionen peripherer Nerven. Thieme, Stuttgart 1965

Neer, C. S.: Displaced proximal humeral fractures: I. Classification and evaluation. J. Bone Jt Surg. 52 A (1970) 1077

Nicoll, E. A.: Fractures of the dorso-lumbar spine. J. Bone Jt Surg. 31 B (1949) 376

Nigst, H.: Spezielle Frakturen- und Luxationslehre. Bd. II/1, III. Thieme, Stuttgart 1964, 1965

Orator, V.: Chirurgische Unfallheilkunde. Barth, München 1937

Pauwels, F.: Der Schenkelhalsbruch, ein mechanisches Problem. Enke, Stuttgart 1935

Pauwels, F.: Gesammelte Abhandlungen zur funktionellen Anatomie des Bewegungsapparates. Springer, Berlin 1965

Pauwels, F.: Atlas zur Biomechanik der gesunden und kranken Hüfte. Springer, Berlin 1973

Perren, S. M., A. Huggler, M. Russenberger, F. Straumann, M. E. Müller, M. Allgöwer: Die dynamische Kompressionsplatte „DCP". Acta orthop. scand. 125 (1969)

Perren, S. M., A. Huggler, M. Russenberger, M. Allgöwer, R. Mathys, R. Schenk, H. Willenegger, M. E. Müller: Reaktion der Kortikalis auf Kompression. Acta orthop. scand. 125 (1969)

Pipkin, G.: Treatment of grade IV fracture-dislocation of the hip. A review. J. Bone Jt Surg. 36 A (1957) 1027

Plaue, R.: Die Mechanik des Wirbelkompressionsbruches. Zbl. Chir. 98 (1973) 761

Poigenfürst, J., T. Reiler: Konservative Therapie und Behandlungsergebnisse der proximalen Humerusfrakturen. Hefte Unfallheilk. 160 (1982) 123

Probst, J.: Wesen und Bedeutung der aktiven Bewegungstherapie bei der Wiederherstellung Unfallverletzter. Hippokrates (Stuttg.) 17 (1962) 706

Rettig, H., K. Kollmann: Wirbelsäulen-Fibel. Thieme, Stuttgart 1967

Rettig, H., J. Eichler, O. Oest: Hüft-Fibel. Thieme, Stuttgart 1970

Richter, H.: Die transacetabuläre Beckensprengung und ihre Behandlung mittels perkutaner Schraubenzugkompression. Mschr. f. Unfallheilk. 67 (1964) 109

Ricklin, P., A. Rüttimann, M. S. del Buono: Die Meniscuslaesion. Thieme, Stuttgart 1964

Rostock, P.: Untersuchungstechnik des Chirurgen. Thieme, Stuttgart 1950

Russe, O.: Behandlungsergebnisse der Spongiosaauffüllung bei Kahnbeinpseudarthrosen. Z. Orthop. 81 (1951) 466

Saegesser, M.: Das Panaritium. Springer, Berlin 1938

Schenk, R. K.: Anatomie des Schultergürtels. Hefte Unfallheilk. 160 (1982) 1

Schenk, R., H. Willenegger: Zum histologischen Bild der sogenannten Primärheilung der Knochenkompakta nach experimentellen Osteotomien am Hund. Experientia 19 (1963) 593

Schink, W.: Handchirurgischer Ratgeber. Springer, Berlin 1960

Schmit-Neuerburg, K. P., K. M. Stürmer, H. Kehr, D. Ullrich, H. Hirche: Die Wirksamkeit elektromagnetisch induzierten Wechselstroms auf die Einheilung autologer Spongiosatransplantate bei atrophen Schaftpseudarthrosen. Unfallheilk. 83 (1980) 195

Schwaiger, M., G. Rodeck, I. Staib (Hrsg.): Kurzes Lehrbuch der allgemeinen Chirurgie. Thieme, Stuttgart 1969

Smith, R. W.: A treatise on fractures in the vicinity of joints and of certain forms accidental and congenital dislocations. Hodges and Smith, Dublin 1847

Sudeck, P.: Über die akute entzündliche Knochenatrophie. Arch. klin. Chir. 62 (1900) 147

Thomas, F. B.: Reduction of Smith's fracture. J. Bone Jt Surg. 39 B (1957) 463

Tönnis, W., F. Loew: Einteilung der gedeckten Hirnschädigungen. Ärztl. Prax. 5 (1953) 3

Tönnis, W., R. A. Frowein, W. Grote, R. Hemmer, W. Klug, H. Finkemeyer: Organisation der Behandlung schwerer Schädel-Hirn-Verletzungen (Sammlg. Arbeit und Gesundheit H. 79). Thieme, Stuttgart 1968

Tossy, J. D., N. C. Mead, H. M. Sigmond: Acromioclavicular Separations: Useful and Practical Classification for Treatment Clinical Orthopaedics and related research. Philadelphia 28 (1963) 111

Tscherne, H., H.-J. Oestern: Die Klassifizierung des Weichteilschadens bei offenen und geschlossenen Frakturen. Unfallheilk. 85 (1982) 111

Vidal, J.: Zit. nach Böhler, L.: Technik der Knochenbruchbehandlung. Maudrich, Wien 1957

Voigt, G. E.: Untersuchungen zur Mechanik der Beckenfrakturen und -luxationen. Hefte Unfallheilk. 85 (1965)

von Volkmann, R.: Die ischämischen Muskellähmungen und -kontrakturen. Zbl. Chir. 51 (1881) 51

Watson-Jones, R.: Fractures and Joint Injuries. Livingstone, Edinburgh 1976

Watkins, J. R.: An operation for the relief of acromioclavicular luxations. J. Bone Jt Surg. 7 (1925) 790

Weber, B. G.: Das Sprunggelenk. Huber, Bern 1968

Weber, B. G.: Die Verletzungen des oberen Sprunggelenkes. Huber, Bern 1972

Weber, B. G., O. Čech: Pseudarthrosen. Huber, Bern 1973

Weber, B. G., Ch. Brunner, F. Freuler: Die Frakturenbehandlung bei Kindern und Jugendlichen. Springer, Berlin 1978

Weller, S., E. Köhnlein: Die Traumatologie des Kniegelenks. Thieme, Stuttgart 1962

Willenegger, H., B. G. Weber: Malleolarfrakturen. In: Technik der operativen Frakturenbehandlung, hrsg. von Müller, M. E., M. Allgöwer, H. Willenegger. Springer, Berlin 1963

Wirth, C. J., M. Jäger, M. Kolb: Die komplexe vordere Knie-Instabilität. Thieme, Stuttgart 1984

Witt, A. N.: Die Bedeutung der Übungs- und Nachbehandlung in der Wiederherstellungschirurgie Unfallverletzter. Hefte Unfallheilk. 71 (1962) 194

Witt, A. N.: Die transartikuläre Fixation bei Frakturen und Luxationen im Bereich des Humeroradial-Gelenkes. Chir. Fortschr. 45 (1965)

Zäch, G. A.: Rehabilitation von Querschnittsgelähmten. Hefte Unfallheilk. 149 (1980) 215

Zimmermann, W., I. Staib: Schock. Schattauer, Stuttgart 1970

Sachverzeichnis